广西科学技术出版社

广西中药资源大典

GUANGXI ZHONGYAO ZIYUAN DADIAN

◎ 恭城卷

广西中药资源普查专家委员会 ＝ 编著

缪剑华 余丽莹 刘演 ＝ 总主编

林春蕊 黄俞淞 陆昭岑 刘演 主编

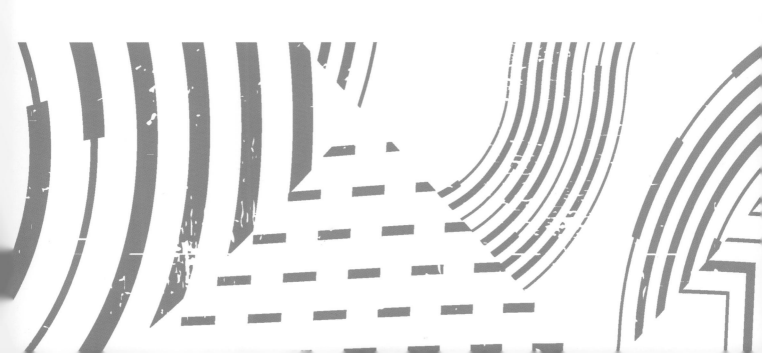

图书在版编目（CIP）数据

广西中药资源大典.恭城卷/广西中药资源普查专
家委员会编著.—南宁：广西科学技术出版社，2021.1
ISBN 978-7-5551-1284-6

Ⅰ.①广… Ⅱ.①广… Ⅲ.①中药资源—中药志—恭
城瑶族自治县 Ⅳ.① R281.467

中国版本图书馆 CIP 数据核字（2019）第 271337 号

广西中药资源大典·恭城卷
广西中药资源普查专家委员会　编著

责任编辑：黎志海　张　珂　　　　　　　　封面设计：李寒林
责任印制：韦文印　　　　　　　　　　　　责任校对：夏晓雯

出 版 人：卢培钊
出版发行：广西科学技术出版社　　　　　　地　　　址：广西南宁市东葛路 66 号
网　　址：http://www.gxkjs.com　　　　　邮政编码：530023

经　　销：全国各地新华书店
印　　刷：广西民族印刷包装集团有限公司
地　　址：南宁市高新区高新三路 1 号　　　邮政编码：530007

开　　本：890 mm×1240 mm　1/16
字　　数：760 千字　　　　　　　　　　　印　　张：31.75
版　　次：2021 年 1 月第 1 版　　　　　　印　　次：2021 年 1 月第 1 次
书　　号：ISBN 978-7-5551-1284-6
定　　价：248.00 元

凡 例

一、《广西中药资源大典》是第四次全国中药资源普查广西普查成果著作，分为综合卷、县卷、专题卷和山脉卷。

二、综合卷为广西中药资源普查的总体情况总结分析及规划。

三、县卷按县（区、市）行政区划划分，共108卷；专题卷为广西新增普查的壮药卷、瑶药卷、海洋药卷，共3卷；山脉卷为十万大山卷、大明山卷、九万山卷、大瑶山卷、岑王老山卷，共5卷。

四、县卷总论内容为各县（区、市）自然地理概况、自然资源概况、药用资源多样性、药用资源应用、药用资源保护与管理等。

五、县卷各论中的植物药各科的排列，蕨类植物按秦仁昌1978年系统编排，裸子植物按郑万钧、傅立国1977年《中国植物志》系统编排，被子植物按哈钦松1926年、1934年系统编排。

六、县卷各论中药材条目内容包括药材名、基原、别名、形态特征、分布、性能主治、采收加工、附注等，依次著述，资料不全者项目从略，并附有药材基原植物的彩色照片。

1. 药材名为药用部位的名称，优先选择《中国药典》收载药物的药材名称，如无收载则依次参考《中华本草》《广西中药志》等权威本草著作及地方药志收录的药材名称。

2. 基原为该药材的原植物学名，附拉丁名，并注明药用部位。学名首选《中国药典》收载的学名，其次参考《中国植物志》中文版和英文版（FOC）。

3. 形态特征描述基原植物的主要特征。

4. 性能主治描述该药材的性味、作用及主治功能，参考《中国药典》《中华本草》《广西中药志》等权威典籍、本草著作、药志、标准等。

5. 采收加工主要描述该药材的采收时间、季节以及初加工的方法。

6. 附注根据资料整理情况而定，可以是标准收录情况、药材流通、民间使用及利用情况等。

7. 基原植物的彩色照片包含植株、花、果实、种子和药用部位等。

七、县卷总名录包括药用植物名录、药用动物名录、药用矿物名录。药用植物名录，按照门、科、属、种进行排序，种的内容包括中文名、别名、学名、凭证标本、功效、功效来源等。名录以第四次全国中药资源普查的结果为基础，同时通过搜索国家标本平台

（NSII）和中国数字植物标本馆（CVH）中收载的全国各标本馆的馆藏标本，筛选分布地在县域内的凭证标本进行比对和补充。

1. 一般植物不写药材名。

2. 学名按照《中国药典》、地方标准、《中国植物志》、FOC的优先顺序进行排列。如FOC有修订，且确为行业热议的类群或物种，如苦苣苔科、新发表的物种按照旧的分类方法进行排序。

3. 凭证标本格式为采集人、采集号和馆藏标本馆缩写。

4. 功效记录用药部位及其作用特征。

八、药用动物名录，属于广西新增普查范围涉及的县域的，则以第四次全国中药资源普查结果为准，如不涉及则整理第三次全国中药资源普查的结果。按门、纲、目、种进行排序，内容包括中文名、学名、功效来源。

九、药用矿物名录，内容包括药材名（按拼音首字母排序）、主含成分、功效、功效来源等。

十、通用参考书籍未列入参考文献，通用参考书籍为《中国药典》（2020年版）、《中华本草》、《广西中药志》、《中国植物志》中文版和英文版。参考文献格式按照《信息与文献　参考文献著录规则》（GB/T 7714—2015）的要求著录。

前 言

　　中药资源是中药产业和中医药事业发展的重要物质基础，也是关系国计民生的战略资源。20世纪60年代、70年代、80年代，我国先后开展了3次全国性的中药资源普查。除矿物药外，中药资源作为可再生性资源，具有周期长、分布地域广、动态性强的特点，易受人为因素及自然力的影响，蕴藏量易发生变化，为此，国家中医药管理局于2011年组织开展第四次全国中药资源普查，旨在通过新一轮的普查来摸清中药资源的家底，形成中药资源调查、研究、监测和服务体系。

　　中医药的传承与发展全靠丰富的中药资源支撑。广西地跨北热带、南亚热带和中亚热带，地形地貌复杂，水热条件优越，土壤类型多样，为各类生物的生存繁衍提供了有利的因素，孕育了丰富的中药资源，中药产业发展潜力巨大。根据第三次全国中药资源普查结果统计，广西中药物种已记载有4623种，其中药用植物4064种，中药物种不仅数量位居我国第二，而且道地药材也十分丰富，民族特色突出鲜明。广西2012年启动第四次中药资源普查，先后分6批对全区108个县（市、区）组织开展了普查，并在对普查成果全面总结的基础上，组织编写《中国中药资源大典》系列重要著作《中国中药资源大典·广西卷》，同时，还组织编写《广西中药资源大典》县域卷。

　　恭城瑶族自治县（以下简称恭城县）是广西启动中药资源普查的第二批县域，自2014年实施至2018年通过国家验收，在历时5年的时间里完成了全县中药资源文献整理、药用物种种类调查、重点物种资源量调查、栽培药用植物调查、药材市场流通及传统知识调查、中药发展规划编制、数据汇总上传、标本提交等工作。恭城县中药资源调查取得了丰硕的成果，记载到中药资源2010种，药用资源总数比第三次中药资源普查增加966种，全面摸清了恭城县中药资源的家底，在此基础上，恭城县中药资源普查队组织编写了《广西中药资源大典·恭城卷》（以下简称《恭城卷》）。

　　《恭城卷》包含总论、各论与总名录三部分。总论介绍恭城县的自然地理、人文资源、社会经济、药用资源等；各论收录350种区域内重要的药用植物药材名、基原、形态特征、分布、性能主治及采收加工等，并附有彩色照片；总名录共收录恭城县中药资源2010种，其中药用植物1754种、药用动物247种、药用矿物9种。《恭城卷》是一部首次全面反映恭城县中药资源现状的学术专著，可作为了解恭城县中药资源的工具书。《恭城卷》的编研出版，对于推广中药资源普查成果，传承和发展民族医药传统文化，深入开展中药资源研究、保护与利用，服务本地区中药产业高质量发展具重要意义。

恭城县中药资源普查工作的开展以及《恭城卷》的编写，是由国家中医药管理局、广西壮族自治区中医药管理局立项，广西壮族自治区中国科学院广西植物研究所作为技术依托单位，联合恭城瑶族自治县卫生健康局、恭城瑶族自治县中医医院等单位共同完成的；在实施过程中，还得到了中国科学院植物研究所、中国科学院华南植物园、中国科学院昆明植物研究所、中央民族大学、广西师范大学、广西药用植物园、广西中医药研究院、恭城瑶族自治县农业农村局、恭城瑶族自治县林业局等单位及人员的大力支持，在此谨致以衷心的感谢！在野外考察和编研资料整理过程中，还得到国家自然科学基金项目（31560088、41661012）、广西植物功能物质与资源持续利用重点实验室项目（ZRJJ2015-6）、桂林市科技重大专项项目（20180102-4）等的资助。

中药资源涉及的种类多，内容广泛，鉴于编者的知识水平有限，书中错误和遗漏之处在所难免，敬请读者批评指正。

编著者

2020年12月

目　录

总名录

总 论

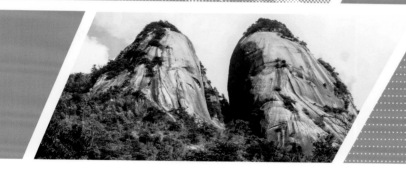

第一章　自然地理概况

一、地理位置

恭城瑶族自治县（以下简称恭城县）位于广西壮族自治区东北部，桂林市东南部，地处湘桂两省区交界处，地理位置为东经110°36′~111°10′，北纬24°37′~25°17′。东北与湖南省江永县交界，东与富川瑶族自治县接壤，南与钟山县、平乐县毗邻，西接阳朔县、灵川县，北连灌阳县。县城距桂林市108 km。县域东西最长横距56 km，南北最长纵距75 km，全县总面积2139 km²。2016年至今辖6镇3乡117个行政村，即恭城镇、栗木镇、莲花镇、嘉会镇、西岭镇、平安镇、三江乡、观音乡、龙虎乡。

恭城地处南岭之南，纵贯恭城全境的茶江，历史上曾为中原进入两广的重要航道。2014年底贵广高铁开通后，恭城位于湘粤桂三省交界处的交通区位优势日臻凸显，成了贵广高铁上唯一设站的瑶族自治县，也是从广州方向进入桂林的首站，恭城从而成为连接广州、贵阳、长沙、南宁等4个省会首府的"桂林两小时经济圈"的一部分，交通极为便利，进一步为中国与东盟"一带一路"沿线国家和地区的文化经济交流合作带来了千载难逢的发展机遇。

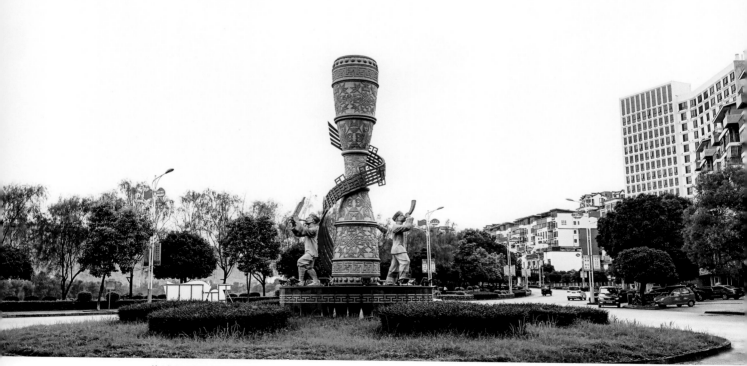

恭城县瑶族长鼓广场

二、地质地形

恭城县处于中国大地构造位置江南古陆南缘，次一级构造海洋山隆起、都庞岭—银殿山隆起、灌阳—恭城地槽的南端。由于多次地壳构造运动的影响，地层时代较多，褶皱、断裂构造发育，火成活动强烈，矿产资源十分丰富。不仅花岗岩、大理石的储藏量大，而且金属矿藏钽、铌的储藏量在中国占重要地位，钨、锡、铅、锌和高岭土的储藏量居广西前列。

恭城为"八山一水一分田"山区县，境内以山地、丘陵为主，河流沿岸有较为平坦的小冲积平地；其中山地占全县总面积的48.71%，丘陵占22.02%，台地占0.89%，平地占27.14%，水面及其他占1.24%。县域内东、西、北三面中低山蜿蜒环抱，土岭逶迤，中间为一条南北走向的河谷走廊，其间河谷、平地、台地、丘陵相互交错，并散布有石山峰林，奇山异洞，千姿百态，自然风景秀丽。

县境纵长横窄，地势北高南低，东西两侧隆起，向中、南部倾斜。全县平均海拔500~1000 m，海拔1000 m以上山峰318座。五岭之一的都庞岭余脉分三支从县境东北伸入，东部为都庞岭南段的花山山脉，主峰银殿山，海拔1885 m，为全县最高峰，傲然矗立，高耸入云，北部为都庞岭中段两支脉，西部为海洋山南段。此三面山脉山体庞大，沟壑纵横，山势陡峭，重峦叠嶂，连绵盘踞于县域边境，成为该县重要的生态屏障和水源涵养地。

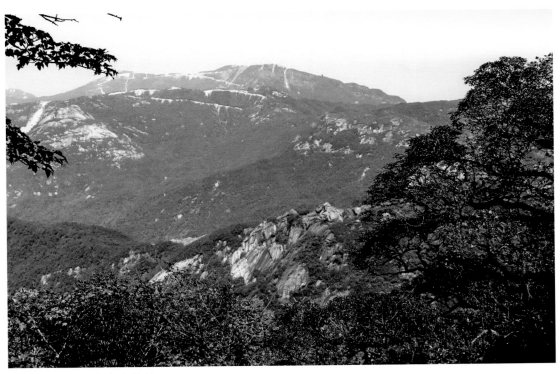

恭城县银殿山山脉景观

三、气候

恭城县位于桂东北，属南岭中亚热带湿润气候区，大陆性季风气候显著，四季分明，总的特点是夏长冬短、四季分明、光照多、热量足、雨量充沛。主要的气象灾害有早春霜冻、春季低温连阴雨、前汛期暴雨洪涝、夏秋高温、秋冬连阴雨、春秋干旱。

全县气温平面分布呈北冷南暖的特点，气温随着海拔高度递增而降低较为明显。年平均气温19.8℃，最冷月平均气温9.4℃，最热月平均气温28.6℃，极端最低气温−3.8℃，极端最高气温40.5℃，气温年较差19.2℃。降水量时空分布不均，每年3月至8月为多雨季节，9月至翌年2月为少雨季节；受地形影响，降水量分布呈南少北多、平地少、山区多的特点；年平均降水量1508.9 mm，其中3~8月降水量1150.8 mm，占全年降水量的76%。年平均相对湿度75%，最小相对湿度7%。年平均无霜期328.7天。年日照时数1508.0 h，占可照时数的34.1%。年平均风速1.7 m/s，最多的风向为偏北风，次多风向为偏南风。年平均蒸发量1698.1 mm。年雷暴平均日数69.5天。

四、土壤类型

恭城县境内的土壤分为红壤、黄壤、石灰土、红色石灰土、紫色土、冲积土、水稻土等7个土类，共有25个亚类61个土属146个土种。按土壤利用状况，全县土壤分为水田土壤、旱地土壤、自然土壤（即荒山林地土壤）3大部分，其中水田土壤是县内主要的耕地土壤，主要分布于海拔400 m以下的小河谷平原、台地和丘陵，如栗木、西岭、嘉会、平安、恭城、莲花等乡镇地势较低平的地区，面积19.6万亩*，占耕地总面积的70%。旱地土壤面积8.4万亩，占耕地面积的30%，主要用于水果、黄豆、花生、木薯等作物的栽培。自然土壤包括林地、牧地和荒地土壤共222.2万亩，占全县土地面积的70%，其中红壤、黄壤广泛分布在海拔700 m以下的丘陵、台地，而石灰土、紫色土则零星分布，石灰土主要分布在栗木、嘉会、西岭、平安、恭城、莲花等乡镇的岩溶地区。

五、水文

恭城县境内河溪众多，大部分属于珠江水系，极少部分属长江水系。属珠江水系河流的集雨面积共2113.27 km²，占全县总面积的98.3%，主要有恭城河以及恭城河的支流。属长江水系的河流，只有位于都庞岭北坡栗木镇泉会村一带的山溪，集雨面积35.75 km²，仅占1.7%。县境内地下水有地下河和泉井两种，多数位于恭城河各支流两岸石岩、岩峰丛、洼地之中，其中泉井大部分为农田所用，常年不涸的有 60 多处。境内水资源丰富，全县已建成中小型水库23座。

恭城河又名茶江，自北向南逶迤纵贯恭城中部，出平乐入桂江，属桂江一级支流，发源于县境东部三江乡黄坪村北卡山，干流长126 km，集雨面积3129.15 km²。其主要支流有马林源河、栗木河、苏陂河、龟山河、上蕉河、路口河、北洞源河、西岭河、势江河、莲花河等10条。

注：★亩为非法定单位。1亩≈667 m²，1 hm²=15亩。

第二章　自然资源概况

一、植被资源

恭城县植被类型以亚热常绿阔叶林为主，受气候、地形、降水等因素影响，形成了丰富的植物物种多样性。境内主要有5种植被类型，为阔叶林、针叶林、混交林、灌丛、草丛。植被类型受海拔影响较大，随海拔高度的变化而变化，海拔1000 m以上主要为矮林及部分常绿阔叶混交林，树种有高山杜鹃、白栎、水青冈及银荷木等；海拔500~1000 m主要为常绿阔叶林、杉木林、竹林、针叶林、次生阔叶林，树种有栲、荷木等优势树种；海拔500 m以下的丘陵多为针叶林、果树林；石灰岩地区多为石山灌丛草坡，群落优势种主要是老虎刺、华南云实、粗糠柴、红背山麻杆、灰毛浆果楝、黄荆、八角枫等；村落周围的风水林有少部分残存的阔叶林。

近年林业生态工程稳步推进，全县森林覆盖率达82.53%。林地面积254.4万亩，活力木蓄积量1013.86万立方米，生态公益林面积100.3万公顷。境内原生植被主要是壳斗科、茶科、樟科、木兰科、金缕梅科、山矾科的常绿树种阔叶林，在三江、西岭、平安、嘉会等乡镇的水源林保护山区分布较多。由于人为活动较少，一些稀有品种还有保存。其他交通方便、人为活动频繁区域的原生性植被基本被杉树、松树、油茶树、果树及杂木替代，或被次生阔叶林替代。

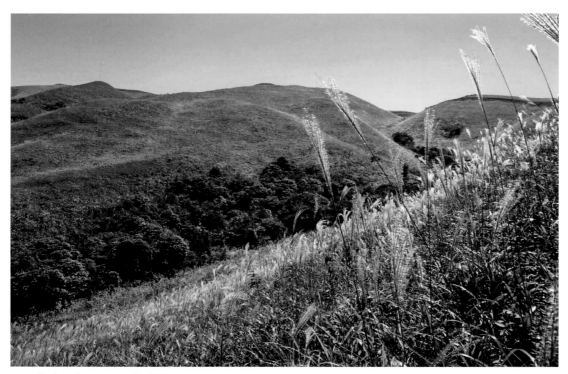

恭城县燕子山山顶草地景观

二、植物资源

  恭城县地处南岭之南，其优越的水热条件，多样的地形，孕育出丰富的植物种类。境内植物资源主要分布在银殿山和海洋山水源林保护区内，其中含种数较多的科为菊科、蝶形花科、大戟科、唇形科、蔷薇科、芸香科、茜草科、兰科等；而含种数最多的属为蓼属、榕属、紫金牛属、花椒属、铁线莲属、悬钩子属、珍珠菜属、卷柏属、大戟属、菝葜属等。

  县境内的植物资源按林木类来分，乔木类主要有杉木、马尾松、樟、椎、苦槠、红锥、青冈栎、枫杨、苦楝、山乌桕、山苍子等。灌木类主要有栀子、杜鹃、臭牡丹、桃金娘、了哥王等。藤类主要有威灵仙、钩藤、葛藤、木通、藤茶等。草类主要有黄茅草、芦苇、龙须草、牛筋草、狗尾草等。竹类有篙竹、刺竹、吊丝竹、厘竹、毛竹等。境内属国家一级保护野生植物的有南方红豆杉、银杏，属国家二级重点保护野生植物的有福建柏、华南五针松、柔毛油杉、香樟、喜树、鹅掌楸、花榈木、任豆、半枫荷、伞花木、桫椤、金毛狗脊；属广西重点保护野生植物的有八角莲、短萼黄连、竹节参，以及花叶开唇兰、大序隔距兰、罗河石斛等兰科植物。

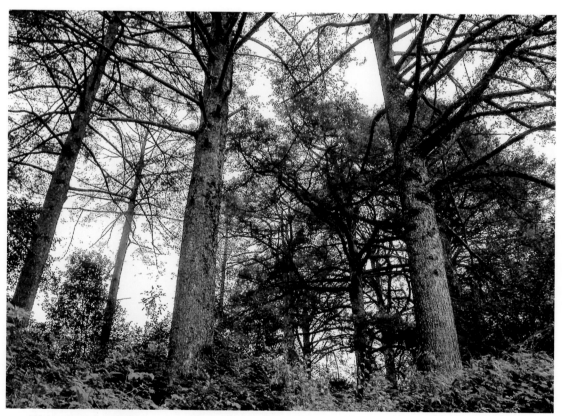

国家二级重点保护野生植物：柔毛油杉（*Keteleeria pubescens*）

第三章　人文资源概况

一、历史文化

　　恭城县历史悠久，史载隋大业十四年（公元618年）始建茶城县，唐武德四年（公元621年）改名恭城，至今已有近1400年的历史。1990年2月，国务院批准撤销恭城县，成立恭城瑶族自治县。恭城历来民风淳朴，瑶族风情浓郁，蜿蜒的茶江和秀美的山林滋养着这片瑶族人民世代居住的沃土，孕育了足以见证悠久历史和独特文化的众多历史遗存。

　　恭城人文景观比比皆是，素称"山水秀美在桂林，古建精华在恭城"。其中被列为国家重点文物保护单位的有恭城孔庙、武庙、周渭祠和湖南会馆四大明清古建筑群，其整体建筑气势恢宏，匠心独具，尤其是孔、武两庙并存，相互辉映，为恭城赢得了"华南小曲阜"的美誉。恭城以"三庙一馆"为代表的古建筑群形成多种文化并茂的格局，不仅是历史经济和文化繁荣发展的见证，更是中华文化向心力和凝聚力的体现，忠、孝、仁、义等优秀传统文化在这里一代代弘扬传承。

　　恭城的历史保护文物，亦是恭城瑶乡久远历史的见证，近年恭城镇选入中国历史文化名镇，朗山、杨溪等12个村寨依次被列入中国传统村落名录。恭城不仅在莲花镇和巨塘村一带出土了陶制品、弩机等晋代古文物，且周渭祠内珍藏有清朝乾隆九年（1745年）的《梅山图》，总长达五百余米，绘制上千种人物，生动描绘了瑶族先民农耕布织、渔猎劳作以及信仰祭祀的场景，深刻体现了汉族的中原文化与当地瑶族文化相互交融渗透，源远流长。

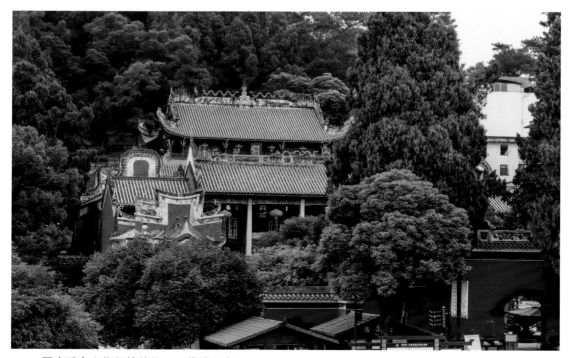

国家重点文物保护单位——恭城文庙

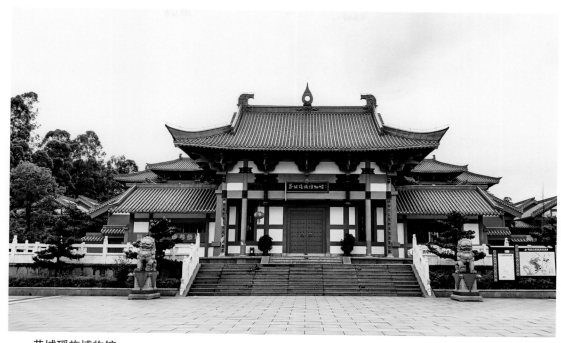

恭城瑶族博物馆

二、民俗文化

恭城瑶族民风淳朴，历史悠久。自唐宋以来瑶族先民就不断从湖南、江西、广东等地陆续迁入恭城县境，主要在三大地区聚居，即县东的花山山脉聚居区、县北的都庞岭山脉聚居区和县西的海洋山脉聚居区，至明末逐步形成了"无山不有瑶，无处不有瑶"的局面。至今恭城瑶族人口约占全县总人口的60%，是桂林市唯一的瑶族自治县，为广西第二大瑶族自治县。

恭城地接湘南，古属楚越交界之地，一直是中原进入岭南的咽喉要道，中原文化与岭南文化在此互相交融，诸多独特的文化积淀造就了恭城县独特的瑶乡地域文化，并产生了众多特色鲜明的民俗文化资源。农历正月十四"花炮节"、五月初五"端午药市"、五月十二"关帝庙会"、六月二十三"婆王节"、七月十四"河灯节"、十月十六"梅山文化节"和"瑶族盘王节"，以及近年结合当地生态经济举办的"桃花节""月柿节"等一系列民俗节庆活动异彩纷呈，独具地方特色，充分体现了恭城县多姿多彩的瑶族风情。

恭城瑶族能歌善舞，瑶家迎取新娘的婚礼歌舞、传统傩舞、羊角师公舞、吹笙挞鼓舞、响铃舞等民间舞蹈，表达瑶族儿女以歌传情、以舞会友、热情好客的浓郁风情。以关公文化节、盘王节、花炮节等为代表的民俗活动每年都吸引大量游客，而今这些承载着瑶乡独特而璀璨文化的关帝庙会、婆王节、瑶族盘王节、吹笙挞鼓舞、羊角师公舞、恭城油茶、恭城瑶族山歌，均已被列入广西非物质文化遗产名录，印证了瑶乡传统文化的多样性与博大精深，且有利于促进瑶族优秀传统文化的继承与弘扬。

三、民族植物应用

瑶族利用植物的文化内涵非常丰富，其中瑶医药独具一格，历来在红斑狼疮、妇科疾病、跌打损伤、风湿骨痛、毒蛇咬伤等病症的治疗上深受欢迎，同时创建了"虎、牛、钻、风"类传统老班药，这些药物历史上为其民族的生存繁衍及发展做出了不可磨灭的贡献，而瑶医药发展至今已成为中国传统医药学宝库的重要组成部分。

恭城瑶族的民间医药应用，充分体现在流传至今的"端午药市"。恭城素有"一月两端午"的习俗，五月初五为端午节，五月十五为大端午节，当地民众在这两天圩市有逛药市的习俗，除了购买悬挂于家门的菖蒲、艾叶和紫苏外，还常采购些草药备用，从而自发形成了中草药市场。药市上除交易药材，还可见到当地民众互相交流医药经验，或民间瑶医用拔罐、针灸等方法为民众现场治疗，成为当地民众利用瑶药、传授瑶医的缩影。

恭城瑶族对药浴、药茶、药粑植物的应用独具特色。瑶族药浴是民间用以抵御风寒、消除疲劳、防治疾病的传统习俗，代代相传，家喻户晓。常见药浴植物有海金沙、鱼腥草、九节风、山蒟、千里光、五指风、滇白珠、钩藤、艾叶、水菖蒲、石菖蒲、箭秆风、香茅、淡竹叶等物种，而以有具祛风除湿、舒筋活络、清热解毒功效的药材居多，许多药材兼有发汗退热、消肿利水、解表、止痒等功效。

瑶族喜爱"打油茶"，尤其是"恭城油茶"名声在外，誉满八桂。瑶族人民在饮食油茶时还喜欢配上艾叶、鼠麴草、黄栀子、姜黄等制成的药粑作特色糕点，色香味俱全。除了油茶，恭城瑶族人民亦钟情于药茶植物，常逛药市购买草药或上山采草药，少的有10多种，多则达20多种，拿回来洗净、切碎、晒干、混合待用，平常如有头痛发热、浑身无力、肚疼腹胀、腰酸背痛、手足麻木等，就抓上一把放在大碗内，用开水冲泡出药味后饮用，药茶在瑶山被认为可治"百病"。用作药茶的植物常有藤茶、观音茶、九节茶、矮地茶、绞股蓝、甜茶、野菊、车前草、江南星蕨、白马骨、三白草、山芝麻、益母草、板蓝、淡竹叶等，现代社会崇尚自然，天然绿色保健饮品备受青睐，药茶的学术内涵日渐受到学者们的重视。

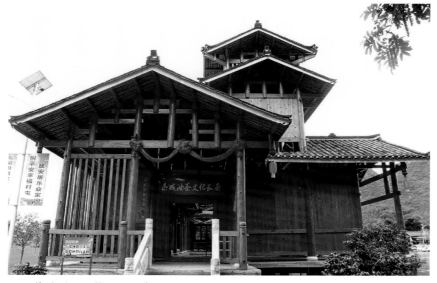

恭城瑶族油茶文化长廊

第四章　社会经济条件

一、经济发展

恭城县坚持"生态立县"一本蓝图绘到底、围绕"一城二区三生四大"总体工作思路，扎实推进恭城创建国家可持续发展议程创新示范区、国家健康旅游示范基地工作，统筹推进疫情防控和经济社会健康发展。2020年全县生产总值（GDP）83.69亿元，按可比价计算，同比增长3.6%；全年财政收入4.77亿元，同比下降19.55%；全部工业总产值同比增长0.6%，工业增加值同比增长5.4%；农林牧渔业总产值同比增长7.7%；社会消费品零售总额27.17亿元，同比下降0.4%；城镇居民人均可支配收入为35578元，同比增长2.1%；农村居民人均可支配收入为15160元，同比增长7.4%。

二、产业结构

近年来，恭城加快产业转型升级，推进生态农业与康养产业、文化旅游业融合发展。2020年，第一产业增加值增长7.4%，第二产业增加值增长3.9%，第三产业增加值下降1.7%。第一、第二、第三产业增加值占全县生产总值的比重分别为47.7%、13.8%、38.5%，对经济增长的贡献率分别为102.4%、14.8%和17.2%。

农业发展提质增效，生态农业平稳发展。在稳定粮食种植、发展短平快经济作物的基础上，优化柑橘、柿子等水果种植结构，2020年完成粮食种植面积25.06万亩、经济作物种植42.03万亩、水果种植面积55.97万亩。

工业经济平稳运行，园区经济不断壮大。实施建材、农林产品深加工等产业，南方水泥年度缴税超亿元，汇源、普兰德等企业产品开发取得新成效，华宇木业、长行冶金、松宝林化等企业经营稳步发展，石材精深加工、恭城油茶系列产品等开发力度加强。西岭、门楼等风电场年发电量达3亿千瓦时。

服务业以旅游为龙头，促进康养旅游融合发展。恭城每年举办端午瑶药文化节、油茶文化节、关帝庙会、孔子文化节、月柿节等节庆活动，2020年接待国内外旅游人数398.53万人次，增长75.5%。全县不断推进高铁经济产业园、文化旅游特色小镇、全域旅游示范带"一园一镇一带"建设，平安康养特色小镇、恭城油茶特色小镇、莲花中国月柿特色小镇等一批康养小镇集群发展，促进旅游产业发展。

三、人口概况

恭城县2020年常住人口24.54万人，其中城镇人口8.15万人，城镇化率达33.22%。全县各少数民族人口占总人口的63.16%，其中瑶族人口占总人口的60.29%，恭城是桂林市唯一的瑶族自治县，为广西第二大瑶族自治县。恭城除瑶族、壮族、汉族三大主体民族外，还有苗族、黎族、侗族、回族等26个少数民族。

四、城镇化建设

恭城县不断完善城镇化发展体制和配套政策措施，推进农业转移人口市民化，实现集镇区域污水处理全覆盖，提升城镇功能和宜居水平；推进中国传统村落修复工作，加快重点城镇和特色小镇建设，不断提升城乡风貌，促进城乡一体化发展，有序推进新型城镇化。

恭城持续加强市政基础设施的建设与维护，抓好城乡风貌改造和管控，实现通建制村公路沥青（水泥）路全覆盖，基本实现城乡公交一体化，成为全国"四好农村路"创建单位。近年来先后获得"自治区新型城镇化建设示范县""全区县城风貌改造示范县""全国休闲农业与乡村旅游示范县"等荣誉，努力建设美丽恭城、健康恭城、文化恭城、富裕恭城。

各乡镇突出各自的文化底蕴、地域优势和产业特色，建设宜居宜游、产城融合发展的商旅名镇。恭城镇入选中国历史文化名镇，栗木镇、莲花镇被列入"百镇建设"示范镇，嘉会镇、龙虎乡完成新型城镇化示范乡镇建设。村容村貌不断改善，更具魅力，全县建成新农村示范点20多处，门等村、新街村分别被授予的"美丽乡村示范村"和"环境整治示范村"称号，竹山村被评为"中国最有魅力休闲乡村"，红岩村、社山村被评为"全国特色旅游名村"。

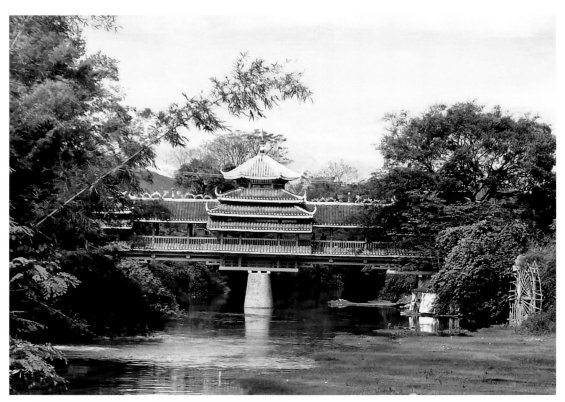

全国特色旅游名村——恭城县红岩村风雨桥景观

五、环境保护

恭城县深入实施"绿满八桂"、石漠化综合治理等生态工程建设，加强重点生态功能区管护，依法打击非法采砂采矿、电鱼毒鱼炸鱼，加强野生动物保护，维护自然生态系统平衡，保护绿水青山。加强大气污染防治和集中式饮用水源地保护，生态环境保护与治理取得实效，2018年全县森林覆盖率达82.25%，县城空气质量优良率94.2%，地表水、集中式饮用水水质、县城区域环境噪声达标率100%，城乡环境质量全面改善，天蓝、山青、水碧的生态成效得到进一步巩固，2018年7月，国家气候中心授予恭城县"中国气候宜居县"的国家气候标志，恭城成为全国首个气候宜居县。

通过开展实施清洁乡村巩固和厕所革命，推进污水治理、推进乡村特色提升，全县的沼气入户率稳定在89%以上，沼气"全托管"模式得到自治区推广。莲花镇、恭城镇创建为"国家级生态乡镇"，其他7个乡（镇）创建为"自治区级生态乡镇"，恭城县如今已完成82个村点的农村环境连片整治，被评为"自治区农村环境连片综合整治工作示范县"，大力推进生态创建工作，2017年被评为首批"自治区级生态县"，全面完成"美丽广西"乡村建设目标任务。

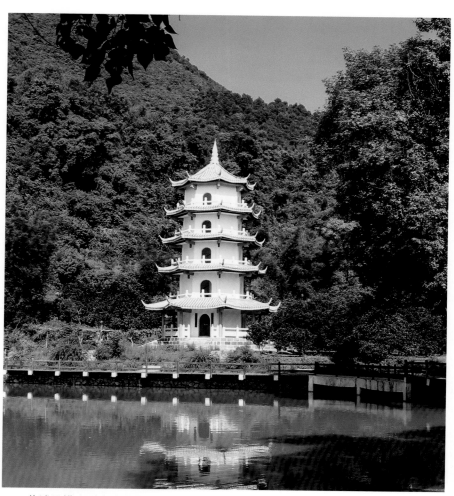

恭城县横山瑶寨乡村景观

第五章　药用资源多样性

一、药用植物资源

恭城县位于广西东北部，气候类型为亚热带季风气候，境内有银殿山水源林保护区和海洋山水源林保护区，自然条件优越，森林茂密，植物种类繁多，为药用植物生息提供了得天独厚的环境。通过对恭城县各乡镇的野外调查、标本采集与鉴定、市场访问调查，并查阅国内各大标本馆标本与参考相关文献资料，统计出恭城县共有药用植物1754种（包括种下单位，下同），隶属248科912属。其中，非维管药用植物33科40属47种，包括药用菌类23科30属37种，药用苔藓植物10科10属10种；维管药用植物215科872属1707种，包括药用蕨类37科62属111种，药用裸子植物9科15属22种，药用被子植物169科795属1574种。恭城县药用植物与广西药用植物比较见表5-1，在科和属的比较水平中，均达广西药用植物总数的60%以上，而药用植物的种类则达广西药用植物总种数的43%。

表5-1　恭城县药用植物与广西药用植物的比较

类别	科	属	种
恭城县药用植物	248	912	1754
广西药用植物	324	1512	4064
恭城县药用植物占广西的比重（%）	76.5%	60.3%	43.2%

广西药用植物数据来源：《广西中药资源名录》。

恭城县的药用植物资源主要以药用维管植物为主，占药用植物总种数的97.4%，而菌类和苔藓类药用植物仅占药用植物总种数的2.6%。但菌类和苔藓类植物在医药方面历来发挥重要作用，尤其菌类药用植物药效在增强免疫力、抗肿瘤、抗病毒、抗衰老等方面普遍得到认可，例如灵芝、竹荪、茯苓、灵芝、黑皮鸡枞、银耳等珍稀类药用食用菌深受市场欢迎，随着人们与日俱增的崇尚健康自然的需求，其应用前景十分广阔。

恭城县药用维管植物与广西药用植物相应类群的比较见表5-2。在科的水平比较中，恭城县裸子药用植物涵盖了广西裸子药用植物的所有科，而蕨类和被子药用植物均占广西药用植物总科比例近80%；在属的水平比较中，三者均占广西总属比例的60%以上；在种的水平比较中，药用裸子植物占广西药用植物总数的比例较高，近达65%，而药用蕨类植物和药用被子植物均占广西药用植物总种的42%以上。恭城县药用维管植物按性状统计，草本类847种，灌木类362种，藤本类270种，乔木类228种，其中草本类占优势，约占总种数的50.0%，灌木类约占总种数的21%，藤本类和乔木类各约占总种数的15%。

表5-2 恭城县药用植物类群的数量统计

分 类 群		恭城县	广西	占广西比例（%）
药用蕨类植物	科	37	46	80.4%
	属	62	88	70.5%
	种	111	225	49.3%
药用裸子植物	科	9	9	100%
	属	15	17	88.2%
	种	22	34	64.7%
药用被子植物	科	169	212	79.7%
	属	795	1326	60.0%
	种	1574	3680	42.7%

广西药用植物数据来源：《广西中药资源名录》。

（一）野生药用植物资源

1. 分布特点

恭城县位于广西东北部，地处南岭南麓，气候类型为亚热带季风气候，自然条件优越，物种繁多，不仅保存丰富的中药资源，而且还有一些古老、子遗植物在这里生息繁殖，如三尖杉、粗榧、鹅掌楸、福建柏、南方红豆杉、桫椤、华南五针松、长苞铁杉、黄枝油杉等。县境内分布的药用植物具有明显的亚热带特色，主要蕴藏有半枫荷、大血藤、短萼黄连、竹节参、南五味子、三叶木通、黄花倒水莲、桔梗、金毛狗脊、蛇足石杉、多花黄精、重楼、八角莲、滇白珠、串连珠、钩藤、走马胎、不出林、金耳环等特色药材。

恭城县药用植物资源受境内地貌、土壤、气候等自然环境以及人类活动的影响，其分布与植被分布规律基本一致。境内蕴藏的野生药材主要集中在恭城县东、西、北三面的海洋山和都庞岭山脉及其周边范围，此区域山体连绵、庞大，沟壑纵横，药材的分布受海拔梯度影响较大，海拔1000 m以上主要为矮林及部分常绿落叶混交林，分布的药用植物主要有云锦杜鹃、广西越橘、牯岭藜芦、黑老虎、紫花前胡、落新妇、蒙自虎耳草、紫萼、血水草、灵芝等；海拔500~1000 m主要为常绿阔叶林及次生阔叶林，分布的药用植物主要有通脱木、黄花倒水莲、杜仲藤、钩藤、伸筋草、川续断、一枝黄花、蚂蝗七、紫背天葵、箭杆风、流苏贝母兰和石斛类等；海拔500 m以下的丘陵多为针叶林及茶果林，主要分布有虎杖、千里光、何首乌、金樱子、毛冬青、五指毛桃、阴行草、算盘子、栀子、了哥王、华南忍冬、山麦冬等药用植物。

恭城县中部沿茶江两岸呈南北走向的石灰岩地貌，植被多为石山灌丛草坡，村落周围的风水林有少部分残存的阔叶林，主要分布有龙须藤、粗糠柴、红背山麻杆、山蜡梅、飞龙掌血、黄荆、野菊、威灵仙、百部、丝穗金粟兰、天葵等药用植物。

2. 种类组成

恭城县的野生药用植物共计227科785属1529种，其中野生药用菌类18科23属29种，野生药用苔藓类10科10属10种，野生药用维管束植物199科752属1490种，包括药用蕨类植物37科62属111种，药用裸子植物6科8属14种，药用被子植物156科682属1365种，其中被子植物的数量在科、属、种的水平上均最多，占总科数的78.4%、总属数的90.7%、总种数的91.6%，占据绝对优势。

从恭城县野生药用维管束植物科内种的数量结构进行统计分析（表5-3），统计结果按4个等级划分，即科内只含1个种的科为单种科，科内含2~10个种的科为寡种科，科内含11~20个种的科为中等种科，科内含大于20个种的科为多种科。结果表明，含1种的有56科，含2种的有25科，含1~2种的科占总科数的40.7%，占总种数的7.1%。而优势科依次为菊科（95种）、蝶形花科（74种）、茜草科（44种）、唇形科（40）、蔷薇科（40）、兰科（36种）、大戟科（36种）、禾本科（30种）。

表5-3　恭城县野生药用维管束植物科内种的数量结构统计

类型	科数	占野生总科数比例	含种数	占野生总种数比例	代表科
单种科（1种）	56	28.1%	56	3.8%	桫椤科、肾蕨科、红豆杉科、大血藤科、百部科、白花丹科、蜡梅科、川续断科、青藤科
寡种科（2~10种）	102	51.3%	482	32.3%	海金沙科、金粟兰科、桃金娘科、木通科、半边莲科、景天科、小檗科、秋海棠科、桔梗科、胡椒科、马兜铃科、姜科、杜鹃花科
中等种科（11~20种）	26	13.1%	386	25.9%	水龙骨科、壳斗科、苋科、五加科、葫芦科、桑寄生科、葡萄科、萝藦科、天南星科
多种科（>20种）	15	7.5%	566	38.0%	菊科、蝶形花科、芸香科、百合科、马鞭草科、紫金牛科、蓼科、茜草科、玄参科、唇形科
合计	199	100%	1490	100%	

从属的统计表明，含1种的有441属，含2种的有159属，含1~2种的属占总属数（748属）的80.1%，占总种数的50.9%。而优势属依次为榕属18种，蓼属17种，紫金牛属和悬钩子属各14种，冬青属和菝葜属各12种，花椒属和珍珠菜属各11种，卷柏属、铁线莲属、紫珠属和锥属均为10种。由以上统计数据的分析可知，药用植物涉及的科和属比较多，在各科属中的分布是相对分散的，反映了恭城县药用植物组成类群的丰富性。

3. 资源分析

从药用植物的性状来分析，按草本、灌木、藤本（木质藤本与草质藤本）和乔木四大类统计，草本植物有745种、灌木322种、藤本236种、乔木187种，其中草本占总种数的比例最大，达50.0%，灌木约占总种数的21.6%，而藤本和乔木占比例相对较少，各为15.8%和12.5%。草本类主要有蕨类、菊科、兰科、百合科、禾本科、玄参科、天南星科、五加科、蓼科等植物，灌木类主要有桑寄生科、大戟科、野牡丹科、紫金牛属、榕属、卫矛属、花椒属、紫珠属、海桐花属等植物，木质藤本类主要有萝藦科、葡萄科、五味子科、钩藤属、忍冬属、素馨属等植物，草质藤本主要有葫芦科、胡椒科、防己科等植物，乔木类主要有芸香科、樟科、壳斗科、楝科、无患子科等植物。

从药材的药用部位来分析，根据最主要的药用部位可划分为8大类（表5-4），其中全草（株）类、根及根状茎类占绝大多数，分别占总数的44.7%和23.3%，尤其全草（株）类药材约占总药材数的一半，其余的依次分别为叶类、果及种子类、藤茎类、皮类、花类等，药用部位的多样化也反映了恭城县药用植物资源的丰富多样。但是对于全草类、根及根状茎类的药材，在采收时应兼顾药用植物资源的繁衍更新，保证资源的可持续利用。

表5-4 恭城县野生药用植物的药用部位统计

类 型	入药部位	使用频次	占总频次比例	代表物种
全草（株）类	全草、全株	666	44.7%	卷柏、千里光、瓜子金、杠板归、绶草、地耳草、叶下珠、石胡荽、白花丹、阴行草、独脚金、牛耳枫、虎刺、黄荆、吊石兰、接骨草、滇白珠、广东相思子、草珊瑚、葫芦茶、石仙桃、吉祥草、白英、飞扬草
根及根状茎类	根、根状茎、块根、块茎、鳞茎、球茎	347	23.3%	槲蕨、金毛狗脊、黄精、百合、土茯苓、何首乌、朱砂根、五指毛桃、大蓟、百部、虎杖、牛膝、常山、地榆、葛根、紫花前胡、了刁竹、娃儿藤、串连珠、羊乳、威灵仙、箭杆风、萍蓬草、蚂蝗七
叶类	叶、嫩叶、叶芽、茎叶、枝叶、叶鞘	191	12.8%	石韦、藤茶、扶芳藤、板蓝、桑寄生、绞股蓝、山香圆、艾叶、甜茶、白背叶、穿心藤、紫苏
果及种子类	果实、果皮、种子、种仁、假种皮、种子油	104	7.0%	八角、金樱子、瓜蒌、山鸡椒、木鳖子、决明子、苍耳、山楂果、吴茱萸、栀子、皂荚、青葙、巴豆、路路通、桑椹、使君子、三叶豆蔻、桃金娘、枳椇
藤茎类	茎、藤茎、心材、茎髓	86	5.8%	扁担藤、苦木、钩藤、鸡血藤、龙须藤、宽筋藤、定心藤、买麻藤、四方藤、十大功劳、通脱木、两嘴刺
皮类	根皮、树皮、茎皮	69	4.6%	厚朴、救必应、肉桂、穿破石、五加皮、黄檗、杜仲藤、岭南山竹子、阴香、水蛇麻、白瑞香、鹅掌柴
花类	花、花序、花蕾	23	1.5%	野菊、槐花、山银花、木槿花、夏枯草、黄蜀葵
其他	虫瘿、珠芽、笋	4	0.3%	盐肤木、落葵薯、五节芒、刺竹茹

（二）栽培药用植物

1. 种植种类

为了解恭城县药用植物资源的利用状况，对县内药用维管植物野生与栽培类型进行了统计，恭城县栽培药用植物计218种，隶属71科173属，占总种数的12.8%。此类栽培物种除一小部分是专为作药材而栽培，大部分物种除具有药用功效外，还具有食用、材用和观赏等用途，如菊科植物一部分用于观赏，而十字花科菜类、葫芦科瓜类、蝶形花科豆类等多为药食两用的物种。此外，恭城为桃、柿、柚、柑橘类等果树的栽培种植大县，桃胶、柿叶、柚子皮、三花陈皮、枳实等药材也相应地成为该县药材收购站常年收购的大宗药材。

恭城县境内生态环境优良，气候适宜，野生药材资源丰富，具有发展中草药种植的优越自然条件。近年恭城加大对中药材产业发展的扶持力度，尤其注重本地瑶药材品种的开发种植，现全县境内种植的主要药材品种有草珊瑚、黑老虎、黄花倒水莲、天冬、灵芝、黄精、金葵、瓜蒌、金钱草、桔梗、艾草、罗汉果、板蓝根、桑树、淮山、山楂、钩藤、黄柏、一点红、牛大力、三七、鱼腥草、吴茱萸、射干、白及、茯苓、姜、蘑芋等40多种药材。

2. 种植历史

恭城县境内植物资源丰富多样，历来药材需求以野生资源为主，栽培品种较少且种植规模相对较小。19世纪五六十年代为满足本地医药的需求而开始有规模种植中药材，除了发展本土药材品种种植外，还种植一些从外地引进的药材品种。县志曾记载，1959年县药材公司先后在莲花、城厢、嘉会、西岭、栗木建立5个药材栽培场，主要种植杜仲、白芍、茯苓、元胡、贯众、白及、黄连等紧缺药材，1973年引种的外地药材增加了三七、生地、罗汉果、半夏、穿心莲等品种。而随着栽培年限的增加，种植药材如半夏、茯苓、田七、罗汉果、生地、黄柏等便已能自给有余，随后于20世纪70年代末开始增加外销栽培种植的药材。

当前，杜仲、黄柏、罗汉果等药材依然是恭城县农户的种植品种，至今已有50~60年种植历史，而山药、葛根、山楂、草珊瑚、姜等药材已有20~30年的种植历史，近年恭城县结合市场需求，种植了黄花倒水莲、走马胎、吴茱萸、桔梗、金槐、药菊等药材。

3. 种植现状

恭城县立足发展传统瑶药材和道地药材，抓住中药材市场发展的广阔前景，借助"十三五"脱贫攻坚的措施保障，采用"公司（合作社）+基地+农户"的运作形式，因地制宜，积极引导各乡镇发展中药材种植业，带领农民脱贫致富。据调查，近年恭城县中草药种植规模不断扩大，栽培面积较广的大宗品种有姜、山药、山楂、葛根、草珊瑚、黄花倒水莲、罗汉果、黑老虎等药材，药食同源的品种尤其受到青睐。同时，金钱草、板蓝根、鸡血藤、吴茱萸、天麻、三七、百合、金槐、药菊等药材在各乡镇也有零星种植。此外，依托恭城优越的生态环境，近年菌类药灵芝和茯苓亦有一定面积的栽培。

4. 发展趋势

近年来我国连续出台多项利好中药产业的政策，并把中医药发展上升为国家战略。2016年2月国务院印发《中医药发展战略规划纲要（2016—2030年）》，明确指出到2020年，中国将实现人人基本享有中医药服务，中药工业总产值占医药工业总产值的30%以上。随着大健康产业的发展和"一带一路"建设，以及中国农业供给侧结构性改革的推进，国家对中药材产业扶持力度不断增强，中药材种植面积将大幅增长。同时由于受人口增长、老龄化、人民生活水平提高等因素影响，全国中药产品需求成倍增长，消费市场需求加大，尤其药食同源的产品倍受追捧，因此亦加快了中药材产业的发展步伐，中药材行业由此迎来巨大商机。

近年来，恭城县大力实施"一城二区三生四大"民生建设，依托恭城优越的自然生态环境、丰富的瑶医药资源，布局恭城瑶医院建设事业和瑶医药养生保健产业，积极推动以瑶医药为代表的健康养生产业发展。政府提出以种植为基础，将中药材产业与医疗养生、生态旅游相结合，建立中药材瑶药材市场，扩大种植和生产规模，培育和引进大型企业，建立交流合作机制，不断做大做强中药材产业。2016年恭城喜来乐中草药种植专业合作社成立，在保护和发展并重的前提下，林下种植草珊瑚、鸡血藤、黄精等400多亩，随后在嘉会镇、西岭镇、三江乡也成立了中草药专业合作社，使中草药的种植与生产加工初具规模。中药材产业不断发展，将成为恭城县经济增长的一个新热点。

（三）珍稀濒危及特有药用植物

1. 珍稀濒危物种

近年来，由于人们对野生药用植物资源过度采挖利用、采收方式不科学，加上环境破坏与植物自身的特性，导致珍稀濒危药用植物资源量减少，有些物种甚至面临更大的威胁。恭城当前面临着由于植物濒危趋势日益严重而造成的生态平衡失调与生物多样性减少的难题。依据国家重点保护野生植物名录（第一批，1999年国家林业局和农业部公布）以及广西壮族自治区重点保护野生植物名录（第一批，2010年广西壮族自治区人民政府公布），对恭城县分布的重点保护野生药用植物进行统计。统计结果详见表5-5，恭城县分布的重点保护野生药用植物共计57种，隶属19科37属，其中药用蕨类植物2种，药用裸子植物7种，药用被子植物48种；国家一级重点保护植物1种，国家二级重点保护植物11种，区级重点保护植物45种，其中兰科植物36种。

对恭城县重点保护野生药用植物进行了濒危等级的初步评估（表5-5），根据《中国物种红色名录》第一卷，结合IUCN濒危植物红色名录分级标准体系（3.1版）以及IUCN物种红色名录标准在地区水平的应用指南（3.0版），将恭城重点保护野生药用植物划分5个等级：极危（CR）、濒危（EN）、易危（VU）、近危（NT）和无危（LC）。其中评为极危（CR）的有7种，包括桫椤、半枫荷、鹅掌楸以及罗河石斛、细茎石斛等兰科植物；评为濒危（EN）的有12种，包括红椿、伞花木、短萼黄连、八角莲和竹节参等物种；评为易危（VU）和近危（NT）的分别为15和21种重点保护物种。

国家或区级保护的且市场需求较大的如南方红豆杉、厚朴、白及、铁皮石斛、金线莲、天麻等药材，在境内已很难寻觅到野生踪迹，现已开展人工栽培，而金毛狗脊、桫椤、半枫荷、短萼黄连、八角莲、竹节参等药材的市场需求大部分还赖于野生资源，其野外资源量逐年减少。此外，一些既有药用价值又有较高观赏价值的兰科植物如流苏贝母兰、梳帽卷瓣兰、聚石斛、美花石斛、罗河石斛、细茎石斛等也面临掠夺性采挖，使得兰科植物的野外种群受到严重威胁，其保护和可持续利用工作将任重道远。

表5-5　恭城县重点保护野生药用植物

序号	科名	中文名	学名	保护等级	濒危程度
1	红豆杉科	南方红豆杉	*Taxus wallichiana* var. *mairei*	国家一级	濒危（EN）
2	蚌壳蕨科	金毛狗脊	*Cibotium barometz*	国家二级	易危（VU）
3	桫椤科	桫椤	*Alsophila spinulosa*	国家二级	极危（CR）
4	松科	广东松	*Pinus kwangtungensis*	国家二级	濒危（EN）
5	柏科	福建柏	*Fokienia hodginsii*	国家二级	极危（CR）
6	木兰科	鹅掌楸	*Liriodendron chinense*	国家二级	极危（CR）
7	樟科	樟	*Cinnamomum camphora*	国家二级	近危（NT）
8	蓼科	金荞麦	*Fagopyrum dibotrys*	国家二级	近危（NT）
9	金缕梅科	半枫荷	*Semiliquidambar cathayensis*	国家二级	极危（CR）
10	榆科	榉树	*Zelkova schneideriana*	国家二级	近危（NT）
11	楝科	红椿	*Toona ciliata*	国家二级	濒危（EN）
12	无患子科	伞花木	*Eurycorymbus cavaleriei*	国家二级	濒危（EN）
13	松科	黄枝油杉	*Keteleeria davidiana* var. *calcarea*	广西重点	易危（VU）
14	松科	海南五针松	*Pinus fenzeliana*	广西重点	易危（VU）
15	松科	长苞铁杉	*Tsuga longibracteata*	广西重点	易危（VU）
16	三尖杉科	海南粗榧	*Cephalotaxus mannii*	广西重点	易危（VU）
17	毛茛科	短萼黄连	*Coptis chinensis* var. *brevisepala*	广西重点	濒危（EN）
18	小檗科	八角莲	*Dysosma versipellis*	广西重点	濒危（EN）
19	防己科	广西地不容	*Stephania kwangsiensis*	广西重点	近危（NT）
20	榆科	青檀	*Pteroceltis tatarinowii*	广西重点	易危（VU）
21	五加科	竹节参	*Panax japonicus*	广西重点	濒危（EN）
22	兰科	艳丽菱兰	*Rhomboda moulmeinensis*	广西重点	易危（VU）
23	兰科	花叶开唇兰	*Anoectochilus roxburghii*	广西重点	易危（VU）
24	兰科	梳帽卷瓣兰	*Bulbophyllum andersonii*	广西重点	易危（VU）

续表

序号	科名	中文名	学名	保护等级	濒危程度
25	兰科	广东石豆兰	*Bulbophyllum kwangtungense*	广西重点	近危（NT）
26	兰科	大序隔距兰	*Cleisostoma paniculatum*	广西重点	近危（NT）
27	兰科	流苏贝母兰	*Coelogyne fimbriata*	广西重点	易危（VU）
28	兰科	多花兰	*Cymbidium floribundum*	广西重点	易危（VU）
29	兰科	兔耳兰	*Cymbidium lancifolium*	广西重点	近危（NT）
30	兰科	钩状石斛	*Dendrobium aduncum*	广西重点	濒危（EN）
31	兰科	密花石斛	*Dendrobium densiflorum*	广西重点	濒危（EN）
32	兰科	重唇石斛	*Dendrobium hercoglossum*	广西重点	极危（CR）
33	兰科	聚石斛	*Dendrobium lindleyi*	广西重点	近危（NT）
34	兰科	美花石斛	*Dendrobium loddigesii*	广西重点	濒危（EN）
35	兰科	罗河石斛	*Dendrobium lohohense*	广西重点	极危（CR）
36	兰科	细茎石斛	*Dendrobium moniliforme*	广西重点	极危（CR）
37	兰科	石斛	*Dendrobium nobile*	广西重点	濒危（EN）
38	兰科	铁皮石斛	*Dendrobium officinale*	广西重点	濒危（EN）
39	兰科	菱唇毛兰	*Eria rhomboidalis*	广西重点	易危（VU）
40	兰科	无叶美冠兰	*Eulophia zollingeri*	广西重点	近危（NT）
41	兰科	高斑叶兰	*Goodyera procera*	广西重点	近危（NT）
42	兰科	斑叶兰	*Goodyera schlechtendaliana*	广西重点	易危（VU）
43	兰科	毛葶玉凤花	*Habenaria ciliolaris*	广西重点	近危（NT）
44	兰科	鹅毛玉凤花	*Habenaria dentata*	广西重点	近危（NT）
45	兰科	橙黄玉凤花	*Habenaria rhodocheila*	广西重点	近危（NT）
46	兰科	丛生羊耳蒜	*Liparis cespitosa*	广西重点	近危（NT）
47	兰科	大花羊耳蒜	*Liparis distans*	广西重点	近危（NT）
48	兰科	长苞羊耳蒜	*Liparis inaperta*	广西重点	近危（NT）
49	兰科	见血青	*Liparis nervosa*	广西重点	近危（NT）
50	兰科	纤叶钗子股	*Luisia hancockii*	广西重点	易危（VU）
51	兰科	狭穗阔蕊兰	*Peristylus densus*	广西重点	近危（NT）
52	兰科	黄花鹤顶兰	*Phaius flavus*	广西重点	易危（VU）
53	兰科	鹤顶兰	*Phaius tankervilliae*	广西重点	近危（NT）
54	兰科	细叶石仙桃	*Pholidota cantonensis*	广西重点	近危（NT）
55	兰科	石仙桃	*Pholidota chinensis*	广西重点	近危（NT）
56	兰科	香港绶草	*Spiranthes hongkongensis*	广西重点	无危（LC）
57	兰科	绶草	*Spiranthes sinensis*	广西重点	无危（LC）

2. 特有物种

特有物种是指分布区仅限于某一地区或仅生长在某种局部特有生境的植物种类。它是生物多样性保护研究的重点对象，对于探讨一个地区植物区系的性质、区划、发生和演变都具有十分重要的价值。恭城县复杂多样的自然环境，孕育了多种珍稀的药用植物，对恭城瑶族自治县特有药用植物的研究为县域内生物多样性的研究，以及保护措施政策的制定起到重要作用。恭城县特有药用植物详见表5-7，统计显示属中国特有植物的有385种，隶属102科239属，包括裸子植物9种，被子植物376种。其中广西特有植物11种，隶属8科11属。

恭城境内分布的常用药材如银杏、八角、罗汉果、杜仲、百合、桂花、鸡血藤、多花黄精、中华栝楼、女贞等，以及瑶族习用药材如半枫荷、小钻、黄花倒水莲、十大功劳、八角莲、灵香草、蚂蟥七、金耳环、紫背天葵、毛杜仲藤、箭秆风等均属中国特有植物。甜茶（*Rubus chingii* var. *suavissimus*）为20世纪80年代初药物调查时发现的广西特有植物，在瑶族聚居区有着悠久的应用历史，作为一种新型高级甜味保健饮品远销日本，现已成为广西林下经济重要栽培品种。此外，恭城马兜铃（*Aristolochia gongchengensis*）为2015年开展恭城端午药市调查时才发现的广西特有植物，为瑶族104种虎、牛、钻、风类老班药"天钻"的基原植物，仅生长于岩溶石山区，其块根长期以来为瑶族用于治疗头痛症的良药。

表5-6　恭城县特有药用植物

序号	科名	中文名	学名	特有程度
1	马兜铃科	恭城马兜铃	*Aristolochia gongchengensis*	广西特有
2	马兜铃科	慈姑叶细辛	*Asarum sagittarioides*	广西特有
3	蔷薇科	甜茶	*Rubus chingii* var. *suavissimus*	广西特有
4	木犀科	白萼素馨	*Jasminum albicalyx*	广西特有
5	忍冬科	三脉叶荚蒾	*Viburnum triplinerve*	广西特有
6	菊科	圆耳紫菀	*Aster sphaerotus*	广西特有
7	菊科	广西蒲儿根	*Sinosenecio guangxiensis*	广西特有
8	苦苣苔科	药用报春苣苔	*Primulina medica*	广西特有
9	苦苣苔科	桂林小花苣苔	*Primulina repanda* var. *guilinensis*	广西特有
10	唇形科	狭叶假糙苏	*Paraphlomis javanica* var. *angustifolia*	广西特有
11	百合科	广西蜘蛛抱蛋	*Aspidistra retusa*	广西特有
12	银杏科	银杏	*Ginkgo biloba*	中国特有
13	松科	铁坚油杉	*Keteleeria davidiana* var. *davidiana*	中国特有
14	松科	黄枝油杉	*Keteleeria davidiana* var. *calcarea*	中国特有
15	松科	江南油杉	*Keteleeria fortunei* var. *cyclolepis*	中国特有
16	松科	马尾松	*Pinus massoniana*	中国特有
17	松科	长苞铁杉	*Tsuga longibracteata*	中国特有
18	柏科	柏木	*Cupressus funebris*	中国特有
19	柏科	侧柏	*Platycladus orientalis*	中国特有
20	三尖杉科	粗榧	*Cephalotaxus sinensis*	中国特有
21	木兰科	厚朴	*Houpoëa officinalis*	中国特有
22	木兰科	含笑花	*Michelia figo*	中国特有

续表

序号	科名	中文名	学名	特有程度
23	木兰科	深山含笑	*Michelia maudiae*	中国特有
24	木兰科	紫玉兰	*Yulania liliiflora*	中国特有
25	八角科	八角	*Illicium verum*	中国特有
26	五味子科	南五味子	*Kadsura longipedunculata*	中国特有
27	五味子科	仁昌南五味子	*Kadsura renchangiana*	中国特有
28	五味子科	绿叶五味子	*Schisandra arisanensis* subsp. *viridis*	中国特有
29	五味子科	翼梗五味子	*Schisandra henryi*	中国特有
30	五味子科	东南五味子	*Schisandra henryi* subsp. *marginalis*	中国特有
31	番荔枝科	瓜馥木	*Fissistigma oldhamii*	中国特有
32	樟科	黑壳楠	*Lindera megaphylla*	中国特有
33	樟科	香粉叶	*Lindera pulcherrima* var. *attenuata*	中国特有
34	樟科	山橿	*Lindera reflexa*	中国特有
35	樟科	鸭公树	*Neolitsea chui*	中国特有
36	樟科	石山楠	*Phoebe calcarea*	中国特有
37	樟科	白楠	*Phoebe neurantha*	中国特有
38	樟科	檫木	*Sassafras tzumu*	中国特有
39	青藤科	心叶青藤	*Illigera cordata*	中国特有
40	毛茛科	打破碗花花	*Anemone hupehensis*	中国特有
41	毛茛科	钝齿铁线莲	*Clematis apiifolia* var. *argentilucida*	中国特有
42	毛茛科	扬子铁线莲	*Clematis puberula* var. *ganpiniana*	中国特有
43	毛茛科	短萼黄连	*Coptis chinensis* var. *brevisepala*	中国特有
44	毛茛科	盾叶唐松草	*Thalictrum ichangense*	中国特有
45	小檗科	庐山小檗	*Berberis virgetorum*	中国特有
46	小檗科	六角莲	*Dysosma pleiantha*	中国特有
47	小檗科	八角莲	*Dysosma versipellis*	中国特有
48	小檗科	三枝九叶草	*Epimedium sagittatum*	中国特有
49	小檗科	阔叶十大功劳	*Mahonia bealei*	中国特有
50	小檗科	十大功劳	*Mahonia fortunei*	中国特有
51	小檗科	沈氏十大功劳	*Mahonia shenii*	中国特有
52	木通科	白木通	*Akebia trifoliata* subsp. *australis*	中国特有
53	木通科	野木瓜	*Stauntonia chinensis*	中国特有
54	防己科	金线吊乌龟	*Stephania cephalantha*	中国特有
55	防己科	血散薯	*Stephania dielsiana*	中国特有
56	防己科	广西地不容	*Stephania kwangsiensis*	中国特有
57	马兜铃科	管花马兜铃	*Aristolochia tubiflora*	中国特有
58	马兜铃科	金耳环	*Asarum insigne*	中国特有
59	马兜铃科	祁阳细辛	*Asarum magnificum*	中国特有
60	马兜铃科	五岭细辛	*Asarum wulingense*	中国特有
61	胡椒科	华南胡椒	*Piper austrosinense*	中国特有
62	胡椒科	山蒟	*Piper hancei*	中国特有
63	胡椒科	毛蒟	*Piper hongkongense*	中国特有
64	金粟兰科	丝穗金粟兰	*Chloranthus fortunei*	中国特有

续表

序号	科名	中文名	学名	特有程度
65	罂粟科	血水草	*Eomecon chionantha*	中国特有
66	堇菜科	柔毛堇菜	*Viola fargesii*	中国特有
67	堇菜科	三角叶堇菜	*Viola triangulifolia*	中国特有
68	远志科	黄花倒水莲	*Polygala fallax*	中国特有
69	远志科	香港远志	*Polygala hongkongensis*	中国特有
70	远志科	狭叶远志	*Polygala hongkongensis* var. *stenophylla*	中国特有
71	远志科	曲江远志	*Polygala koi*	中国特有
72	景天科	凹叶景天	*Sedum emarginatum*	中国特有
73	虎耳草科	蒙自虎耳草	*Saxifraga mengtzeana*	中国特有
74	石竹科	中国繁缕	*Stellaria chinensis*	中国特有
75	蓼科	蓼子草	*Polygonum criopolitanum*	中国特有
76	蓼科	愉悦蓼	*Polygonum jucundum*	中国特有
77	蓼科	赤胫散	*Polygonum runcinatum* var. *sinense*	中国特有
78	瑞香科	长柱瑞香	*Daphne championii*	中国特有
79	瑞香科	北江荛花	*Wikstroemia monnula*	中国特有
80	山龙眼科	网脉山龙眼	*Helicia reticulata*	中国特有
81	海桐花科	短萼海桐	*Pittosporum brevicalyx*	中国特有
82	海桐花科	薄萼海桐	*Pittosporum leptosepalum*	中国特有
83	海桐花科	小果海桐	*Pittosporum parvicapsulare*	中国特有
84	西番莲科	广东西番莲	*Passiflora kwangtungensis*	中国特有
85	葫芦科	罗汉果	*Siraitia grosvenorii*	中国特有
86	葫芦科	两广栝楼	*Trichosanthes reticulinervis*	中国特有
87	葫芦科	中华栝楼	*Trichosanthes rosthornii*	中国特有
88	葫芦科	多卷须栝楼	*Trichosanthes rosthornii* var. *multicirrata*	中国特有
89	秋海棠科	周裂秋海棠	*Begonia circumlobata*	中国特有
90	秋海棠科	槭叶秋海棠	*Begonia digyna*	中国特有
91	秋海棠科	紫背天葵	*Begonia fimbristipula*	中国特有
92	秋海棠科	癞叶秋海棠	*Begonia leprosa*	中国特有
93	山茶科	川杨桐	*Adinandra bockiana*	中国特有
94	山茶科	连蕊茶	*Camellia cuspidata*	中国特有
95	山茶科	尖萼毛柃	*Eurya acutisepala*	中国特有
96	山茶科	翅柃	*Eurya alata*	中国特有
97	山茶科	微毛柃	*Eurya hebeclados*	中国特有
98	山茶科	细枝柃	*Eurya loquaiana*	中国特有
99	山茶科	黑柃	*Eurya macartneyi*	中国特有
100	山茶科	四角柃	*Eurya tetragonoclada*	中国特有
101	山茶科	尖萼厚皮香	*Ternstroemia luteoflora*	中国特有
102	猕猴桃科	金花猕猴桃	*Actinidia chrysantha*	中国特有
103	猕猴桃科	毛花猕猴桃	*Actinidia eriantha*	中国特有
104	猕猴桃科	条叶猕猴桃	*Actinidia fortunatii*	中国特有
105	猕猴桃科	美丽猕猴桃	*Actinidia melliana*	中国特有
106	野牡丹科	少花柏拉木	*Blastus pauciflorus*	中国特有
107	野牡丹科	叶底红	*Bredia fordii*	中国特有

续表

序号	科名	中文名	学名	特有程度
108	野牡丹科	短柄野海棠	*Bredia sessilifolia*	中国特有
109	野牡丹科	谷木	*Memecylon ligustrifolium*	中国特有
110	野牡丹科	锦香草	*Phyllagathis cavaleriei*	中国特有
111	使君子科	风车子	*Combretum alfredii*	中国特有
112	杜英科	褐毛杜英	*Elaeocarpus duclouxii*	中国特有
113	杜英科	薄果猴欢喜	*Sloanea leptocarpa*	中国特有
114	梧桐科	翻白叶树	*Pterospermum heterophyllum*	中国特有
115	锦葵科	梵天花	*Urena procumbens*	中国特有
116	大戟科	绿背山麻杆	*Alchornea trewioides* var. *sinica*	中国特有
117	大戟科	石山巴豆	*Croton euryphyllus*	中国特有
118	大戟科	广东地构叶	*Speranskia cantonensis*	中国特有
119	鼠刺科	厚叶鼠刺	*Itea coriacea*	中国特有
120	鼠刺科	腺鼠刺	*Itea glutinosa*	中国特有
121	绣球花科	罗蒙常山	*Dichroa yaoshanensis*	中国特有
122	绣球花科	临桂绣球	*Hydrangea linkweiensis*	中国特有
123	绣球花科	星毛冠盖藤	*Pileostegia tomentella*	中国特有
124	蔷薇科	桃	*Amygdalus persica*	中国特有
125	蔷薇科	花红	*Malus asiatica*	中国特有
126	蔷薇科	小叶石楠	*Photinia parvifolia*	中国特有
127	蔷薇科	臀果木	*Pygeum topengii*	中国特有
128	蔷薇科	全缘火棘	*Pyracantha atalantioides*	中国特有
129	蔷薇科	火棘	*Pyracantha fortuneana*	中国特有
130	蔷薇科	石斑木	*Rhaphiolepis indica*	中国特有
131	蔷薇科	软条七蔷薇	*Rosa henryi*	中国特有
132	蔷薇科	粉团蔷薇	*Rosa multiflora* var. *cathayensis*	中国特有
133	蔷薇科	华南悬钩子	*Rubus hanceanus*	中国特有
134	蔷薇科	锈毛莓	*Rubus reflexus*	中国特有
135	蔷薇科	深裂悬钩子	*Rubus reflexus* var. *lanceolobus*	中国特有
136	蔷薇科	川莓	*Rubus setchuenensis*	中国特有
137	蔷薇科	灰白毛莓	*Rubus tephrodes*	中国特有
138	蔷薇科	毛序花楸	*Sorbus keissleri*	中国特有
139	蔷薇科	波叶红果树	*Stranvaesia davidiana* var. *undulata*	中国特有
140	蜡梅科	山腊梅	*Chimonanthus nitens*	中国特有
141	苏木科	小叶云实	*Caesalpinia millettii*	中国特有
142	苏木科	紫荆	*Cercis chinensis*	中国特有
143	苏木科	广西紫荆	*Cercis chuniana*	中国特有
144	苏木科	皂荚	*Gleditsia sinensis*	中国特有
145	蝶形花科	绿花崖豆藤	*Callerya championii*	中国特有
146	蝶形花科	亮叶崖豆藤	*Callerya nitida*	中国特有
147	蝶形花科	丰城崖豆藤	*Callerya nitida* var. *hirsutissima*	中国特有
148	蝶形花科	藤黄檀	*Dalbergia hancei*	中国特有
149	蝶形花科	黄檀	*Dalbergia hupeana*	中国特有
150	蝶形花科	中南鱼藤	*Derris fordii*	中国特有

续表

序号	科名	中文名	学名	特有程度
151	蝶形花科	宜昌木蓝	*Indigofera decora* var. *ichangensis*	中国特有
152	蝶形花科	中华胡枝子	*Lespedeza chinensis*	中国特有
153	蝶形花科	美丽胡枝子	*Lespedeza formosa*	中国特有
154	蝶形花科	褶皮黧豆	*Mucuna lamellata*	中国特有
155	蝶形花科	木荚红豆	*Ormosia xylocarpa*	中国特有
156	蝶形花科	菱叶鹿藿	*Rhynchosia dielsii*	中国特有
157	蝶形花科	密花豆	*Spatholobus suberectus*	中国特有
158	金缕梅科	杨梅蚊母树	*Distylium myricoides*	中国特有
159	金缕梅科	半枫荷	*Semiliquidambar cathayensis*	中国特有
160	杜仲科	杜仲	*Eucommia ulmoides*	中国特有
161	黄杨科	匙叶黄杨	*Buxus harlandii*	中国特有
162	黄杨科	大叶黄杨	*Buxus megistophylla*	中国特有
163	黄杨科	黄杨	*Buxus microphylla* subsp. *Sinica*	中国特有
164	杨柳科	响叶杨	*Populus adenopoda*	中国特有
165	壳斗科	锥栗	*Castanea henryi*	中国特有
166	壳斗科	茅栗	*Castanea seguinii*	中国特有
167	壳斗科	米槠	*Castanopsis carlesii*	中国特有
168	壳斗科	锥	*Castanopsis chinensis*	中国特有
169	壳斗科	甜槠	*Castanopsis eyrei*	中国特有
170	壳斗科	栲	*Castanopsis fargesii*	中国特有
171	壳斗科	钩锥	*Castanopsis tibetana*	中国特有
172	壳斗科	白栎	*Quercus fabri*	中国特有
173	榆科	青檀	*Pteroceltis tatarinowii*	中国特有
174	榆科	银毛叶山黄麻	*Trema nitida*	中国特有
175	榆科	榉树	*Zelkova schneideriana*	中国特有
176	桑科	藤构	*Broussonetia kaempferi* var. *australis*	中国特有
177	桑科	珍珠榕	*Ficus sarmentosa* var. *henryi*	中国特有
178	桑科	岩木瓜	*Ficus tsiangii*	中国特有
179	荨麻科	圆齿石油菜	*Pilea cavaleriei* subsp. *crenata*	中国特有
180	荨麻科	盾叶冷水花	*Pilea peltata*	中国特有
181	冬青科	满树星	*Ilex aculeolata*	中国特有
182	冬青科	海南冬青	*Ilex hainanensis*	中国特有
183	冬青科	广东冬青	*Ilex kwangtungensis*	中国特有
184	冬青科	矮冬青	*Ilex lohfauensis*	中国特有
185	冬青科	毛冬青	*Ilex pubescens*	中国特有
186	冬青科	紫果冬青	*Ilex tsoii*	中国特有
187	卫矛科	过山枫	*Celastrus aculeatus*	中国特有
188	卫矛科	大芽南蛇藤	*Celastrus gemmatus*	中国特有
189	卫矛科	软刺卫矛	*Euonymus aculeatus*	中国特有
190	卫矛科	百齿卫矛	*Euonymus centidens*	中国特有
191	卫矛科	裂果卫矛	*Euonymus dielsianus*	中国特有
192	卫矛科	大果卫矛	*Euonymus myrianthus*	中国特有
193	翅子藤科	无柄五层龙	*Salacia sessiliflora*	中国特有

续表

序号	科名	中文名	学名	特有程度
194	铁青树科	华南青皮木	*Schoepfia chinensis*	中国特有
195	桑寄生科	木兰寄生	*Taxillus limprichtii*	中国特有
196	桑寄生科	桑寄生	*Taxillus sutchuenensis*	中国特有
197	桑寄生科	大苞寄生	*Tolypanthus maclurei*	中国特有
198	桑寄生科	棱枝槲寄生	*Viscum diospyrosicola*	中国特有
199	鼠李科	铜钱树	*Paliurus hemsleyanus*	中国特有
200	鼠李科	黄鼠李	*Rhamnus fulvotincta*	中国特有
201	鼠李科	钩齿鼠李	*Rhamnus lamprophylla*	中国特有
202	鼠李科	薄叶鼠李	*Rhamnus leptophylla*	中国特有
203	鼠李科	皱叶雀梅藤	*Sageretia rugosa*	中国特有
204	葡萄科	蓝果蛇葡萄	*Ampelopsis bodinieri*	中国特有
205	葡萄科	三裂蛇葡萄	*Ampelopsis delavayana*	中国特有
206	葡萄科	异叶地锦	*Parthenocissus dalzielii*	中国特有
207	葡萄科	鸡足葡萄	*Vitis lanceolatifoliosa*	中国特有
208	芸香科	酸橙	*Citrus aurantium*	中国特有
209	芸香科	宜昌橙	*Citrus ichangensis*	中国特有
210	芸香科	三桠苦	*Melicope pteleifolia*	中国特有
211	芸香科	枳	*Poncirus trifoliata*	中国特有
212	芸香科	岭南花椒	*Zanthoxylum austrosinense*	中国特有
213	芸香科	蚬壳花椒	*Zanthoxylum dissitum*	中国特有
214	芸香科	刺壳花椒	*Zanthoxylum echinocarpum*	中国特有
215	芸香科	野花椒	*Zanthoxylum simulans*	中国特有
216	无患子科	黄梨木	*Boniodendron minius*	中国特有
217	无患子科	伞花木	*Eurycorymbus cavaleriei*	中国特有
218	无患子科	复羽叶栾树	*Koelreuteria bipinnata*	中国特有
219	槭树科	中华槭	*Acer sinense*	中国特有
220	清风藤科	灰背清风藤	*Sabia discolor*	中国特有
221	省沽油科	锐尖山香圆	*Turpinia arguta*	中国特有
222	漆树科	黄连木	*Pistacia chinensis*	中国特有
223	山茱萸科	光皮梾木	*Cornus wilsoniana*	中国特有
224	八角枫科	小花八角枫	*Alangium faberi*	中国特有
225	八角枫科	阔叶八角枫	*Alangium faberi* var. *platyphyllum*	中国特有
226	珙桐科	喜树	*Camptotheca acuminata*	中国特有
227	五加科	台湾毛楤木	*Aralia decaisneana*	中国特有
228	五加科	长刺楤木	*Aralia spinifolia*	中国特有
229	五加科	挤果树参	*Dendropanax confertus*	中国特有
230	五加科	变叶树参	*Dendropanax proteus*	中国特有
231	五加科	细柱五加	*Eleutherococcus nodiflorus*	中国特有
232	五加科	通脱木	*Tetrapanax papyrifer*	中国特有
233	伞形科	香白芷	*Osterium citriodorum*	中国特有
234	伞形科	南岭前胡	*Peucedanum longshengense*	中国特有
235	桤叶树科	贵州桤叶树	*Clethra kaipoensis*	中国特有
236	杜鹃花科	灯笼吊钟花	*Enkianthus chinensis*	中国特有

续表

序号	科名	中文名	学名	特有程度
237	杜鹃花科	刺毛杜鹃	*Rhododendron championae*	中国特有
238	杜鹃花科	云锦杜鹃	*Rhododendron fortunei*	中国特有
239	杜鹃花科	百合花杜鹃	*Rhododendron liliiflorum*	中国特有
240	杜鹃花科	岭南杜鹃	*Rhododendron mariae*	中国特有
241	杜鹃花科	羊踯躅	*Rhododendron molle*	中国特有
242	杜鹃花科	马银花	*Rhododendron ovatum*	中国特有
243	杜鹃花科	长蕊杜鹃	*Rhododendron stamineum*	中国特有
244	乌饭树科	黄背越桔	*Vaccinium iteophyllum*	中国特有
245	乌饭树科	广西越桔	*Vaccinium sinicum*	中国特有
246	柿科	野柿	*Diospyros kaki* var. *silvestris*	中国特有
247	柿科	油柿	*Diospyros oleifera*	中国特有
248	紫金牛科	少年红	*Ardisia alyxiaefolia*	中国特有
249	紫金牛科	九管血	*Ardisia brevicaulis*	中国特有
250	紫金牛科	剑叶紫金牛	*Ardisia ensifolia*	中国特有
251	安息香科	赛山梅	*Styrax confusus*	中国特有
252	安息香科	白花龙	*Styrax faberi*	中国特有
253	马钱科	醉鱼草	*Buddleja lindleyana*	中国特有
254	木犀科	华素馨	*Jasminum sinense*	中国特有
255	木犀科	川素馨	*Jasminum urophyllum*	中国特有
256	木犀科	女贞	*Ligustrum lucidum*	中国特有
257	木犀科	光萼小蜡	*Ligustrum sinense* var. *myrianthum*	中国特有
258	木犀科	桂花	*Osmanthus fragrans*	中国特有
259	夹竹桃科	筋藤	*Alyxia levinei*	中国特有
260	夹竹桃科	紫花络石	*Trachelospermum axillare*	中国特有
261	夹竹桃科	短柱络石	*Trachelospermum brevistylum*	中国特有
262	夹竹桃科	毛杜仲藤	*Urceola huaitingii*	中国特有
263	萝藦科	柳叶白前	*Cynanchum stauntonii*	中国特有
264	萝藦科	吊山桃	*Secamone sinica*	中国特有
265	茜草科	剑叶耳草	*Hedyotis caudatifolia*	中国特有
266	茜草科	拟金草	*Hedyotis consanguinea*	中国特有
267	茜草科	粗毛耳草	*Hedyotis mellii*	中国特有
268	茜草科	羊角藤	*Morinda umbellata* subsp. *obovata*	中国特有
269	茜草科	展枝玉叶金花	*Mussaenda divaricata*	中国特有
270	茜草科	密脉木	*Myrioneuron faberi*	中国特有
271	茜草科	广州蛇根草	*Ophiorrhiza cantoniensis*	中国特有
272	茜草科	白毛鸡矢藤	*Paederia pertomentosa*	中国特有
273	茜草科	毛钩藤	*Uncaria hirsuta*	中国特有
274	忍冬科	皱叶忍冬	*Lonicera rhytidophylla*	中国特有
275	忍冬科	接骨木	*Sambucus williamsii*	中国特有
276	忍冬科	南方荚蒾	*Viburnum fordiae*	中国特有
277	忍冬科	巴东荚蒾	*Viburnum henryi*	中国特有
278	忍冬科	常绿荚蒾	*Viburnum sempervirens*	中国特有
279	忍冬科	台东荚蒾	*Viburnum taitoense*	中国特有

续表

序号	科名	中文名	学名	特有程度
280	菊科	纤枝兔儿风	*Ainsliaea gracilis*	中国特有
281	菊科	长穗兔儿风	*Ainsliaea henryi*	中国特有
282	菊科	灯台兔儿风	*Ainsliaea macroclinidioides*	中国特有
283	菊科	奇蒿	*Artemisia anomala*	中国特有
284	菊科	短冠东风菜	*Doellingeria marchandii*	中国特有
285	菊科	掌叶橐吾	*Ligularia przewalskii*	中国特有
286	菊科	蒲公英	*Taraxacum mongolicum*	中国特有
287	菊科	异叶黄鹌菜	*Youngia heterophylla*	中国特有
288	龙胆科	穿心草	*Canscora lucidissima*	中国特有
289	龙胆科	五岭龙胆	*Gentiana davidii*	中国特有
290	龙胆科	云南獐牙菜	*Swertia yunnanensis*	中国特有
291	龙胆科	湖北双蝴蝶	*Tripterospermum discoideum*	中国特有
292	报春花科	广西过路黄	*Lysimachia alfredii*	中国特有
293	报春花科	石山细梗香草	*Lysimachia capillipes* var. *cavaleriei*	中国特有
294	报春花科	五岭管茎过路黄	*Lysimachia fistulosa* var. *wulingensis*	中国特有
295	报春花科	灵香草	*Lysimachia foenum-graecum*	中国特有
296	报春花科	山萝过路黄	*Lysimachia melampyroides*	中国特有
297	报春花科	落地梅	*Lysimachia paridiformis*	中国特有
298	报春花科	狭叶落地梅	*Lysimachia paridiformis* var. *stenophylla*	中国特有
299	桔梗科	杏叶沙参	*Adenophora petiolata* subsp. *hunanensis*	中国特有
300	桔梗科	无柄沙参	*Adenophora stricta* subsp. *sessilifolia*	中国特有
301	玄参科	台湾泡桐	*Paulownia kawakamii*	中国特有
302	玄参科	粗茎返顾马先蒿	*Pedicularis resupinata* subsp. *crassicaulis*	中国特有
303	玄参科	玄参	*Scrophularia ningpoensis*	中国特有
304	玄参科	毛叶蝴蝶草	*Torenia benthamiana*	中国特有
305	玄参科	四方麻	*Veronicastrum caulopterum*	中国特有
306	玄参科	腹水草	*Veronicastrum stenostachyum* subsp. *plukenetii*	中国特有
307	苦苣苔科	牛耳朵	*Primulina eburnea*	中国特有
308	苦苣苔科	蚂蟥七	*Primulina fimbrisepala*	中国特有
309	苦苣苔科	羽裂唇柱苣苔	*Primulina pinnatifida*	中国特有
310	苦苣苔科	东南长蒴苣苔	*Didymocarpus hancei*	中国特有
311	苦苣苔科	贵州半蒴苣苔	*Hemiboea cavaleriei*	中国特有
312	苦苣苔科	华南半蒴苣苔	*Hemiboea follicularis*	中国特有
313	苦苣苔科	纤细半蒴苣苔	*Hemiboea gracilis*	中国特有
314	苦苣苔科	半蒴苣苔	*Hemiboea subcapitata*	中国特有
315	苦苣苔科	大叶石上莲	*Oreocharis benthamii*	中国特有
316	苦苣苔科	石上莲	*Oreocharis benthamii* var. *reticulata*	中国特有
317	苦苣苔科	石山苣苔	*Petrocodon dealbatus*	中国特有
318	爵床科	广西爵床	*Justicia kwangsiensis*	中国特有
319	马鞭草科	老鸦糊	*Callicarpa giraldii*	中国特有
320	马鞭草科	藤紫珠	*Callicarpa integerrima* var. *chinensis*	中国特有
321	马鞭草科	广东紫珠	*Callicarpa kwangtungensis*	中国特有
322	马鞭草科	尖萼紫珠	*Callicarpa loboapiculata*	中国特有

续表

序号	科名	中文名	学名	特有程度
323	马鞭草科	钩毛紫珠	*Callicarpa peichieniana*	中国特有
324	马鞭草科	臭茉莉	*Clerodendrum chinense* var. *simplex*	中国特有
325	马鞭草科	广东大青	*Clerodendrum kwangtungense*	中国特有
326	马鞭草科	尖齿臭茉莉	*Clerodendrum lindleyi*	中国特有
327	唇形科	灯笼草	*Clinopodium polycephalum*	中国特有
328	唇形科	肉叶鞘蕊花	*Coleus carnosifolius*	中国特有
329	唇形科	齿叶水蜡烛	*Dysophylla sampsonii*	中国特有
330	唇形科	小野芝麻	*Galeobdolon chinense*	中国特有
331	唇形科	香茶菜	*Isodon amethystoides*	中国特有
332	唇形科	小叶假糙苏	*Paraphlomis javanica* var. *coronata*	中国特有
333	唇形科	华鼠尾草	*Salvia chinensis*	中国特有
334	唇形科	鼠尾草	*Salvia japonica*	中国特有
335	唇形科	光柄筒冠花	*Siphocranion nudipes*	中国特有
336	唇形科	地蚕	*Stachys geobombycis*	中国特有
337	唇形科	庐山香科科	*Teucrium pernyi*	中国特有
338	芭蕉科	大蕉	*Musa* × *paradisiaca*	中国特有
339	姜科	益智	*Alpinia oxyphylla*	中国特有
340	姜科	箭秆风	*Alpinia sichuanensis*	中国特有
341	姜科	三叶豆蔻	*Amomum austrosinense*	中国特有
342	姜科	阳荷	*Zingiber striolatum*	中国特有
343	百合科	薤头	*Allium chinense*	中国特有
344	百合科	带叶蜘蛛抱蛋	*Aspidistra fasciaria*	中国特有
345	百合科	小花蜘蛛抱蛋	*Aspidistra minutiflora*	中国特有
346	百合科	短蕊万寿竹	*Disporum bodinieri*	中国特有
347	百合科	玉簪	*Hosta plantaginea*	中国特有
348	百合科	紫萼	*Hosta ventricosa*	中国特有
349	百合科	野百合	*Lilium brownii*	中国特有
350	百合科	百合	*Lilium brownii* var. *viridulum*	中国特有
351	百合科	渥丹	*Lilium concolor*	中国特有
352	百合科	禾叶山麦冬	*Liriope graminifolia*	中国特有
353	百合科	狭叶沿阶草	*Ophiopogon stenophyllus*	中国特有
354	百合科	多花黄精	*Polygonatum cyrtonema*	中国特有
355	百合科	牯岭藜芦	*Veratrum schindleri*	中国特有
356	菝葜科	柔毛菝葜	*Smilax chingii*	中国特有
357	菝葜科	黑果菝葜	*Smilax glaucochina*	中国特有
358	菝葜科	红果菝葜	*Smilax polycolea*	中国特有
359	天南星科	南蛇棒	*Amorphophallus dunnii*	中国特有
360	天南星科	磨芋	*Amorphophallus konjac*	中国特有
361	天南星科	滴水珠	*Pinellia cordata*	中国特有
362	石蒜科	文殊兰	*Crinum asiaticum* var. *sinicum*	中国特有
363	鸢尾科	单苞鸢尾	*Iris anguifuga*	中国特有
364	鸢尾科	小花鸢尾	*Iris speculatrix*	中国特有

续表

序号	科名	中文名	学名	特有程度
365	薯蓣科	山薯	*Dioscorea fordii*	中国特有
366	薯蓣科	毛褐苞薯蓣	*Dioscorea persimilis* var. *pubescens*	中国特有
367	薯蓣科	马肠薯蓣	*Dioscorea simulans*	中国特有
368	露兜树科	露兜草	*Pandanus austrosinensis*	中国特有
369	兰科	广东石豆兰	*Bulbophyllum kwangtungense*	中国特有
370	兰科	罗河石斛	*Dendrobium lohohense*	中国特有
371	兰科	长苞羊耳蒜	*Liparis inaperta*	中国特有
372	兰科	纤叶钗子股	*Luisia hancockii*	中国特有
373	兰科	细叶石仙桃	*Pholidota cantonensis*	中国特有
374	兰科	香港绶草	*Spiranthes hongkongensis*	中国特有
375	禾本科	野燕麦	*Avena fatua*	中国特有
376	禾本科	粉单竹	*Bambusa chungii*	中国特有
377	禾本科	撑篙竹	*Bambusa pervariabilis*	中国特有
378	禾本科	车筒竹	*Bambusa sinospinosa*	中国特有
379	禾本科	佛肚竹	*Bambusa ventricosa*	中国特有
380	禾本科	吊丝竹	*Dendrocalamus minor*	中国特有
381	禾本科	箬叶竹	*Indocalamus longiauritus*	中国特有
382	禾本科	水竹	*Phyllostachys heteroclada*	中国特有
383	禾本科	苦竹	*Pleioblastus amarus*	中国特有
384	禾本科	篲竹	*Pseudosasa hindsii*	中国特有
385	禾本科	高粱	*Sorghum bicolor*	中国特有

（四）常用药材及道地药材

通过调查走访和文献研究，发现恭城县的常用药材约有482种，隶属138科344属。其中被《中华人民共和国药典》（2020年版）收录226种，隶属93科182属；被《广西中药材标准》（第一册、二册）和《广西壮族自治区壮药质量标准》（第一卷、第二卷、第三卷）收录318种（其中壮药标准收录284种），隶属114科247属；被《广西壮族自治区瑶药材质量标准》（第一卷）（2014年版）收录121种，民族药资源丰富多样。恭城县瑶族文化底蕴深厚，传统瑶医药独具特色，"虎、牛、钻、风"类老班药在当地形成历史久远，流传较广，端午药市上调查到交易的老班药约有67种。

道地药材是我国传统优质药材的代表，品质和疗效相对更好，且质量稳定，区域性特征明显，具有较高知名度。恭城境内道地药材有桔梗、罗汉果、金槐、黄花倒水莲、短萼黄连、竹节参、草珊瑚、百部、灵香草、藤茶等。其中嘉会镇秧家村主产的桔梗，根条粗长均匀，且质坚实白，因质量上佳而得名"秧桔"。《恭城县志》（民国二十六年刊本）载："桔梗，邑中多有，惟秧家近地所产尤佳。"《广西经济年鉴》（1986年）将秧桔列为恭城土特产品。桔梗在市场上久负盛名，除国内销售外，还远销港澳及东南亚一带。

二、药用动物资源

中国传统医药学的宝库中，动物药是其重要组成部分，其应用有着悠久的历史。我国动物药来源广泛，种类丰富，从历代药物典籍的记载到现代医学对动物药的开发，有1500~2000种动物药已被应用。动物药不仅疗效高、活性强，且大多数动物为药食同源，故发展至今，动物药已经成为我国中药发展的战略储备，在临床上具有不可替代性。

恭城境内动物资源丰富多样，属国家二类保护动物的有大鲵（娃娃鱼）、黄腹角雉、河麂、毛冠鹿，属国家三类保护动物的有穿山甲、白鹇、红腹角雉、白颈长尾雉、小灵猫、麝、水鹿、苏门羚、金猫、云豹、猕猴、短尾猴。其中娃娃鱼为稀有珍贵两栖动物，目前于三江、西岭等乡镇的山谷溪涧中仍有野生栖息。2013~2015年，"恭城竹鼠""恭城娃娃鱼"先后获农业部农产品地理标志登记保护产品，这将极大推动恭城竹鼠和娃娃鱼的人工繁育及养殖开发利用工作，同时对野生资源的有效保护起到促进作用。

依据第三次和第四次全国中药资源普查统计，该县有药用动物247种，隶属于15纲46目109科，主要有竹鼠、蝉蜕、豪猪、广地龙、九香虫、蟾蜍及各种蛇类、鱼类等药用动物。近年来，物种栖息地逐渐被破坏，野外动物药资源减少甚至枯竭，国家亦对珍稀濒危动物保护严格，使动物药药源日趋收窄。因此，必须合理开发利用药用动物资源，实施可行的药用动物资源保护措施，不断完善野生动物驯养和繁殖利用的法律制度，实现野生动物的保护和合理利用的良性发展。

三、药用矿物资源

传统医药学中以矿物组分为主的药材，包括天然矿物、矿物加工品、动物或动物骨骼的化石。虽然矿物药在整个中药资源中所占的比例较少，但是矿物药的应用在中国已有悠久的历史，历代医药学家都非常注重矿物药的临床应用。常用的矿物药单味药品种虽然仅有几十种，但在成方、制剂中，常常是不可缺少的。

恭城境内矿产资源十分丰富。现探明恭城金属矿藏主要有钨、锡、钽、铌、铅、锌、锰、铁、铜等，非金属矿有花岗岩、大理石、水晶石、重晶石、煤等，其中钽、铌矿在全国占重要地位，铅、锌矿藏量居广西第二位。该县记录矿物药有伏龙土、黄土、钟乳石、钟乳鹅管石、石灰、云母石、白石英、寒水石、无名异共9种。矿物药资源是经过漫长而复杂的地质作用形成的，属不可再生资源，尤其是一些稀缺品种如古生物化石、矿物晶体，均是在历经上万年甚至更久的地质作用形成的，珍贵而稀少，而随着矿产资源的日渐匮乏，珍惜和爱护矿物药资源变得日益重要。

第六章　药用资源应用

一、市场流通

1. 恭城为桂东北地区重要的药材集散地

恭城县拥有丰富多样的药材资源，浓郁深厚的瑶医药文化底蕴，以及位于湘、粤、桂三省交界处的区位优势，使其发展成为桂东北地区重要的药材集散地。恭城境内土壤和气候条件优越，历来为桔梗、黄花倒水莲、鸡血藤、短萼黄连、多花黄精、南五味子、草珊瑚、山药、百部、山银花、栀子等药材的优质产区。尤其是嘉会镇秧家村主产的桔梗（即"秧桔"）品质上佳，久负盛名，曾远销港澳及东南亚地区。该县县志记载，1910年产桔梗6 t，而县医药公司在1956~1985年共收购桔梗达70.8 t。中草药材的市场流通为当地带来经济效益的同时，也为瑶族传统医药传承与发展起重要的桥梁作用。

2. 恭城中药材市场流通方式

恭城县中药材市场流通方式主要有3种，一是瑶族端午药市。恭城境内民间流传至今的瑶族端午药市，相传已有上千年历史。当地独有"一月两端午"的地方习俗，这两天街头巷尾有各种草药出售，热闹非凡，是当地利用瑶药的缩影。端午药市上交易的药材种类丰富多样，约有125科314属432种，但大多仅为家庭、个人或当地瑶医选购常用药材，交易量占全县全年药材交易总量的比例非常低。二是长期零散收购野生药材。据调查全县药材收购站达15家，在莲花、嘉会、龙虎、西岭、三江等乡镇，其中嘉会镇有多达5家药材收购站。当地药农会自发在不同的季节采集不同的药材拿到收购站出售。三是批量收购栽培药材。依据市场的供需要求，公司（合作社）与农户联合种植药材的，由公司（合作社）批量回收或共同销售药材。收购的药材大部分销往外地，其中以广西玉林市中药材市场为主，少部分运往安徽亳州中药材市场或桂林、柳州、广州、厦门等地的制药公司。

3. 恭城市场流通的主流药材品种

2015~2018年调查到该县市场主流药材的情况具体见表6-1。其中，年均收购量达100 t以上的均为栽培药材，因该县历来为柿树、柑橘、橙、柚、桃等果树栽培大县，相应地，枳实、陈皮、柿叶、三花陈皮、柚子皮和桃胶等药材年均收购量亦较大，当地群众把果树种植业与药材产业两者相结合，充分利用资源提高经济效益。此外，收购量较大的栽培药材还有肿节风、罗汉果、槐米、山药等特色药材，尤其是药食两用的罗汉果，产品畅销区内外，从罗汉果中提取的甜味甙更远销国外。

当地收购的药材种类多样，据统计年收购量达0.5 kg以上的约有130种（基原植物达65科105属121种）。据调查，近90%的收购药材主要来自野生资源，一些市场需求量较大的常用药材如黄花倒水莲、千斤拔、扶芳藤、大钻、鸡血藤、黄精、蚂蝗七等，近年来收购量逐年减少，有些药材如蛇足石杉、重楼、金线莲等甚至收购不到。在长期收购的药材中，收购价格相对较高的有穿心草、独脚金、青天葵、瓜子金、重楼、罗河石斛、美花石斛等。这些药材因资源量少，且其治疗功效较好而受市场追捧。因此，对于这些珍稀药材，应合理采挖使用，并开展人工栽培或寻求可替代药材来满足市场的需求。

表6-1　恭城县主流药材

序号	药材名	中文名	学名	药用部位	年均收购量（t）
1	枳实	柑橘/甜橙	*Citrus reticulata/Citrus sinensis*	幼果	669
2	陈皮	柑橘	*Citrus reticulata*	成熟果皮	660
3	柿叶	柿	*Diospyros kaki*	叶	600
4	肿节风	草珊瑚	*Sarcandra glabra*	全株	552
5	柚子皮	柚	*Citrus maxima*	果皮	312
6	三花陈皮	柑橘	*Citrus reticulata*	成熟果皮	200
7	桃胶	桃	*Amygdalus persica*	树脂	165
8	罗汉果	罗汉果	*Siraitia grosvenorii*	果实	277万个
9	山药	薯蓣	*Dioscorea polystachya*	根状茎	103
10	藤茶	显齿蛇葡萄	*Ampelopsis grossedentata*	全株	90.5
11	五指牛奶	粗叶榕	*Ficus hirta*	根	82
12	千里光	千里光	*Senecio scandens*	全草	81
13	叶下珠	叶下珠	*Phyllanthus urinaria*	全草	78
14	一点红	一点红	*Emilia sonchifolia*	全草	55
15	金樱子	金樱子	*Rosa laevigata*	果实	40
16	葛根	葛	*Pueraria thomsonii*	根	35
17	骨碎补	阔叶骨碎补/槲蕨	*Davallia solida/ Drynaria roosii*	根状茎	33.5
18	桃金娘	桃金娘	*Rhodomyrtus tomentosa*	果实	31.5
19	海金沙藤	海金沙	*Lygodium japonicum*	全草	30
20	淡竹叶	淡竹叶	*Lophatherum gracile*	全草	26
21	虎杖	虎杖	*Reynoutria japonica*	根状茎	20.5
22	夏枯草	夏枯草	*Prunella vulgaris*	全草	20
23	枇杷叶	枇杷	*Eriobotrya japonica*	叶	20
24	鹅不食草	石胡荽	*Centipeda minima*	全草	15
25	绞股蓝	绞股蓝	*Gynostemma pentaphyllum*	全草	13

二、传统知识

1. 瑶族民间医药概况

瑶族医药是中国医药的一个重要分支，也是中国优秀传统文化的重要组成部分。瑶族为山地民族，在数千年辗转迁徙和山地环境生活中，形成了鲜明的民族性、山地性和传统性的瑶医药文化。瑶医以"盈亏平衡"理论为治疗原则的核心，即认为人体形体系统与神气系统之间、形体系统内部各脏腑之间既对立又统一，从而维持相对盈亏平衡的正常生理活动。瑶医以"风、打"论药性，并对临床治疗具有重要的指导作用，对盈症以打药治疗为主，对亏症以风药治疗为主，若"风、打"搭配使用，则认为会产生更好的疗效。

传统瑶药的精髓体现在瑶族先民行医过程中创建的"虎、牛、钻、风"类老班药（经典瑶药）。民间流传药歌云"五虎威震坐山中，寒热温平息息通。九牛力大强筋骨，益寿超过庞宜宗。十八武艺能掌握，哪怕猎物无钩弓。七二风名治百疾，留下后人去追踪"，形象生动的表现了瑶药的性味功能及其特点。老班药在治疗功效上具有一定的代表性，凝聚了瑶族人民智慧的结晶，也体现了我国民族医药文化的博大精深。此次调查到恭城县的老班药有86种，包括4虎7牛15钻60风。

2. 民间治疗疾病类型

据调查统计，恭城民间草医擅长治疗的疾病类型有风湿病、骨质增生、跌打损伤、结石、皮肤病、妇科、儿科、蛇伤、骨科病等，而风湿病和骨质增生为最多草医擅长治疗的疾病。因恭城县地处南岭之南，山高林密，高温多雨，风寒湿热，不易疏泄，长期在如此环境生活很易患上风湿病症，且瑶族先民迁居频繁，"进山唯恐不高，入林唯恐不密"，历来生活勤劳，常翻山越岭劳作、摸爬滚打、蛇虫叮咬是常有发生，故跌打损伤、蛇伤、皮肤病、骨科病（骨折、腰腿痛、筋骨痛）等是为当地易发病症，由此培育出治疗此类病症的草医也相应增多。

妇科和儿科的病症是人类生存繁衍中遇到的常见病症，而历经历史积淀的瑶族医药对此类病症的独特疗效是得到大众认可的。毋庸置疑，这得益于瑶族生存的优越自然生态环境，孕育生长了丰富多样且珍稀特有的药用资源。恭城民间妇科常用药材红花倒水莲、观音茶、破石珠、扶芳藤、冷骨风、散血藤、血风藤、三白草、常山和墨旱莲等资源丰富多样，儿科常用药材蚂蝗七、阴行草、瓜子莲、饿蚂蝗、独脚柑等质量好药力大，便于喜好用新鲜草药的瑶族民医就地取材，便捷使用。

3. 传统用药民族特色

恭城民间草医用药方法主要有水煮服、外敷、药酒、加肉炖服、泡饮、外洗、针灸扒罐、膏药、霜剂等9种。其中最常用为草药水煮服，其次是外敷。外敷常有几种方式：新鲜草药直接捣烂外敷，或草药干后研成粉撒布，亦有用茶油、桐油、醋、二次淘米水与草药调配后外敷等方式。一直以来，药酒是瑶医较常用的，瑶医常配制自家秘方百草药酒，只因药酒不仅配制方便，且药材的有效成分借助酒力更能发挥其效力，提高疗效，同时还有防腐防毒作用，可延缓许多药物的水解，增强药剂的稳定性。调查发现，恭城瑶医的一些用药方法较有特色，常把草药与猪肚、猪脚、猪骨头、螺蛳、蛙或鱼等一起炖服，因为瑶医认为新鲜草药未经特殊的加工炮制，特别是"打"药，若仅是一般水煎服或外洗，其药力较猛而易过量产生毒副作用，但与肉或骨头等配伍共炖，药力就变得和缓，且一些毒性草药经久煎后毒性可降低。

三、开发利用

恭城县的中药资源开发利用，在利用药材品种数量方面是不断扩大增加的《恭城县志》（1937年版）记载，恭城县内有动植物药材共36种，其中以桔梗、金银花、山栀子、南柴胡、天冬、麦冬、百部、天葵、车前草、黄精、金樱子、黄连、五加皮、茯苓、伸筋草、何首乌、山药、老虎芋、威灵仙、野菊花等药材为最多。1984年第三次全国中药资源普查，发现恭城境内蕴藏的中药材共有421种，已开发利用232种，新发现189种。至2014年第四次全国中药资源普查，发现恭城境内野生药材共有1529种。其中恭城端午药市常见药材有432种，被收录于2016年底出版的《广西恭城瑶族端午药市药用植物资源》。

1949年以前，恭城县内药店制药均以手工操作为主，经浸润、净选、切制及炮制，加工成软片、丸、散、丹、膏。1956年成立县医药公司药材加工场，设备有切药机、炒药机、粉碎机等，加工炮制的中成药饮片基本满足全县各医疗单位的需要。1976年后，县医院制剂室进行扩建，生产有穿心莲等片剂，板蓝根、金钱草、罗汉果等冲剂，桔梗止咳露、远志糖浆、鱼腥草注射液、狗骨酒等水剂，以及桐子花油、芙蓉花油、金樱根烫伤膏、酸枣树皮烫伤膏等外用药。1984年，经桂林地区药品检验所、广西壮族自治区卫生厅检查验收合格。1989年，县医院生产药品27种，产值17.8万元。1999年，随国家医药行业改革，县医药公司药材加工与县医院制剂生产停止。当前，恭城县拥有罗汉果加工企业、中药饮片生产企业各一家，月柿叶加工提取项目在筹备进行中。

近年桂林大力推动"大健康产业"，积极建设康体养生胜地和健康医疗旅游示范区，助力"健康中国2030"建设。恭城将依托优越的自然生态环境、丰富的瑶医药资源，大力推进健康养生基地建设，发展特色医疗产业，建设生态养生城。2018年投资建设恭城瑶医院，大力提高本县民族医药产业的服务水平。同时，建立实施恭城瑶药博览园，推进恭城"盘王药谷"健康科技旅游小镇项目开发。"盘王药谷"位于嘉会、栗木和龙虎三个乡镇，目前正有条不紊地建设中，第一期的盘王药谷瑶药园预计2020年底完成。民族医药与康养产业融合发展将为恭城的发展增加更多动力、提供更大支撑。

"油茶"是恭城瑶胞的一种传统食品，据史料记载其始于唐代，距今已有1000多年的历史。"恭城油茶"凝聚了瑶族人民的养生智慧和健康理念，蕴含恭城的长寿文化，发展至今，名声在外，享誉广西各地。近年恭城将依托资源优势，借势桂林国际旅游胜地建设，夯实全域旅游基础，培育壮大恭城油茶产业。2011年，"恭城油茶"成为广西首个获得地方特色小吃类产品地理标志证明商标。2017年，《恭城油茶服务质量规范》《恭城油茶制作技术要求》广西地方标准正式发布。2018年建设的"恭城油茶特色小镇"，成为恭城油茶产业集聚地和展示恭城油茶文化的窗口，带动恭城健康养生和文化旅游两大产业持续发展。

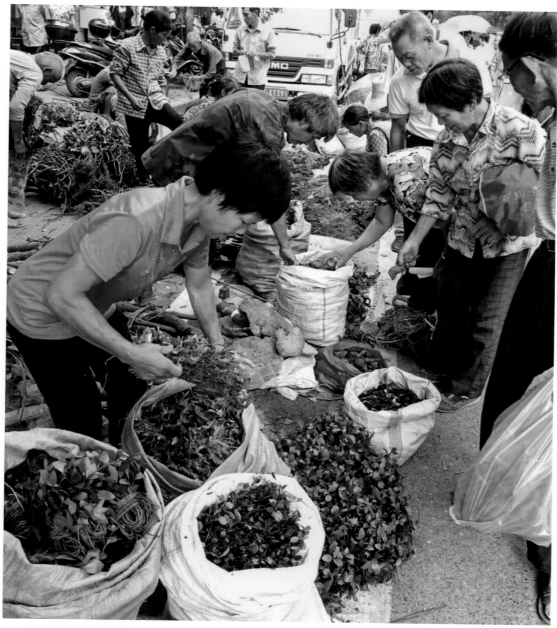

恭城县端午药市交易现场

第七章　药用资源保护与管理

一、保护与管理现状

1. 国家地方鼓励政策的实施与保障

中药材是中医药事业传承和发展的物质基础，是关系国计民生的战略性资源。为促进中医药的保护和创新发展，近年来多项政策对中医药行业的扶持力度越来越大，为野生药用资源的保护与管理提供了有力措施和保障。国家陆续出台了《中华人民共和国中医药法》《中华人民共和国野生植物保护条例》《野生药材资源保护管理条例》《中药材保护和发展规划（2015—2020年）》等。为加强广西中药资源保护，促进民族特色医药发展，广西也颁布实施《广西壮族自治区发展中医药壮医药条例》《广西中医药壮瑶医药发展"十三五"规划》《广西壮族自治区药用野生植物资源保护办法》等。2016年恭城县围绕"一城二区三生四大"的规划布局，明确提出全力打造生态养生城，持续推进生产、生活、生态相融合，强力发展大旅游、大养生、大文化、大流通，积极推动以瑶医药为代表的健康养生产业发展，不断促进对恭城县药用资源的有效保护和可持续利用。

2. 药用资源生态环境的治理与保护

中药资源不仅是人们防治疾病的重要物质基础，也是我国生态环境的重要组成部分。20世纪80年代以来，恭城县已采取造林、封山育林和推行以电、煤、沼气替代柴火的措施。1982年，广西划定海洋山林区、银殿山林区为水源林保护区，西岭岗为鸟类保护区。银殿山水源林保护区面积为27万亩，包括大江、下山源、共和、白燕、黄坪等村，为恭城河及其支流发源地。海洋山水源林保护区面积为26万亩，辖德良、营盘、东面、椅子、泉会等村，为澄江发源地。保护区内封山育林，禁止乱砍滥伐、捕猎鸟兽，使原来遭到破坏的林分，逐步得到恢复和发展。近年来，恭城县深入实施"绿满八桂"、石漠化综合治理等生态工程建设，全县森林覆被率和绿化程度均有所提高，有效保护了动植物资源及生物多样性，对恭城县境内药用资源的保护与利用起了积极的推动作用。2017年恭城县获得首批"自治区级生态县"称号。

3. 广西中药资源动态监测和服务中心恭城站的建立

为巩固第四次全国中药资源普查成果，建立中药资源普查长效机制，对区域内中药资源相关信息的收集和监测，国家中医药管理局于2014年在全国28个省（自治区、直辖市）建立省级中药原料质量监测技术服务中心，形成国家中心平台、省级中心、监测站、监测点4个层级的国家基本药物中药原料资源动态监测和信息服务体系。基于恭城县拥有的丰富药用资源和桂北重要的药材集散地，2016年恭城县境内设立了"现代中药资源动态监测信息技术和服务中心恭城站"。

目前，广西已建成由1个省级中心（南宁）、4个监测站（玉林、靖西、环江、恭城）组成的中药资源动态监测体系，监测并获取广西大宗常用中药材价格、流通等信息，对主特产药材进行质量检测。恭城监测站主要负责恭城中药材市场和桂北地区中药材的产量、流通量、质量、价格等信息的监测，向中心平台报送相关信息，通过与中心平台的网络系统为当地的药农、药商和药企提供信息和技术服务。恭城监测站的建立运行，将不断提升区域中药产业信息化水平和政府服务能力，逐步解决中药产业发展信息不对称的问题，服务中药产业和地方经济发展。

4. 恭城瑶族医药的传承与发展

恭城历史悠久，民风淳朴，瑶族医药文化积淀深厚。近年来，恭城加速中药资源优势向经济优势转变进程，加强以瑶医瑶药为主的服务业建设，使之与健康养生、养老产业有机融合，促进瑶乡经济社会绿色可持续发展。2014年开展第四次全国中药资源普查，完成了恭城中药资源与瑶族传统知识调查访问；2016年在恭城召开全国瑶医药发展研讨会暨高峰论坛，并发表了《传承和发展瑶族医药·恭城宣言》；2017年恭城政府主办"瑶医优秀人才传承培训班"等，这些工作促进瑶族医药的传承和发展。不断加强瑶医药人才的培养与储备，筹划建设恭城瑶医医院，提升瑶医服务能力，打造恭城特色大健康产业链。

此外，恭城民间一直流传端午节药市，在端午药市上不仅常见到瑶族民间的"虎、牛、钻、风"类老班药，还可现场感受药物拔罐、针挑、点灸疗法等传统诊疗方法。发展至今，传统的"端午药市"不仅成为瑶乡药用植物资源的展销会，也成为瑶医药传统知识的交流平台，更是成为传播与发扬民族传统医药文化和端午民俗文化的舞台，极大地促进了瑶族医药的传承和发展。

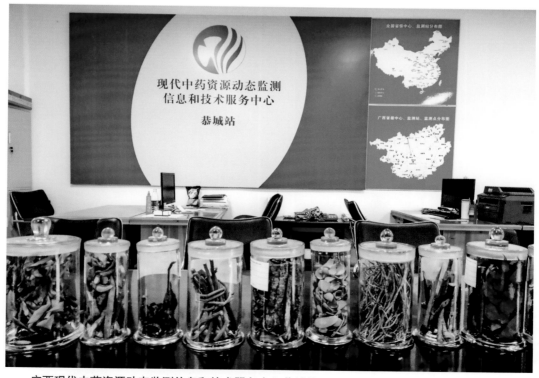

广西现代中药资源动态监测信息和技术服务中心恭城站

二、存在主要问题

1. 长期过度采收，野生资源面临威胁

长期以来对中药材合理开发利用的认识不足，过度采挖利用，毫无遏制的市场需求，将致使一些野生药材面临资源缩减、枯竭，甚至会导致物种灭绝，永远失去利用的可能。恭城的道地药材"秧桔"（秧家桔梗），1956~1985年采挖收购桔梗共70.8 t，年均约2.5 t，但由于历年采挖，到20世纪80年代初采挖收购每年不足0.5 t，至今野生资源几近枯竭。遭受相同境遇的还有短萼黄连、竹节参、灵香草、半枫荷、千层塔、重楼、龙骨风（桫椤）等珍贵药材，长期过度采挖使得资源的再生能力受到严重损害，加上一些物种还存在繁殖障碍或生长障碍等问题，野生资源量急剧减少几近枯竭，现仅在保护区内偶见其踪迹。一些具有观赏性的药用植物如流梳贝母兰、罗河石斛类等许多兰花种类也在劫难逃，长期过度采挖导致了其野生种群数量锐减、种群更新困难，而成为稀缺物种，陷入濒危境地。

2. 科技支撑薄弱，资源开发利用乏力

恭城县药用物种数量多，野生药用达1500多种，但常用药材仅约500种，开发利用率不高，资源丰富的优势尚未充分发挥。同时，恭城县药用物种数量丰富，但蕴藏量少，加上过度利用等原因，资源提供已难以为继，如桔梗、重楼、石斛类等，亟须进行保护、种养、替代药物研发、药物合成、开发新药源等工作。此外，中药材生产、种植等技术相对落后，科技引导不足，重产量轻质量，滥用化肥、农药、生长调节剂的现象时有发生，导致中药材品质下降，影响中药质量和临床疗效，中药材生产种植未步入规范化、健康化发展轨道。

3. 传承人才匮乏，瑶族医药发展滞后

恭城瑶族医药文化底蕴深厚，但是长期受现代医药发展的冲击，瑶族医药没有长足的发展空间，存在研究发掘起步晚、科研基础薄弱、传承人才缺乏、服务能力不强等问题。通过对恭城民间草医进行调查，发现医药传统知识主要是通过口传等方式传承，且县内民间草医有50%以上年龄已过60岁，其中从医时间较长的草医，其年龄也均在70岁以上，然而年轻草医人数少，存在传承人老龄化、潜在传承人数量锐减、传承人受教育程度低的困境。同时，民间草医的管理混乱，行医资格问题没解决，存在良莠不齐现象，使瑶医药传承发展受限，濒临严重断层危机。此外，瑶医药发展仍面临着不少困难与挑战，瑶医药学术发展、医药文化继承、瑶药标准化建设、药材质量等方面都面临考验，制约瑶医药发展的因素越来越明显。

三、发展策略与建议

1. 加强生态环境保护，促进中药资源绿色发展

保护生态环境关系到人类自身的生存与发展，已成为人类共识。中药资源的开发利用与生态环境保护息息相关，生态环境是中药资源分布和中药质量的决定因素，生态环境一旦遭到破坏，中药资源将面临灭顶之灾。强化尊重和保护自然的理念，依

法保护和管理野生药材资源，综合运用安全投入、信息技术和绿色防控等措施，保护环境和生物多样性，促进中药材生产与生态协调发展。积极扶持恭城县岩溶区域中药材立体复合栽培生态示范区建设，深入实施石漠化综合治理、天然林保护、防护林建设、坡耕地综合治理等重点生态工程，推进中药材生产与精准扶贫、康养旅游、生态宜居融合发展，实现产业发展和生态文明进步相协调，助力恭城"生态养生城"建设。

2. 加强科学技术引导，促进中药资源合理利用

依托恭城平安康养特色小镇的建设，加强与区内外相关高等院校、科研机构合作，进一步发挥中医药科技创新的支撑与引领作用，着力构建产、学、研、用深度融合的技术创新体系，围绕中药材产业链部署创新链、资金链，注重开展以市场为导向的应用技术研究。促进民族药的开发利用，大力发展中药材精深加工，提高中药材综合利用率；积极寻找新的中药品种及替代品，扩大药源，缓解某些具有特定功效的药用植物资源的压力。同时，着力解决优良品种选育、栽培技术提升等中药材可持续生产的关键技术问题，使更多的野生药用资源实现家种家养，使人工种植中药材向生态化和绿色化发展，不断做大做强中药材产业。

3. 加强追溯体系监管，促进道地药材基地建设

中药资源是中医药事业发展的重要物质基础，只有优质、安全的中药材，才能保证中药的有效性、安全性和稳定性。保障中药材品质，离不开建立系统、成熟的规范化种植技术体系。恭城县鼓励扶持龙头企业和示范园，调整中药材生态农业的种植结构，加强对中药材种植、养殖的科学引导，建立一批如罗汉果、草珊瑚、黄花倒水莲、走马胎等道地药材的良种繁育基地和规范化种养殖基地。同时，推进质量管理，以中药材种植环节为重点，加强构建覆盖全产业链各环节的质量追溯体系，保证道地药材的优质、安全、可持续生产供应，促进中药材种植走规模化、规范化、产业化的健康发展之路。

4. 加强发挥原创优势，促进瑶族医药传承创新

中医药是具有原创优势的科技资源，也是实现自主创新颇具潜力的领域。传承是中医药发展的根基，离开传承谈创新，会成为无源之水、无本之木。恭城具有深厚的瑶族医药底蕴，深入挖掘名老瑶医经验与民间瑶医药诊疗技术，加强对传统制药、鉴定、炮制技术及老药工经验的继承研究。依托"端午药市""恭城油茶"等品牌，提升瑶医药文化素养，发展中医药休闲、康养产业，推进瑶族医药文化旅游示范区建设。立足传统瑶医药，发挥瑶族药浴、药熏、药膳的特色优势，进一步促进基层中医药事业的健康发展，为城乡居民提供"简、便、验、廉"的瑶医药特色诊疗服务。同时，应尽快制定瑶医瑶药规范标准，制定保护恭城瑶医药保护发展条例，鼓励民间瑶医药传承人自信行医，加快开展确定瑶药材保护区和瑶医药知识产权保护等工作。

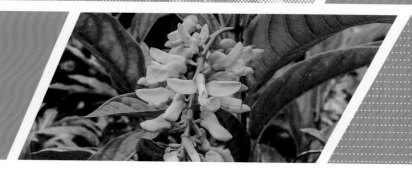

各论

千层塔

【基原】为石杉科蛇足石杉*Huperzia serrata* (Thunb.) Trevis. 的全草。

【别名】蛇足草、虱婆草。

【形态特征】多年生草本，常丛生。茎直立或斜升，高10~30 cm，枝连叶宽1.5~4 cm，2~4回二叉分枝，枝上部常有芽孢。叶螺旋状排列，纸质，披针形，长1~3 cm，宽1~8 mm，基部楔形，下延有柄，先端急尖或渐尖，边缘有不规则的锯齿。孢子叶与不育叶同形。孢子囊肾形，淡黄色，横生于叶腋。

【分布】生于山谷、山坡或林荫下湿地。产于广西、广东、云南、福建、四川、浙江等地。

【性能主治】全草味苦、微甘，性平；有小毒。有散瘀消肿、解毒、止痛的作用。主治跌打损伤，瘀血肿痛，内伤吐血；外用治痈疖肿毒，毒蛇咬伤，烧烫伤。

【采收加工】夏末秋初采收全草，去泥土，晒干。

【附注】蛇足石杉可提取石杉碱甲等生物碱，市场需求量不断增加，野生资源量逐年减少，为珍稀濒危药用植物。

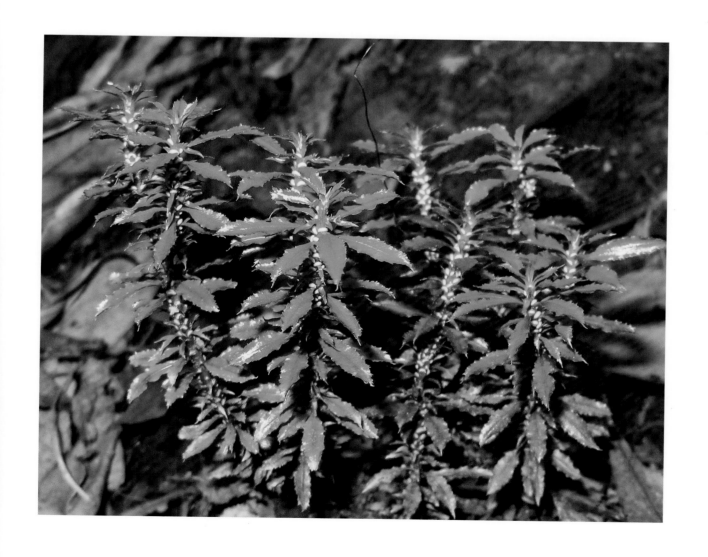

浸骨风

【基原】为石松科藤石松*Lycopodiastrum casuarinoides* (Spring) Holub 的地上部分。

【别名】吊壁伸筋、舒筋草。

【形态特征】攀缘藤本植物。地上圆柱状主枝可达数米，侧枝柔软，多回二叉分枝，小枝扁平，柔软下垂，常分化为营养枝和孢子枝。叶革质，钻形，基部下延贴生枝上。孢子囊穗每簇6~12个，排成复圆锥状，顶生，具直立小柄；孢子囊内藏于孢子叶腋，圆肾形；孢子表面粗糙，具颗粒状纹饰。

【分布】生于灌木丛及疏林中，常攀缘于林中树冠上。产于华南、华东、华中及西南等大部分省区。

【性能主治】地上部分味微甘，性温。有舒筋活血、祛风湿的作用。主治风湿关节痛，跌打损伤，月经不调，盗汗，夜盲症。

【采收加工】全年均可采收，除去杂质，晒干。

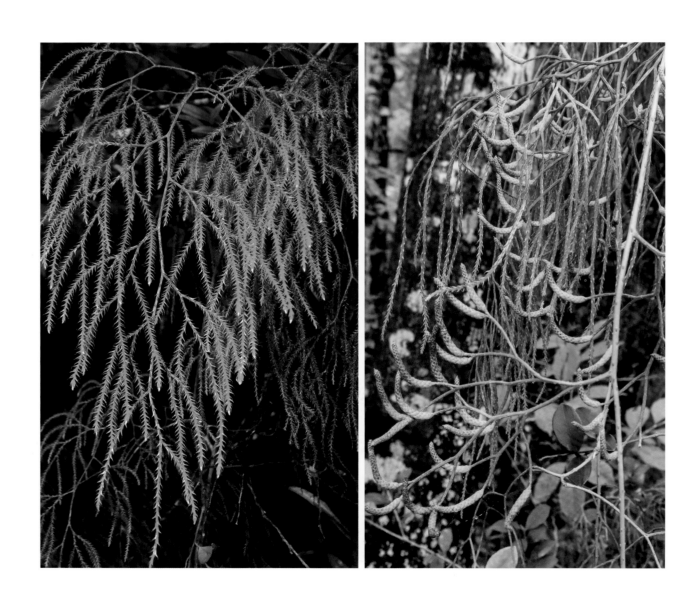

伸筋草

【基原】为石松科石松*Lycopodium japonicum* Thunb. 的全草。

【别名】铺地松筋、小伸筋、舒筋草。

【形态特征】多年生草本。主茎横卧，长可达数米，侧枝斜升，分枝较稀疏。叶螺旋状排列，密集，上斜，披针形或线状披针形。孢子囊穗圆柱形，长2~5 cm，有柄，通常2~6个生于总柄顶部成总状囊穗序，远高出不育枝；孢子叶阔卵形，先端急尖，具芒状长尖头，纸质。孢子囊内藏于孢子叶腋，圆肾形。

【分布】生于林下、灌木丛中、草坡、路边或岩石上。产于东北、华北以外的其他各省区。

【性能主治】全草味微苦、辛，性温。有祛风除湿、舒筋活络的作用。主治关节酸痛，屈伸不利。

【采收加工】夏、秋季茎叶茂盛时采收，除去杂质，晒干。

【附注】民间亦有垂穗石松*Palhinhaea cernua* (L.) Franco et Vasc. 的全草入药，功效相似。

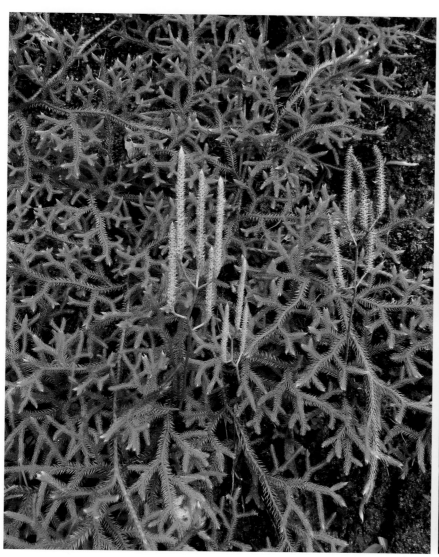

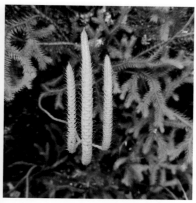

垂穗石松*Palhinhaea cernua*

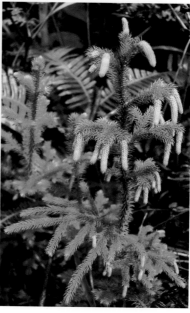

卷柏

【基原】为卷柏科卷柏*Selaginella tamariscina* (Beauv.) Spring 的全草。

【别名】还魂草、九死还魂草。

【形态特征】植株莲座状。主茎短，侧枝丛生于其顶端，干旱时内卷。叶二型，薄革质，侧叶卵形至长圆形，中叶斜卵形，叶缘均具细齿。孢子叶穗单生于小枝末端，四棱柱形；孢子叶一型，卵状三角形，边缘有细齿。大孢子浅黄色；小孢子橘黄色。

【分布】生于林下或溪边石壁上。产于广西、广东、海南、湖南、贵州、云南、四川等地。

【性能主治】全草味辛，性平。有活血通经的作用。主治经闭痛经，跌扑损伤。卷柏炭有化瘀止血的作用。主治吐血，崩漏，便血。

【采收加工】全年均可采收，除去须根和泥土，晒干。

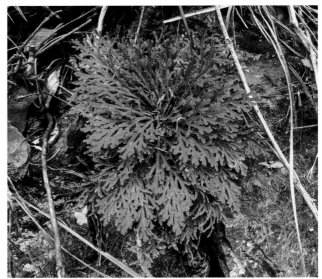

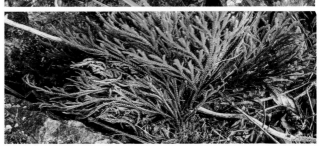

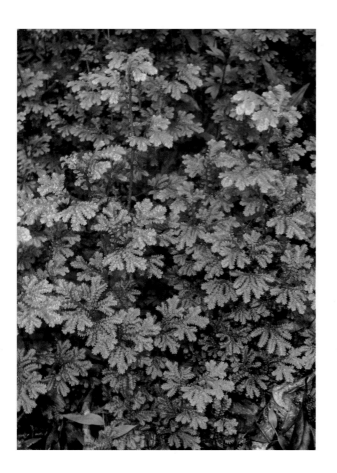

翠云草

【基原】为卷柏科翠云草*Selaginella uncinata* (Desv.) Spring 的全草。

【别名】蓝地柏、肾草。

【形态特征】草本植物。羽叶密似云纹，一般有蓝绿色荧光，且嫩叶翠蓝色，故名翠云草。主茎伏地蔓生，节上生不定根。主茎上的叶较大，卵形或卵状椭圆形，分枝上的叶二型，排成一平面。孢子叶穗单生于枝顶，四棱柱形。大孢子灰白色或暗褐色；小孢子淡黄色。

【分布】生于常绿阔叶林下。产于广西、广东、贵州、湖南等地。

【性能主治】全草味淡、微苦，性凉。有清热利湿、解毒、止血的作用。主治黄疸，痢疾，水肿，筋骨痹痛，吐血，便血，外伤出血，烧烫伤，蛇咬伤。

【采收加工】全年均可采收，鲜用或晒干。

笔筒草

【基原】为木贼科节节草*Equisetum ramosissimum* Desf. 的全草。

【别名】竹节菜、土木贼。

【形态特征】多年生草本。根状茎直立，横走或斜升，黑棕色。枝一型，主枝多在下部分枝，常形成簇生状，有脊5~14条。鞘筒下部灰绿色，上部灰棕色。侧枝较硬，圆柱状，有脊5~8条。孢子囊穗短棒状或椭圆形，顶端有小尖突，无柄。

【分布】生于林中、灌木丛中或溪边。产于广西、广东、云南、贵州等地。

【性能主治】全草味甘、苦，性平。有祛风清热、除湿利尿的作用。主治目赤肿痛，翳膜遮睛，淋浊，鼻出血，便血，尿血，牙痛。

【采收加工】全年均可采收，以4~5月生长茂盛时采集最好。

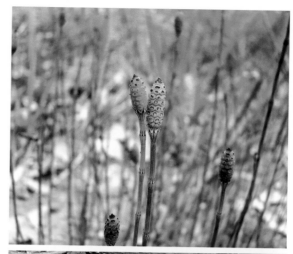
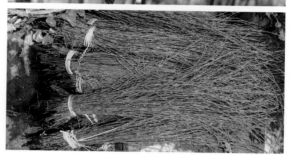

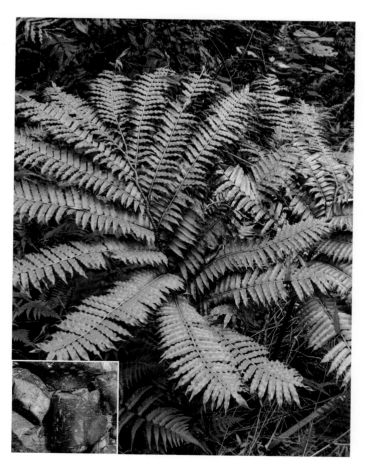

马蹄蕨

【基原】为观音座莲科福建观音座莲*Angiopteris fokiensis* Hieron. 的根状茎。

【别名】马蹄树、观音座莲。

【形态特征】植株高2 m。根状茎肥大肉质，直立，突出地面高20 cm，宿存的叶柄基部聚生呈莲座状。叶簇生，具粗壮的长柄，叶轴及叶柄具瘤状突起，奇数二回羽状。孢子囊群长圆形。

【分布】生于林中湿润处及山谷沟旁。产于广西、广东、贵州、湖北等地。

【性能主治】根状茎味苦、性凉。有清热凉血、祛瘀止血、镇痛安神的作用。主治疟腮，痈肿疮毒，蛇伤，跌打肿痛，外伤出血，乳痈，风湿痛，产后腹痛，心烦失眠。

【采收加工】全年均可采收，洗净，除去须根，切片，鲜用或晒干。

华南紫萁

【基原】为紫萁科华南紫萁*Osmunda vachellii* Hook. 的根状茎及叶柄的髓部。

【别名】贯众、大凤尾蕨。

【形态特征】多年生草本。植株高达1 m，挺拔。根茎直立，粗壮，成圆柱状主轴。叶簇生主轴顶部，一型，羽片二型，一回羽状；叶柄棕褐色，略有光泽，坚硬；叶片长圆形，一回羽状，厚纸质。下部3~4对羽片能育，羽片紧缩为线形，中肋两侧密生圆形孢子囊穗，穗上着生孢子囊；孢子囊深棕色。

【分布】生于草坡和溪边阴处。产于广西、广东、云南、海南、贵州、福建等地。

【性能主治】根状茎及叶柄的髓部味微苦、涩，性平。有祛湿舒筋、清热解毒、驱虫的作用。主治妇女带下，筋脉拘挛，流行性感冒，痄腮，痈肿疮疖，胃痛，肠道寄生虫病。

【采收加工】全年均可采收，除去须根、茸毛，鲜用或晒干。

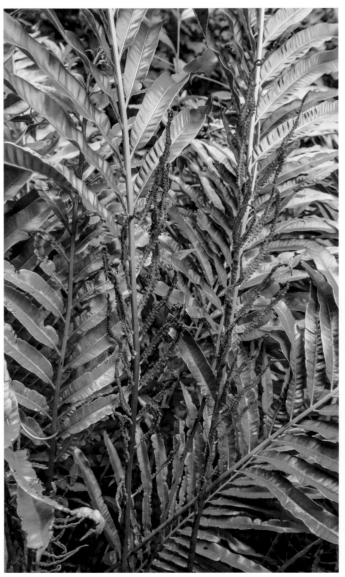
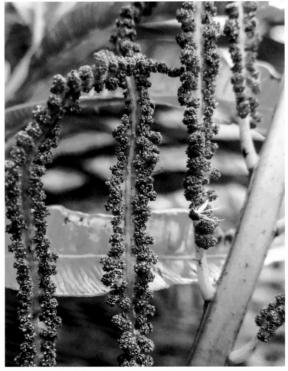
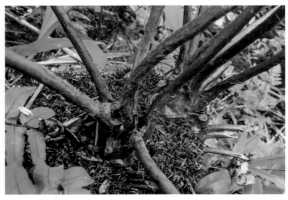

海金沙

【基原】为海金沙科海金沙*Lygodium japonicum* (Thunb.) Sw. 的成熟孢子、地上部分。

【别名】金沙藤。

【形态特征】攀缘草本，长达4 m。叶为一至二回羽状复叶，小叶卵状披针形，边缘有齿或不规则分裂；茎细弱；叶轴上面有2条狭边；羽片多数，对生于叶轴上的短距两侧。能育羽片卵状三角形，长、宽几乎相等。孢子囊生于能育羽片的背面。孢子表面有小疣。

【分布】生于林缘或灌木丛中。产于广西、广东、四川等地。

【性能主治】成熟孢子或地上部分味甘，性寒。有清利湿热、通淋止痛的作用。主治热淋，石淋，血淋，尿道涩痛。此外，地上部分还可用于治疗湿热黄疸，风热感冒，咽喉肿痛，痢疾。

【采收加工】秋季孢子未脱落时采收叶，晒干，搓揉或打下孢子。夏、秋季采收全草，晒干。

【附注】同等功效入药的还有同属植物曲轴海金沙*Lygodium flexuosum* (L.) Sw. 。

海金沙*Lygodium japonicum*

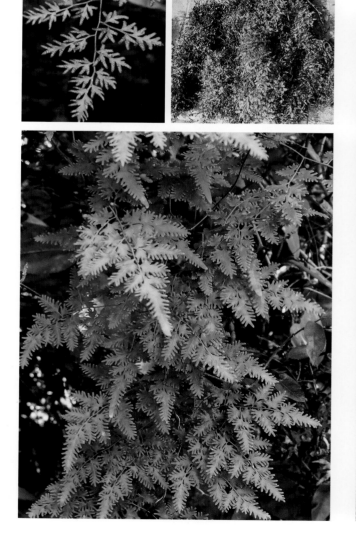

曲轴海金沙*Lygodium flexuosum*

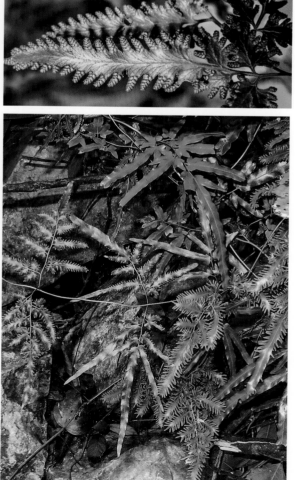

狗脊

【**基原**】为蚌壳蕨科金毛狗脊*Cibotium barometz* (L.) J. Sm. 的根状茎。

【**别名**】金猫头、金毛狗、黄狗头。

【**形态特征**】大型草本植物，高可达3 m。根状茎横卧，粗大，顶端生出一丛大叶，柄长达120 cm，基部密被金黄色长毛。叶大型，密生，三回羽状深裂；羽片长披针形，裂片边缘有细锯齿。孢子囊群生于小脉顶端，囊群盖棕褐色，横长圆形，形如蚌壳。

【**分布**】生于林中阴处或山沟边。产于广西、广东、云南、海南、湖南、贵州、浙江等地。

【**性能主治**】根状茎味苦、甘，性温。有祛风湿、补肝肾、强腰膝的作用。主治风湿痹痛，腰膝酸软，下肢无力。

【**采收加工**】秋、冬季采挖，除去泥沙，干燥；或除去硬根、叶柄及金黄色茸毛，切厚片，干燥，为生狗脊片；蒸后晒至六七成干，切厚片，干燥，为熟狗脊片。

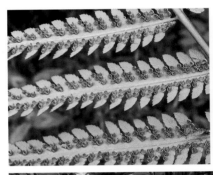 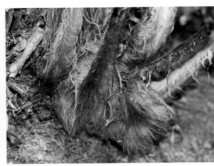 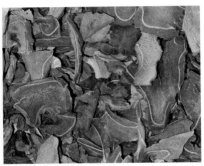

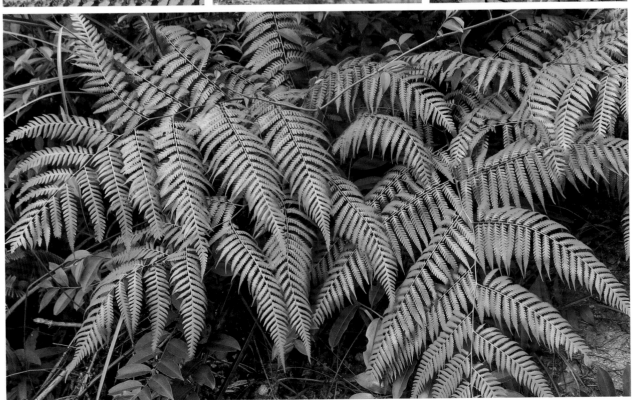

金花草

【基原】为鳞始蕨科乌蕨*Odontosoria chinensis* J. Sm. 的全草。

【别名】大叶金花草、小叶野鸡尾。

【形态特征】植株高30~70 cm。根状茎横走，密生深褐色钻形鳞片。叶无毛；叶片长卵形或披针形，四回羽状深裂；羽片15~20对，有短柄，斜展，卵状披针形。孢子囊群小，生在裂片先端或1条小脉顶端；囊群盖灰棕色，倒卵形或长圆形。

【分布】生于林下或灌木丛中阴湿地。产于广西、海南、四川、湖南、湖北等地。

【性能主治】全草味苦，性寒。有清热解毒、利湿的作用。主治感冒发热，咳嗽，扁桃体炎，腮腺炎，肠炎，痢疾，肝炎，食物中毒，农药中毒；外用治烧烫伤，皮肤湿疹。

【采收加工】全年均可采收，夏、秋季采收较佳，洗净，晒干或鲜用。

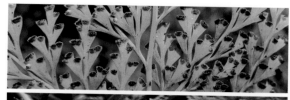
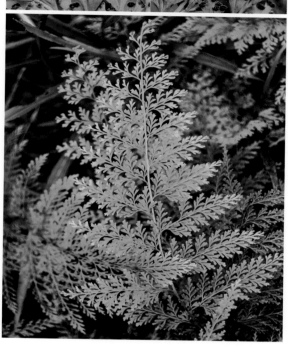

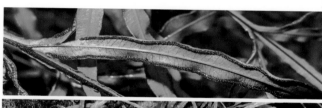
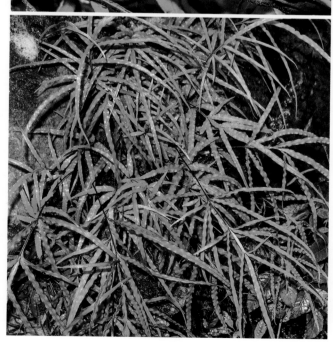

凤尾草

【基原】为凤尾蕨科井栏凤尾蕨*Pteris multifida* Poir. 的全草。

【别名】井栏边草、井栏草。

【形态特征】多年生草本。根状茎先端被黑褐色鳞片。叶二型；不育叶卵状长圆形，一回羽状，羽片线状披针形，边缘有不整齐的尖齿；孢子叶狭线形，其上部几对的羽片基部下延，在叶轴两侧形成狭翅。孢子囊群沿叶缘连续分布。

【分布】生于沟边、墙缝及石灰岩缝隙中。产于全国各地。

【性能主治】全草味淡、微苦，性寒。有清热利湿、凉血止血、解毒止痢的作用。主治痢疾，胃肠炎，肝炎，尿路感染，感冒发烧，咽喉肿痛；外用治外伤出血，烧烫伤。

【采收加工】全年均可采收，鲜用或晒干。

通经草

【基原】为中国蕨科银粉背蕨*Aleuritopteris argentea* (Gmel.) Fée 的全草。

【别名】金丝草、白背连。

【形态特征】多年生草本，植株高20~40 cm。根状茎密被鳞片。叶丛生；叶柄褐栗色；叶片五角掌状，2~3次羽状分裂，叶背被白色粉末，中轴褐栗色。孢子囊群生于叶边小脉的顶端，褐色，狭而连续。

【分布】生于石山石缝中。产于全国大部分地区。

【性能主治】全草味辛、甘，性平。有解毒消肿、活血通经、利湿、祛痰止咳的作用。主治风湿关节痛，跌打损伤，肋间神经痛，月经不调，经闭腹痛，白带异常，肺痨咳血，疮肿咳嗽。

【采收加工】夏、秋季采收，洗净，晒干。

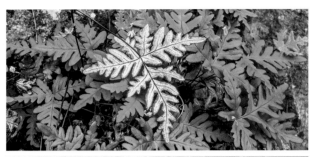
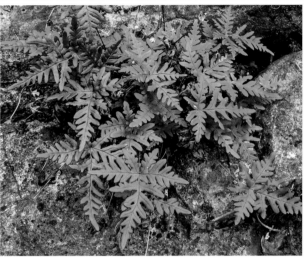

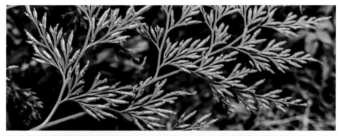
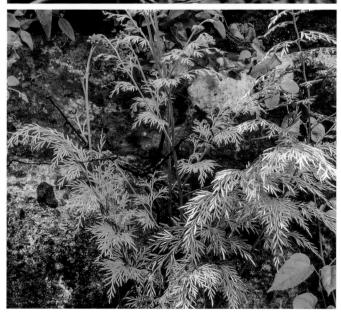

小叶金花草

【基原】为中国蕨科野雉尾金粉蕨*Onychium japonicum* (Thunb.) Kunze 的全草。

【别名】野鸡尾、小野鸡尾。

【形态特征】植株高25~60 cm。根状茎长而横走。叶散生；叶片卵状三角形或卵状披针形，四回羽状细裂；羽片12~15对，长圆披针形或三角状披针形，先端渐尖，具羽裂尾头，三回羽裂。孢子囊群盖线形或短长圆形，全缘。

【分布】生于林下沟边或灌木丛阴处。产于长江以南各地。

【性能主治】全草味苦，性寒。有清热解毒、利湿、止血的作用。主治风热感冒，咳嗽，咽痛，泄泻，痢疾，小便淋痛，湿热黄疸，吐血，便血，痔血，尿血，疮毒，跌打损伤，毒蛇咬伤，烫火伤。

【采收加工】夏、秋季采收，鲜用或晒干。

铁线草

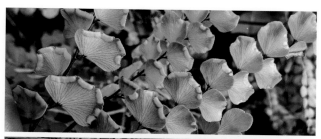

【基原】为铁线蕨科扇叶铁线蕨*Adiantum flabellulatum* L. 的全草。

【别名】乌脚鸡、黑脚蕨、乌脚枪。

【形态特征】多年生草本，植物高20～70 cm。根状茎密被棕色鳞片。叶柄亮紫黑色，叶轴、羽轴均呈黑褐色；叶片扇形，二回至三回掌状二叉分枝，羽片斜方状椭圆形至扇形。孢子囊群横生于裂片上缘和外缘，以缺刻分开。

【分布】生于阳光充足的酸性土壤上。产于广西、广东、贵州、云南、四川等地。

【性能主治】全草味微苦，性凉。有清热利湿、解毒、祛瘀消肿的作用。主治感冒发热，肝炎，痢疾，泌尿系统结石，跌打肿痛；外用治疔疮，烧烫伤，蛇咬伤。

【采收加工】夏、秋季采收，洗净，晒干。

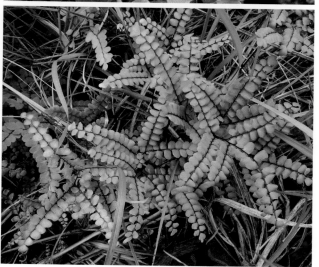

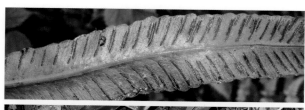

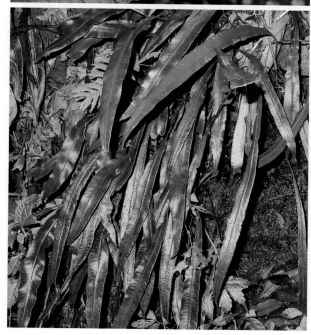

水河剑

【基原】为蹄盖蕨科单叶双盖蕨*Diplazium subsinuatum* (Wall. ex Hook. et Grev.) Tagawa全草。

【别名】斩蛇剑、石上剑。

【形态特征】多年生草本。根状茎横走，被黑色或棕褐色鳞片。叶柄淡灰色，基部被褐色鳞片；叶片披针形或线状披针形，边缘全缘或稍呈波状；中脉两面均明显，小脉斜展，直达叶边。孢子囊群线形，常分布于叶片上半部，每组小脉上常有1条；囊群盖成熟时浅褐色。

【分布】常生于溪旁林下酸性土或岩石上。产于广西、广东、海南、四川、贵州、云南、湖南等地。

【性能主治】全草味微苦、涩，性寒。有凉血、止血、利尿通淋的作用。主治目赤肿痛，尿路结石，热淋尿血。

【采收加工】全年均可采收，鲜用或晒干。

肾蕨

【基原】为肾蕨科肾蕨 *Nephrolepis cordifolia* (L.) C. Presl 的根状茎、叶或全草。

【别名】石黄皮、天鹅抱蛋。

【形态特征】附生或土生植物。根状茎直立，被淡棕色鳞片，根下有球茎。球茎肉质多汁。叶丛生；叶柄暗褐色，密被淡棕色鳞片；叶片披针形，光滑，无毛，一回羽状；羽片多数，无柄，互生，覆瓦状排列，披针形。孢子囊群生于羽片两缘的小脉顶端；囊群盖肾形，褐棕色。

【分布】生于石山溪边、路旁或林下。产于广西、广东、海南、云南、湖南等地。

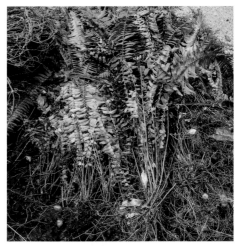

【性能主治】根状茎、叶或全草味甘、淡、涩，性凉。有清热利湿、通淋止咳、消肿解毒的作用。主治感冒发热，肺热咳嗽，黄疸，淋浊，小便涩痛，泄泻，痢疾，带下，疝气，乳痈，瘰疬，烫伤，刀伤，淋巴结炎，体癣。

【采收加工】全年均可挖取块茎，去除鳞片，洗净，鲜用或晒干。夏、秋季采叶或全草，洗净，鲜用或晒干。

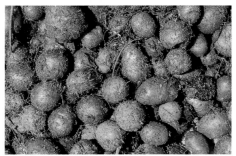

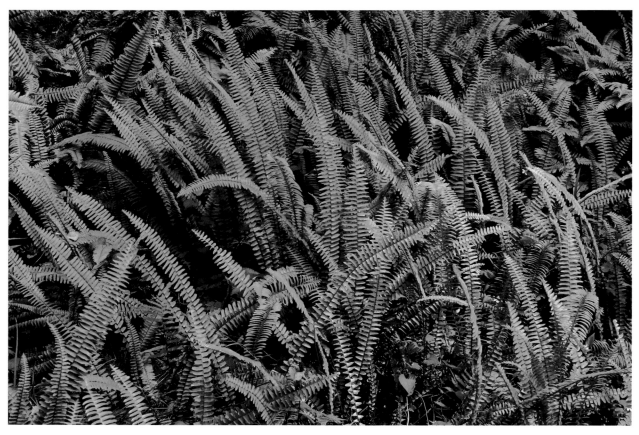

白毛蛇

【基原】为骨碎补科圆盖阴石蕨*Humata tyermannii* T. Moore 的根状茎。

【别名】白伸筋、石上蚂蟥。

【形态特征】植株高达20 cm。根状茎长而横走，密被蓬松的淡棕色鳞片。叶远生；叶柄长6~8 cm，棕色或深褐色；叶片长阔卵状三角形，长、宽几乎相等，各10~15 cm，三回至四回羽状深裂；羽片约10对，有短柄，互生，彼此密接。孢子囊群生于叶片小脉顶端；囊群盖近圆形，全缘，浅棕色。

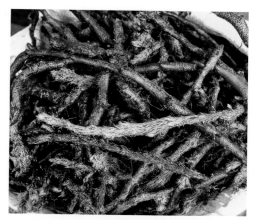

【分布】生于林下树干上或岩石上。产于广西、湖南、贵州、云南、重庆等地。

【性能主治】根状茎味微苦、甘，性凉。有祛风除湿、止血、利尿的作用。主治风湿性关节炎，慢性腰腿痛，腰肌劳损，跌打损伤，骨折，黄疸型肝炎，吐血，便血，血尿；外用治疮疖。

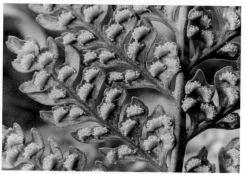

【采收加工】全年均可采收，洗净，晒干。

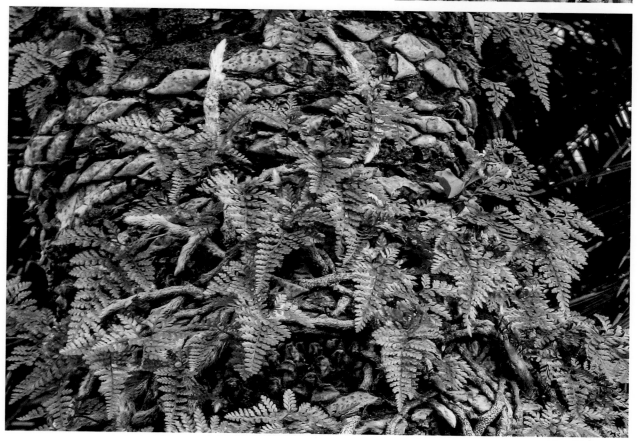

大叶骨牌草

【基原】为水龙骨科江南星蕨*Microsorum fortunei* (T. Moore) Ching 的全草。

【别名】七星剑、一包针。

【形态特征】植株高约50 cm。根状茎长而横走，肉质，顶部被棕褐色鳞片。叶远生，厚纸质，直立；叶片带状披针形，大小变化很大，顶端长渐尖，基部渐狭，下延至叶柄并形成狭翅，全缘，有软骨质的边；中脉两面明显隆起，侧脉不明显。孢子囊群大，圆形，靠近主脉各成1行或不整齐的2行排列。

【分布】生于山坡林下、溪边树干或岩石上。产于长江流域及以南各省区，北达陕西和甘肃等地。

【性能主治】全草味苦，性寒。有清热利湿、凉血解毒的作用。主治热淋，小便不利，痔疮出血，瘰疬结核，痈肿疮毒，毒蛇咬伤，风湿疼痛，跌打骨折。

【采收加工】全年均可采收，洗净，鲜用或晒干。

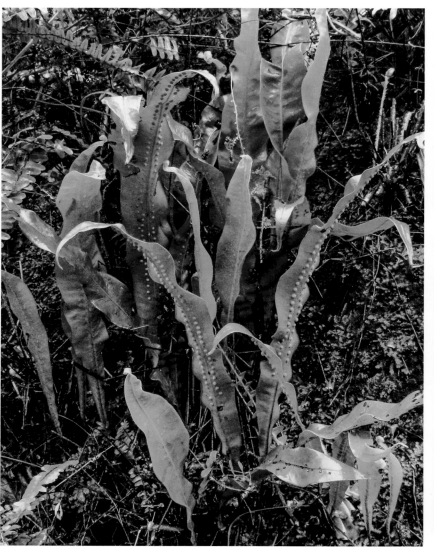
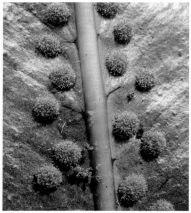
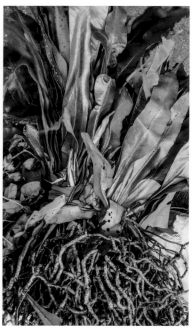

石韦

【基原】为水龙骨科石韦*Pyrrosia lingua* (Thunb.) Farwell 的叶。

【别名】石耳朵、蛇舌风。

【形态特征】植株高10~30 cm。根状茎长而横走，密被淡棕色鳞片。叶远生，近二型；叶片有长柄，革质，披针形至矩圆披针形，腹面绿色，并有小凹点，背面密被灰棕色星状毛；能育叶常远比不育叶长得高而且狭窄。孢子囊群沿着叶背侧脉整齐排列，初为星状毛包被，成熟后开裂外露而呈砖红色。

【分布】附生于林中树干或溪边石上。产于华东、中南、西南地区。

【性能主治】叶味苦、甘，性微寒。有利尿通淋、清肺止咳、凉血止血的作用。主治热淋，血淋，石淋，小便不通，淋漓涩痛，肺热喘咳，吐血，衄血，尿血，崩漏。

【采收加工】全年均可采收，除去根状茎和根，晒干或阴干。

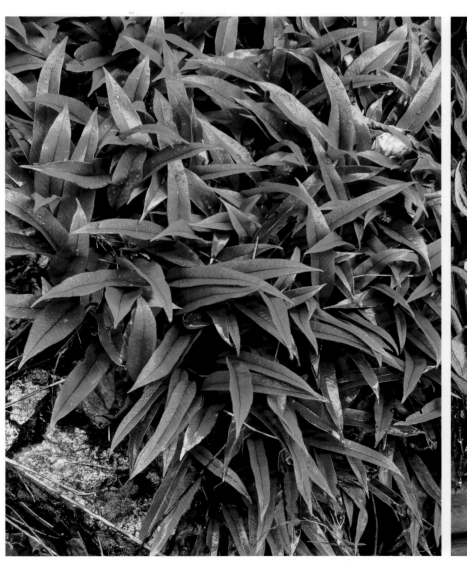
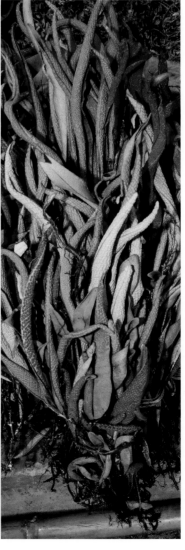

骨碎补

【基原】为槲蕨科槲蕨*Drynaria roosii* Nakaike 的根状茎。

【别名】骨碎补、猴子姜。

【形态特征】附生草本，植株高25~40 cm。根状茎横走，粗壮肉质，为扁平的条状或块状，密被鳞片；鳞片斜升，盾状着生，长7~12 mm，宽0.8~1.5 mm，边缘有齿。叶二型；营养叶枯棕色，厚干膜质，覆盖于根状茎上；孢子叶高大而绿色，中部以上深羽裂；裂片7~13对，披针形。孢子囊群生于内藏小脉的交叉处，在主脉两侧各有2~3行。

【分布】常附生岩石上，匍匐生长，或附生于树干上，螺旋状攀缘。产于广西、广东、海南、云南、江西、湖北、江苏等地。

【性能主治】根状茎味苦，性温。有疗伤止痛、补肾强骨、消风祛斑的作用。主治跌扑闪挫，筋骨折伤，肾虚腰痛，筋骨痿软，耳鸣耳聋，牙齿松动；外用治斑秃，白癜风。

【采收加工】全年均可采挖，除去泥沙，干燥，或再燎去鳞片。

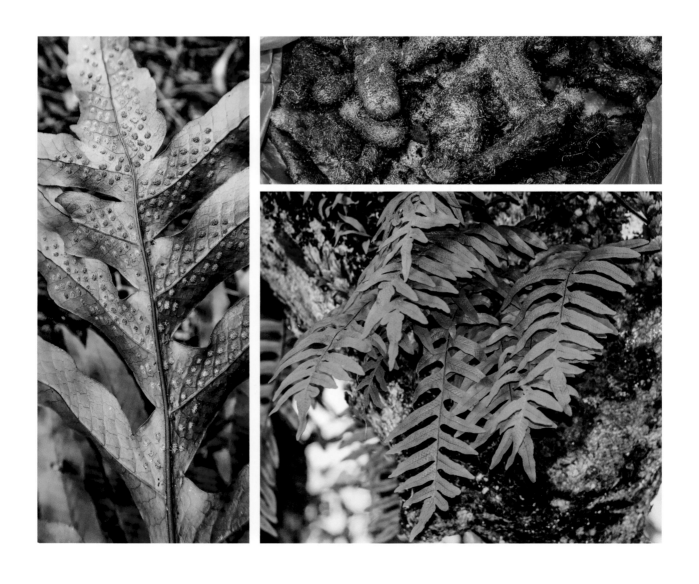

南方红豆杉

【**基原**】为红豆杉科南方红豆杉*Taxus wallichiana* Zucc. var. *mairei* (Lemée et H. Lév.) L. K. Fu et Nan Li 的种子。

【**别名**】红豆杉。

【**形态特征**】常绿乔木，高达30 m。树皮纵裂成长条薄片剥落。叶2列；叶片弯镰状条形，长2~4.5 cm，宽3~5 mm，背面中脉带明晰可见，其色泽与气孔带相异，呈淡黄绿色或绿色，绿色边带较宽。种子倒卵圆形，生于杯状红色肉质的假种皮中。花期2~3月，种子10~11月成熟。

【**分布**】生于天然林中或人工栽培。产于广西、云南、湖南、湖北、四川、甘肃等地。

【**性能主治**】树皮可提取紫杉醇；种子有驱虫的作用。主治积食，蛔虫病。

【**采收加工**】秋季种子成熟时采摘，鲜用或晒干。

【**附注**】为我国特有树种。因树皮含有抗癌物质紫杉醇，故树皮不断遭到采剥，使其数量急剧下降。现被列为国家一级重点保护野生植物。野生资源量少，现有人工栽培。

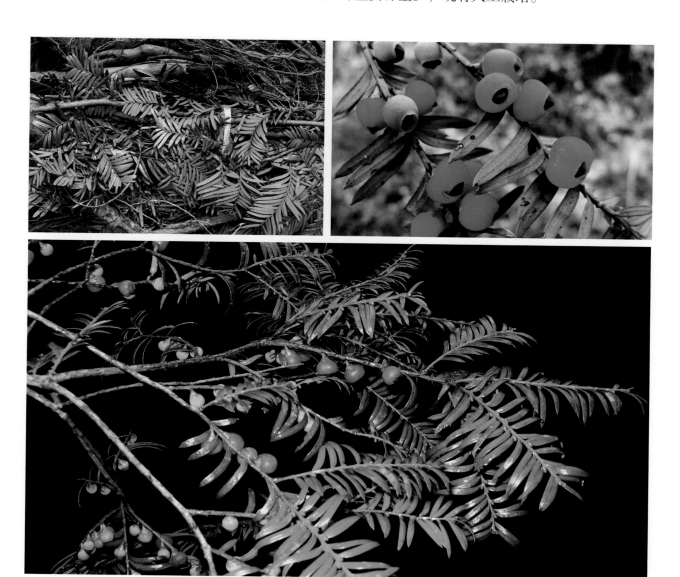

麻骨风

【基原】为买麻藤科小叶买麻藤 *Gnetum parvifolium* (Warb.) W. C. Cheng 的藤茎。

【别名】五层风、大节藤、铁钻。

【形态特征】常绿木质藤本。茎常较细弱；茎枝圆形，皮土棕色或灰褐色；茎节膨大呈关节状，皮孔明显，横断面有5层黑色圆圈，呈蛛网状花纹。叶片革质，长卵形，先端急尖或渐尖而钝，基部宽楔形或微圆。成熟种子长椭圆形或窄矩圆状倒卵圆形，几无柄；假种皮红色。花期4~6月，种子9~11月成熟。

【分布】生于低海拔林中，常缠绕于其他树上。产于广西、广东、湖南、福建等地。

【性能主治】藤茎味苦，性微温。有祛风活血、消肿止痛、化痰止咳的作用。主治风湿性关节炎，腰肌劳损，筋骨酸软，跌打损伤，骨折，支气管炎，溃疡病出血，小便不利。

【采收加工】全年均可采收，切段，鲜用或晒干。

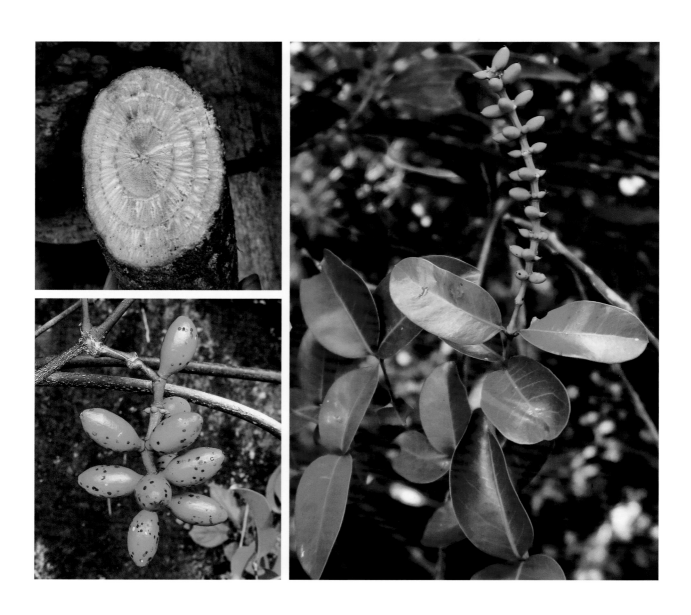

八角茴香

【基原】为八角科八角 *Illicium verum* Hook. f. 的果实。

【别名】唛角、大茴香、大料。

【形态特征】乔木。树皮深灰色。叶不整齐互生，近轮生或松散簇生；叶片革质、厚革质、倒卵状椭圆形、倒披针形或椭圆形，在阳光下可见密布透明油点。花粉红色至深红色，常具不明显的半透明腺点。聚合果饱满平直，蓇葖多为8个，呈八角形，先端钝或钝尖。正造果3~5月开花，9~10月果熟；春造果8~10月开花，翌年3~4月果熟。

【分布】主产于广西西部和南部，现多为栽培；福建、广东、云南也有种植。

【性能主治】果实味辛，性温。有温阳散寒、理气止痛的作用。主治寒疝腹痛，肾虚腰痛，胃寒呕吐，脘腹冷痛。

【采收加工】秋、冬季果实由绿变黄时采摘，置沸水中略烫后干燥或直接干燥。

【附注】野生资源极少见，通常为人工大面积栽培，果实为著名的调味香料。

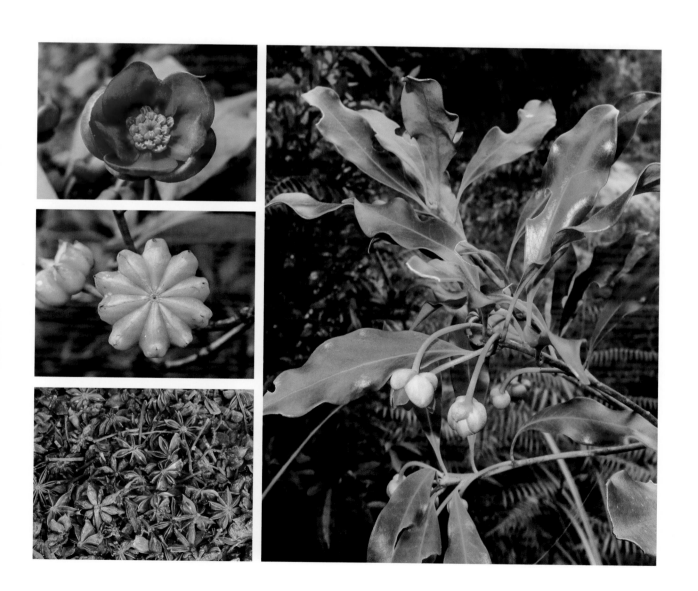

大钻

【基原】为五味子科黑老虎*Kadsura coccinea* (Lem.) A. C. Smith 的根。

【别名】大钻骨风、过山风。

【形态特征】藤本，全株无毛。叶片革质，长圆形至卵状披针形，基部宽楔形或近圆形，全缘，网脉不明显。花单生于叶腋，稀成对，雌雄异株；花被片红色。聚合果近球形，红色或暗紫色，直径6~10 cm或更大；小浆果倒卵形；外果皮革质，不显出种子。种子心形或卵状心形。果成熟后味甜，可食。花期4~7月，果期7~11月。

【分布】生于林中。产于广西、广东、香港、云南、贵州、四川、湖南等地。

【性能主治】根味辛、微苦，性温。有行气活血、祛风止痛的作用。主治胃痛，腹痛，风湿痹痛，跌打损伤，痛经，产后瘀血腹痛，疝气痛。

【采收加工】全年均可采挖，洗净，干燥。

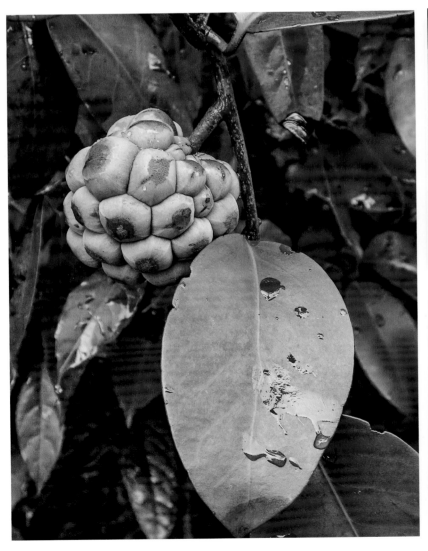
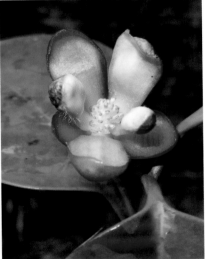
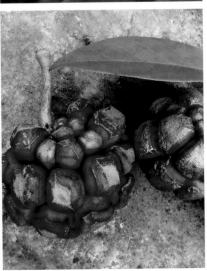

小钻

【基原】为五味子科南五味子 *Kadsura longipedunculata* Finet et Gagnep. 的藤茎和根。

【别名】小钻骨风。

【形态特征】木质藤本。叶片长圆状披针形、倒卵状披针形或卵状长圆形，先端渐尖或尖，边缘有疏齿。花单生于叶腋，雌雄异株。聚合果球形；小浆果倒卵圆形，干时显出种子。花期6~9月，果期9~12月。

【分布】生于山坡、林中。产于广西、广东、云南、四川、湖南、福建等地。

【性能主治】根、根皮及茎味辛、苦，性温。有活血理气、祛风活络、消肿止痛的作用。主治溃疡病，胃肠炎，中暑腹痛，月经不调，风湿性关节炎，跌打损伤。

【采收加工】全年均可采收，晒干。

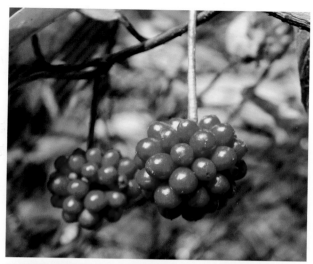
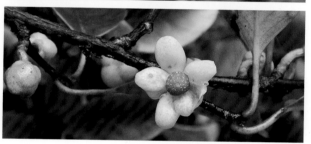

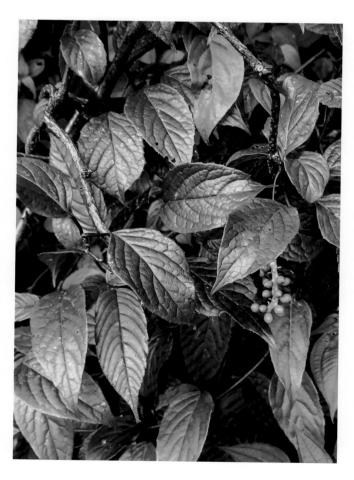

黄钻

【基原】为五味子科东南五味子 *Schisandra henryi* C. B. Clarke subsp. *marginalis* (A. C. Smith) R. M. K. Saunders的藤茎和根。

【别名】边缘罗裙子。

【形态特征】落叶木质藤本。老茎呈圆柱形，具大量皮孔。当年生枝具棱或狭棱。叶片狭卵状披针形，背面常粉白色，边缘有疏齿。雄花花梗长4.5~6 cm；花被片6枚。花期4~5月，果期7~9月。

【分布】生于山坡林下或灌木丛中。产于广西、广东、云南、贵州、四川、湖南。

【性能主治】藤茎和根味辛、涩，性温。有祛风除湿、行气止痛、活血止血的作用。主治风湿痹痛，心胃气痛，痨伤吐血，闭经，月经不调，跌打损伤，金疮肿毒。

【采收加工】秋季采收，切片，晒干。

鸡爪风

【基原】为番荔枝科假鹰爪*Desmos chinensis* Lour. 的根及全株。

【别名】串珠酒饼、酒饼叶。

【形态特征】直立或攀缘灌木。有时上枝蔓延，除花外，全株无毛。叶片薄纸质或膜质，长圆形或椭圆形，少数为阔卵形，顶端钝或急尖，基部圆形或稍偏斜，腹面有光泽，背面粉绿色。花黄白色，单朵与叶对生或互生。果有柄，念珠状，长2~5 cm。种子圆形。花期夏季至冬季，果期6月至翌年春季。

【分布】生于丘陵山坡、林缘灌木丛中或低海拔旷地、荒野及山谷等地。产于广西、广东、云南和贵州等地。

【性能主治】根及全株味微辛，性微温；有小毒。有祛风利湿、健脾理气、祛瘀止痛的作用。主治风湿关节痛，产后风痛，产后腹痛、流血不止，痛经，胃痛，腹胀，消化不良，腹泻，肾炎水肿，跌打损伤。

【采收加工】全年均可采收，洗净，切碎，晒干。

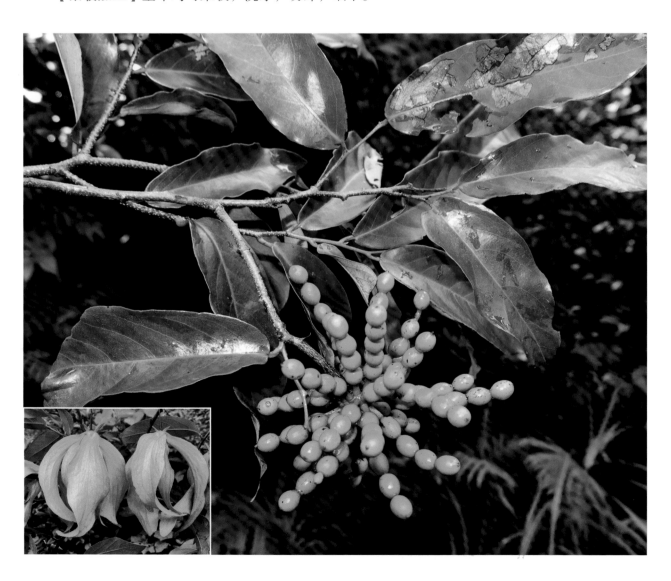

铁钻

【基原】为番荔枝科瓜馥木*Fissistigma oldhamii* (Hemsl.) Merr. 的根及藤茎。

【别名】钻山风。

【形态特征】攀缘灌木。小枝、叶背和叶柄被黄褐色柔毛。叶片革质，倒卵状椭圆形或长圆形，先端圆形或急尖，基部近圆形。花大，长约2.5 cm，常1~3朵聚集成密伞花序。果圆球状，直径约1.8 cm，密被黄棕色茸毛；果梗长不及2.5 cm。花期4~9月，果期7月至翌年2月。

【分布】生于山地林下或山谷水旁灌木丛中。产于广西、广东、云南、湖南等地。

【性能主治】根及藤茎味微辛，性平。有祛风镇痛、活血化瘀的作用。主治坐骨神经痛，风湿性关节炎，跌打损伤。

【采收加工】全年均可采收，切段，晒干。

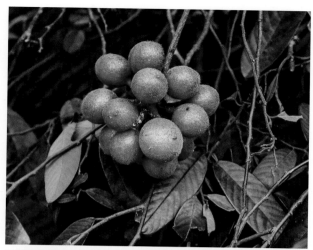

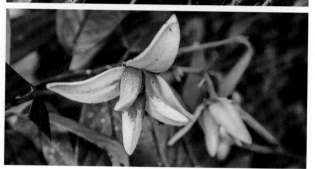

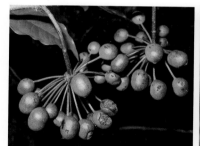

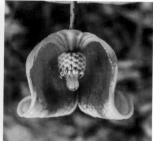

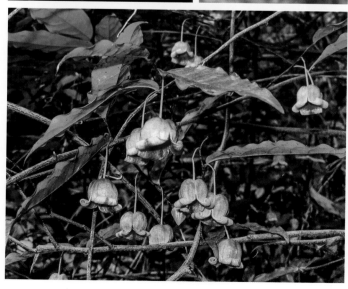

野独活

【基原】为番荔枝科野独活*Miliusa chunii* W. T. Wang的根、茎。

【别名】木吊灯、铁皮青。

【形态特征】灌木。小枝被伏贴短柔毛。叶片膜质，椭圆形或椭圆状长圆形，无毛或中脉两面及叶背侧脉被疏微柔毛，后变无毛。花红色，单生于叶腋内，花梗细长，丝状，长4~6.5 cm，无毛；萼片卵形，边缘及外面稍被短柔毛。果圆球状。花期4~7月，果期7月至翌年春季。

【分布】生于山地密林中或山谷灌木林中。产于广西、广东和云南等地。

【性能主治】主治心胃气痛，疝痛，肾虚腰痛，风湿痹痛，痛经。

【采收加工】全年均可采收，切段，晒干。

阴香

【基原】为樟科阴香*Cinnamomum burmannii* (Nees et T. Nees) Blume 的树皮。

【别名】广东桂皮、天竺桂皮。

【形态特征】乔木，高达14 m。树皮光滑，灰褐色至黑褐色；内皮红色，味似肉桂。叶片卵圆形至披针形，具离基三出脉。圆锥花序腋生或近顶生，少花，疏散。果卵球形。花期秋冬季，果期冬末及春季。

【分布】生于疏林、密林或灌木丛中或路旁等处。产于广西、广东、云南、福建等地。

【性能主治】树皮味辛、微甘，性温。有温中止痛、祛风散寒、解毒消肿、止血的作用。主治寒性胃痛，腹痛泄泻，风寒湿痹，腰腿疼痛，跌打损伤，疮疖肿毒。

【采收加工】夏季剥取茎皮，晒干。

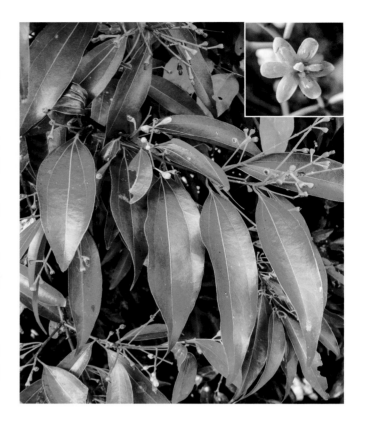

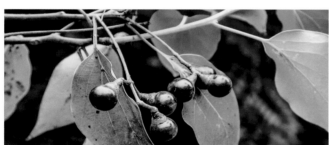

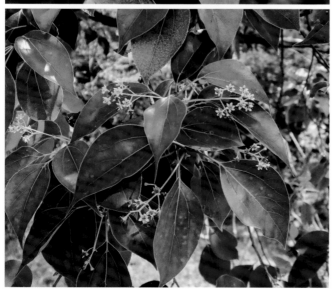

樟

【基原】为樟科樟*Cinnamomum camphora* (L.) Presl 的木材、树皮、叶。

【别名】香樟、油樟。

【形态特征】常绿大乔木。枝、叶及木材均有樟脑气味；树皮黄褐色，有不规则的纵裂。叶互生；叶片卵状椭圆形，具离基三出脉。花绿白色或带黄色。果卵球形或近球形，紫黑色。花期4~5月，果期8~11月。

【分布】常生于山坡或沟谷中。产于南方及西南各省区。

【性能主治】味辛，性温。有温中止痛、祛风散寒、理气的作用。主治胃脘疼痛，风湿痹痛，皮肤瘙痒，疮疖肿毒，寒湿吐泻，气滞腹胀。

【采收加工】全年均可采收，切片，晒干。11~12月采摘成熟果实，晒干。

假死风

【基原】为樟科山胡椒*Lindera glauca* (Sieb. et Zucc.) Blume 的全株。

【别名】牛筋条、见风消。

【形态特征】落叶灌木或小乔木。树皮平滑，灰色或灰白色。叶互生；叶片宽椭圆形、椭圆形、倒卵形至狭倒卵形，腹面深绿色，背面淡绿色，被白色柔毛。伞形花序腋生。花黄色。果熟时红色。花期3~4月，果期7~8月。

【分布】生于山坡、林缘。产于广西、广东、湖南、四川、福建等地。

【性能主治】味辛，性温，属风打相兼药。有祛风活络、解毒消肿、止血、止痛的作用。主治风湿痛，肝脾肿大，感冒发热，跌打损伤，无名肿毒，痈疮肿毒，胃寒痛。

【采收加工】秋季采收，晒干。

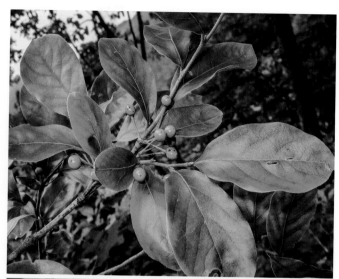

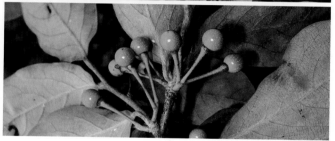

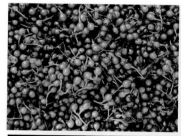

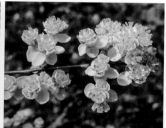

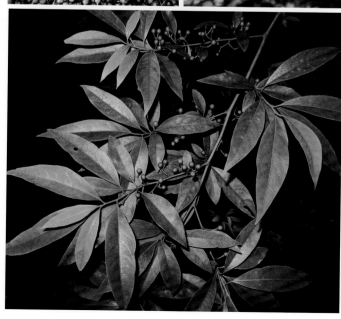

荜澄茄

【基原】为樟科山鸡椒*Litsea cubeba* (Lour.) Per. 的果实。

【别名】山苍子、豆豉姜。

【形态特征】落叶灌木或小乔木。小枝无毛；枝、叶具芳香味。叶互生；叶片披针形或长圆形，纸质，腹面深绿色，背面粉绿色，两面均无毛。伞形花序单生或簇生。果幼时绿色，成熟时黑色。花期2~3月，果期7~8月。

【分布】生于向阳的山地、灌木丛、林缘路旁。产于广西、广东、云南、湖南、四川等地。

【性能主治】果实味辛，性温。有温中散寒、行气止痛的作用。主治胃寒呕逆，脘腹冷痛，寒疝腹痛，寒湿瘀滞，小便浑浊。

【采收加工】秋季果实成熟时采收，除去杂质，晒干。

乌头

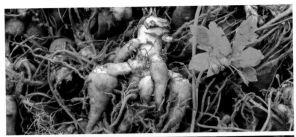

【基原】为毛茛科乌头*Aconitum carmichaelii* Debeaux 的块根。

【别名】川乌、草乌、附子。

【形态特征】多年生草本。块根通常2~3个连生，呈圆锥形或卵形，母根称乌头；旁生侧根称附子，外表茶褐色，内部乳白色。叶片五角形，基部浅心形3裂达近基部，中央全裂片宽菱形，有时短渐尖近羽状分裂。顶生总状花序长6~10（25）cm；花蓝紫色。花期9~10月。

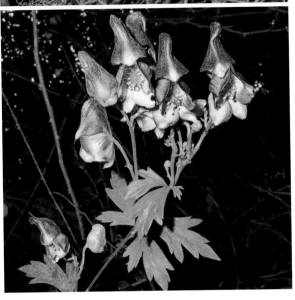

【分布】生于山地草坡或灌木丛中。产于我国大部分地区，野生资源少，主要为栽培。

【性能主治】味辛、苦，性热；有大毒。有祛风除湿、温经止痛的作用。主治风寒湿痹，关节疼痛，心腹冷痛，寒疝作痛及麻醉止痛。

【采收加工】6月下旬至8月上旬采挖，除去须根及泥沙，晒干。

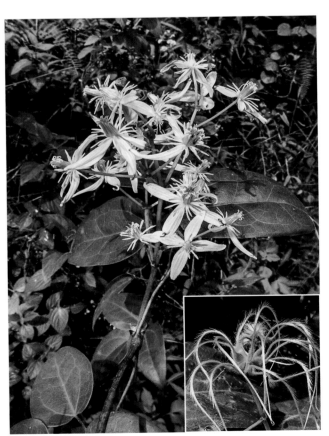

川木通

【基原】为毛茛科小木通*Clematis armandii* Franch. 的藤茎。

【别名】淮通、淮木通。

【形态特征】木质藤本。三出复叶；小叶片革质，卵状披针形、长椭圆状卵形至卵形，两面无毛。聚伞花序或圆锥状聚伞花序，腋生或顶生；萼片开展，白色偶带淡红色，长圆形或长椭圆形，大小变异极大。瘦果扁，卵形至椭圆形。花期3~4月，果期4~7月。

【分布】生于山坡、山谷灌木丛中、林边或水沟旁。产于广西、广东、福建、湖南等地。

【性能主治】藤茎味苦，性寒。有清热利尿、清心除烦、通经下乳的作用。主治淋证，水肿，心烦尿赤，经闭乳少，湿热痹痛。

【采收加工】春、秋季采收，除去粗皮，晒干，或趁鲜切薄片，晒干。

威灵仙

【基原】为毛茛科威灵仙 *Clematis chinensis* Osbeck 的根及根状茎。

【别名】铁脚威灵仙、老虎须。

【形态特征】木质藤本。茎、小枝近无毛或疏生柔毛。一回羽状复叶，有3~7片奇数小叶；小叶纸质，窄卵形至披针形，全缘，两面近无毛。圆锥状聚伞花序，多花，腋生或顶生；萼片4枚，开展，白色，长圆形或长圆状倒卵形。瘦果卵形至宽椭圆形。花期6~9月，果期8~11月。

【分布】生于山坡、山谷灌木丛中或沟边、路旁草丛中。产于广西、广东、四川、湖南等地。

【性能主治】根及根状茎味辛、咸，性温。有祛风除湿、通经络的作用。主治风湿痹痛，肢体麻木，筋脉拘挛，屈伸不利。

【采收加工】秋季采挖，除去泥沙，晒干。

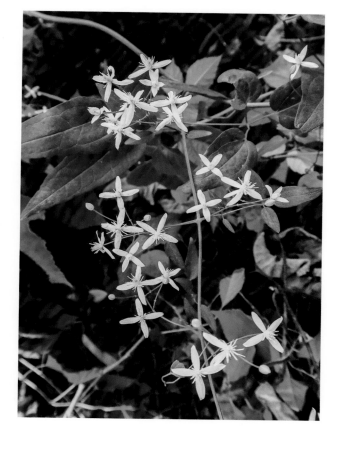

鸡爪黄连

【基原】为毛茛科短萼黄连 *Coptis chinensis* Franch. var. *brevisepala* W. T. Wang et P. G. Xiao 的根状茎。

【形态特征】多年生草本。根状茎灰褐色，呈连珠状的圆柱形，分枝少，多弯曲，密生多数须根。叶均基生，具细柄，无毛，掌状全裂。花黄绿色。花期2~4月，果期3~6月。

【分布】生于山地林中或山谷阴处。产于广西、贵州、湖南、四川等地。

【性能主治】根状茎味苦，性寒。有清热解毒、燥湿、泻火的作用。主治湿热痞满，呕吐吞酸，黄疸，高热神昏，心火亢盛，目赤，牙痛；外用治湿疹，耳道流脓。

【采收加工】秋季采挖，除净须根及泥沙，干燥。

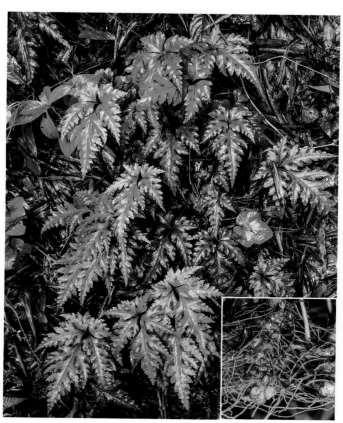

石龙芮

【基原】为毛茛科石龙芮 *Ranunculus sceleratus* L. 的全草。

【别名】水堇、姜苔。

【形态特征】一年生草本。叶片肾状圆形，基部心形，裂片倒卵状楔形，无毛；茎生叶多数，下部叶与基生叶相似；上部叶3全裂，无毛。聚伞花序有多朵花；花瓣5片，等长或稍长于花萼，基部有短爪。聚合果长圆形；瘦果倒卵球形，无毛，喙短至近无。花果期5~8月。

【分布】生于沟边或路边湿地。产于全国各地。

【性能主治】全草味苦、辛，性寒；有毒。有清热解毒、消肿散结、截疟的作用。主治痈疖肿毒，毒蛇咬伤，痰核瘰疬，风湿关节肿痛，牙痛，疟疾。

【采收加工】在开花末期5月采收全草，洗净，鲜用或阴干。

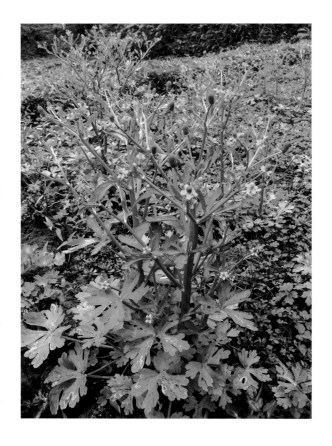

鸭脚板草

【基原】为毛茛科扬子毛茛 *Ranunculus sieboldii* Miq. 的全草。

【别名】辣子草、野芹菜。

【形态特征】多年生草本。茎铺散，斜升，高20~50 cm，多分枝，被柔毛。叶为三出复叶；叶片肾圆形至宽卵形，小叶3浅裂至较深裂，边缘有齿，背面或两面疏生柔毛。花与叶对生，花萼向下反折，花瓣黄色或上面变白色，狭椭圆形，有长爪。聚合果圆球形。花果期4~7月。

【分布】生于溪边或林边阴湿处。产于长江中下游各地及台湾。

【性能主治】全草味苦、辛，性热；有毒。有除痰截疟、解毒消肿的作用。主治疟疾，瘰肿，毒疮，跌打损伤。

【采收加工】春、夏季采收，洗净，鲜用或晒干。

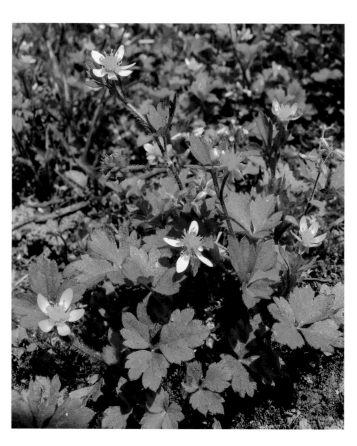

天葵子

【基原】为毛茛科天葵*Semiaquilegia adoxoides* (DC.) Makino 的块根。

【别名】夏无踪、散血球。

【形态特征】多年生草本。块根长1~2 cm，粗3~6 mm，外皮棕黑色。基生叶多数，掌状三出复叶；叶片轮廓卵圆形至肾形；小叶扇状菱形或倒卵状菱形，3深裂。茎生叶与基生叶相似，较小。花小，萼片白色，常带淡紫色。花期3~4月，果期4~5月。

【分布】生于疏林、路旁或山谷较阴处。产于广西、贵州、四川、湖南等地。

【性能主治】块根味甘、苦，性寒。有清热解毒、消肿散结的作用。主治痈肿疔疮，乳痈，瘰疬，毒蛇咬伤。

【采收加工】夏初采挖块根，洗净，干燥，除去须根。

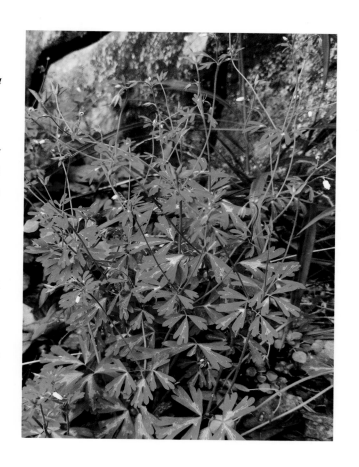

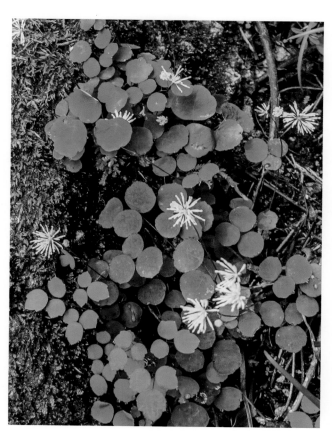

盾叶唐松草

【基原】为毛茛科盾叶唐松草*Thalictrum ichangense* Lecoy. ex Oliv. 的全草、根。

【别名】倒地挡、岩扫把。

【形态特征】植株无毛。茎高14~32 cm。基生叶有长柄，为一回至三回三出复叶，小叶草质；顶生小叶卵形、宽卵形、宽椭圆形或近圆形；茎生叶渐变小。复单歧聚伞花序有稀疏分枝，花梗丝形；萼片白色，卵形。花期5~7月。

【分布】生于山地沟边、灌木丛中或林中。产于广西、贵州、云南、四川等地。县域内平安乡、嘉会乡、西岭乡有分布。

【性能主治】全草、根味苦，性寒；有小毒。有清热解毒、除湿、活血的作用。主治黄疸，跌打损伤，骨折肿痛，泄泻等。

【采收加工】秋季采收根和全草，晒干。

冷骨风

【基原】为睡莲科萍蓬草*Nuphar pumila* (Timm) DC. 的根状茎。

【别名】水面一盏灯、萍蓬草根。

【形态特征】多年水生草本。根状茎直径2~3 cm。叶片厚纸质，宽卵形或卵形，少数椭圆形，先端圆钝，基部具弯缺，心形，裂片远离，圆钝，腹面光亮，无毛，背面密生柔毛。花瓣窄楔形，长5~7 mm，先端微凹；柱头盘常10浅裂，淡黄色或带红色。浆果卵形。种子矩圆形，褐色。花期5~7月，果期7~9月。

【分布】生于池沼中。产于广西、广东、江苏、浙江、江西、福建、黑龙江、河北等地。

【性能主治】根状茎味甘，性寒。有补脾健胃、凉血调经的作用。主治食欲不振，月经不调，痛经，行经淋漓不断。

【采收加工】全年均可采收，除去须根及叶，洗净，晒干。

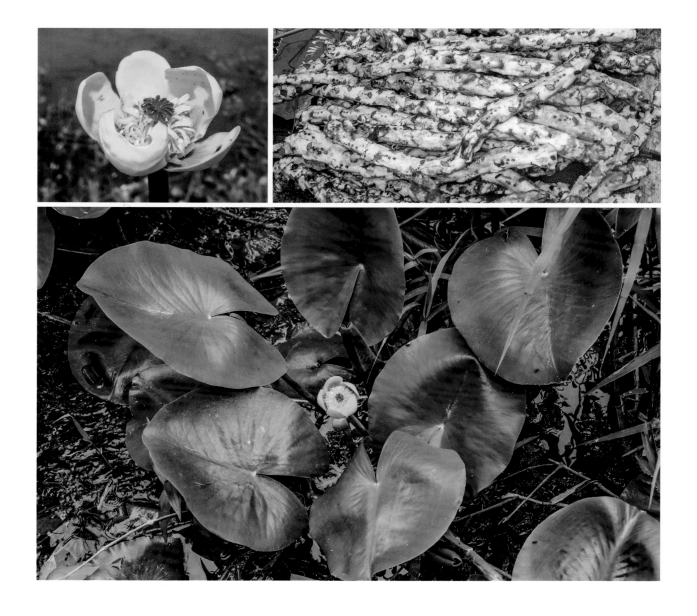

八角莲

【基原】为小檗科八角莲*Dysosma versipellis* (Hance) M. Cheng ex Ying 的根状茎。

【别名】鬼臼叶、一把伞、独脚莲。

【形态特征】多年生草本。根状茎粗壮，横生。茎直立，不分枝，无毛，淡绿色。茎生叶2片；叶片薄纸质，互生，盾状，近圆形，裂片阔三角形，卵形或卵状长圆形。花深红色，5~8朵簇生于离叶基部不远处，下垂；萼片6枚，长圆状椭圆形，先端急尖，外面被短柔毛，内面无毛。浆果椭圆形。花期3~6月，果期5~9月。

【分布】生于山坡林下、灌木丛中、溪旁阴湿处、竹林下或石灰岩石山常绿林下。产于广西、广东、云南、贵州、四川、湖南、湖北、江西等地。野生资源少见，多为栽培。

【性能主治】味苦、辛，性平。有清热解毒、化痰散结、祛瘀消肿的作用。主治痈肿疔疮，瘰疬，咽喉肿痛，跌打损伤。

【采收加工】秋、冬季采挖，洗净，晒干。

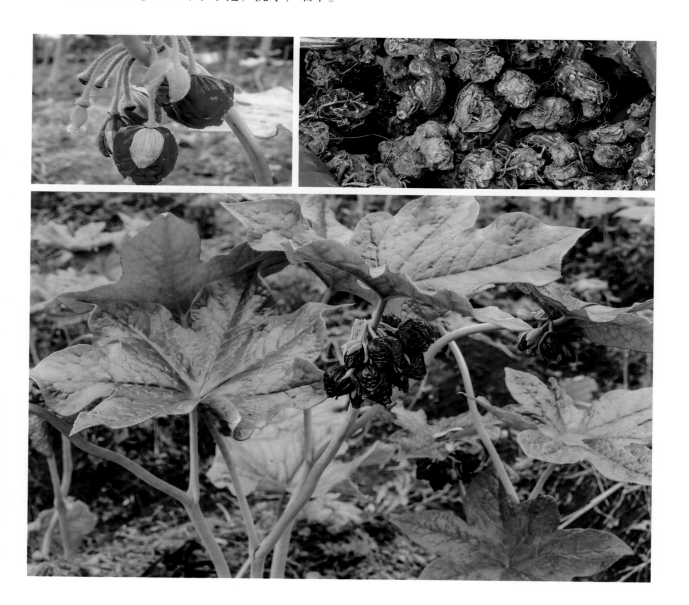

淫羊藿

【基原】为小檗科三枝九叶草*Epimedium sagittatum* (Sieb. et Zucc.) Maxim. 的叶或全草。

【别名】仙灵脾、箭叶淫羊藿。

【形态特征】多年生草本。根状茎粗短，节结状，质硬，多须根。一回三出复叶基生和茎生，小叶3片；小叶革质，卵形至卵状披针形，但叶片大小变化大，先端急尖或渐尖，叶缘具刺齿。圆锥花序顶生，通常无毛，偶被少数腺毛；花较小，白色；花瓣囊状，淡棕黄色，先端钝圆。蒴果。花期4~5月，果期5~7月。

【分布】生于山坡草丛中、疏林下或水沟石缝中。产于福建、江西、广西、广东、四川、湖南、湖北、安徽、浙江等地。

【性能主治】叶或全草味辛、甘，性温。有补肾阳、强筋骨、祛风湿的作用。主治肾阳虚衰，阳痿遗精，筋骨痿软，风湿痹痛，麻木拘挛。

【采收加工】夏、秋季莲叶茂盛时采收，晒干或阴干。

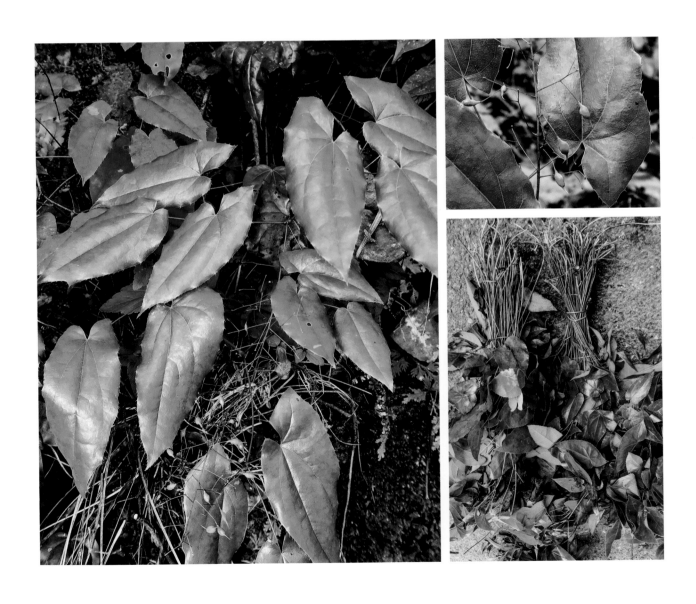

功劳木

【基原】为小檗科十大功劳 *Mahonia fortunei* (Lindl.) Fedde的茎。

【别名】黄连木、土黄连、细叶十大功劳。

【形态特征】常绿灌木。叶倒卵形至倒卵状披针形，具2~5对小叶，最下一对小叶距叶柄基部2~9 cm，腹面暗绿至深绿色，背面淡黄色，偶稍苍白色；小叶无柄，狭披针形至狭椭圆形，基部楔形，边缘每边具5~10枚刺齿，先端急尖或渐尖。总状花序4~10个簇生；苞片卵形；花黄色；外萼片卵形。浆果近球形，紫黑色，被白粉。花期7~9月，果期9~11月。

【分布】生于常绿落叶阔叶混交林中、灌木丛中、岩坡上。产于广西、广东、贵州、湖南、福建等地。野生资源较少，现多为栽培。

【性能主治】茎味苦，性寒。茎有清热燥湿、泻火解毒的作用。主治湿热泻痢，黄疸尿赤，目赤肿痛，胃火牙痛，疮疖痈肿。

【采收加工】全年均可采收，除去枝叶，切块片，晒干。

【附注】功劳木药材来源于多种同属植物，同等功效入药的还有沈氏十大功劳 *M. shenii* Chun。

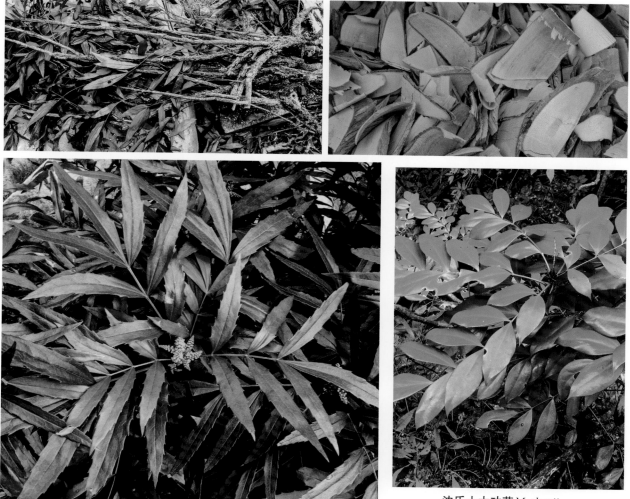

沈氏十大功劳 *M. shenii*

蓝九牛

【基原】为木通科三叶木通*Akebia trifoliata* (Thunb.) Koidz. 的藤茎。

【别名】木通、狗腰藤、八月瓜。

【形态特征】落叶木质藤本。茎皮灰褐色，有稀疏的皮孔及小疣点。掌状复叶互生或在短枝上的簇生；小叶3片，纸质或薄革质，卵形至阔卵形，具小突尖。总状花序自短枝上簇生叶中抽出。果长圆形，成熟时灰白略带淡紫色。种子极多数，扁卵形；种皮红褐色或黑褐色，稍有光泽。花期4~5月，果期7~8月。

【分布】生于沟谷边疏林或丘陵灌木丛中。产于广西、广东、湖南、河北、山西、山东、河南、甘肃等地。

【性能主治】藤茎味苦，性寒。有利尿通淋、清心除烦、通经下乳的作用。主治淋证，水肿，心烦尿赤，口舌生疮，经闭乳少，湿热痹痛。

【采收加工】全年均可采收，除去杂质，用水浸泡，泡透后捞出，切片，干燥。

【附注】药材预知子为三叶木通近成熟果实，具有疏肝理气、活血止痛、散结、利尿等功效。

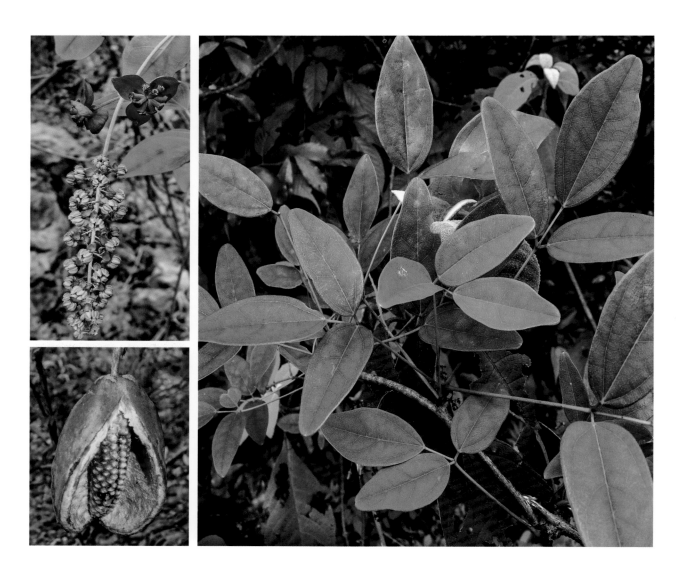

野木瓜

【基原】为木通科野木瓜*Stauntonia chinensis* DC. 的带叶茎枝。

【别名】七叶枫、五爪金龙、野木通。

【形态特征】木质藤本。掌状复叶有小叶5~7片；小叶长圆形、椭圆形或长圆状披针形，嫩时常密布更线色的斑点。花雌雄同株，通常3~4朵组成伞房花序式的总状花序；雄花萼片外面淡黄色或乳白色，内面紫红色；雌花萼片与雄花萼片相似但稍大。果长圆形。种子近三角形。花期3~4月，果期6~10月。

【分布】生于山地密林、山腰灌木丛或山谷溪边疏林中。产于广西、广东、香港、云南、贵州、湖南、安徽、浙江、江西、福建等地。

【性能主治】带叶茎枝味微苦，性平。有祛风止痛、舒筋活络的作用。主治风湿痹痛，腰腿疼痛，头痛，牙痛，痛经，跌打伤痛。

【采收加工】全年均可采收，洗净，切段，干燥。

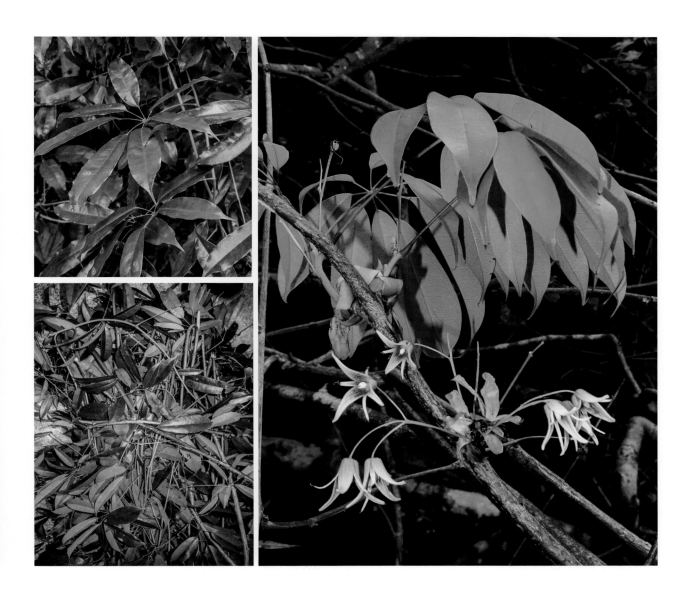

金线风

【基原】为防己科粉叶轮环藤*Cyclea hypoglauca* (Schauer) Diels的根。

【别名】百解藤、山豆根。

【形态特征】藤本。老茎木质。小枝纤细，除叶腋有簇毛外无毛。叶片阔卵状三角形至卵形，顶端渐尖，基部截平至圆形，边缘全缘而稍反卷，两面无毛或背面被稀疏而长的白毛。花序腋生，雄花序为间断的穗状花序状；花序轴常不分枝或有时基部有短小分枝，纤细而无毛。核果红色，无毛。花期5~7月，果期7~9月。

【分布】生于林缘和山地灌木丛中。产于广西、广东、海南、湖南、江西、福建、云南等地。

【性能主治】根味苦，性寒。有清热解毒、祛风止痛的作用。主治风热感冒，咽喉疼痛，牙痛，气管炎，痢疾，尿道感染，风湿性关节痛，疮疡肿毒。

【采收加工】全年均可采挖，除去杂质，干燥。

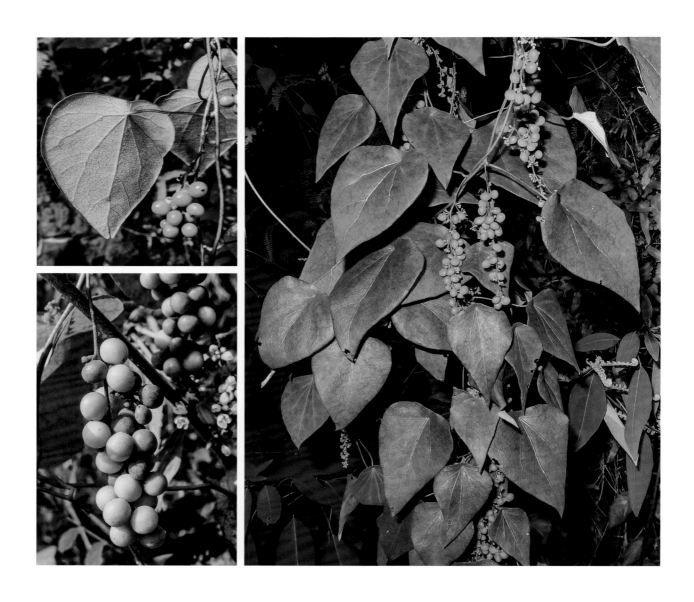

金线吊乌龟

【基原】为防己科金线吊乌龟*Stephania cephalantha* Hayata 的块根。

【别名】白药子、山乌龟。

【形态特征】草质藤本。全株无毛。块根团块状或近圆锥状，有时不规则形，褐色，生有许多突起的皮孔。叶片纸质，三角状扁圆形至近圆形，顶端具小突尖，基部圆形或近截平，边缘全缘或多少浅波状。雄花序总梗丝状，常于腋生、具小型叶的小枝上呈总状花序式排列。核果红色，倒卵形。花期4~5月，果期6~7月。

【分布】生于村边、旷野、林缘等处土层深厚的地方。产于中国南部大部分地区。

【性能主治】块根味苦，性寒；有小毒。有清热解毒、凉血止血、散瘀消肿的作用。主治急性肝炎，细菌性痢疾，急性阑尾炎，胃痛，内出血，跌打损伤，毒蛇咬伤；外用治流行性腮腺炎，淋巴结炎，神经性皮炎。

【采收加工】全年均可采收，以秋末冬初采收为好，除去须根，洗净，切片晒干。

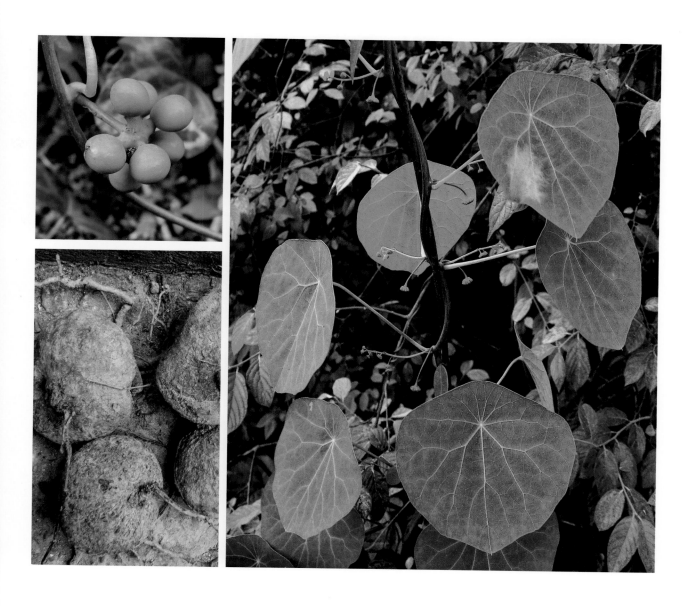

青九牛

【基原】为防己科青牛胆*Tinospora sagittata* (Oliv.) Gagnep. 的块根。

【别名】山慈姑、金果榄、地苦胆。

【形态特征】草质藤本。具连珠状块根，膨大部分常为不规则球形，黄色。叶片纸质至薄革质，披针状箭形或有时披针状戟形，通常仅在脉上被短硬毛，有时腹面或两面近无毛。花序腋生，常数个或多个簇生，聚伞花序或分枝成疏花的圆锥状花序。核果红色，近球形；果核近半球形。花期4月，果期秋季。

【分布】生于林下、林缘、竹林及草地上。产于广西、广东、海南、贵州、湖南、四川、江西、福建、湖北、陕西等地。

【性能主治】块根味苦，性寒。有清热解毒、利咽、止痛的作用。主治咽喉肿痛，痈疽疔毒，泄泻，痢疾，脘腹热痛。

【采收加工】秋、冬季采挖，除去须根，洗净，晒干。

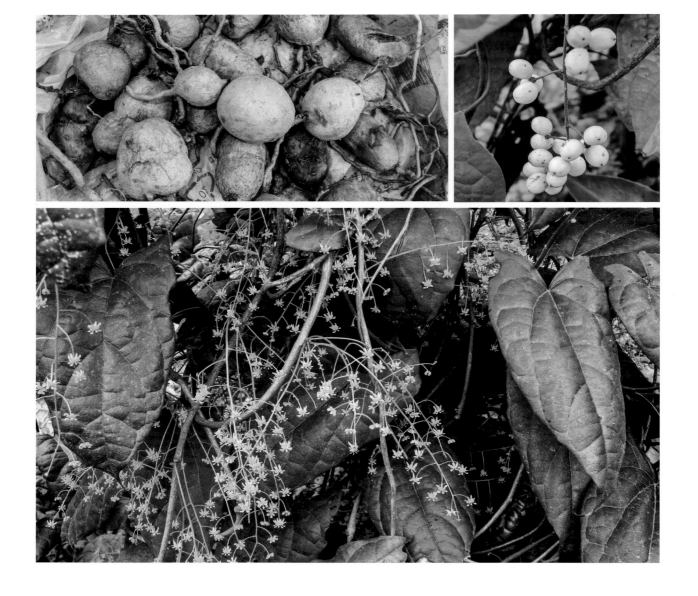

宽筋藤

【基原】为防己科中华青牛胆*Tinospora sinensis* (Lour.) Merr. 的藤茎。

【别名】伸筋藤、青筋藤。

【形态特征】藤本。枝稍肉质；老枝常被白色皮孔；嫩枝绿色，有条纹，被柔毛。叶片纸质，阔卵状近圆形，全缘；两面被短柔毛，背面甚密。总状花序先叶抽出，单生或有时几个簇生；雄花序长1~4 cm或更长。核果红色，近球形；果核半卵球形，背面有棱脊和许多小疣状突起。花期4月，果期5~6月。

【分布】生于林中，也常见栽培。产于广西、广东、云南3省区的南部。

【性能主治】藤茎味微苦，性凉。有祛风止痛、舒筋活络的作用。主治风湿痹痛，坐骨神经痛，腰肌劳损，跌打损伤。

【采收加工】全年均可采收，洗净，切厚片，晒干或鲜用。

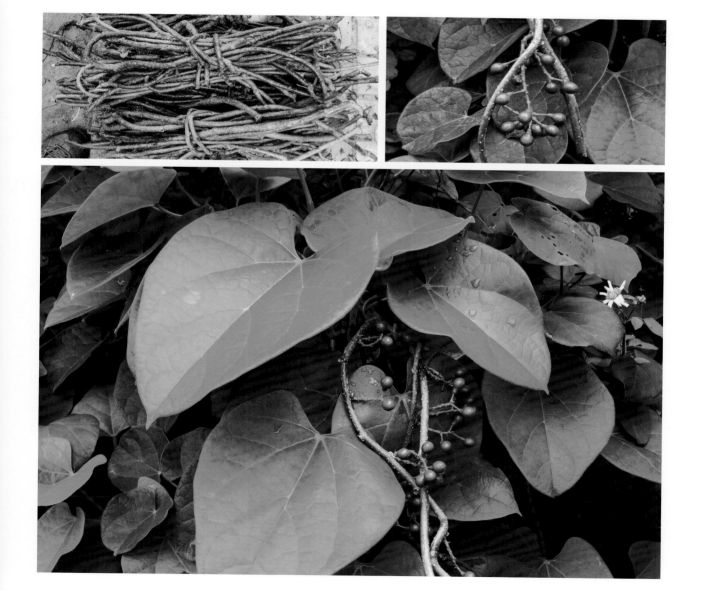

天钻

【基原】为马兜铃科恭城马兜铃*Aristolochia gongchengensis* Y. S. Huang, Y. D. Peng & C. R. Lin的块根。

【形态特征】木质藤本。块根椭圆形或纺锤形，常数个相连。嫩枝、叶背、叶柄、花和果均密被污黄色毛。叶片极大，呈基部心形的圆卵形。总状花序腋生，花被檐部3裂。蒴果暗黄色，长圆柱形。花期4~5月，果熟期8~9月。

【分布】生于石山林中。产于广西恭城。

【性能主治】块根味苦，性寒；有小毒。有清热解毒、利水消肿、止痛的作用。

【采收加工】全年均可采收，阴干。

【附注】在瑶医治疗中属打药。恭城民间当作瑶药天钻使用，在端午药市上有出售，其叶子硕大近圆形而近似广西马兜铃*A. kwangsiensis*（在桂西南地区广西马兜铃亦作瑶药天钻使用），但两者的花形态完全不同。

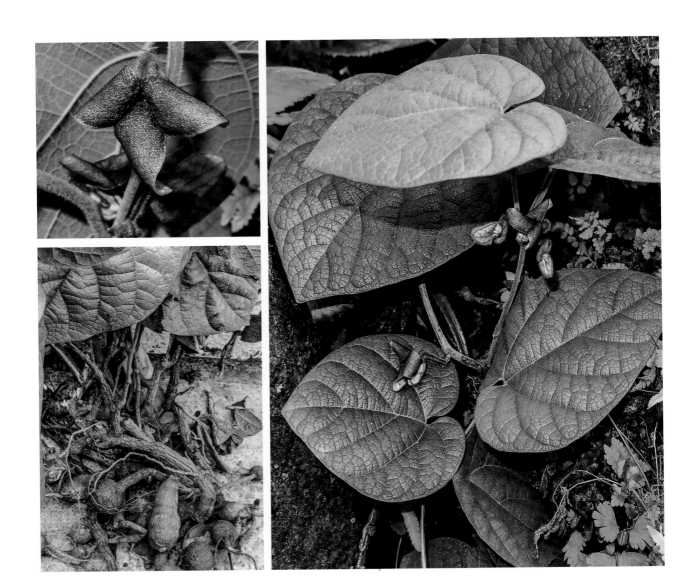

一点血

【基原】为马兜铃科管花马兜铃*Aristolochia tubiflora* Dunn 的根、全草。

【别名】天然草、鼻血雷、南木香、五虎通城。

【形态特征】草质藤本。根圆柱形，细长，黄褐色，内面白色。茎无毛，干后有槽纹。嫩枝、叶柄折断后渗出微红色汁液。叶片纸质或近膜质，卵状心形或卵状三角形，顶端钝而具突尖，基部浅心形至深心形，两侧裂片下垂，广展或内弯。花单生或2朵聚生于叶腋；花被基部膨大呈球形，向上急剧收窄成一长管，管口扩大呈漏斗状。蒴果长圆形。花期4~8月，果期10~12月。

【分布】生于林下阴湿处。产于广西、广东、贵州、四川、湖南、湖北、江西、福建、浙江、河南等地。

【性能主治】根、全草味苦、辛，性寒。有清热解毒、行气止痛的作用。主治毒蛇咬伤，疮疡疔肿，胃疼痛，腹泻，风湿关节疼痛，痛经，跌打损伤。

【采收加工】冬季采收，洗净，切段，晒干或鲜用。

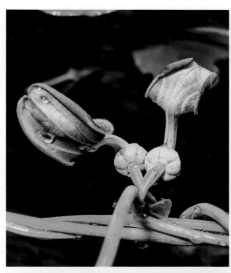

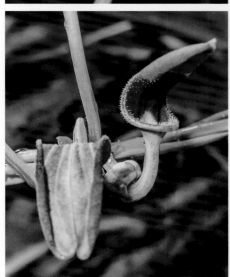

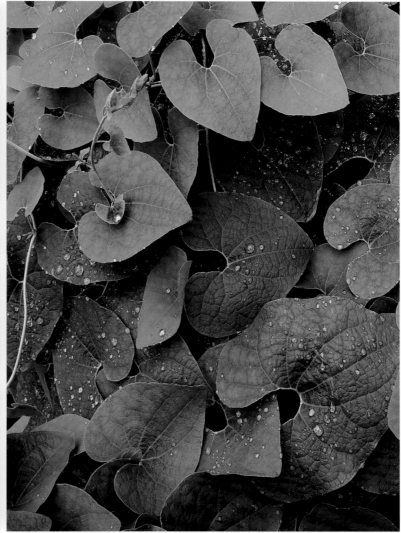

尾花细辛

【基原】为马兜铃科尾花细辛 *Asarum caudigerum* Hance 的全草。

【别名】土细辛。

【形态特征】多年生草本。全株被散生柔毛。根状茎粗壮，有多条纤维根。叶片阔卵形、三角状卵形或卵状心形，先端急尖至长渐尖，基部耳状或心形。花被绿色，被紫红色圆点状短毛丛；花被裂片上部卵状长圆形，先端骤窄成细长尾尖，尾长可达1.2 cm。果近球状，具宿存花被。花期4~5月，广西可晚至11月。

【分布】生于林下、溪边和路旁阴湿地。产于广西、广东、云南、贵州、四川、湖南、湖北、台湾、福建等地。

【性能主治】全草味辛、微苦，性温；有小毒。有温经散寒、消肿止痛、化痰止咳的作用。主治头痛，风寒感冒，咳嗽哮喘，口舌生疮，风湿痹痛，跌打损伤，毒蛇咬伤，疮疡肿毒。

【采收加工】全年均可采收，阴干。

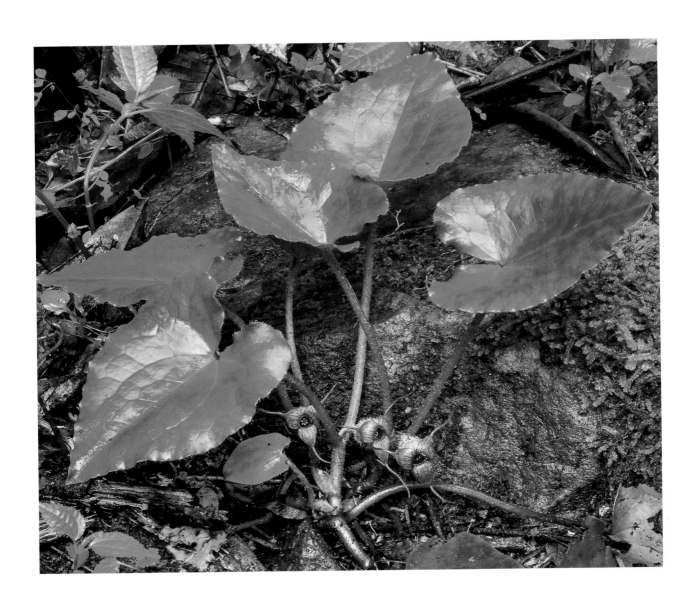

小肠风

【基原】为胡椒科山蒟*Piper hancei* Maxim. 的全草。

【别名】酒饼藤、爬岩香、石蒟。

【形态特征】攀缘藤本。除花序轴和苞片柄外，其余均无毛。叶片纸质或近革质，卵状披针形或椭圆形，先端短尖或渐尖，基部渐狭或楔形，网状脉通常明显。花单性，雌雄异株，聚集成与叶对生的穗状花序。总花梗与叶柄等长或略长。花期3~8月。

【分布】生于山地溪涧边、密林或疏林中，攀缘于树上或石上。产于广西、广东、云南、贵州、湖南、江西、福建、浙江等地。

【性能主治】全草味辛，性温。有祛风除湿、活血消肿、行气止痛、化痰止咳的作用。主治风湿痹痛，胃痛，痛经，跌打损伤，风寒咳喘，疝气痛。

【采收加工】秋季采收，切段，晒干。

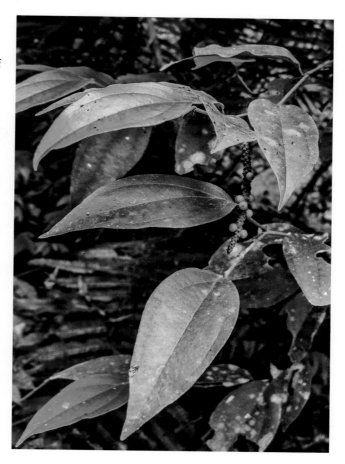

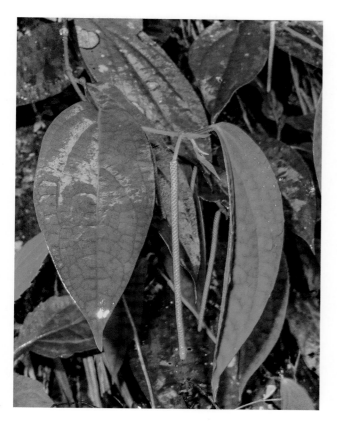

毛蒌

【基原】为胡椒科毛蒟*Piper hongkongense* C. DC.的全草。

【形态特征】攀缘藤本。幼枝被柔软的短毛，老时脱落。叶片硬纸质，卵状披针形或卵形，先端短尖或渐尖，基部浅心形或半心形。花单性，雌雄异株，聚集成与叶对生的穗状花序；雄花序纤细，其与花序轴同被疏柔毛；雌花序长4~6cm；苞片、总花梗和花序轴与雄花序的无异。浆果球形。花期3~5月。

【分布】生于疏林或密林中，攀缘于树上或石上。产于广西、广东及其南部沿海各地。

【性能主治】全株味辛，性温。有行气止痛、祛风、散寒除湿的作用。主治风湿痹痛，风寒头痛，脘腹疼痛，痛经，跌打肿痛。

【采收加工】夏、秋季采收，晒干。

变叶胡椒

【基原】为胡椒科变叶胡椒*Piper mutabile* C. DC. 的全草。

【形态特征】攀缘藤本。除花序轴外其余无毛。枝纤细,有细纵棱。叶片薄纸质,有细腺点,形状多变异,下部叶卵圆形至狭卵形。花黄色,单性,雌雄异株;雄花序长3~5 cm,花序梗纤细,花序轴被短柔毛,苞片倒卵状长圆形;雌花序长1.5~2.5 cm,花序梗与雄花序的相同。花期6~8月。

【分布】生于山坡或山谷、水旁、疏林中。产于广西、广东等地。

【性能主治】全草味辛,微温。有活血消肿、止痛的作用。主治跌打损伤。

【采收加工】全年均可采收,晒干或鲜用。

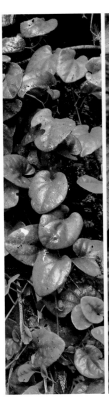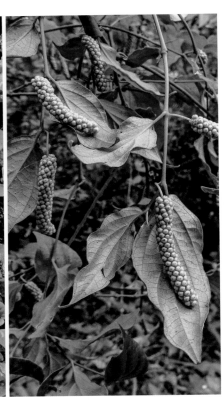

鱼腥草

【基原】为三白草科蕺菜*Houttuynia cordata* Thunb. 的全草或根状茎。

【别名】侧耳根、臭草。

【形态特征】草本,有鱼腥味。茎下部伏地,节上轮生小根,上部直立。叶片薄纸质,有腺点,背面尤甚,卵形或阔卵形,顶端短渐尖,基部心形,两面有时除叶脉被毛外其余均无毛,背面常呈紫红色。花序长约2 cm;总苞片长圆形或倒卵形。花期4~7月。

【分布】生于沟边、林下潮湿处。产于我国中部、东南至西南部各省区。

【性能主治】全草或根状茎味辛,性微寒。有清热解毒、消痈排脓、利尿通淋的作用。主治肺痈吐脓,痰热喘咳,热痢,热淋,痈肿疮毒。

【采收加工】夏季茎叶茂盛花穗多时采收,除去杂质,晒干。

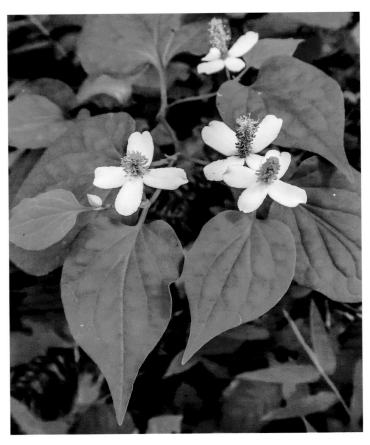

三白草

【基原】为三白草科三白草*Saururus chinensis* (Lour.) Baill. 的地上部分。

【别名】水莲藕、三点白。

【形态特征】湿生草本，高约1 m。茎粗壮，有纵长粗棱和沟槽；下部伏地，常带白色；上部直立，绿色。叶片纸质，密生腺点，阔卵形至卵状披针形，顶端短尖或渐尖，基部心形或斜心形，两面均无毛；上部的叶较小，茎顶端的2~3片叶于花期常为白色，呈花瓣状。花序白色，花序梗无毛，但花序轴密被短柔毛；苞片近匙形，无毛或有疏缘毛。花期4~6月。

【分布】生于低湿沟边、塘边或溪旁。产于广西、广东、山东、河南、河北等地。

【性能主治】地上部分味甘、辛，性寒。有利尿消肿、清热解毒的作用。主治水肿，小便不利，淋漓涩痛，带下；外用治疮疡肿毒，湿疹。

【采收加工】全年均可采收，洗净，晒干。

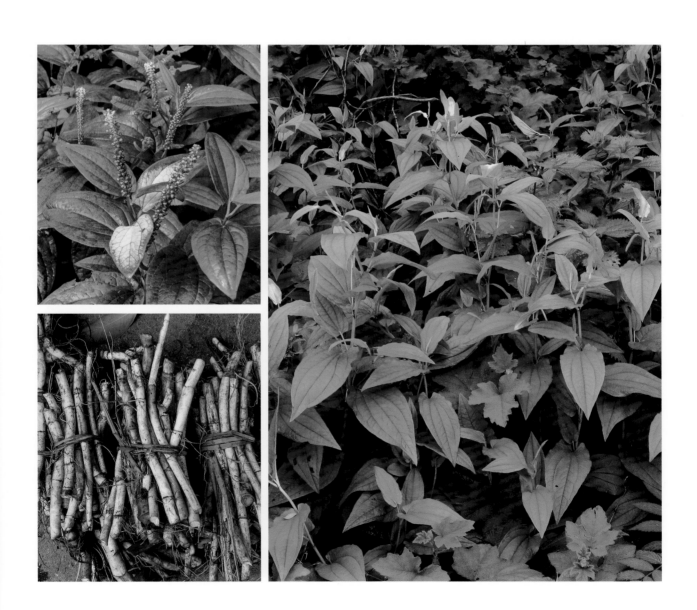

四季风

【基原】为金粟兰科丝穗金粟兰*Chloranthus fortunei* (A. Gray) Solms-Laub. 的全草。

【别名】四块瓦、四叶对、银线草、香须公。

【形态特征】多年生草本，高15~40 cm。全部无毛。根状茎粗短，密生多数细长须根；茎直立，单生或数个丛生。叶对生，通常4片生于茎上部；叶片纸质，宽椭圆形或倒卵形，顶端短尖，基部宽楔形，边缘有圆锯或粗齿，近基部全缘，嫩叶背面密生细小腺点。穗状花序单一；花白色，有香气；药隔伸长成丝状，直立或斜上。核果球形。花期4~5月，果期5~6月。

【分布】生于山坡、低山林下阴湿处和山沟草丛中。产于广西、广东、四川、湖南、湖北、江西、安徽、浙江、江苏等地。

【性能主治】全草味辛、苦，性平；有毒。有祛风活血、解毒消肿的作用。主治风湿痹痛，跌打损伤，疮疖癣疥，毒蛇咬伤。

【采收加工】夏季采收，除去杂质，洗净，晒干。

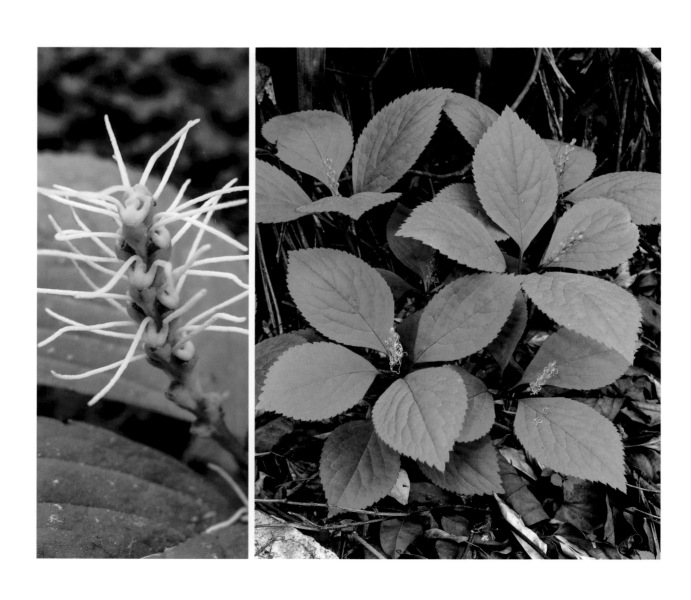

九节风

【基原】为金粟兰科草珊瑚*Sarcandra glabra* (Thunb.) Nakai 的全株。

【别名】九节茶、肿节风、接骨金粟兰。

【形态特征】常绿小灌木，高50~120 cm。茎与枝均有膨大的节。叶片革质，椭圆形、卵形至卵状披针形，边缘具粗锐齿，齿尖有1个腺体，两面均无毛；叶柄基部合生成鞘状。穗状花序顶生，通常分枝，多少成圆锥花序状；花黄绿色；子房球形或卵形，无花柱。核果球形，直径3~4 mm，熟时亮红色。花期6月，果期8~10月。

【分布】生于山谷林下阴湿处。产于广西、广东、云南、贵州、四川、湖南、江西、福建、台湾、安徽、浙江等地。

【性能主治】全株味苦、辛，性平。有清热凉血、活血消斑、祛风通络的作用。主治血热发斑发疹，风湿痹痛，跌打损伤。

【采收加工】夏、秋季采收，除去杂质，晒干。

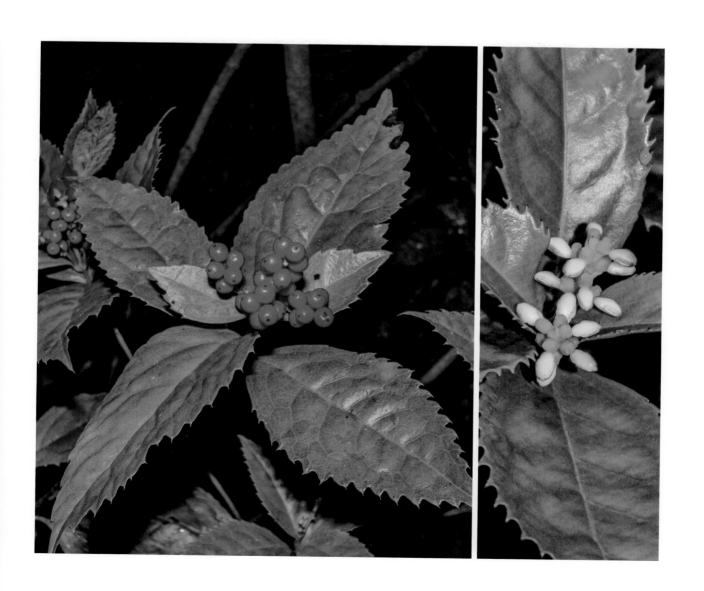

博落回

【基原】为罂粟科博落回*Macleaya cordata* (Willd.) R. Br. 的根或全草。

【别名】炮筒杆、三钱三、号筒梗。

【形态特征】直立草本。基部木质化，具乳黄色浆汁。叶片宽卵形或近圆形，通常7或9深裂或浅裂，边缘波状、缺刻状、粗齿或多细齿，背面多白粉，被易脱落的细茸毛。大型圆锥花序多花。蒴果狭倒卵形或倒披针形。花期6~8月，果期7~10月。

【分布】生于丘陵或低山林中、灌木丛中或草丛间。产于长江以南、南岭以北的大部分省区。

【性能主治】全草味辛、苦，性寒；有剧毒。有散瘀、祛风、解毒、止痛、杀虫的作用。主治痈疮疔肿，湿疹，蛇虫咬伤，跌打肿痛，风湿关节痛，顽癣，滴虫性阴道炎。

【采收加工】秋、冬季采收，根状茎与茎叶分开，晒干，放干燥处保存。鲜用随时可采。

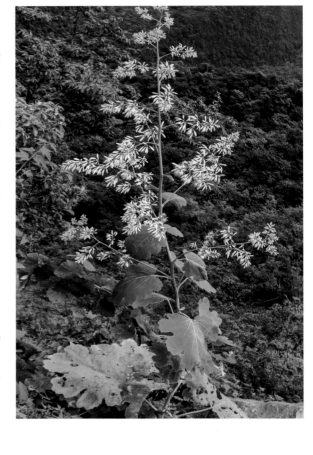

七星莲

【基原】为堇菜科七星莲*Viola diffusa* Ging. 的全草。

【别名】蔓茎堇菜。

【形态特征】草本。全体被糙毛或白色柔毛，或近无毛，花期生出地上匍匐枝。基生叶呈莲座状，或于匍匐枝上互生；叶片卵形或卵状长圆形，边缘具钝齿和缘毛。花淡紫色或浅白色。花期3~5月，果期5~8月。

【分布】生于山地林下、林缘、草坡、溪谷旁、岩石缝隙中。产于广西、云南、四川、浙江等地。

【性能主治】全草味苦、辛，性寒。有清热解毒、散瘀消肿的作用。主治疮疡肿毒，肺热咳嗽，带状疱疹，烫伤，跌打损伤，蛇伤。

【采收加工】夏、秋季采收，鲜用或晒干。

紫花地丁

【基原】为堇菜科紫花地丁*Viola inconspicua* Blume 的全草。

【别名】犁头草、光瓣堇菜、箭头草。

【形态特征】多年生草本。无地上茎；节密生，有数条淡褐色或近白色的细根。叶多数，基生，莲座状；叶片三角状卵形或狭卵形，边缘具较平的圆齿，两面无毛或被细短毛。花中等大，紫堇色或淡紫色，稀呈白色，喉部色较淡并带有紫色条纹。蒴果长圆形。种子卵球形，淡黄色。花果期4月中下旬至9月。

【分布】生于田间、荒地、山坡草丛、林缘或灌木丛中。产于河南、广西、云南、贵州、四川、湖南、湖北、江西、福建、安徽、浙江等地。

【性能主治】全草味苦、辛，性寒。有清热解毒、凉血消肿的作用。主治疗疮肿毒，痈疽发背，毒蛇咬伤。

【采收加工】春、秋季采收，除去杂质，晒干。

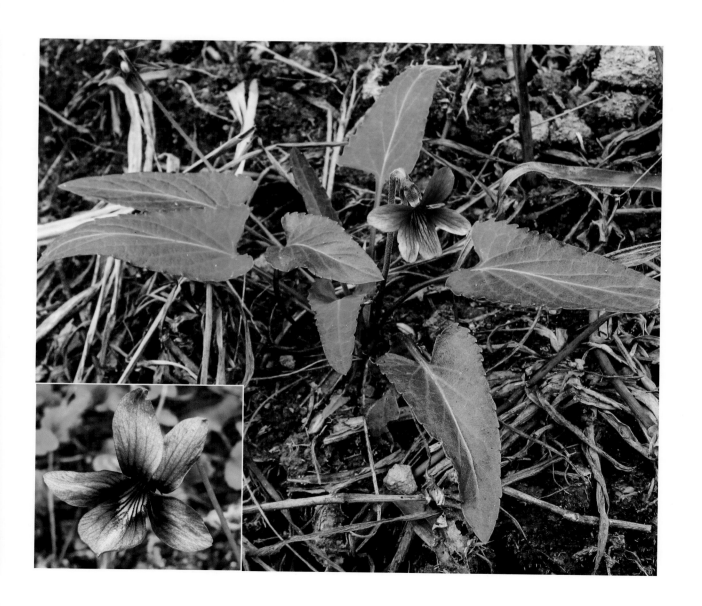

黄花倒水莲

【基原】为远志科黄花倒水莲*Polygala fallax* Hemsl. 的根。

【别名】黄花参、观音串、黄花远志。

【形态特征】灌木或小乔木。根粗壮，多分枝，表皮淡黄色。单叶互生；叶片膜质，披针形至椭圆状披针形，全缘，腹面深绿色，背面淡绿色，两面均被短柔毛。总状花序顶生或腋生，花瓣黄色，侧生花瓣长圆形。蒴果阔倒心形至圆形，绿黄色。种子圆形，密被白色短柔毛。花期5~8月，果期8~10月。

【分布】生于山谷林下水旁阴湿处。产于广西、广东、云南、湖南、江西、福建等地。

【性能主治】根味甘、微苦，性平。有补益、强壮、祛湿、散瘀的作用。主治产后或病后体虚，急慢性肝炎，腰腿酸痛，子宫脱垂，脱肛，神经衰弱，月经不调，尿路感染，风湿骨痛，跌打损伤。

【采收加工】茎叶春、夏季采收，切段，晒干；根秋、冬季采收，切片，晒干。

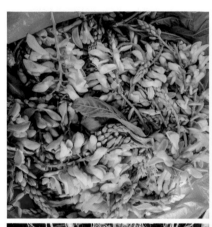

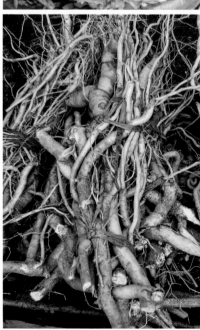

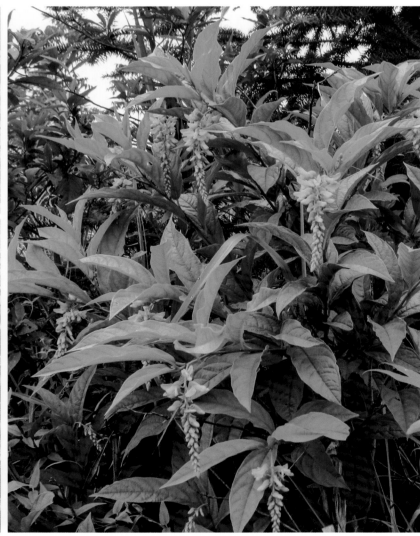

瓜子金

【基原】为远志科瓜子金 *Polygala japonica* Houtt. 的全草。

【别名】银不换、小金不换、拐子药。

【形态特征】多年生草本。单叶互生；叶片厚纸质或亚革质，卵形或卵状披针形，全缘，两面无毛或被短柔毛。总状花序与叶对生或腋外生；花白色至紫色。蒴果圆形，具喙状突尖，边缘具有横脉的阔翅，无缘毛。花期4~5月，果期5~8月。

【分布】生于山坡草地或田埂上。产于中国大部分省区。

【性能主治】全草微辛、苦，性平。有祛痰止咳、活血消肿、解毒止痛的作用。主治咳嗽痰多，咽喉肿痛；外用治跌打损伤，疔疮疖肿，蛇虫咬伤。

【采收加工】秋季采收，洗净，晒干。

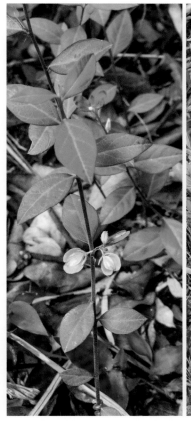
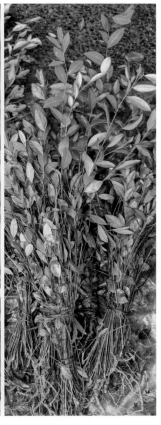

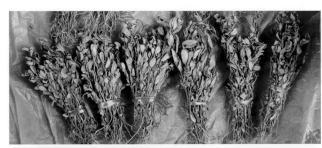
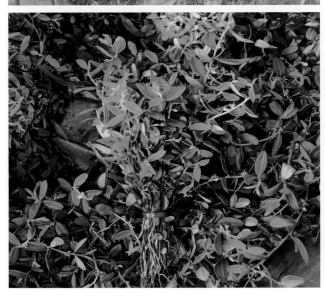

小花远志

【基原】为远志科小花远志 *Polygala polifolia* Presl 的全草。

【别名】小金牛草、瓜子莲。

【形态特征】一年生草本，高10~15 cm。茎多分枝，密被卷曲短柔毛。单叶互生；叶片厚纸质，倒卵形或长圆形，侧脉几乎不见。总状花序腋生或腋外生；花密集，白色或紫色。蒴果近球形，几具翅。花果期7~9月。

【分布】生于水旁瘠土、湿沙土以及中低海拔的山坡草地。产于广西、浙江、广东、海南和云南等地。

【性能主治】全草味甘、微苦，性平。有散瘀止血、化痰止咳、解毒消肿的作用。主治咳嗽、胸痛，咳血，便血，百日咳，肝炎，毒蛇咬伤，跌打损伤。

【采收加工】秋季采收，洗净，晒干。

凹叶景天

【基原】为景天科凹叶景天*Sedum emarginatum* Migo 的全草。

【别名】马牙苋。

【形态特征】多年生草本。茎细弱，高10~15 cm。叶对生；叶片匙状倒卵形至宽卵形，先端圆，有微缺，基部渐狭，有短距。花序聚伞状，顶生，有多花，常有3个分枝；花无梗；萼片5枚，披针形至狭长圆形；花瓣5枚，黄色，线状披针形至披针形。蓇葖略叉开，腹面有浅囊状隆起。种子细小，褐色。花期5~6月，果期6月。

【分布】生于山坡阴湿处。产于广西、云南、四川、湖南、湖北等地。

【性能主治】全草味苦、酸，性凉。有清热解毒、凉血止血、利湿的作用。主治痈疖，疔疮，带状疱疹，瘰疬，咯血，吐血，鼻出血，便血，痢疾，淋病，黄疸，崩漏，带下。

【采收加工】夏、秋季采收。

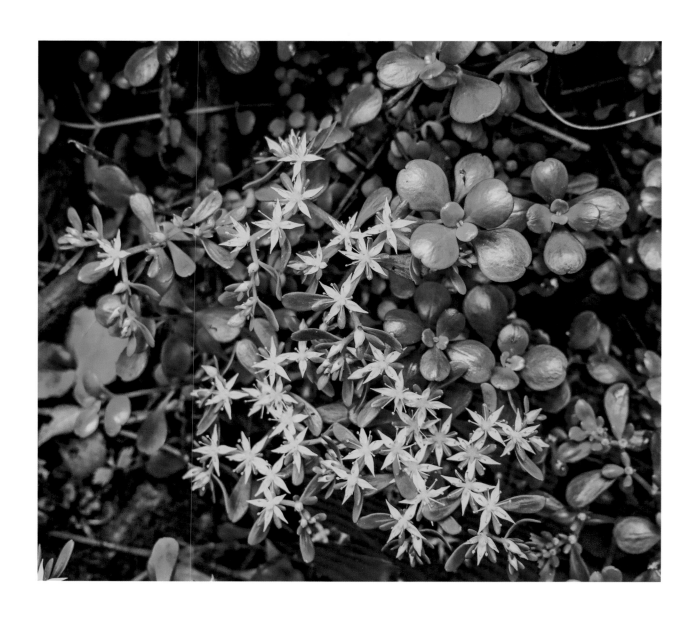

落新妇

【基原】为虎耳草科华南落新妇Astilbe grandis Stapf ex E. H. Wilson 的全草。

【别名】小升麻、大落新妇。

【形态特征】多年生草本，高0.4~1.2 m。根状茎粗壮。茎通常不分枝，被褐色长柔毛和腺毛。二回至三回三出复叶至羽状复叶；叶轴与小叶柄均多少被腺毛，叶腋近旁具长柔毛；小叶片卵形、狭卵形至长圆形，边缘有重齿，腹面被糙伏腺毛，背面沿脉生短腺毛。圆锥花序顶生；花瓣5片，白色或紫色，线形。花果期6~9月。

【分布】生于林下、灌木丛或沟谷阴湿处。产于广西、广东、四川、贵州、江西等地。

【性能主治】全草味苦，性凉。有祛风、清热、止咳的作用。主治风热感冒，头身疼痛，咳嗽。

【采收加工】秋季采收。

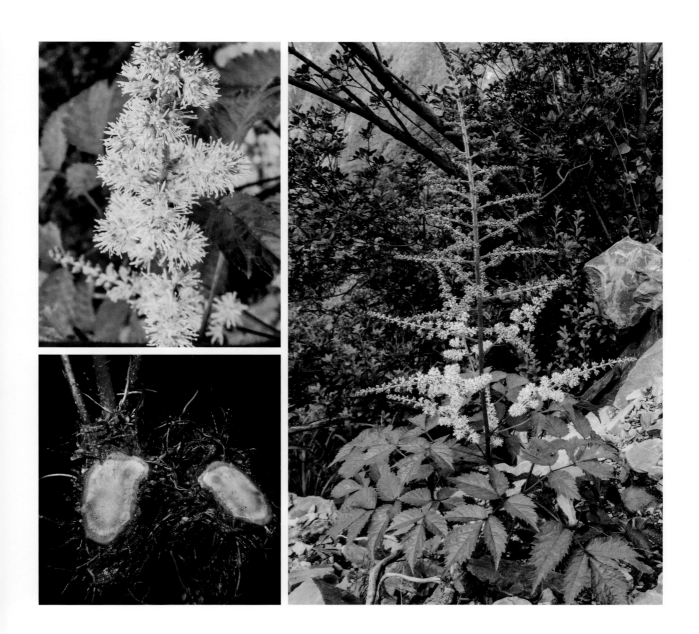

虎耳草

【基原】为虎耳草科虎耳草*Saxifraga stolonifera* Curtis的全草。

【别名】金线吊芙蓉、老虎耳。

【形态特征】多年生小草本。鞭匍枝细长，密被卷曲长腺毛，具鳞片状叶。基生叶具长柄；叶片近心形、肾形至扁圆形，裂片边缘具不规则齿牙和腺睫毛，被腺毛，背面通常红紫色，被腺毛，有斑点。聚伞花序圆锥状；花瓣5片，白色，中上部具紫红色斑点，基部具黄色斑点。花期5~8月，果期7~11月。

【分布】生于林下、草丛和阴湿岩隙。产于广西、广东、云南、贵州、四川、江西、福建、湖南、湖北、安徽、江苏等地。

【性能主治】全草味辛、苦，性寒；有小毒。有疏风、清热、凉血解毒的作用。主治风热咳嗽，肺痈，吐血，风火牙痛，风疹瘙痒，痈肿丹毒，痔疮肿痛，毒虫咬伤，外伤出血。

【采收加工】全年均可采收，晒干或鲜用。

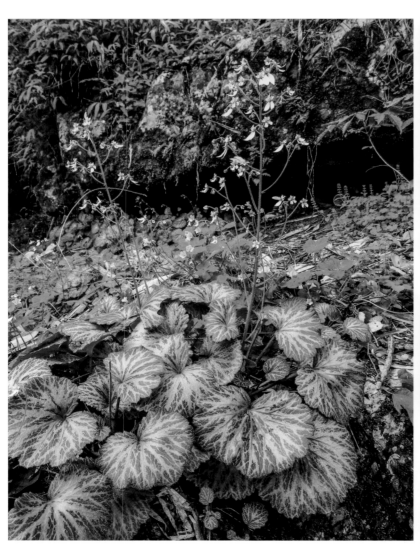
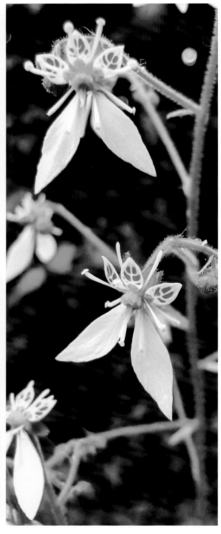

荷莲豆草

【基原】为石竹科荷莲豆草*Drymaria cordata* (L.) Willd. ex Schult. 的全草。

【别名】水蓝青、青钱草。

【形态特征】一年生披散草本。茎匍匐，丛生，基部分枝，节常生不定根。叶片卵状心形；托叶数片，白色，刚毛状。聚伞花序顶生；苞片针状披针形，边缘膜质；花梗被白色腺毛；萼片草质，边缘膜质，被腺柔毛；花瓣白色。花期4~10月，果期6~12月。

【分布】生于山谷、杂木林缘。产于广西、广东、云南、贵州、四川、湖南等地。

【性能主治】全草味苦，性凉。有清热利湿、解毒活血的作用。主治黄疸，水肿，疟疾，惊风，风湿脚气，疮痈疖毒，小儿疳积。

【采收加工】夏季采收，鲜用或晒干。

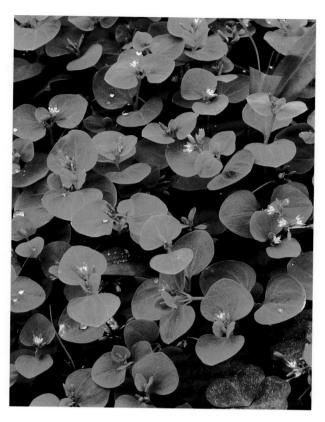

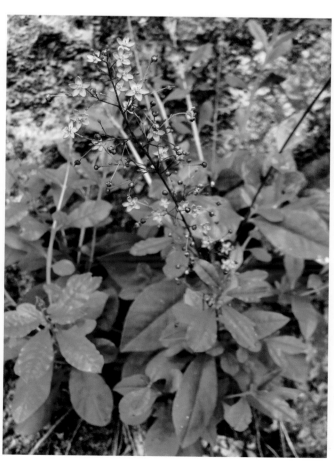

土人参

【基原】为马齿苋科土人参*Talinum paniculatum* (Jacq.) Gaertn. 的根。

【形态特征】一年生肉质草本。主根棕褐色，粗壮，有分枝；皮黑褐色，断面乳白色。叶互生或近对生；叶片稍肉质，倒卵形或倒卵状长椭圆形。圆锥花序顶生或腋生；花小，花瓣粉红色或淡紫红色，倒卵形或椭圆形。蒴果近球形。种子多数，黑褐色或黑色。花期6~8月，果期9~11月。

【分布】生于路边、山坡沟边等阴湿处。产于广西、广东、云南、四川等地。

【性能主治】根味甘、淡，性平。有补气润肺、止咳、调经的作用。主治气虚无力，食少，潮热，盗汗，月经不调，带下，产妇乳汁不足。

【采收加工】夏、秋季采挖，洗净，除去细根，晒干，或刮去表皮蒸熟晒干。

慢惊风

【基原】为蓼科金线草Antenoron filiforme (Thunb.) Roberty et Vautier 的全草。

【别名】人字草、九盘龙。

【形态特征】多年生草本。茎直立，具糙伏毛，有纵沟，节部膨大。叶片椭圆形或长圆形，两面有长糙伏毛；托叶鞘筒状，膜质，褐色。总状花序呈穗状，通常数个，顶生或腋生；花序轴延伸，花排列稀疏。瘦果卵形，褐色。花期7~8月，果期9~10月。

【分布】生于坡林缘、山谷路旁。产于华东、华中、华南及西南地区。

【性能主治】全草味辛，性凉；有小毒。有凉血止血、清热利湿、散瘀止痛的作用。主治咳血，便血，血崩，泄泻，痢疾，胃痛，经期腹痛，产后血瘀腹痛，跌打损伤，风湿痹痛。

【采收加工】夏、秋季采收，晒干或鲜用。

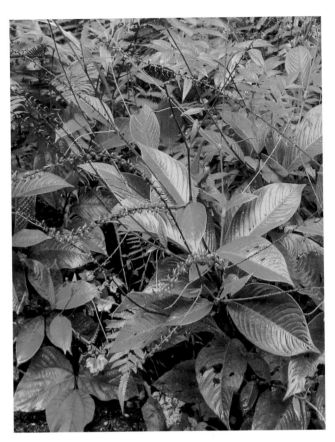

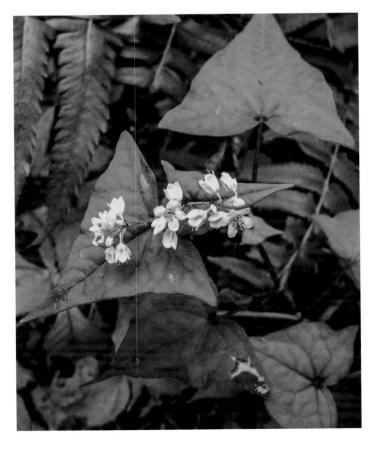

金荞麦

【基原】为蓼科金荞麦Fagopyrum dibotrys (D. Don) H. Hara的根状茎。

【别名】野荞麦。

【形态特征】多年生草本。根状茎木质化，黑褐色。叶片三角形，两面具乳头状突起或被柔毛；托叶鞘筒状，膜质，褐色，无缘毛。花序伞房状，顶生或腋生；花被5深裂，白色，花被片长椭圆形。瘦果宽卵形，黑褐色，无光泽。花期7~9月，果期8~10月。

【分布】生于山谷湿地、山坡灌木丛中。产于陕西、华东、华中、华南及西南等地区。

【性能主治】根状茎味微辛、涩，性凉。有清热解毒、排脓祛瘀的作用。主治肺痈吐脓，肺热喘咳，乳蛾肿痛。

【采收加工】冬季采挖，晒干。

何首乌

【基原】为蓼科何首乌*Fallopia multiflora* (Thunb.) Haraldson 的块根或藤茎。

【别名】首乌、首乌藤、夜交藤。

【形态特征】多年生草本。块根肥厚，黑褐色。茎缠绕，多分枝，具纵棱，无毛，下部木质化。叶片卵状心形，全缘。花序圆锥状，顶生或腋生；苞片三角状卵形，具小突起，每苞内具2~4朵花；花被5深裂，白色或淡绿色，果时增大，外形近圆形。瘦果卵形，熟时黑褐色。花期8~9月，果期9~10月。

【分布】生于山谷路边、灌木丛中、山坡及沟边石隙中。产于广西、贵州、四川、湖北等地。

【性能主治】块根味苦、甘、涩，性微温。有解毒、消痈、截疟、润肠通便的作用。主治疮痈，瘰疬，风疹瘙痒，久疟体虚，肠燥便秘。藤茎味甘，性平。有养血安神、祛风通络的作用。主治失眠多梦，血虚身痛，风湿痹痛，皮肤瘙痒。

【采收加工】块根在秋、冬季叶枯萎时采挖，削去两端，洗净，个大的切成块，干燥。藤茎在秋、冬季采割，除去残叶，捆成把或趁鲜切段，干燥。

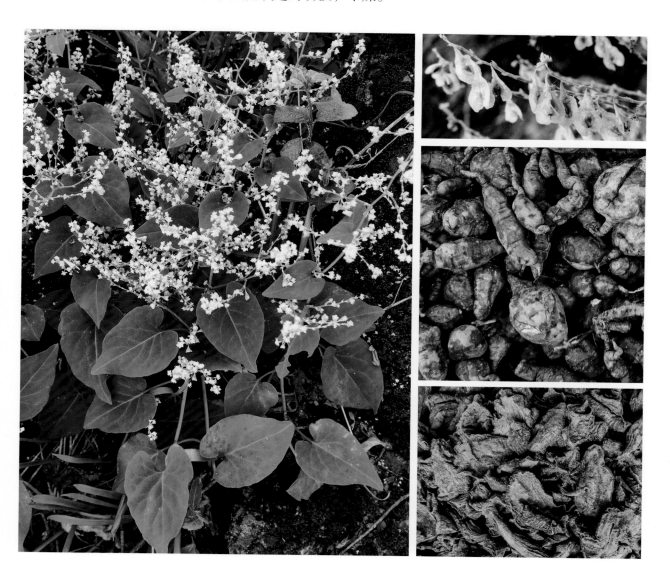

石莽草

【基原】为蓼科头花蓼*Polygonum capitatum* Buch.-Ham. ex D. Don 的全草。

【别名】雷公须、火眼丹。

【形态特征】多年生草本。茎匍匐，多分枝，疏生腺毛或近无毛。一年生枝近直立，疏生腺毛。叶片卵形或椭圆形，边缘具腺毛，腹面有时具黑褐色新月形斑点。头状花序；花被5深裂，淡红色。瘦果长卵形，熟时黑褐色，密生小点，微有光泽。花期6~9月，果期8~10月。

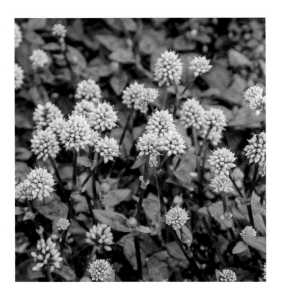

【分布】生于山坡、山谷湿地。产于广西、广东、云南、贵州、四川、湖南等地。

【性能主治】全草味苦、辛，性凉。有清热利湿、活血止痛的作用。主治痢疾，肾盂肾炎，膀胱炎，尿路结石，风湿痛，跌打损伤，疟腮，疮疡，湿疹。

【采收加工】全年均可采收，鲜用或晒干。

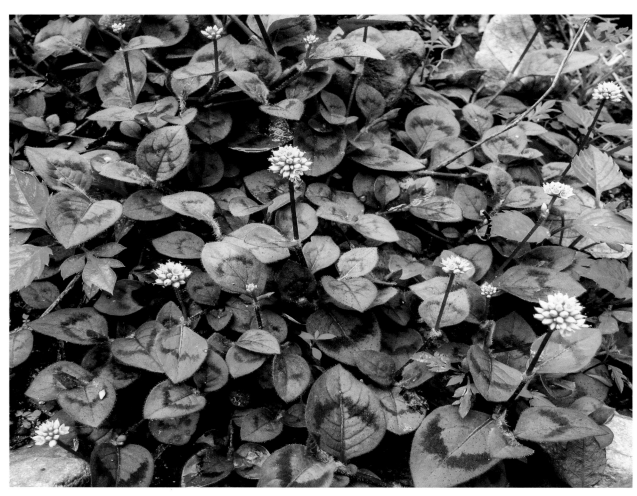

火炭母

【基原】为蓼科火炭母*Polygonum chinense* L. 的全草。

【别名】火炭毛、乌炭子。

【形态特征】多年生草本。叶片卵形或长卵形，两面无毛，有时背面沿叶脉疏生短柔毛。头状花序，通常数个排成圆锥状，顶生或腋生；花序梗被腺毛；花被5深裂，白色或淡红色，裂片卵形，果时增大，呈肉质，蓝黑色。花期7~9月，果期8~10月。

【分布】生于山谷湿地、山坡草地。产于华东、华中、华南和西南等地区。

【性能主治】全草味酸、涩，性凉；有毒。有清热解毒、利湿止痒、明目退翳的作用。主治痢疾，肠炎，扁桃体炎，咽喉炎；外用治角膜云翳，子宫颈炎，湿疹。

【采收加工】夏、秋季采收，晒干。

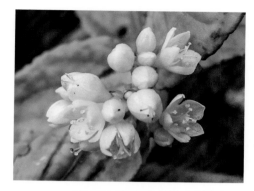

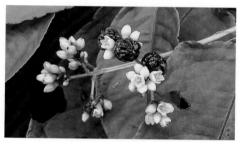

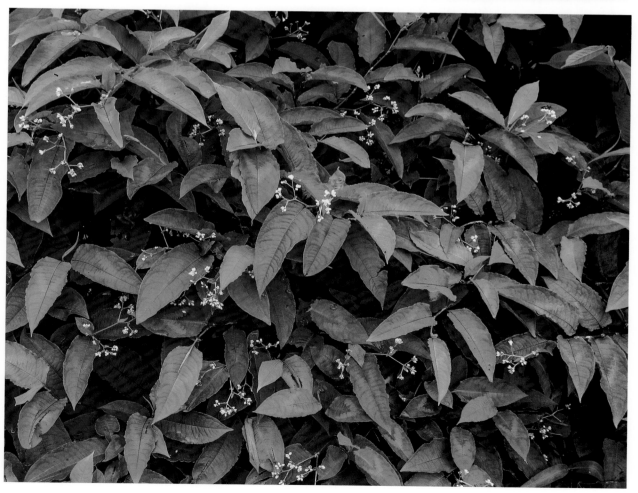

杠板归

【基原】为蓼科杠板归*Polygonum perfoliatum* L. 的全草。

【别名】刺犁头、蛇不过、猫爪刺。

【形态特征】一年生草本。茎攀缘，多分枝，沿棱具稀疏倒生皮刺。叶片三角形，薄纸质，腹面无毛，背面沿叶脉疏生皮刺。总状花序呈短穗状，不分枝顶生或腋生；花被5深裂，白色或淡红色，果时增大，呈肉质，深蓝色。瘦果球形，熟时黑色，有光泽，包于宿存花被内。花期6~8月，果期7~10月。

【分布】生于田边、路旁、山谷湿地。产于广西、广东、云南、贵州、四川、海南等地。

【性能主治】全草味酸，性微寒。有清热解毒、利水消肿、止咳的作用。主治咽喉肿痛，肺热咳嗽，小儿顿咳，水肿尿少，湿热泻痢，湿疹，疖肿，蛇虫咬伤。

【采收加工】夏季开花时采收，晒干。

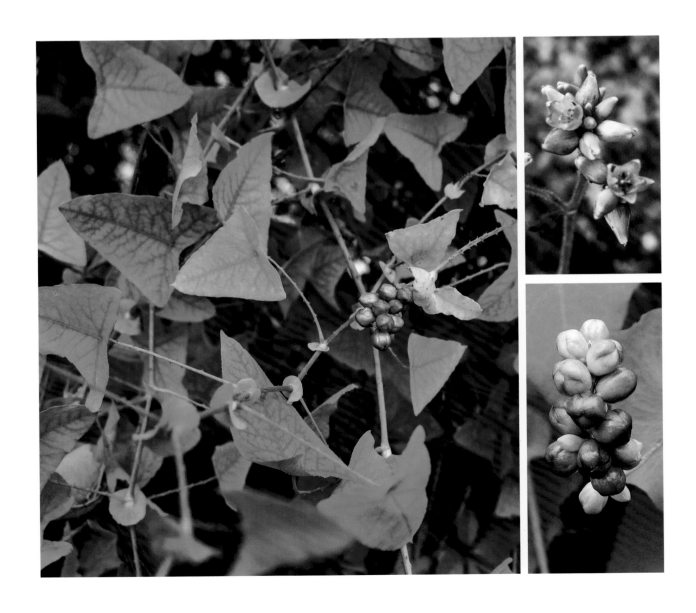

赤胫散

【基原】为蓼科赤胫散*Polygonum runcinatum* Buch.–Ham. ex D. Don var. *sinense* Hemsl. 的根状茎及全草。

【别名】花蝴蝶、花脸荞。

【形态特征】多年生草本，具根状茎。茎近直立或上升，有毛或近无毛；节部通常具倒生伏毛。叶片羽裂，顶生裂片较大，三角状卵形，两面疏生糙伏毛，具短缘毛；下部叶叶柄具狭翅。头状花序小，紧密，花序梗具腺毛；苞片长卵形，边缘膜质；花被5深裂，淡红色或白色。瘦果卵形，黑褐色。花期4~8月，果期6~10月。

【分布】生于山坡草地、山谷、路旁。产于广西、云南、贵州、四川、湖南、湖北等地。

【性能主治】根状茎及全草味微苦、涩，性平。有清热解毒、活血止痛、解毒消肿的作用。主治急性胃肠炎，吐血咯血，痔疮出血，月经不调，跌打损伤；外用治乳腺炎，痈疖肿毒。

【采收加工】夏、秋季采收，洗净切片，鲜用或晒干。

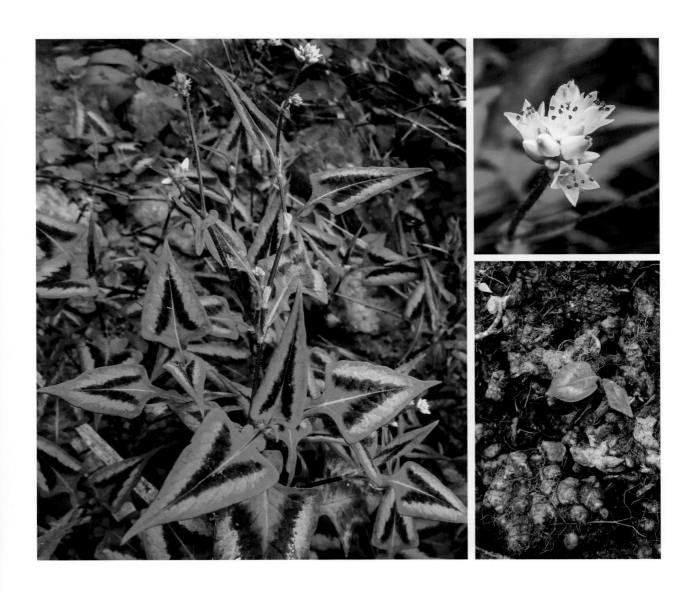

虎杖

【基原】为蓼科虎杖*Reynoutria japonica* Houtt. 的根状茎和根。

【别名】花斑竹、酸筒杆。

【形态特征】多年生草本。根状茎粗壮，横走。茎直立，空心，具明显的纵棱，具小突起，无毛，散生红色或紫红斑点。叶片近革质，宽卵形或卵状椭圆形，顶端渐尖，基部宽楔形、截形或近圆形，两面无毛，沿叶脉具小突起。花单性，雌雄异株；花序圆锥状；花被5深裂，淡绿色，雄花花被片具绿色中脉，无翅。瘦果卵形，熟时黑褐色。花期8~9月，果期9~10月。

【分布】生于山坡灌木丛、山谷、路旁、田边湿地。产于华东、华中、华南地区及四川、云南、贵州、陕西、甘肃等地。

【性能主治】根状茎、根味咸，性寒。有利湿退黄、清热解毒、散瘀止痛、止咳化痰的作用。主治湿热黄疸，淋浊，带下，风湿痹痛，痈肿疮毒，水火烫伤，闭经，跌打损伤，肺热咳嗽。

【采收加工】春、秋季采挖，除去须根，洗净，趁鲜切短段或厚片，晒干。

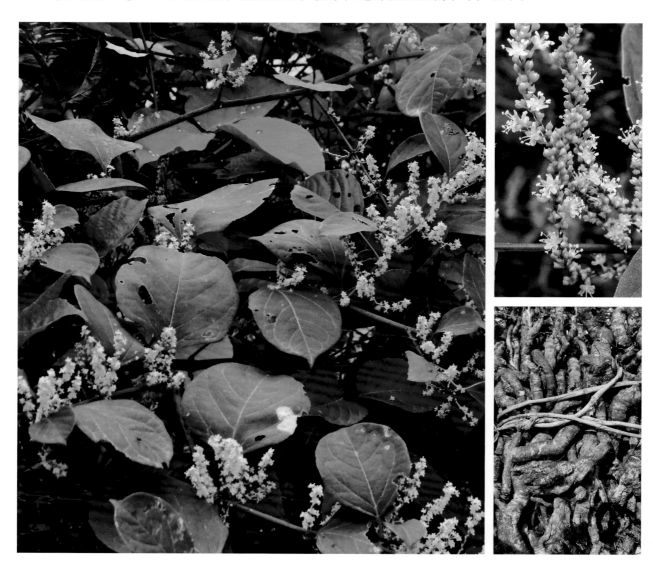

羊蹄

【基原】为蓼科羊蹄*Rumex japonicus* Houtt. 的根或全草。

【别名】土大黄。

【形态特征】多年生直立草本。基生叶长圆形或披针状长圆形，先端急尖，基部圆形或心形，边缘微波状；茎上部叶狭长圆形。圆锥花序具叶；花两性，多花轮生；花被片淡绿色，外花被片椭圆形，长约2毫米，内花被片果时增大，宽心形，先端渐尖，基部心形，边缘具不整齐的小齿，具长卵形小瘤。瘦果宽卵形，具3条锐棱，暗褐色，有光泽。花期5~6月，果期6~7月。

【分布】生于河边湿地、田边路旁。产于我国大部分地区。

【性能主治】根味酸、甘、微苦，性凉。有清热解毒、止血、通便、杀虫的作用。主治肺结核咯血，痔疮出血，痈疮疔肿，皮肤瘙痒，跌打肿痛。

【采收加工】春、秋季挖根，洗净，切片，晒干。全草全年均可采收或秋季采收，晒干。

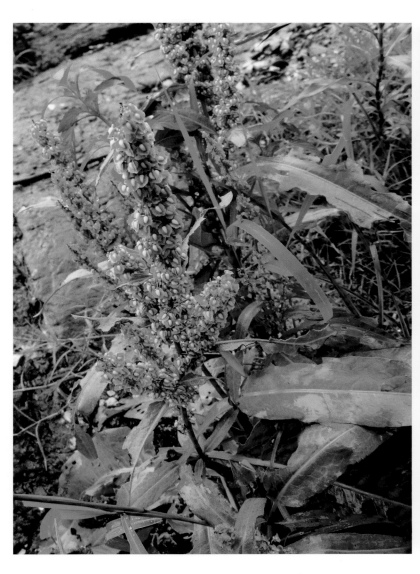
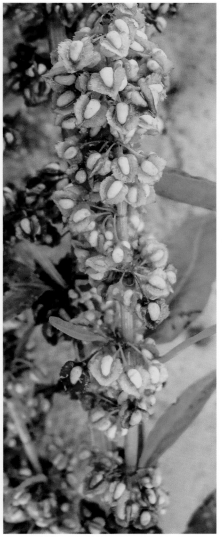

商陆

【基原】为商陆科商陆*Phytolacca acinosa* Roxb. 或垂序商陆*Phytolacca americana* L. 的根。

【别名】地萝卜。

【形态特征】多年生草本。根肥大，肉质，倒圆锥形；外皮淡黄色或灰褐色；内面黄白色。茎直立，肉质，绿色或红紫色。叶片薄纸质，椭圆形、长椭圆形或披针状椭圆形。总状花序顶生或与叶对生，密生多花；花白色，后渐变为淡红色。浆果扁球形，深红紫色或黑色。花期5~8月，果期6~10月。垂序商陆与商陆相似，但前者的果序下垂可区别。

【分布】生于沟谷、山坡林下、林缘路旁。除东北、内蒙古、青海、新疆外，分布几遍全国。

【性能主治】根味苦，性寒；有毒。有逐水消肿、通利二便的作用；外用有解毒散结的作用。主治水肿胀满，二便不通；外用治痈肿疮毒。

【采收加工】秋季至翌年春季采挖，除去须根和泥沙，切成块或片，晒干或阴干。

商陆*Phytolacca acinosa*

垂序商陆*Phytolacca americana*

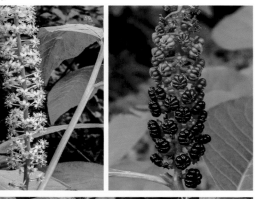
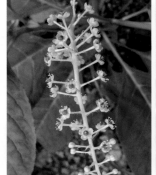
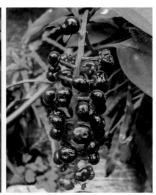
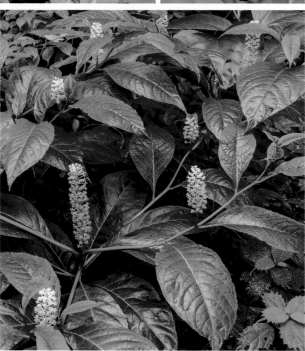
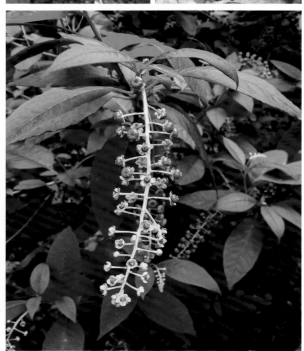

土荆芥

【基原】为藜科土荆芥*Dysphania ambrosioides* (L.) Mosyakin et Clemants的地上部分。

【别名】鹅脚草。

【形态特征】一年生或多年生草本。有强烈香味。茎直立，多分枝，被柔毛。叶片矩圆状披针形至披针形，边缘具稀疏不整齐的大齿，腹面无毛，背面有散生油点并沿叶脉稍有毛。花序常3~5个团集，生于上部叶腋，花绿色。胞果扁球形，完全包于花被内。花果期长。

【分布】生于村旁、路边、河岸等处。产于广西、广东、四川、福建、湖南、江苏等地。

【性能主治】全草味辛，性温；有大毒。有杀虫、祛风、痛经、止痛的作用。主治蛔虫，钩虫，风湿痹痛，痛经，闭经，皮肤湿疹。

【采收加工】夏、秋季果实完全成熟时采割，除去杂质，阴干。

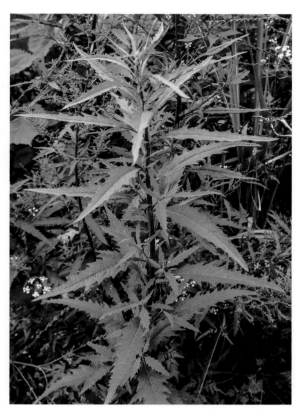

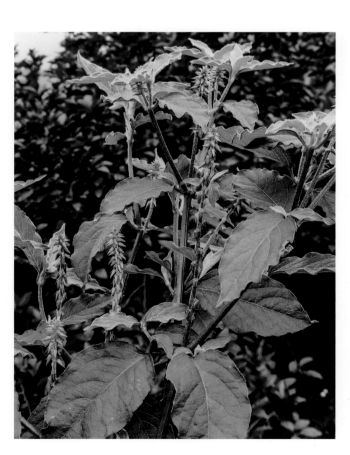

牛膝风

【基原】为苋科土牛膝*Achyranthes aspera* L. 的全草。

【别名】倒刺草、倒钩草、倒扣草。

【形态特征】多年生草本，高20~120 cm。茎四棱形，节部稍膨大；分枝对生。叶片纸质，宽卵状倒卵形或椭圆状矩圆形，顶端圆钝，具突尖，两面密生柔毛或近无毛。穗状花序顶生；花序梗具棱角，粗壮，坚硬，密生白色伏贴或开展柔毛。胞果卵形。花期6~8月，果期10月。

【分布】生于山坡、疏林或村边空旷地。产于广西、广东、云南、湖南、四川等地。

【性能主治】全草味甘、淡、微酸，性凉。有解表清热、利湿的作用。主治外感发热，咽喉肿痛，烦渴，风湿性关节痛。

【采收加工】夏、秋季采挖，除去杂质，干燥。

牛膝

【基原】为苋科牛膝*Achyranthes bidentata* Blume 的根。

【别名】怀牛膝、山苋菜、对节草。

【形态特征】多年生草本。根圆柱形，土黄色。茎有棱角，绿色或带紫色，分枝对生。叶片椭圆形或椭圆披针形，先端尾尖，两面有柔毛。穗状花序顶生及腋生，有白柔毛；花多数，密生。花期7~9月，果期9~10月。

【分布】生于山坡林下。产于除东北外的全国各地。

【性能主治】根味苦、甘、酸，性平。有逐瘀通经、补肝肾、强筋骨、利尿通淋、引血下行的作用。主治闭经，痛经，腰膝酸痛，筋骨无力，淋证，水肿，牙痛，口疮，吐血。

【采收加工】冬季茎叶枯萎时采挖，除去须根及泥沙，将顶端切齐，晒干。

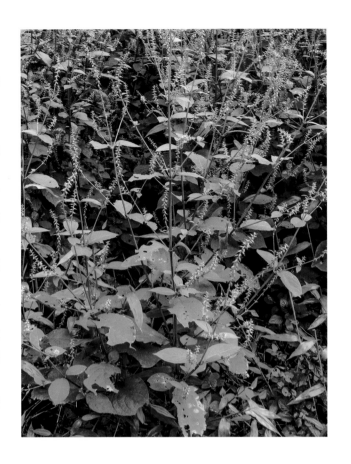

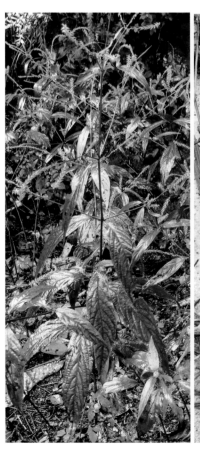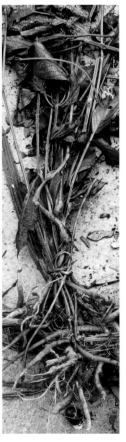

红牛膝

【基原】为苋科柳叶牛膝*Achyranthes longifolia* (Makino) Makino 的根及根状茎。

【别名】土牛膝、长叶牛膝。

【形态特征】多年生草本。茎有棱角或四方形，绿色或带紫色，分枝对生。本种和牛膝相近，区别为本种叶片披针形或宽披针形，长10~20 cm，宽2~5 cm，顶端尾尖；小苞片针状，长3.5 mm，基部有2枚耳状薄片，仅有缘毛。花果期9~11月。

【分布】生于山坡、沟边。产于广西、广东、云南、贵州、湖南、江西、四川等地。

【性能主治】根及根状茎味甘、微苦、微酸，性寒。有活血化瘀、泻火解毒、利尿通淋的作用。主治闭经，跌打损伤，风湿关节痛，痢疾，白喉，咽喉肿痛，疮痈，淋证，水肿。

【采收加工】秋季或冬春季采挖，除去茎叶及须根，洗净，晒干。

节节花

【基原】为苋科莲子草*Alternanthera sessilis* (L.) R. Br. ex DC. 的全草。

【别名】蓬子草、满天星。

【形态特征】多年生草本。茎上升或匍匐，绿色或稍带紫色。叶片条状披针形、矩圆形、倒卵形、卵状矩圆形，全缘或有不明显的齿，两面无毛或疏生柔毛。腋生头状花序1~4个，无花序梗，初为球形，后渐成圆柱形；花密生，白色。花期5~7月，果期7~9月。

【分布】生于村边的草坡、水沟、田边或沼泽潮湿处。产于广西、广东、云南等地。

【性能主治】全草味微甘，性寒。有凉血散瘀、清热解毒、除湿通淋的作用。主治便血，湿热黄疸，痢疾，牙龈肿痛，咽喉肿痛，乳痈，痈疽肿毒，湿疹，淋症，跌打损伤。

【采收加工】夏、秋季采收，洗净，晒干。

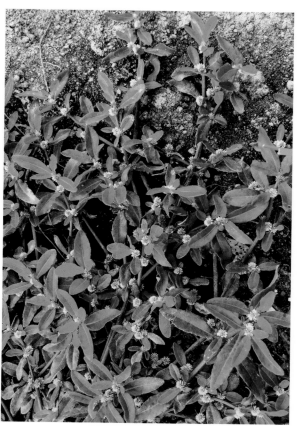

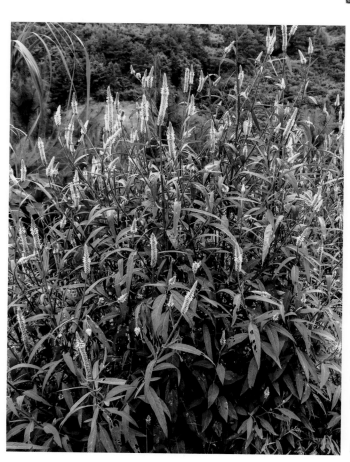

青葙子

【基原】为苋科青葙*Celosia argentea* L. 的成熟种子。

【别名】野鸡冠花、狗尾苋。

【形态特征】一年生草本。全体无毛。茎直立，有分枝。叶片矩圆披针形、披针形或披针状条形，绿色常带红色。花多数，密生，在茎端或枝端成单一的塔状或圆柱状穗状花序。胞果小，包裹在宿存花被片内。花期5~8月，果期6~10月。

【分布】生于平原、田边、丘陵、山坡。分布几遍全国。

【性能主治】种子味苦、辛，性寒。有清虚热、除骨蒸、解暑热、截疟、退黄的作用。主治温邪伤阴，阴虚发热，骨蒸劳热，暑邪发热，疟疾寒热，湿热黄疸。

【采收加工】秋季果实成熟时采收植株或摘取果穗，晒干，收集种子，除杂质。

急性子

【基原】为凤仙花科凤仙花*Impatiens balsamina* L. 的成熟种子。

【别名】指甲花、金凤花。

【形态特征】一年生草本。茎粗壮，肉质，直立，下部节常膨大。叶互生；叶片披针形、狭椭圆形或倒披针形。花单生或2~3朵簇生于叶腋，白色、粉红色或紫色，单瓣或重瓣。蒴果宽纺锤形，两端尖，密被柔毛。种子多数，圆球形，黑褐色。花期7~10月。

【分布】生于山坡草池、路边、田边。中国南北各地均有栽培，亦为常见的观赏花卉。

【性能主治】种子味微苦、辛，性温。有破血、软坚、消积的作用。主治癥瘕痞块，闭经，噎膈。

【采收加工】夏、秋季果实即将成熟时采收，晒干，除去果皮和杂质。

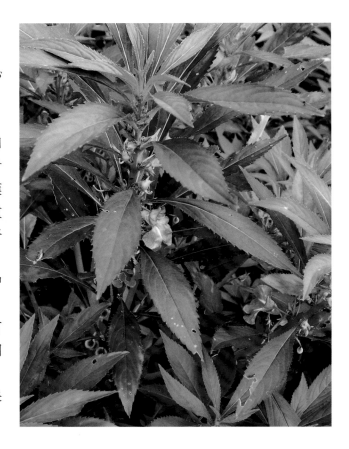

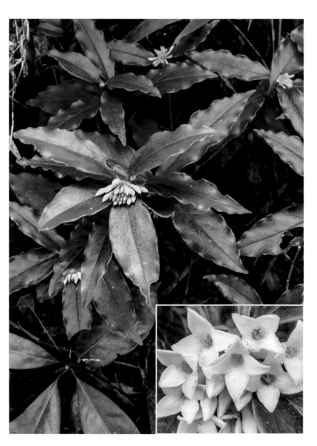

白瑞香

【基原】为瑞香科白瑞香*Daphne papyracea* Wall. ex Steud. 的根皮或根。

【别名】野山麻、一身饱暖。

【形态特征】常绿灌木，高1~1.5 m。树皮灰色。小枝圆柱形，纤细，灰褐色至灰黑色。叶片较薄，长圆形或长圆状披针形，侧脉不明显。花白色，多花簇生于小枝顶端成头状花序。核果卵状球形，卵形或倒梨形。种子圆球形。花期11~12月，果期翌年4~5月。

【分布】生于山地、山谷密林下、灌木丛中。产于广西、广东、贵州、四川、云南、湖南等地。

【性能主治】根皮、茎皮或全株味甘、辛，性微温；有小毒。有祛风止痛、活血调经的作用。主治风湿痹痛，跌打损伤，月经不调。

【采收加工】夏、秋季挖取根或剥取根皮，洗净，晒干。

了哥王

【基原】为瑞香科了哥王 *Wikstroemia indica* (L.) C. A. Mey. 的根或根皮。

【别名】铁乌散、山棉皮。

【形态特征】灌木。小枝红褐色，无毛。叶对生；叶片纸质至近革质，倒卵形、椭圆状长圆形或披针形，干时棕红色，无毛，侧脉细密。花黄绿色，数朵组成顶生头状总状花序；花序梗长5~10 mm，无毛；花梗长1~2 mm；花近无毛，裂片4片，宽卵形至长圆形。果椭圆形，熟时红色至暗紫色。花果期夏、秋季。

【分布】生于开旷林下或石山上。产于广西、广东、四川、湖南、浙江、江西、福建等地。

【性能主治】根或根皮味苦、辛，性微寒；有毒。有清热解毒、散瘀逐水的作用。主治支气管炎，肺炎，腮腺炎，淋巴结炎，风湿痛，晚期血吸虫病腹水，疮疖痈疽。

【采收加工】全年均可采挖，洗净，晒干，或剥取根皮，晒干。

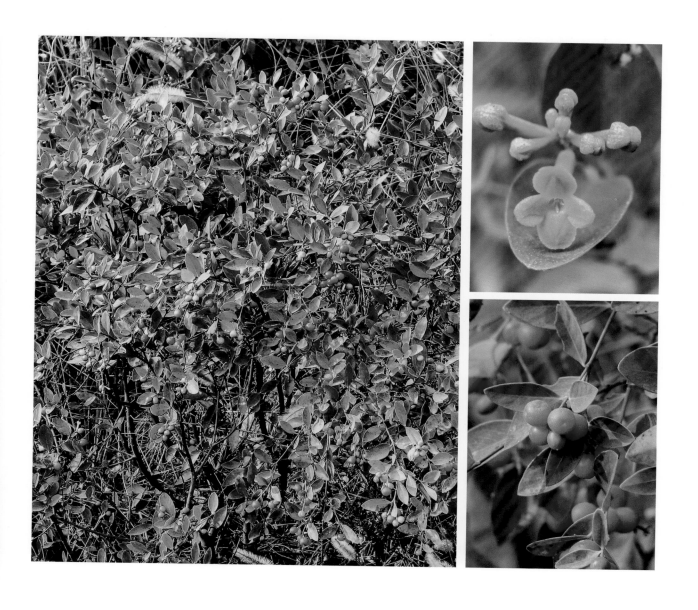

上山虎

【基原】为海桐花科少花海桐*Pittosporum pauciflorum* Hook. et Arn.的茎、枝。

【别名】海金子。

【形态特征】常绿灌木。嫩枝无毛，老枝有皮孔。叶散布于嫩枝上，有时呈假轮生状；叶片薄革质，狭窄矩圆形或狭倒披针形，先端渐尖。花3~5朵生于枝顶叶腋内，呈假伞形状；子房长卵形，被灰茸毛。蒴果椭圆形或卵形，3片裂开；果爿阔椭圆形。种子红色。花期4~5月，果期5~10月。

【分布】生于山坡林下或灌木丛中。产于广西、广东、湖南、江西等地。

【性能主治】茎、枝味苦、辛，性温。有祛风活络、散寒止痛、镇静的作用。主治腰腿疼痛，牙痛，胃痛，神经衰弱，遗精，早泄，毒蛇咬伤。

【采收加工】全年均可采收，切段，晒干。

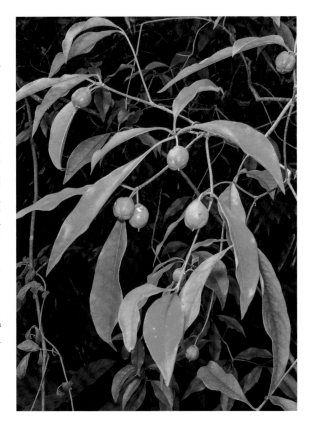

绞股蓝

【基原】为葫芦科绞股蓝*Gynostemma pentaphyllum* (Thunb.) Makino 的全草。

【别名】盘王茶、五叶参。

【形态特征】常绿草质藤本。茎细弱，具纵棱和槽。叶膜质或纸质，鸟足状5~7小叶。花雌雄异株；雄花圆锥花序；花绿白色；雌花圆锥花序远较雄花序短小，花萼及花冠似雄花。果肉质不裂，球形，熟后黑色。种子卵状心形。花期3~11月，果期4~12月。

【分布】生于沟谷林下、山坡或灌木丛中。产于我国南部。

【性能主治】全草味苦、微甘，性寒。有清热解毒、止咳祛痰、益气养阴、延缓衰老的作用。主治胸膈痞闷，痰阻血瘀，心悸气短，眩晕头痛，健忘耳鸣，自汗乏力，高脂血症。

【采收加工】夏、秋季采收，除去杂质，洗净，晒干。

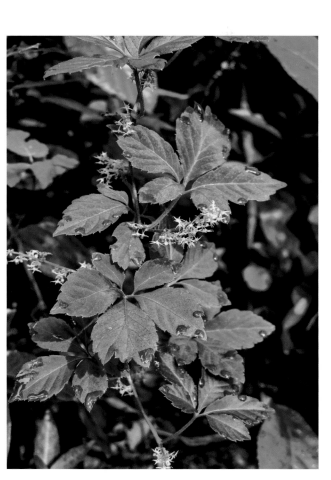

罗汉果

【基原】为葫芦科罗汉果*Siraitia grosvenorii* (Swingle) C. Jeffrey ex A. M. Lu et Z. Y. Zhang 的果实。

【别名】野栝楼、光果木鳖。

【形态特征】多年生攀缘草本。根多年生，纺锤形或近球形。全株被黄褐色柔毛和黑色疣状腺鳞。叶片膜质，卵状心形，近全缘。雌雄异株；雄花序总状；花黄色，被黑色腺点。果实阔椭圆形或近球形，被黄色柔毛，老后脱落变光滑。种子压扁状，有放射状沟纹。花期2~5月，果期7~9月。

【分布】生于山地林中。产于广西、贵州、湖南、广东和江西等地。现野生资源少见，多为栽培。为广西道地药材。

【性能主治】果实味甘，性凉。有清热润肺、利咽开音、滑肠通便的作用。主治肺火燥咳，咽痛失音，肠燥便秘。

【采收加工】秋季果实由嫩绿色变深绿色时采收，晾数天后低温干燥。

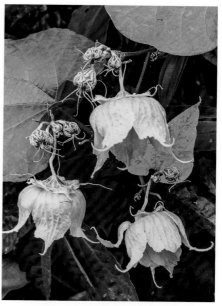

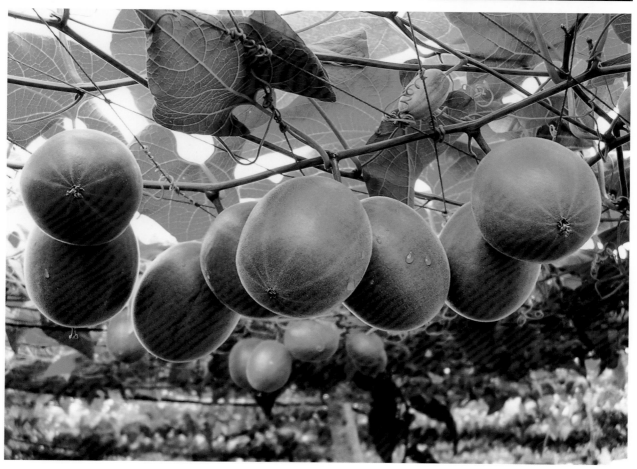

中华栝楼

【基原】为葫芦科中华栝楼*Trichosanthes rosthornii* Harms 的根、成熟果实、成熟种子。

【别名】双边栝楼、栝楼子。

【形态特征】草质藤本。块根条状，肥厚，具横瘤状突起。叶片纸质，3~7深裂几达基部；裂片线状披针形至倒披针形；叶基部心形。花冠白色，顶端具丝状长流苏。果实球形或椭圆形，熟时果皮及果瓤均橙黄色。种子卵状椭圆形，深棕色，边缘成环状隆起。花期6~8月，果期8~10月。

【分布】生于山坡、灌木丛中或湿地。产于广西、贵州、云南、四川、湖北、江西、甘肃、陕西等地。现多为栽培。

【性能主治】根味甘、微苦，性微寒。有清热泻火、生津止渴、消肿排脓的作用。主治热病烦渴，肺热燥咳，内热消渴，疮疡肿毒。果实味甘、微苦，性寒。有清热涤痰、宽胸散结、润燥滑肠的作用。主治肺热咳嗽，痰浊黄稠，胸痹心痛，结胸痞满，乳痈，肺痈，肠痈肿痛，大便秘结。种子味甘，性寒。有润肺化痰、滑肠通便的作用。主治燥咳痰黏，肠燥便秘。

【采收加工】根秋、冬季采挖，洗净，除去外皮，切段或纵剖成瓣，干燥。秋季果实成熟时，连果梗剪下，置通风处阴干。秋季采摘成熟果实，剖开，取出种子，洗净，晒干。

【附注】《中国药典》（2020年版）记载中华栝楼以根、果实、种子入药的药材名分别为天花粉、瓜蒌、瓜蒌子。

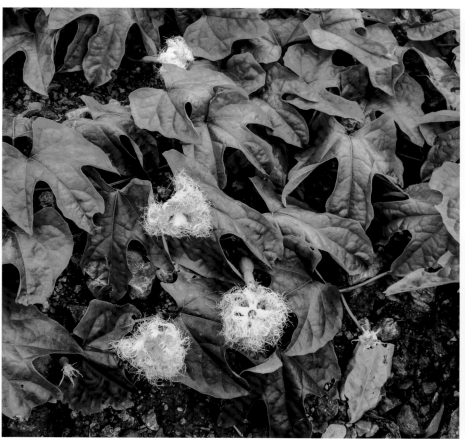
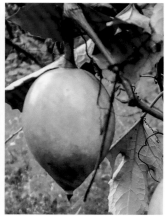
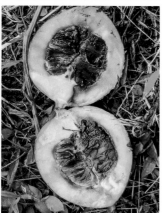

木鳖子

【基原】为葫芦科木鳖子*Momordica cochinchinensis* (Lour.) Spreng. 的成熟种子。

【形态特征】多年生粗壮大藤本。具块状根。叶柄具2~4个腺体；叶片3~5中裂至深裂。卷须颇粗壮，光滑无毛，不分歧。雌雄异株；花冠黄色，基部有齿状黄色腺体。果实卵形，顶端有1个短喙，熟时红色，具刺尖突起。种子卵形或方形，干后黑褐色，具雕纹。花期6~8月，果期8~10月。

【分布】生于山沟、疏林或路旁，常见栽培。产于广西、广东、湖南、江苏、江西等地。

【性能主治】种子味苦、微甘，性凉；有毒。有散结消肿、攻毒疗疮的作用。主治疮疡肿毒，乳痈，瘰疬，痔漏，干癣，秃疮。

【采收加工】冬季采收成熟果实，剖开，除去果肉，取出种子，干燥。

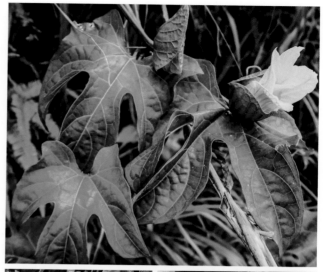

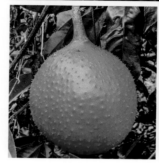
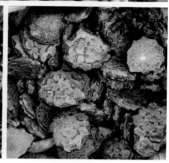

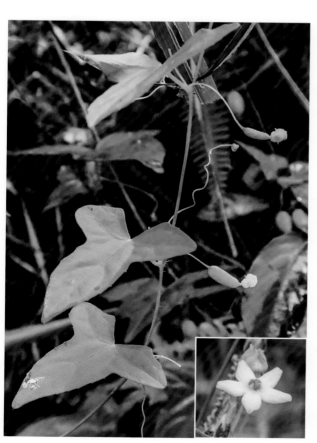

马㼎儿

【基原】为葫芦科马㼎儿*Zehneria indica* (Lour.) Keraudren 的全草或根。

【别名】老鼠拉冬瓜、老鼠瓜。

【形态特征】攀缘或平卧草本。叶片膜质，三角状卵形、卵状心形或戟形，不分裂或3~5浅裂。雌雄同株；雄花单生或稀2~3朵生于短的总状花序上；雌花与雄花在同一叶腋内单生或稀双生。果长圆形或狭卵形，熟后橘红色或红色。种子卵形。花期4~7月，果期7~10月。

【分布】生于山坡、村边草丛、路旁灌木丛中。产于广西、广东、云南、福建等地。

【性能主治】根或叶味甘、苦，性凉。有清热解毒、消肿散结的作用。主治咽喉肿痛，结膜炎；外用治疮疡肿毒，睾丸炎，皮肤湿疹。

【采收加工】夏季采叶，秋季挖根，洗净，鲜用或晒干。

周裂秋海棠

【基原】为秋海棠科周裂秋海棠*Begonia circumlobata* Hance 的带根茎的全草。

【别名】水天葵。

【形态特征】多年生直立草本。根状茎匍匐。叶均基生；叶片轮廓宽卵形至扁圆形，基部近截形或微心形，5~6深裂，裂片先端渐尖，基部楔形，全边具粗而浅不等大的齿，齿尖常带短芒；干时腹面褐绿色，散生短硬毛，背面色淡，沿脉散生糙伏毛。花葶有时很短，仅高5~6 cm；花少数，二回至三回二歧聚伞状，玫瑰色。蒴果具不等的3翅，大的长舌状，其余2翅窄。花期6月开始，果期7月开始。

【分布】生于密林下山沟边、山谷密林的石上、山地路旁水边。产于广西、广东、湖北、湖南、贵州等地。

【性能主治】带根茎的全草味甘、酸，性寒。有散瘀消肿、消炎止咳的作用。主治跌打损伤，骨折，中耳炎，咳嗽。

【采收加工】夏、秋季挖取全草，洗净，晒干。

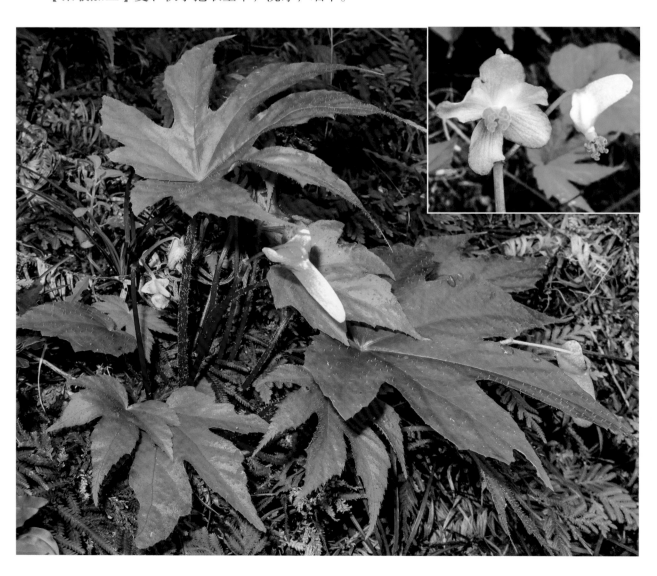

红天葵

【基原】为秋海棠科紫背天葵*Begonia fimbristipula* Hance 的叶或块茎。

【别名】红水葵、散血子。

【形态特征】多年生小草本。根状茎球状，直径7~8 mm。基生叶常1片；叶片两侧略不相等，轮廓宽卵形，先端急尖或渐尖状急尖，基部略偏斜，腹面绿色，常有白色小斑点，背面紫色。花葶高6~18 cm；二回至三回二歧聚伞状花序，花粉红色；雄花花被片4片，雌花花被片3片。蒴果具不等的3翅。种子极多数。花期4~5月，果期6月。

【分布】生于山地山顶疏林下石上、悬崖石缝中或山坡林下。产于广西、广东、浙江、湖南、福建、海南、浙江等地。

【性能主治】叶或块茎味甘、淡，性凉。有清热凉血、散瘀消肿、止咳化痰的作用。主治肺热咳嗽，中暑发烧，咯血，淋巴结结核；外用治扭挫伤，烧烫伤，骨折。

【采收加工】夏、秋季采收，洗净，鲜用或晒干。

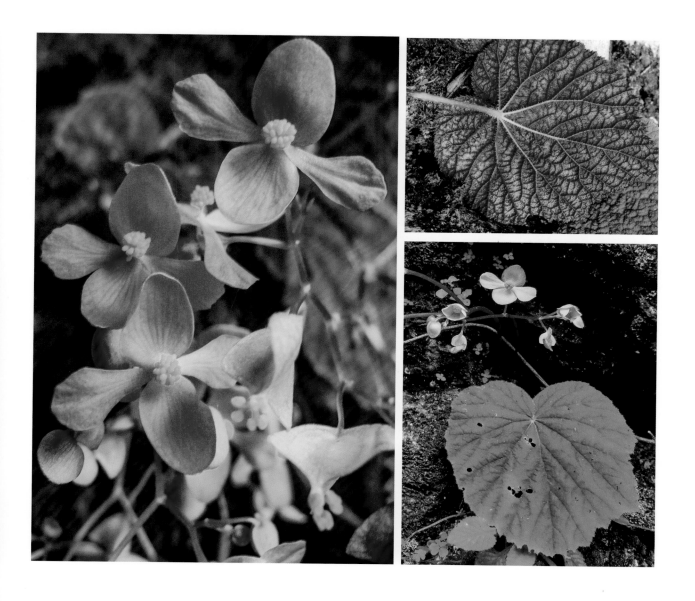

大半边莲

【基原】为秋海棠科粗喙秋海棠*Begonia longifolia* Blume 的根状茎。

【别名】肉半边莲、大叶半边莲。

【形态特征】多年生草本。球茎膨大，呈不规则块状。叶互生；叶片两侧极不相等，先端渐尖至尾状渐尖，基部极偏斜，呈微心形，外侧有1枚大耳片。聚伞花序生叶腋间，白色，雄花被片4片，雌花被片4片。蒴果近球形，顶端具粗厚长喙，无翅。种子极多数。花期4~5月，果期7月。

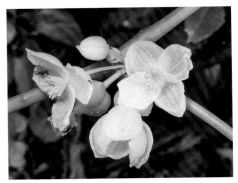

【分布】生于沟谷密林下的潮湿地或石头上。产于广西、广东、海南、云南、贵州、湖南、江西等地。

【性能主治】根状茎味酸、涩，性凉。有清热解毒、消肿止痛的作用。主治咽喉炎，牙痛，淋巴结结核，毒蛇咬伤；外用治烧烫伤。

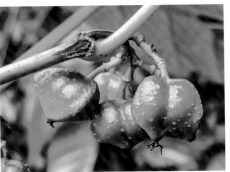

【采收加工】全年均可采收，除去须根，洗净，干燥。

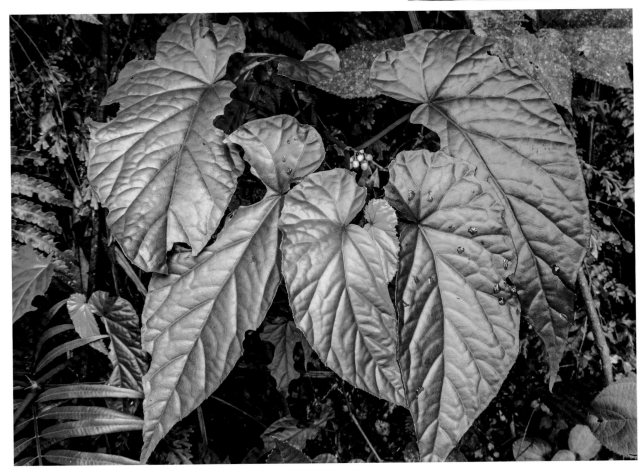

毛冬瓜

【基原】为猕猴桃科毛花猕猴桃*Actinidia eriantha* Benth.的根、茎。

【别名】白毛桃。

【形态特征】大型落叶藤本。小枝、叶柄、花序和萼片密被乳白色或淡污黄色直展的茸毛或交织压紧的绵毛。髓白色，片层状。叶片软纸质。聚伞花序有1~3朵花，被与小枝相同但较蓬松的毛被；花瓣顶端和边缘橙黄色，中央和基部桃红色。果柱状卵珠形。花期5月上旬至6月上旬，果熟期11月。

【分布】生于山地上的蒿草灌木丛或灌木丛林中。产于广西、广东、湖南、贵州、浙江、福建、江西等地。

【性能主治】根、根皮及茎味微辛，性寒。有抗癌、解毒消肿、清热利湿的作用。根主治胃癌，乳癌，腹股沟淋巴结炎，皮炎。根皮外用治跌打损伤。茎外用治乳腺炎。

【采收加工】根全年可采收，晒干。夏、秋季采叶，鲜用或晒干。

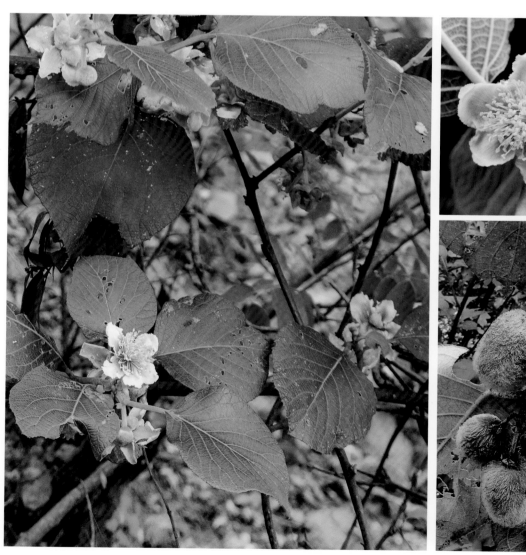
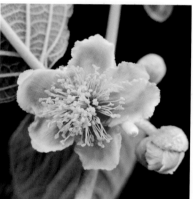
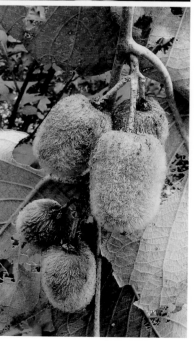

桃金娘

【基原】为桃金娘科桃金娘*Rhodomyrtus tomentosa* (Ait.) Hassk. 的根或果实。

【别名】山稔子、山菍、酒饼果。

【形态特征】灌木，高1~2 m。嫩枝有灰白色柔毛。叶对生；叶片革质，椭圆形或倒卵形，先端圆或钝，常微凹入，有时稍尖，基部阔楔形；离基三出脉，网脉明显。花有长梗，常单生，紫红色；花瓣5片，倒卵形；雄蕊红色；子房下位，3室。浆果卵状壶形，熟时紫黑色。种子每室2列。花期4~5月。

【分布】生于丘陵坡地、灌木丛中。产于广西、广东、海南、云南、贵州、湖南、福建等地。

【性能主治】根味辛、甘，性平。有理气止痛、利湿止泻、益肾养血的作用。主治脘腹疼痛，消化不良，呕吐泻痢，崩漏，劳伤出血，跌打伤痛，风湿痹痛，肾虚腰痛，膝软，白浊，烫火伤。果实味甘、涩，性平。有养血止血、涩肠固精的作用。主治血虚体弱，吐血，鼻出血，劳伤咳血，便血，带下，痢疾，烫伤，外伤出血。

【采收加工】根全年均可采收，鲜用或晒干。果实秋季成熟时采收，晒干。

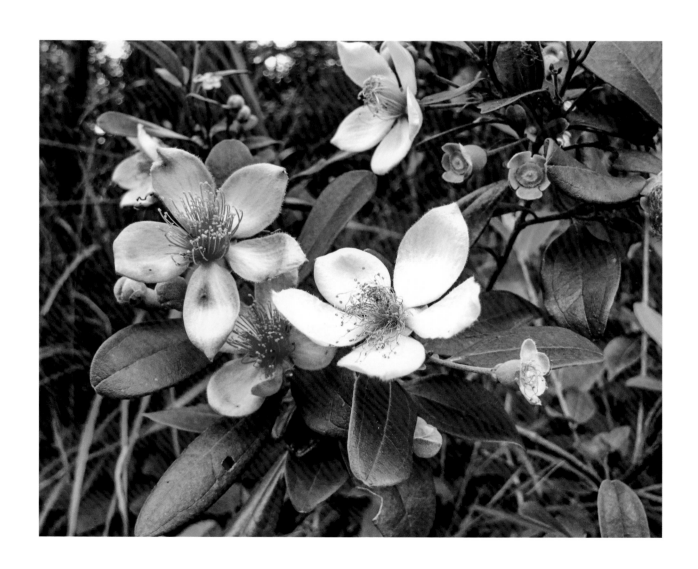

地菍

【基原】为野牡丹科地菍*Melastoma dodecandrum* Lour. 的全草、果实。

【别名】地枇杷、地葡萄、山地菍。

【形态特征】小灌木，高10~30 cm。茎匍匐上升，逐节生根，分枝多，披散，幼时被糙伏毛，以后无毛。叶片对生，坚纸质，卵形或椭圆形，3~5基出脉。聚伞花序顶生；花淡紫红色，菱状倒卵形，上部略偏斜，顶端有1束刺毛。果实坛状球形，平截，近顶端略缢缩，肉质，熟时紫黑色。花期5~7月，果期7~9月。

【分布】生于丘陵山地，为酸性土壤常见的植物。产于广西、广东，贵州、湖南、江西、福建等地。

【性能主治】全草味甘、涩，性凉。有清热解毒、活血止血的作用。主治高热，咽肿，牙痛，黄疸，水肿，痛经，产后腹痛，瘰疬，疔疮，毒蛇咬伤。果实味甘，性温。有补肾养血、止血安胎的作用。主治肾虚精专，腰膝酸软，血虚萎黄，气虚乏力，胎动不安，阴挺。

【采收加工】5~6月采收全草，除去杂质，晒干或烘干。秋季果实成熟时采收，晒干。

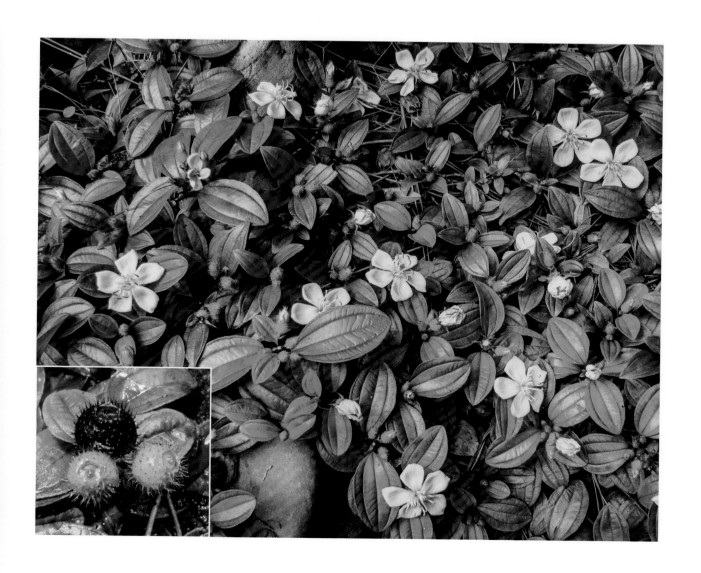

羊开口

【基原】为野牡丹科野牡丹*Melastoma candidum* D. Don 的根及茎。

【别名】爆牙狼。

【形态特征】灌木，多分枝。茎钝四棱形或近圆柱形，密被紧贴的鳞片状糙伏毛。叶片坚纸质，卵形或广卵形，顶端急尖，基部浅心形或近圆形，两面被糙伏毛及短柔毛。伞房花序生于分枝顶端，近头状，有花3~5朵，稀单生；花瓣玫瑰红色或粉红色。蒴果坛状球形，与宿存萼贴生。花期5~7月，果期10~12月。

【分布】生于山坡松林下或灌木草丛中。产于广西、广东、云南、福建等地。

【性能主治】根及茎味甘、酸、涩，性微温。有收敛止血、消食、清热解毒的作用。主治泻痢，崩漏带下，内外伤出血。

【采收加工】秋、冬季采挖，洗净，切段，干燥。

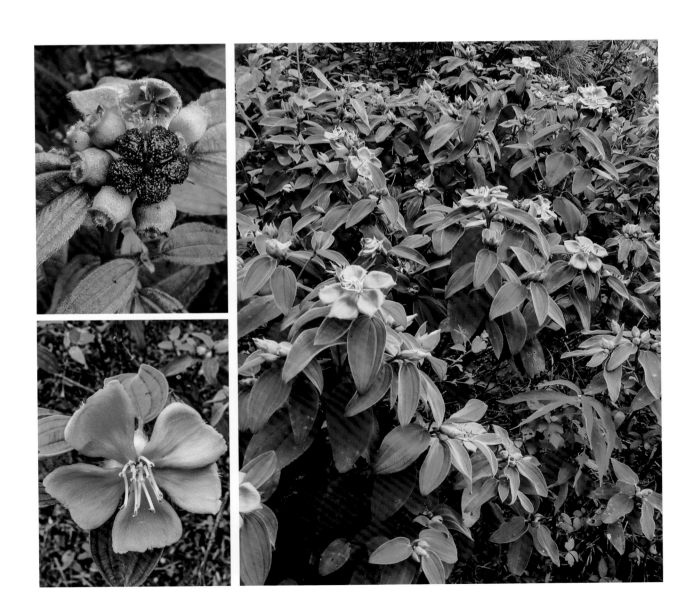

天香炉

【基原】为野牡丹科金锦香*Osbeckia chinensis* L. 的全草或根。

【别名】金香炉、大香炉。

【形态特征】直立草本或亚灌木，高20~60 cm。茎四棱形，具紧贴的糙伏毛。叶片坚纸质，线形或线状披针形，全缘，两面被糙伏毛，3~5基出脉，于背面隆起。头状花序顶生，有花2~8（10）朵；无花梗；花瓣4片，淡紫红色或粉红色，倒卵形。蒴果熟时紫红色，卵状球形，4纵裂。花期7~9月，果期9~11月。

【分布】生于草坡、路旁、田埂或疏林向阳处。产于广西以东、长江流域以南各省区。

【性能主治】全草或根味辛、淡，性平。有化痰利湿、祛瘀止血、解毒消肿的作用。主治咳嗽，哮喘，痢疾，泄泻，吐血，咯血，便血，经闭，风湿骨痛，跌打损伤。

【采收加工】夏、秋季采挖全草，或去掉地上部分，留根，洗净，鲜用或晒干。

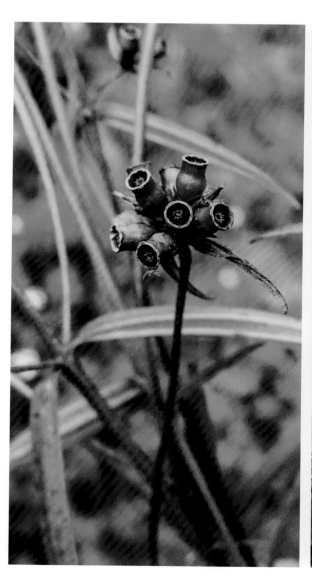
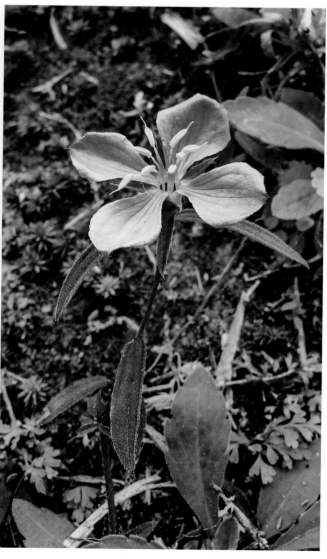

朝天罐

【基原】为野牡丹科朝天罐Osbeckia opipara C. Y. Wu et C. Chen 的根、枝叶。

【别名】抗劳草、公石榴。

【形态特征】灌木，高0.3~1.2 m。茎四棱形或稀六棱形，被平贴的糙伏毛或上升的糙伏毛。叶对生或有时3片轮生；叶片坚纸质，卵形至卵状披针形，顶端渐尖，基部钝或圆形，两面除被糙伏毛外还密被微柔毛及透明腺点，5基出脉。圆锥花序顶生；花深红色至紫色。蒴果长卵形，宿存萼长坛状，被刺毛。花果期7~9月。

【分布】生于山坡、山谷、水边、路旁、疏林中或灌木丛中。产于广西、贵州台湾及长江流域以南各省区。

【性能主治】根味甘，性平。有止血、解毒的作用。主治咯血，痢疾，咽喉痛。枝叶味苦、甘，性平。有清热利湿、止血调经的作用。主治湿热泻痢，淋痛，久咳，劳嗽，咯血，月经不调，白带异常。

【采收加工】根秋后采挖，洗净，切片，晒干。枝叶全年均可采收，切段，晒干。

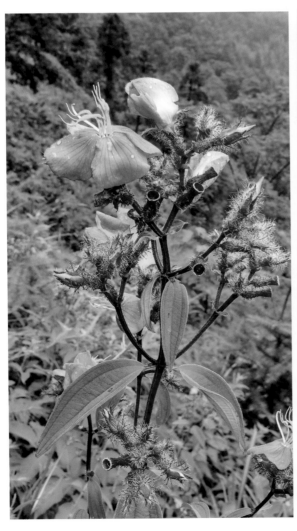
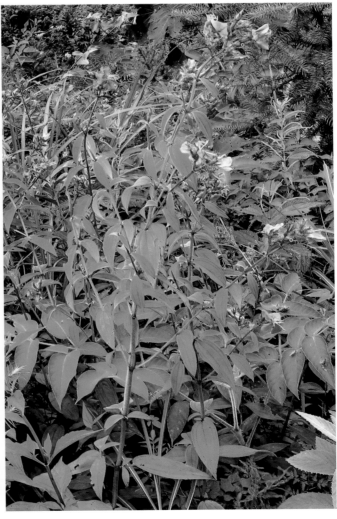

使君子

【基原】为使君子科使君子*Quisqualis indica* L. 的成熟果实。

【别名】留求子、四君子。

【形态特征】攀缘状灌木，高2~8 m。叶对生或近对生，叶脱落后叶柄基部残存成坚硬的刺状体；叶片膜质，卵形或椭圆形，先端短渐尖，基部钝圆，腹面无毛，背面有时疏被棕色柔毛。花萼管细长，长5~9 cm；花瓣初为白色，后转淡红色。果橄榄形，具5条锐棱，横切面为等边五角形，熟时外果皮脆薄，呈青黑色或栗色。花期5~6月，果期8~9月。

【分布】生于平地、山坡、路旁或灌木丛中，多为栽培。产于广西、广东、福建、江西、湖南、贵州、云南、四川等地。

【性能主治】果实味甘，性温。有杀虫消积的作用。主治蛔虫病，蛲虫病，虫积腹痛，小儿疳积。

【采收加工】秋季果皮变紫黑色时采收，除去杂质，干燥。

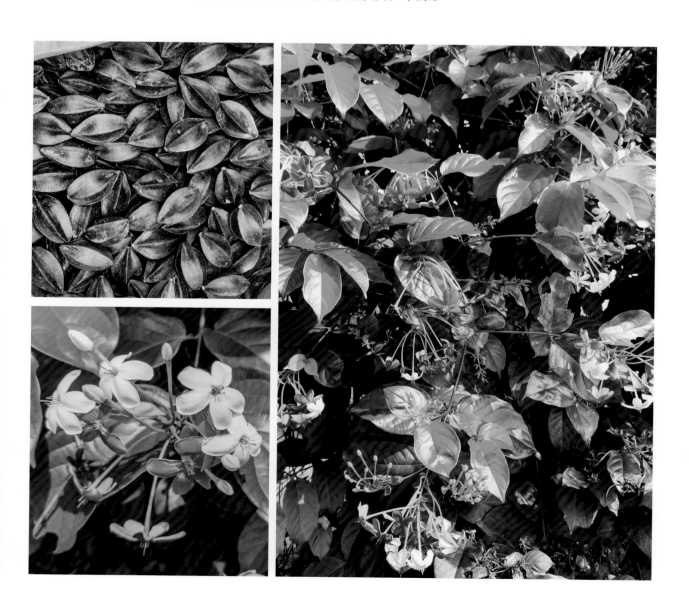

田基黄

【基原】为金丝桃科地耳草 *Hypericum japonicum* Thunb. 的全草。

【别名】雀舌草、合掌草。

【形态特征】一年生小草本。茎常四棱形，直立或外倾或匍地，基部生根，散布淡色腺点。叶小，无柄；叶片卵形或广卵形，具3条主脉，有透明腺点。聚伞花序顶生，花瓣白色、淡黄色至橙黄色，无腺点。蒴果长圆形。种子淡黄色，圆柱形。花期3~8月，果期6~10月。

【分布】生于田边、草地、沟边较湿润处。产于长江以南各省区。

【性能主治】全草味苦、辛，性平。有清利湿热、散瘀消肿的作用。主治肝炎，疮疖痈肿。

【采收加工】春、夏季花开时采挖，除去杂质，晒干。

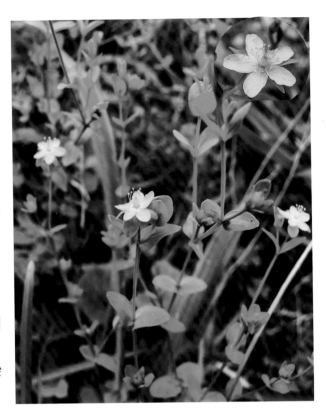

金丝桃

【基原】为金丝桃科金丝桃 *Hypericum monogynum* L. 的全株。

【别名】土连翘。

【形态特征】灌木。叶片倒披针形、椭圆形或长圆形，稀披针形或卵状三角形，上部叶有时平截至心形，近无柄。花序近伞房状，具1~30朵花；花金黄色至柠檬黄色；花柱长为子房长的3.5~5倍，合生几达顶端。蒴果宽卵球形，稀卵状圆锥形或近球形。花期5~8月，果期8~9月。

【分布】生于路边、山坡或灌木丛中。产于广西、广东、湖南、浙江、江西等地。

【性能主治】全株味苦，性凉。有清热解毒、散瘀止痛的作用。主治肝炎，肝脾肿大，急性咽喉炎，疮疖肿毒，跌打损伤。

【采收加工】全年均可采收，洗净，晒干。

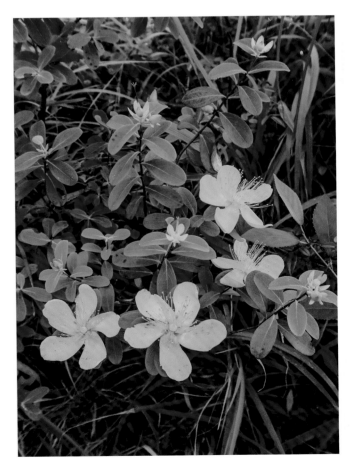

元宝草

【基原】为金丝桃科元宝草*Hypericum sampsonii* Hance 的全草。

【别名】对月草、穿心箭。

【形态特征】多年生草本。叶对生；叶片基部合生为一体，茎贯穿其中心，边缘密生有黑色腺点，两面散生黑色斑点和透明油点。伞房状花序顶生；花瓣淡黄色，椭圆状长圆形，边缘有无柄或近无柄的黑腺体。蒴果卵形，有褐色囊状腺体。花期6~7月，果期8~9月。

【分布】生于路旁、山坡、草地、灌木丛、田边、沟边等处。产于陕西至江南各省区。

【性能主治】全草味辛、苦，性寒。有凉血止血、清热解毒、活血调经、祛风通络的作用。主治吐血，月经不调，痛经，白带异常，跌打损伤，风湿痹痛；外用治头癣，口疮，目翳。

【采收加工】夏、秋季采收，鲜用或晒干。

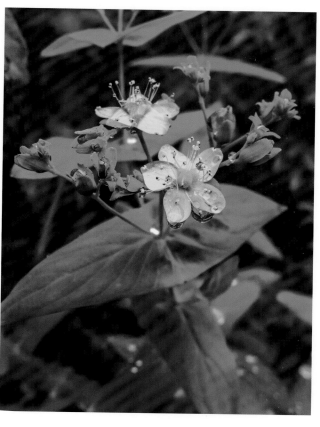

木竹子

【基原】为藤黄科木竹子*Garcinia multiflora* Champ. ex Benth.的树皮、果实。

【别名】山枇杷、多花山竹子。

【形态特征】乔木。叶片卵形，基部楔形或宽楔形。花杂性，雌雄同株；雄花序为聚伞形圆锥花序，花序梗和花梗具关节，萼片2大2小，花瓣橙黄色；雌花序有雌花1~5朵。果卵圆形至倒卵圆形，熟时黄色；盾状柱头宿存。花期6~8月，果期11~12月。

【分布】生于山坡疏林、密林、沟谷或次生灌木丛中。产于广西、广东、湖南等地。

【性能主治】树皮味苦、酸，性凉。有清热解毒、收敛生肌的作用。主治消化性溃疡，肠炎，口腔炎，湿疹，烫伤。果实味甘，性凉。有清热、生津的作用。主治胃热津伤等。

【采收加工】树皮全年均可采收，砍伐茎干，剥取内皮，切碎晒干或研成粉。果实冬季熟时采收。

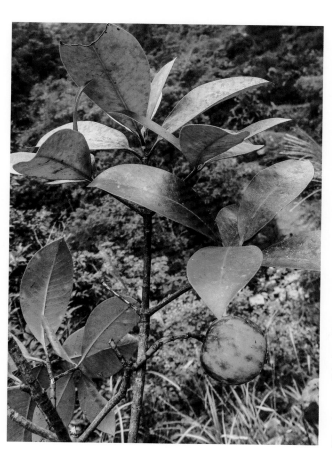

山芝麻

【基原】为梧桐科山芝麻*Helicteres angustifolia* L. 的根或全株。

【别名】山油麻、假芝麻、坡油麻。

【形态特征】小灌木，高达1 m。小枝被灰绿色短柔毛。叶片狭长圆形或线状披针形，长3.5~5 cm，顶端钝或急尖，基部圆形，背面被灰白色或淡黄色星状茸毛。聚伞花序有花2朵至数朵；花瓣淡红或紫红色，比萼略长，基部有2个耳状附属体。蒴果卵状长圆形，密被星状毛及混生长茸毛。种子小，褐色，具椭圆形小斑点。花果期几乎全年。

【分布】生于山地和丘陵地。产于广西、广东、云南、湖南、江西、福建和台湾等地。

【性能主治】根或全株味苦，性凉；有小毒。有清热解毒的作用。主治感冒发热，肺热咳嗽，咽喉肿痛，麻疹，痄腮，肠炎，痢疾，痈肿，瘰疬，毒蛇咬伤。

【采收加工】全年均可采收，切段，晒干。

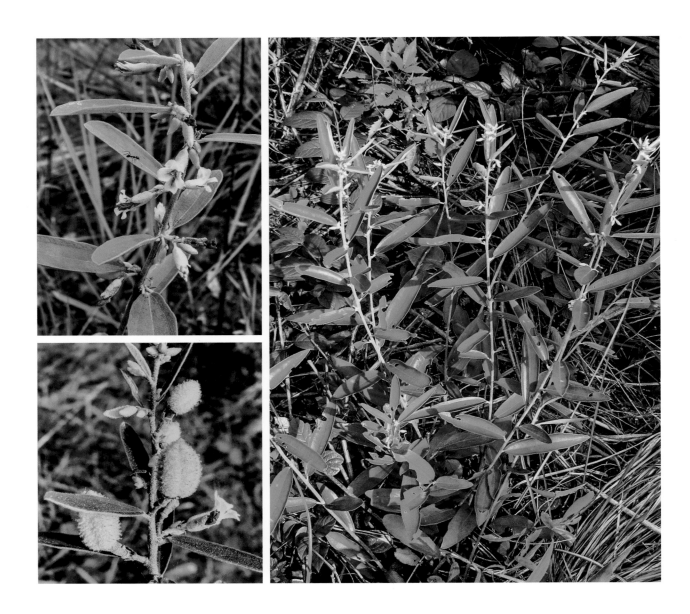

木槿花

【基原】为锦葵科木槿 *Hibiscus syriacus* L. 的花。

【别名】清明篱。

【形态特征】落叶灌木。小枝密被黄色星状茸毛。叶片菱形至三角状卵形，具深浅不同的3裂或不裂，先端钝，基部楔形，边缘具不整齐的齿缺。花单生于枝端叶腋，钟形，淡紫色；雄蕊柱长约3厘米。蒴果卵圆形，密被黄色星状茸毛。花期7~10月。

【分布】栽培为园林观赏用，或作绿篱材料。全国大部分省区有栽培。

【性能主治】花味甘、淡，性凉。有清湿热、凉血的作用。主治痢疾，腹泻，痔疮出血，白带异常；外用治疮肿。

【采收加工】夏季花初开放时采摘，晒干。

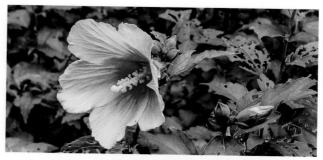

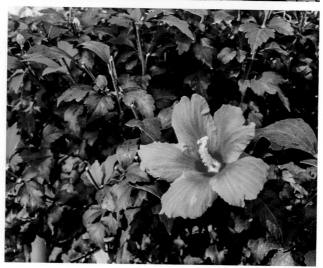

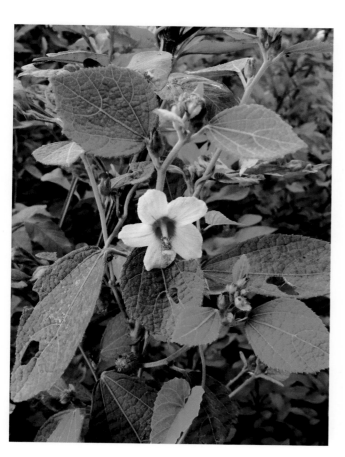

地桃花

【基原】为锦葵科地桃花 *Urena lobata* L. 的根或全株。

【别名】野棉花、肖梵天花。

【形态特征】亚灌木。小枝被星状茸毛。茎下部叶近圆形，先端3浅裂，基部圆形或近心形，边缘具齿；中部叶卵形；上部叶长圆形至披针形。花腋生，淡红色；花瓣5片，倒卵形，外面被星状柔毛。果扁球形；分果爿被星状短柔毛和锚状刺。花期7~10月。

【分布】生于荒地、路边或疏林下。产于长江以南各省区。

【性能主治】根、全株味甘、辛，性凉。有祛风利湿、消热解毒、活血消肿的作用。主治感冒，风湿痹痛，痢疾，泄泻，带下，月经不调，跌打肿痛，毒蛇咬伤。

【采收加工】全年均可采收，鲜用或晒干。

铁苋菜

【基原】为大戟科铁苋菜*Acalypha australis* L. 的全草。

【别名】海蚌含珠、耳仔茶。

【形态特征】一年生草本，多分枝。叶片长卵形、近菱状卵形或阔披针形。雌雄花同序，雄花在上，雌花在下，2~3朵生于叶状苞片内；花柱羽裂到基部；雌花苞片特殊，开放时为肾形，而合拢时为蚌壳状，其中藏有果实。花果期4~12月。

【分布】生于荒地、山坡或村边较湿润处。产于我国大部分省区。

【性能主治】全草味苦、涩，性凉。有清热解毒、止痢、止血、消积的作用。主治痢疾，泄泻，吐血，鼻出血，尿血，崩漏，小儿疳积，痈疖疮疡，皮肤湿疹。

【采收加工】夏、秋季采集，洗净，晒干。

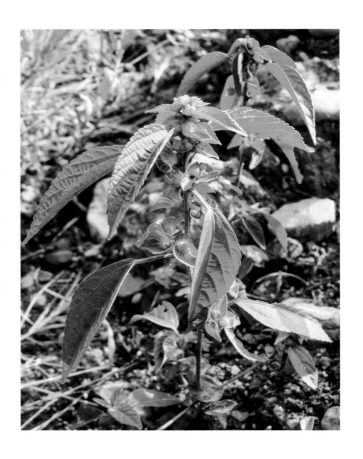

红背娘

【基原】为大戟科红背山麻杆*Alchornea trewioides* (Benth.) Mull. Arg. 的全株。

【别名】红背叶、新妇木。

【形态特征】灌木。叶片薄纸质，阔卵形，背面暗红色，基出脉3条，基部有5个红色腺体和2个线状附属体。花雌雄异株；雌花序顶生；雄花序腋生且为总状花序。蒴果球形，被灰色柔毛。种子扁卵状；种皮浅褐色，具瘤体。花期3~6月，果期9~10月。

【分布】生于路旁、灌木丛中或林下，尤以石灰岩石山坡脚最常见。产于广西、广东、湖南南部、福建南部和西部、海南。

【性能主治】全株味甘，性凉。有清热解毒、杀虫止痒的作用。主治痢疾，石淋，崩漏，白带异常，湿疹，风疹，疮疥，脚癣，牙痛，外伤出血，褥疮。

【采收加工】全年均可采收，干燥。

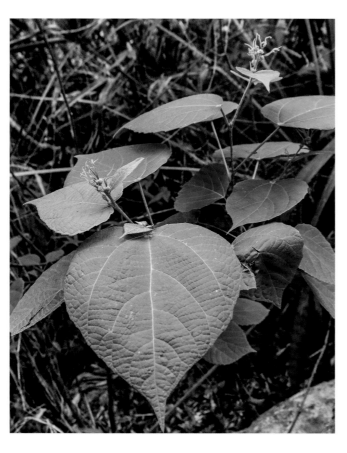

棒柄花叶

【基原】为大戟科棒柄花*Cleidion brevipetiolatum* Pax et Hoffm. 的叶。

【别名】三台树、三台花。

【形态特征】小乔木。小枝无毛。叶互生或近对生，常有3~5片密生于小枝顶部；叶片薄革质，倒卵形、倒卵状披针形或披针形，上半部边缘具疏齿。雌雄同株；雄花序腋生，长5~9（15~20）cm，花序轴被微柔毛，3~7朵簇生于苞腋，稀疏排列在花序轴上；雌花单朵腋生；萼片5片，不等大。蒴果扁球形，直径1.2~1.5 cm，具3个分果爿，果皮具疏毛。花果期3~10月。

【分布】生于山地湿润的常绿阔叶林下。产于广西、广东、海南、贵州、云南等地。

【性能主治】叶味苦，性寒。有清热解毒、利湿退黄、通络止痛的作用。主治黄疸，胁痛，咽喉肿痛，疮疖肿痛，急慢性肝炎，疟疾，热淋。

【采收加工】夏季采收，干燥。

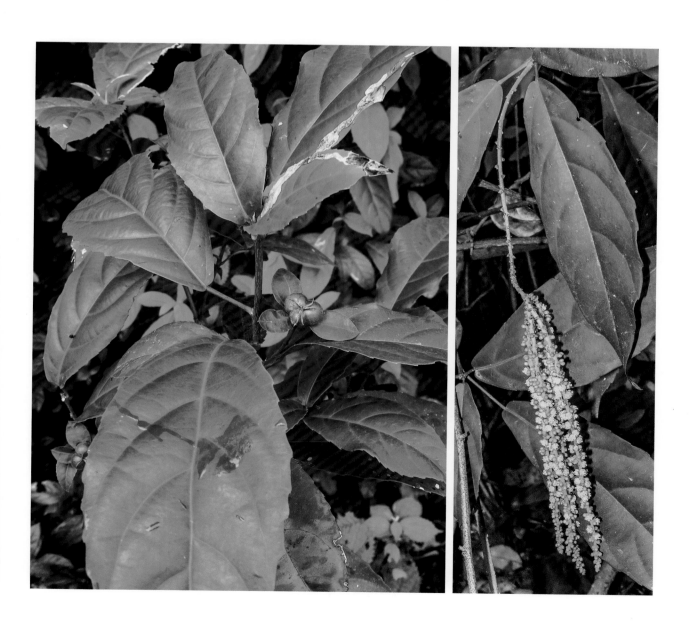

石山巴豆

【基原】为大戟科石山巴豆Croton euryphyllus W. W. Sm. 的根、叶和果实。

【别名】双眼龙、大叶双眼龙。

【形态特征】灌木，高3~5 m。嫩枝、叶和花序均被很快脱落的星状柔毛。枝条淡黄褐色。叶片纸质，近圆形至阔卵形，顶端短尖或钝，有时尾状，基部心形，稀阔楔形，边缘具齿，齿间有时有具柄腺体。花序总状，长达15 cm。蒴果近圆球状，密被短星状毛。种子椭圆状，暗灰褐色。花期4~5月。

【分布】生于疏林下、灌木丛中。产于广西、云南、贵州、四川等地。

【性能主治】果实味辛，性热；有大毒。主治恶疮疥癣，疣痣；外用治蚀疮。根和叶入药，主治风湿骨痛。枝叶民间作杀虫药。

【采收加工】秋季果实成熟时采收，堆置2~3天，摊开，干燥。根和叶全年均可采收。

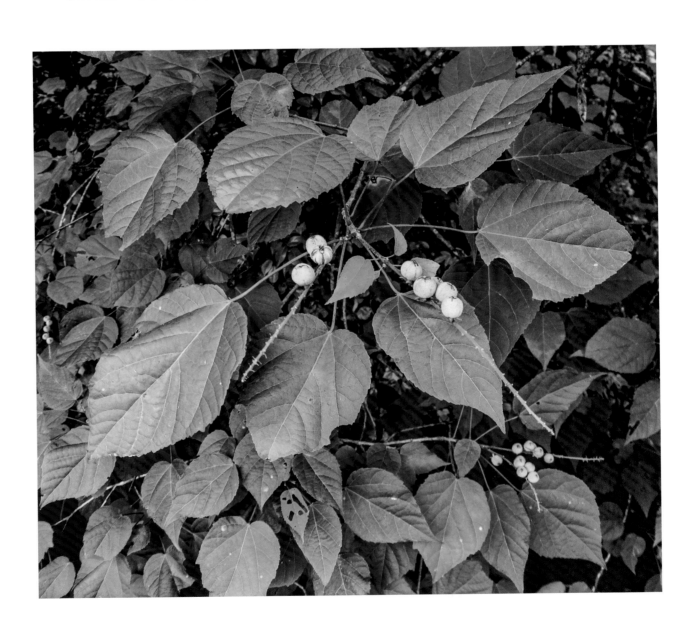

小叶双眼龙

【基原】为大戟科毛果巴豆*Croton lachynocarpus* Benth. 的根、叶。

【别名】细叶双眼龙、土巴豆、鸡骨香。

【形态特征】灌木，高1~3 m。幼枝、幼叶、花序和果均密被星状柔毛。叶片长圆形或椭圆状卵形，稀长圆状披针形，基部近圆形或微心形，边缘具不明显的细钝齿，齿间常有具柄腺体，老叶背面密被星状毛，叶基部或叶柄顶端有2个具柄腺体。总状花序顶生，萼片被星状毛。蒴果扁球形，被毛。花期4~5月。

【分布】生于山地、灌木林下。产于我国南部各省区。

【性能主治】根、叶味辛、苦，性温；有毒。有散寒除湿、祛风活血的作用。主治寒湿痹痛，瘀血腹痛，产后风瘫，跌打肿痛，皮肤瘙痒。

【采收加工】全年均可采收。根，洗净，切片，晒干。叶鲜用或晒干。

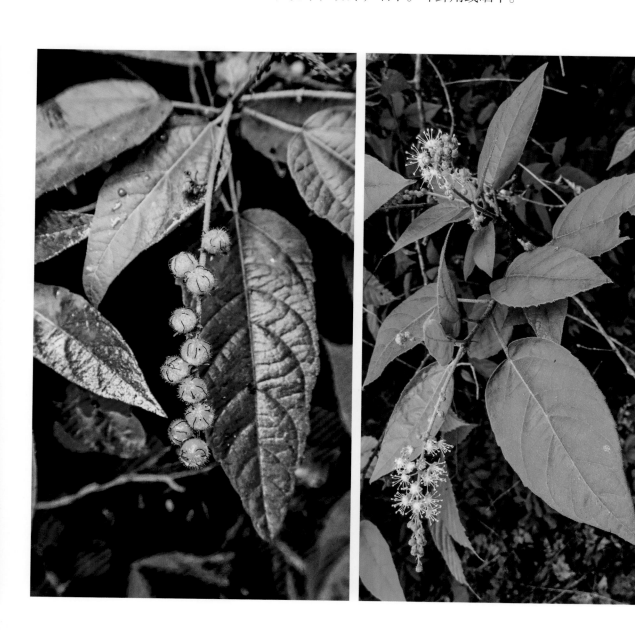

飞扬草

【基原】为大戟科飞扬草*Euphorbia hirta* L. 的全草。

【别名】大飞扬、奶汁草。

【形态特征】一年生草本。茎单一，自中部向上分枝或不分枝。叶对生；叶片先端极尖或钝，基部略偏斜，边缘于中部以上有细齿。花序多数，于叶腋处密集成头状，基部近无梗。蒴果三棱状，被短柔毛。花果期6~12月。

【分布】生于山坡、山谷、草丛或灌木丛中，多见于沙质土。产于广西、湖南、广东、海南、贵州和云南等地。

【性能主治】全草味辛、酸，性凉；有小毒。有清热解毒、止痒利湿、通乳的作用。主治肺痈，乳痈，疔疮肿毒，痢疾，泄泻，湿疹，脚癣，皮肤瘙痒，产后少乳。

【采收加工】夏、秋季采收，洗净，晒干。

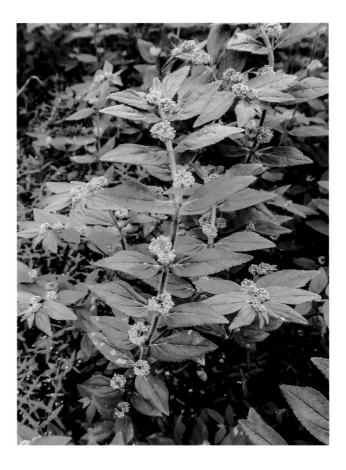

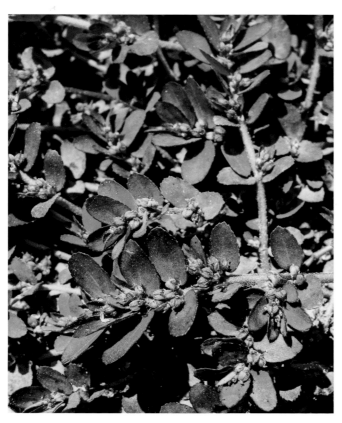

小飞扬草

【基原】为大戟科千根草*Euphorbia thymifolia* L. 的全草。

【别名】地锦、红地茜。

【形态特征】一年生小草本。茎匍匐，全株被稀疏柔毛。叶对生；叶片椭圆形或倒卵形，基部不对称。花小，花序单生或数个簇生于叶腋；总苞狭钟状至陀螺状；腺体4个，被白色附属物。蒴果卵状三棱形，被短柔毛。花果期6~11月。

【分布】生于路边、屋旁和草丛中。产于广西、广东、云南、湖南、江苏等地。

【性能主治】全草味微酸、涩，性微凉。有清热利湿、收敛止痒的作用。主治细菌性痢疾，痔疮出血；外用治湿疹，过敏性皮炎，皮肤瘙痒。

【采收加工】夏、秋季采收全草，晒干。

白饭树

【基原】为大戟科白饭树 *Flueggea virosa* (Roxb. ex Willd.) Voigt 的全株。

【别名】白倍子、鱼眼木。

【形态特征】灌木，高1~6 m。小枝具纵棱槽，有皮孔。全株无毛。叶片纸质，椭圆形、长圆形、倒卵形或近圆形，顶端圆至急尖，有小尖头，基部钝至楔形，全缘，背面白绿色。花小，淡黄色，雌雄异株，多朵簇生于叶腋。蒴果浆果状，近圆球形。种子栗褐色，具光泽，有小疣状突起及网纹。花期3~8月，果期7~12月。

【分布】生于山地灌木丛中。产于西南、华南、华东及各省区。

【性能主治】全株味苦、微涩，性凉；有小毒。有祛风湿、清湿热、化瘀止痛、杀虫止痒的作用。外用治风湿痹痛，湿热带下，湿疹，脓疱疮，疮疖溃烂，跌打损伤。

【采收加工】全年均可采收，洗净，干燥。

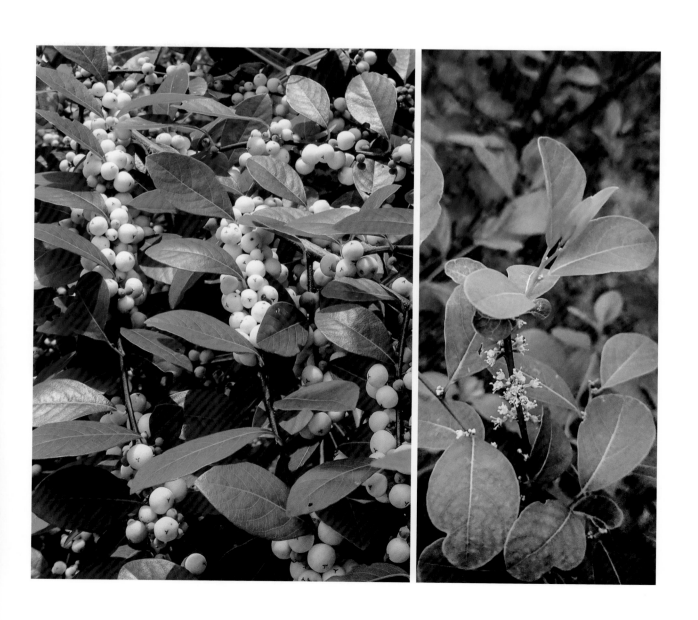

漆大姑

【基原】为大戟科毛果算盘子 *Glochidion eriocarpum* Champ. ex Benth. 的地上部分。

【别名】漆大姑根。

【形态特征】灌木，高2 m以下。枝条、叶柄、叶的两面、花序和果密被锈黄色长柔毛。叶片较小，纸质，卵形或狭卵形，长4~8 cm，宽1.5~3.5 cm，顶端渐尖或急尖，基部钝、截形或圆形，两面均被长柔毛，背面毛被较密。花单生或2~4朵簇生于叶腋内；雌花生于小枝上部，雄花则生于下部。蒴果扁球状，具4~5条纵沟，密被长柔毛，顶端具圆柱状稍伸长的宿存花柱。花果期全年。

【分布】生于山坡、路边或草地向阳处的灌木丛中。产于广西、广东、贵州、云南、江苏、福建、台湾、湖南、海南等地。

【性能主治】地上部分味微苦、涩，性平。有清热利湿、散瘀消肿、解毒止痒的作用。主治生漆过敏，水田皮炎，皮肤瘙痒，荨麻疹，湿疹，剥脱性皮炎，跌打损伤。

【采收加工】全年均可采收，除去杂质，干燥。

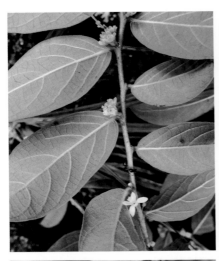

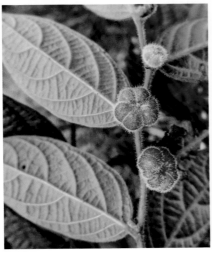

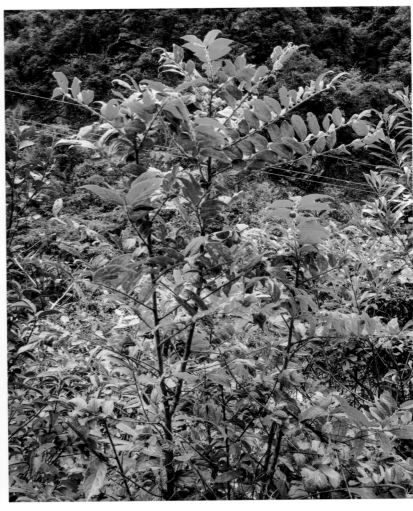

金骨风

【基原】为大戟科算盘子 *Glochidion puberum* (L.) Hutch. 的全株。

【别名】算盘珠、馒头果。

【形态特征】直立灌木。小枝、叶背、花序和果均密被短柔毛。叶片纸质或近革质，长圆形、长卵形或倒卵状长圆形，稀披针形，长3~8 cm，宽1~2.5 cm，顶端钝、急尖、短渐尖或圆，基部楔形至钝，腹面灰绿色，仅中脉被疏短柔毛或几无毛，背面粉绿色。花小，雌雄同株或异株，2~4朵簇生于叶腋内；雌花生于小枝上部，雄花则生于下部。蒴果扁球状，具8~10条纵沟，熟时带红色。花期4~8月，果期7~11月。

【分布】生于山坡、路边或草地向阳处的灌木丛中。产于广西、广东、四川、福建、湖南、湖北、江西、河南等地。

【性能主治】全株味微苦、微涩，性凉；有小毒。有清热利湿、消肿解毒的作用。主治痢疾，黄疸，疟疾，腹泻，感冒，发热口渴，咽喉炎，淋巴结炎，白带异常，闭经，脱肛，大便下血，睾丸炎，瘰疬，跌打肿痛，蜈蚣咬伤，疮疖肿痛，外痔。

【采收加工】全年均可采收，洗净，晒干。

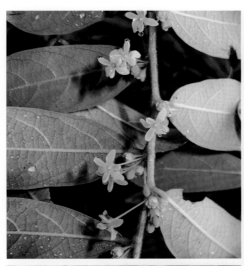
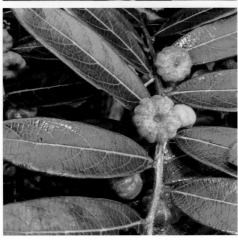
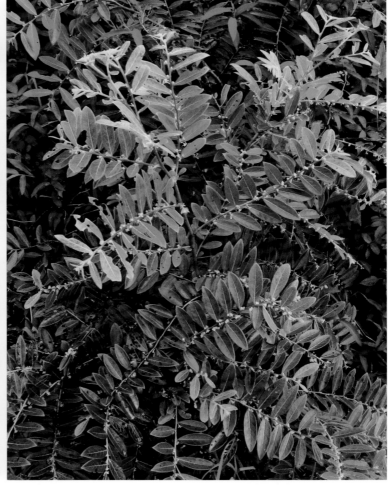

粗糠柴

【基原】为大戟科粗糠柴*Mallotus philippinensis* (Lam.) Muell.-Arg. 的根。

【别名】铁面将军、香桂树。

【形态特征】小乔木或灌木。小枝、嫩叶和花序均密被黄褐色星状柔毛。叶互生或有时小枝顶部的对生；叶片近革质，卵形、长圆形或卵状披针形；叶脉上具长柔毛，散生红色颗粒状腺体。花雌雄异株；总状花序顶生或腋生，单生或数个簇生。蒴果扁球形，密被红色颗粒状腺体和粉末状毛。花期4~5月，果期5~8月。

【分布】生于山地林中或林缘。产于广西、广东、海南、贵州、湖南、湖北、江西、安徽、江苏等地。

【性能主治】根味微苦、微涩，性凉；有毒。有清热利湿、解毒消肿的作用。主治湿热痢，咽喉肿痛。

【采收加工】全年均可采收，洗净，除去须根，晒干。

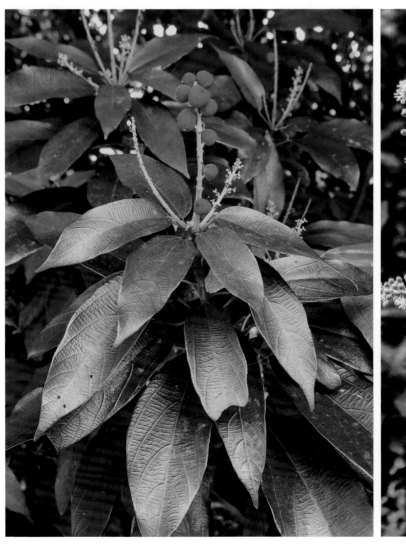
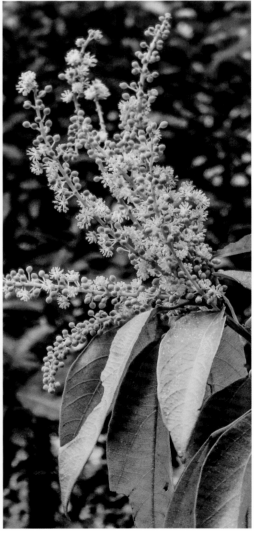

叶下珠

【基原】为大戟科叶下珠*Phyllanthus urinaria* L. 的全草。

【别名】夜关门、鱼蛋草。

【形态特征】一年生草本，高约30 cm。叶片纸质，因叶柄扭转而呈羽状排列，长圆形或倒卵形。雄花2~4朵簇生于叶腋；雌花单生于小枝中下部的叶腋内。蒴果无柄，近圆形，叶下2列着生，熟时赤褐色，表面有小鳞状突起物，呈1列珠状。花期6~8月，果期9~10月。

【分布】生于山地疏林下、灌木丛中、荒地或山沟向阳处。产于广西、广东、贵州、四川、等地。

【性能主治】全草微苦、甘，性凉。有清热利尿、消积、明目的作用。主治肾炎水肿，泌尿系统感染、结石，肠炎，眼角膜炎，黄疸型肝炎；外用治毒蛇咬伤。

【采收加工】夏、秋季采收，除去杂质，晒干。

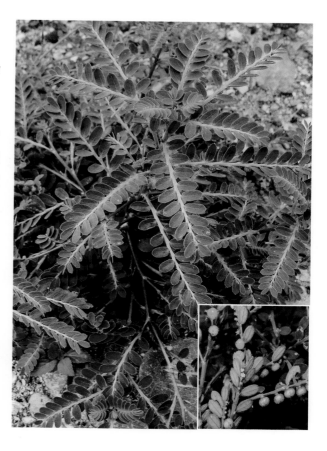

蓖麻子

【基原】为大戟科蓖麻*Ricinus communis* L. 的成熟种子。

【别名】红蓖麻、蓖麻仁。

【形态特征】灌木状草本，高达5 m。小枝、叶和花序通常被白粉，茎多汁液。叶片掌状7~11裂，边缘具齿；叶柄粗壮，中空，顶端具2个盘状腺体，基部具盘状腺体。花序总状；雄花生于花序下部，雌花生于上部。蒴果球形，果皮具软刺。种子椭圆形，光滑具斑纹。花期5~8月，果期7~10月。

【分布】生于村旁疏林下或河流两岸冲积地，常逸为野生。产于华南和西南地区。

【性能主治】种子味甘、辛，性平；有毒。有消肿拔毒、泻下通滞的作用。主治大便燥结，痈疽肿毒，喉痹，瘰疬。

【采收加工】秋季采摘成熟果实，晒干，除去果壳，收集种子。

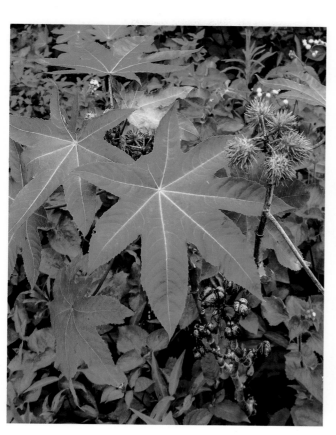

乌桕根

【基原】为大戟科乌桕*Sapium sebiferum* (L.) Roxb. 的根。

【别名】腊子树、柏子树。

【形态特征】乔木，高可达15 m。各部均无毛而具乳状汁液。叶互生；叶片纸质，菱形、菱状卵形或稀有菱状倒卵形，顶端骤然紧缩具长短不等的尖头，基部阔楔形或钝；叶柄顶端具2个腺体。花单性，雌雄同株，聚集成顶生总状花序。蒴果梨状球形，熟时黑色，具3粒种子，分果爿脱落后而中轴宿存。种子扁球形，黑色。花期4~8月。

【分布】生于旷野、塘边或疏林中。产于黄河以南各省区，北达陕西、甘肃等地。

【性能主治】根味苦，性微温。有泻下逐水、消肿散结、解蛇虫毒的作用。主治水肿，膨胀，便秘，癥瘕积聚，疔毒痈肿，湿疹，疥癣，毒蛇咬伤。

【采收加工】全年均可采挖，除去杂质，洗净，切片，晒干。

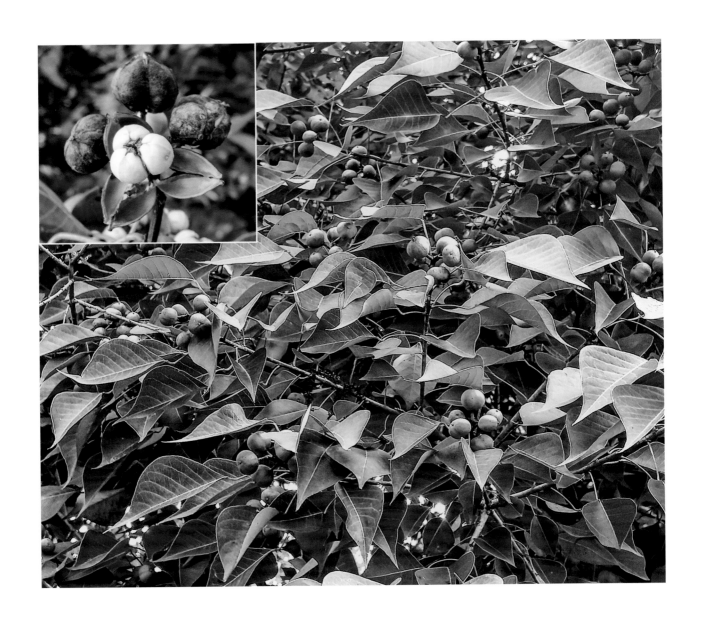

牛耳枫

【基原】为虎皮楠科牛耳枫*Daphniphyllum calycinum* Benth. 的全株。

【别名】假鸦胆子、羊屎子。

【形态特征】灌木，高1.5~4 m。叶片纸质，阔椭圆形或倒卵形，先端钝或圆形，具短尖头，基部阔楔形，干后两面绿色，腹面具光泽，背面多少被白粉，具细小乳突体；侧脉8~11对，在腹面清晰，在背面突起。总状花序腋生，长2~3 cm。果卵圆形，被白粉，具小疣状突起，先端具宿存柱头，基部具宿萼。花期4~6月，果期8~11月。

【分布】生于灌木丛、疏林中。产于广西、广东、福建、江西等地。

【性能主治】全株味辛、苦，性凉；有毒。有清热解毒、活血舒筋的作用。主治感冒发热，泄泻，扁桃体炎，风湿关节痛；外用治跌打肿痛，骨折，毒蛇咬伤，疮疡肿毒，乳腺炎，皮炎，无名肿毒。

【采收加工】全年均可采收，除去杂质，晒干。

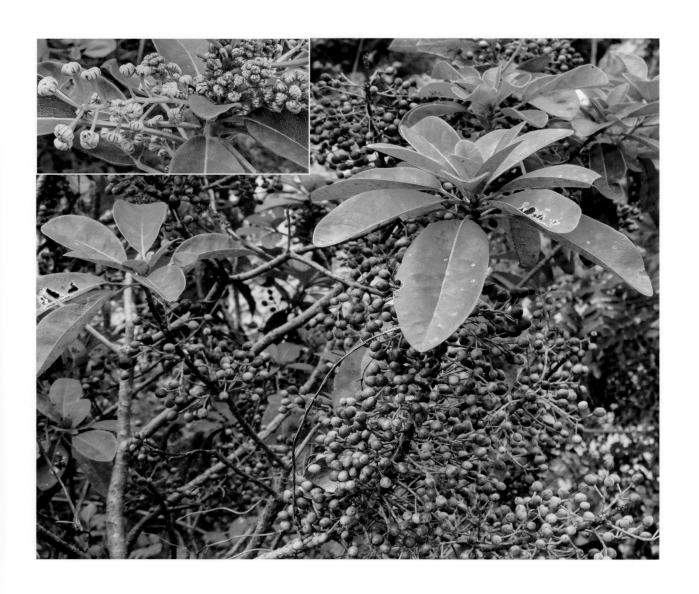

入骨风

【基原】为绣球花科常山*Dichroa febrifuga* Lour. 的根。

【别名】黄常山、鸡骨常山。

【形态特征】灌木，高1~2 m。小枝圆柱状或稍具四棱，常呈紫红色；小枝、叶柄和叶无毛或有微柔毛。叶片椭圆形、椭圆状长圆形或披针形，两端渐尖，边缘具齿。伞房状圆锥花序顶生，有时叶腋有侧生花序；花蓝色或白色。浆果蓝色，干时黑色。种子长约1 mm，具网纹。花期2~4月，果期5~8月。

【分布】生于山谷、林缘、沟边、路旁等地。产于广西、广东、云南、贵州、四川、西藏、江西、福建、湖南、湖北、安徽、江苏等地。

【性能主治】根味苦、辛，性寒；有毒。有涌吐痰涎、截疟的作用。主治痰饮停聚，胸膈痞塞，疟疾。

【采收加工】秋季采挖，除去须根，洗净，晒干。

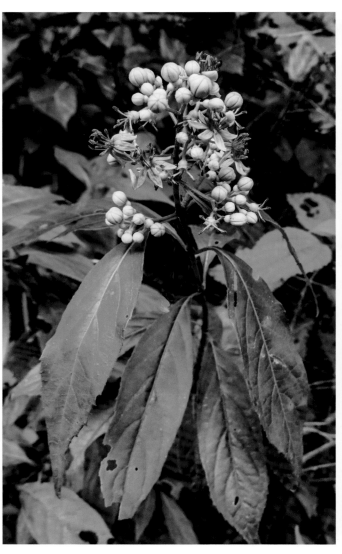
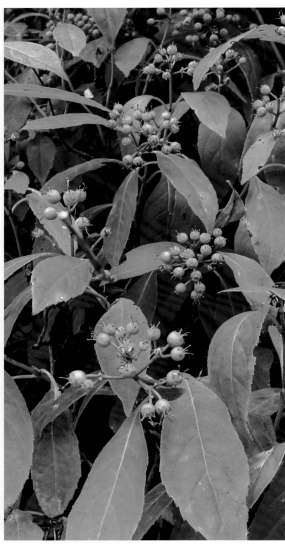

仙鹤草

【基原】为蔷薇科龙芽草*Agrimonia pilosa* Ledeb. 的地上部分。

【别名】鹤草芽。

【形态特征】多年生直立草木。根常呈块茎状，周围长出若干侧根；根状茎短，基部常有1个至数个地下芽。奇数羽状复叶，通常有小叶3~4对，稀2对，向上减少至3小叶；小叶倒卵形，叶缘有锐齿或裂片，两面被毛且有腺点。穗状总状花序顶生；花瓣黄色，长圆形。瘦果倒圆锥形，外面有10条肋，顶端具钩刺。花果期5~12月。

【分布】生于溪边、路旁、草地、灌木丛中、林缘及疏林下。产于广西、广东、湖南、云南、浙江、江苏、湖北、河北等地。现多有栽培。

【性能主治】地上部分味苦、涩，性平。有收敛止血、截疟、止痢、解毒、补虚的作用。主治咯血，吐血，崩漏下血，疟疾，血痢，痈肿疮毒，阴痒带下，脱力劳伤。

【采收加工】夏、秋季在枝叶茂盛未开花时割取全草，洗净，晒干。

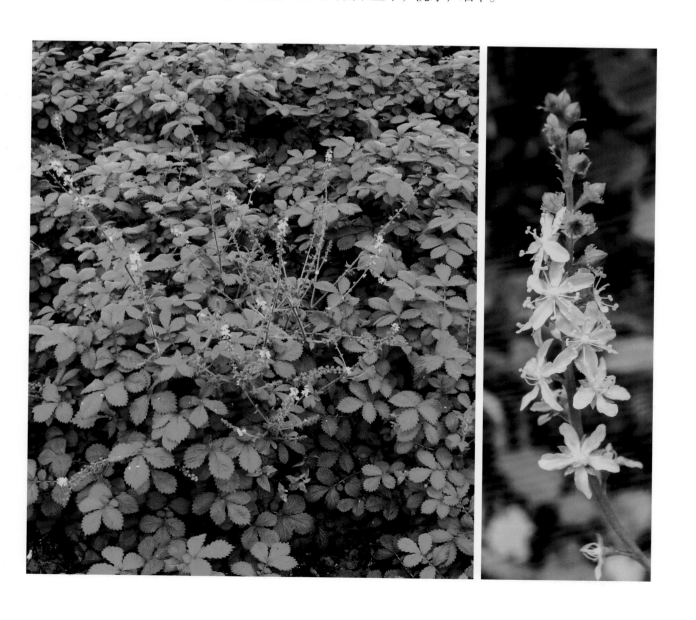

枇杷叶

【基原】为蔷薇科枇杷 *Eriobotrya japonica* (Thunb.) Lindl. 的叶。

【形态特征】常绿灌木至小乔木。枝及叶均密被锈色茸毛。叶片革质，长椭圆形或倒卵状披针形，边缘有疏齿，腹面光亮，多皱，背面密生灰棕色茸毛。圆锥花序顶生；花瓣白色，长圆形或卵形。果近圆形，熟时橙黄色。花期4~5月，果期5~10月。

【分布】多栽种于村边、平地或坡地。产于广西、贵州、云南、福建、江苏等地。

【性能主治】叶味苦，性微寒。有清肺止咳、降逆止呕的作用。主治肺热咳嗽，气逆喘急，胃热呕逆，烦热口渴。

【采收加工】全年均可采收，晒至七成干时扎成小把，再晒干。

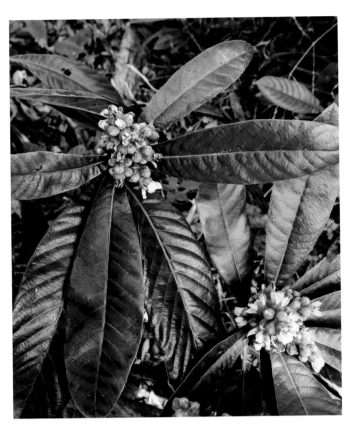

翻白草

【基原】为蔷薇科翻白草 *Potentilla discolor* Bunge 的全草。

【别名】天青地白、白头翁。

【形态特征】多年生草本。根粗壮，下部常肥厚呈纺锤形。茎、叶背、花梗及总花梗、萼筒外面均密被白色绵毛。基生叶羽状，复叶有小叶2~4对，小叶长圆形或长圆披针形，腹面暗绿色，边缘具圆钝齿；茎生叶为掌状3~5小叶。花茎直立，聚伞花序疏散；花黄色。瘦果近肾形。花果期5~9月。

【分布】生于山坡草丛或草坪。产于广西、广东、湖南、四川等地。

【性能主治】全草味甘、微苦，性平。有清热解毒、止痢、止血的作用。主治湿热泻痢，痈肿疮毒，血热吐血，便血，崩漏。

【采收加工】夏、秋季花果期采收，除去杂质，干燥。

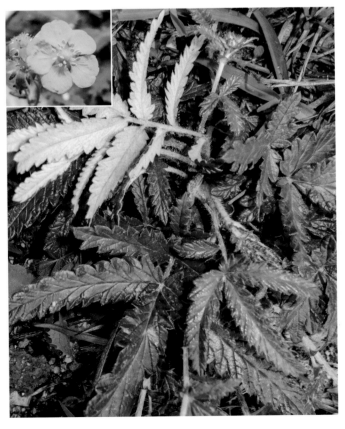

金樱根

【基原】为蔷薇科小果蔷薇 *Rosa cymosa* Tratt.的根及根状茎。

【别名】山木香、小金樱。

【形态特征】攀缘灌木。小枝圆柱形，有钩状皮刺。小叶3~5片，稀7片；小叶片卵状披针形或椭圆形，稀长圆状披针形，两面均无毛，边缘有紧贴或尖锐细齿；小叶柄和叶轴有稀疏皮刺和腺毛。复伞房花序；花幼时密被长柔毛，老时渐无毛；花瓣白色，倒卵形，先端凹。果球形，直径4~7 mm，熟时红色至黑褐色。花期5~6月，果期7~11月。

【分布】多生于向阳山坡，路旁、溪边灌木丛中或山坡疏林下。产于广西、广东、湖南、贵州、云南、四川等地。

【性能主治】根及根状茎味甘、酸、涩，性平。有清热解毒、利湿消肿、收敛止血、活血散瘀、固涩益肾的作用。主治滑精，遗尿，痢疾，泄泻，崩漏带下，子宫脱垂，痔疮。

【采收加工】全年均可采收，除去泥沙，趁鲜砍成段或切厚片，干燥。

【附注】同等功效入药的还有粉团蔷薇 *R. multiflora* Thunb. var. *cathayensis* Rehder et E. H. Wilson的根及根状茎。

小果蔷薇 *Rosa cymosa*

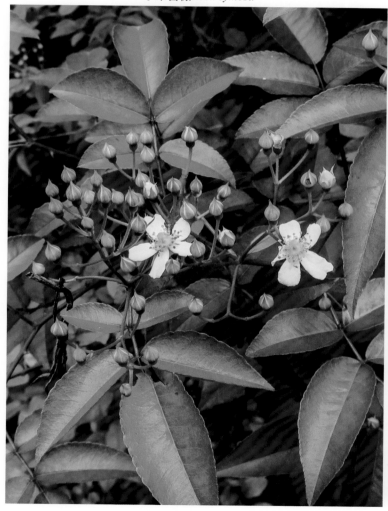

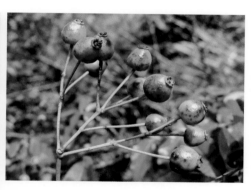

粉团蔷薇 *Rosa multiflora* var. *cathayensis*

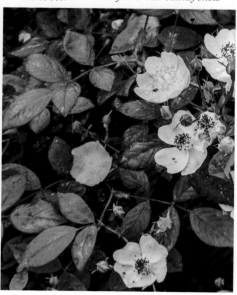

金樱子

【基原】为蔷薇科金樱子*Rosa laevigata* Michx. 的成熟果实。

【别名】刺糖果、倒挂金钩、黄茶瓶。

【形态特征】攀缘灌木。小枝粗壮，有疏钩刺，无毛，幼时被腺毛，老时腺毛逐渐脱落减少。三出复叶；小叶革质，椭圆状卵形，边缘有细齿。花单生于叶腋；花梗和萼筒密被腺毛；花瓣白色，宽倒卵形，先端微凹。果梨形，熟时红褐色，密被刺毛。花期4~6月，果期7~11月。

【分布】生于山野、田边、灌木丛的向阳处。产于广西、广东、湖南、四川、浙江、江西、安徽、福建等地。

【性能主治】果实味酸、甘、涩，性平。有固精缩尿、固崩止带、涩肠止泻的作用。主治遗精，滑精，遗尿，尿频，崩漏，带下，久泻，久痢。

【采收加工】10~11月果实成熟时采收，干燥，除去毛刺。

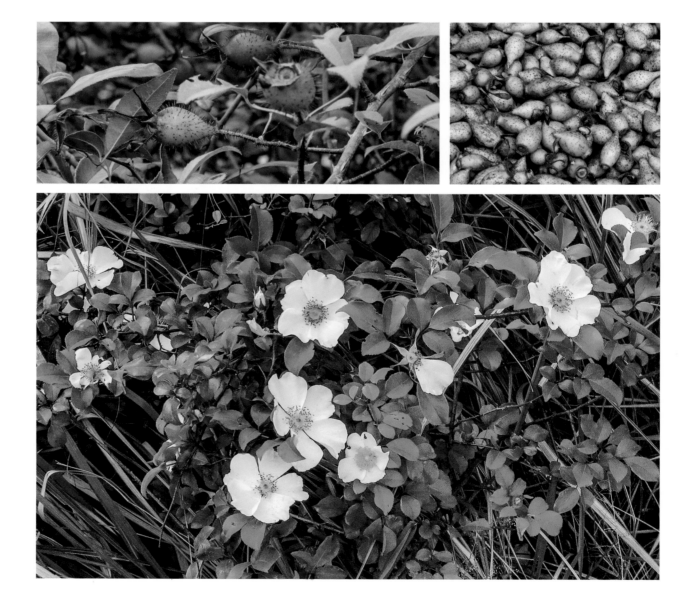

七爪风

【基原】为蔷薇科深裂悬钩子*Rubus reflexus* Ker Gawl. var. *lanceolobus* F. P. Metcalf 的根。

【别名】七指风、深裂锈毛莓、红泡刺。

【形态特征】攀缘灌木，高达2 m。枝和叶柄有稀疏小皮刺，枝、叶背、叶柄和花序被锈色长柔毛。单叶；叶片心状宽卵形或近圆形，边缘5~7深裂，裂片披针形或长圆状披针形。花数朵集生于叶腋或成顶生短总状花序；花瓣白色，与萼片近等长。果实近球形，深红色。花期6~7月，果期8~9月。

【分布】生于低海拔的山谷、水沟边或疏林中。产于广西、广东、湖南、福建。

【性能主治】根味苦、涩、酸、性平。有祛风除湿、活血通络的作用。主治风寒湿痹，四肢关节痛，中风偏瘫，肢体麻木，活动障碍。

【采收加工】全年均可采收，洗净，晒干。

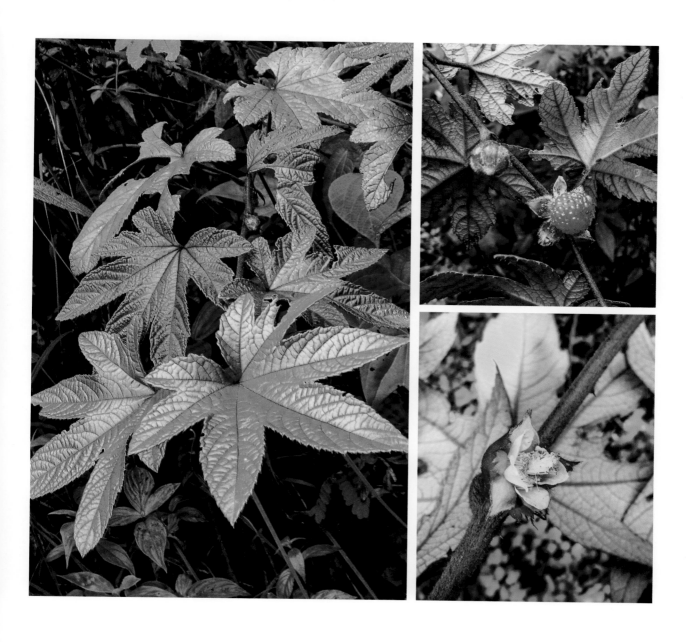

茅莓

【基原】为蔷薇科茅莓 *Rubus parvifolius* L. 的地上部分。

【别名】三月泡、铺地蛇。

【形态特征】小灌木。茎、枝被短毛和倒生皮刺。三出复叶，顶端小叶较大；小叶阔倒卵形或近圆形，边缘有不规则的齿。伞房花序顶生或腋生，稀顶生花序成短总状，被柔毛和细刺；花瓣粉红色至紫红色。聚合果球形，熟时红色。花期5~6月，果期7~8月。

【分布】生于路旁、山坡林下或荒野。产于广西、湖南、湖北、福建等地。

【性能主治】味苦、涩，性微寒。有活血消肿、清热解毒、祛风湿的作用。主治跌仆损伤，风湿痹痛，疮痈肿毒。

【采收加工】春、夏季花开时采收，除去杂质，晒干。

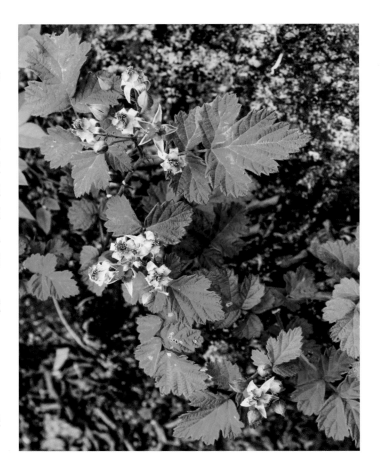

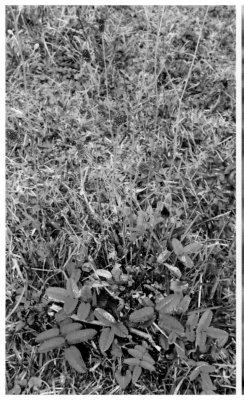

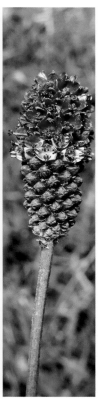

地榆

【基原】为蔷薇科地榆 *Sanguisorba officinalis* L. 的根。

【别名】马连鞍、马留鞍。

【形态特征】草本。根多呈纺锤形，表面棕褐色或紫褐色，横切面黄白色或紫红色。基生叶为羽状复叶，卵形或长圆状卵形，基部心形至浅心形，边缘有粗大圆钝齿。穗状花序直立，椭圆形至卵球形，从花序顶端向下开放。果实包藏于宿存萼筒内。花果期7~10月。

【分布】生于山坡草地、灌木丛中及山地路旁。产于广西、云南、四川、湖南等地。

【性能主治】根味苦、酸、涩，性微寒。有凉血止血、解毒敛疮的作用。主治便血，痔血，血痢，崩漏，水火烫伤，痈肿疮毒。

【采收加工】春季将发芽时或秋季植株枯萎后采挖，洗净，干燥，或趁鲜切片，干燥。

山蜡梅

【基原】为蜡梅科山蜡梅*Chimonanthus nitens* Oliv. 的叶。

【别名】牛梆铃、鸡卵果、红蜡子。

【形态特征】常绿灌木。幼枝四方形，老枝近圆柱形。叶片纸质至近革质，椭圆形至卵状披针形，少数为长圆状披针形，顶端渐尖，基部钝至急尖，腹面略粗糙，有光泽。花小，黄色或黄白色；花被片圆形、卵形、倒卵形或长圆形。果托坛状，熟时灰褐色，被短茸毛，内藏聚合瘦果。花期10月至翌年1月，果期4~7月。

【分布】生于山地疏林中或石灰岩山地。产于广西、云南、贵州、湖南、湖北、福建、安徽、浙江、江苏、江西、陕西等地。

【性能主治】叶微苦、辛，性凉。有解表祛风、清热解毒的作用。主治感冒，中暑，慢性气管炎，胸闷。

【采收加工】全年均可采收，以夏、秋季采收为佳，晒干。

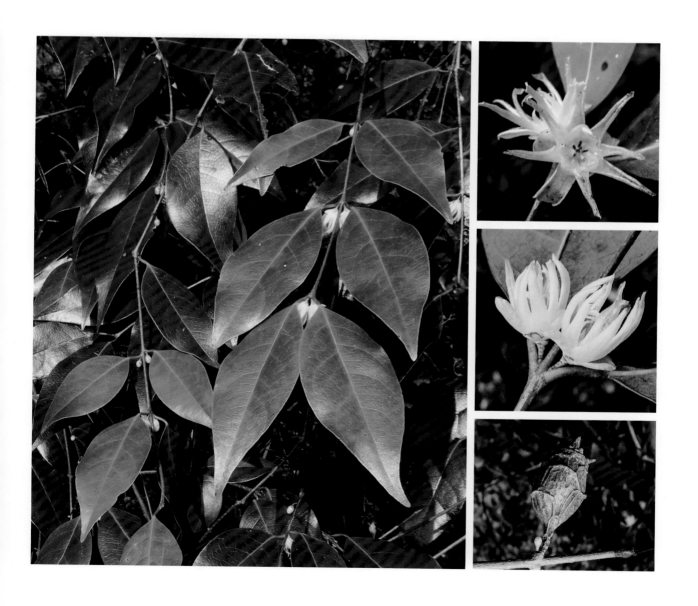

九龙钻

【基原】为云实科龙须藤*Bauhinia championii* (Benth.) Benth. 的藤茎。

【别名】九龙藤、羊蹄藤。

【形态特征】攀缘灌木。藤茎圆柱形，稍扭曲，表面粗糙，截面皮部棕红色，木质部浅棕色，有4~9圈深棕红色环纹，形似舞动的龙而得名。单叶互生；叶片卵形或心形，先端2浅裂或不裂，裂片尖，基部截形、微凹或心形，腹面无毛，背面干时粉白褐色；基出脉5~7条。总状花序；花瓣白色，具瓣柄，瓣片匙形。荚果扁平；果瓣革质。花期6~10月，果期7~12月。

【分布】生于石山灌木丛中或山地疏林下和密林中。产于广西、广东、湖南、贵州、浙江、台湾、湖北、海南等地。

【性能主治】藤茎味苦、涩，性平。有祛风除湿、活血止痛、健脾理气的作用。主治风湿关节炎，腰腿痛，跌打损伤，胃痛，痢疾，月经不调，胃及十二指肠溃疡，老人病后虚弱，小儿疳积。

【采收加工】全年均可采收，除去枝叶，切片，晒干。

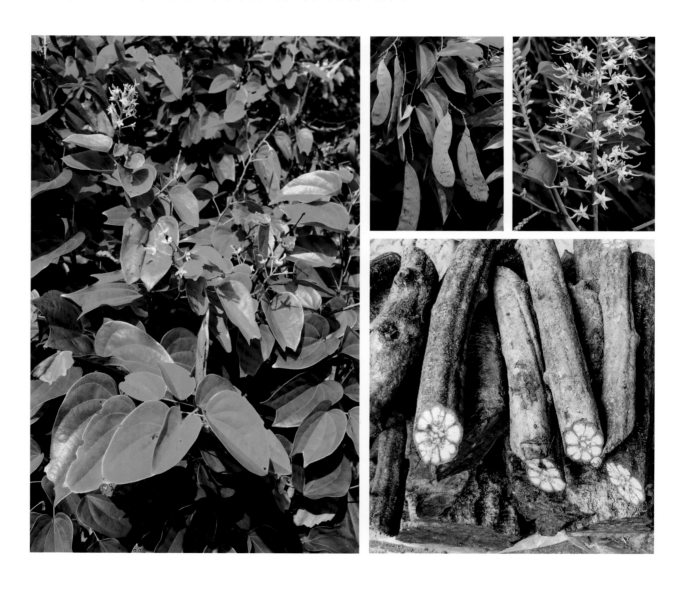

云实

【基原】为云实科云实*Caesalpinia decapetala* (Roth) Alston 的根、种子。

【别名】老虎刺尖。

【形态特征】藤本。树皮暗红色；枝、叶轴和花序均被柔毛和钩刺。二回羽状复叶长20~30 cm；羽片3~10对，基部有刺1对；小叶8~12对，长圆形，两端近圆钝，两面均被短柔毛，老时渐无毛。总状花序顶生，具多朵花；花瓣黄色，膜质，圆形或倒卵形。荚果长圆状舌形，栗褐色，先端具尖喙。花果期4~10月。

【分布】生于山坡灌木丛中、平原、山谷及河边等地。产于广西、广东、云南、四川、湖北、江西、江苏、河南、河北等省区。

【性能主治】根味苦、辛，性平。有发表散寒、祛风活络的作用。主治风寒感冒，风湿疼痛，跌打损伤，毒蛇咬伤。种子味辛、苦，性温；有毒。有止痢、驱虫的作用。主治痢疾，疟疾，慢性气管炎，小儿疳积，虫积。

【采收加工】全年均可采收，挖取根部，洗净，切片，晒干。秋季果实成熟时采收，剥取种子，晒干。

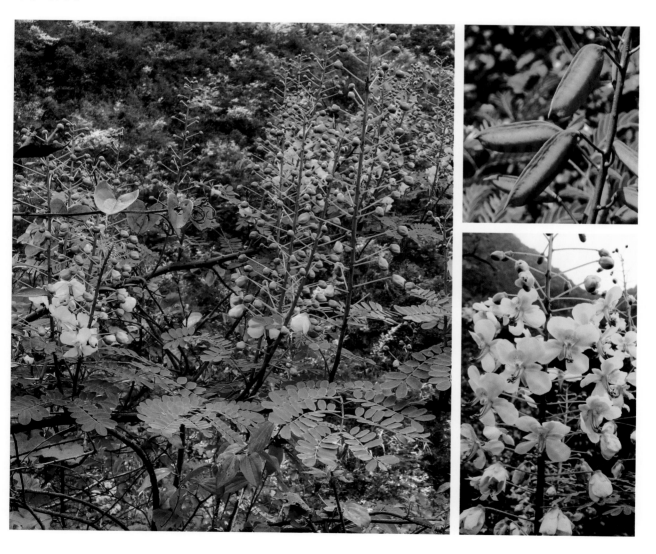

皂荚

【基原】为云实科皂荚*Gleditsia sinensis* Lam.的棘刺、不育果实。

【别名】皂角、猪牙皂、刀皂。

【形态特征】落叶乔木。枝刺粗壮，长达16 cm，基部圆柱形，具圆锥状分枝。叶为一回羽状复叶；叶片纸质，卵状披针形至长圆形。花杂性，黄白色，组成总状花序；花序腋生或顶生。荚果带状，长12~37 cm，直或扭曲；果瓣革质，褐棕色或红褐色，常被白粉。花期3~5月，果期5~12月。

【分布】生于山坡林中或谷地，常栽培于庭园。产于广西、湖南、浙江、江西、云南、四川、甘肃、河北等地。

【性能主治】棘刺味辛，性温。有消肿排毒、排脓、杀虫的作用。主治痈疽初起或脓成不溃；外用治疥癣麻风。果实味辛、咸，性温；有小毒。有祛痰开窍、散结消肿的作用。主治中风口噤，昏迷不醒，癫痫痰盛，关窍不通，喉痹痰阻，顽痰喘咳，咯痰不爽，大便燥结；外用治痈肿。

【采收加工】棘刺（皂角刺）全年均可采收，干燥，或趁鲜切片，干燥。不育果实（猪牙皂）秋季采收，除去杂质，干燥。

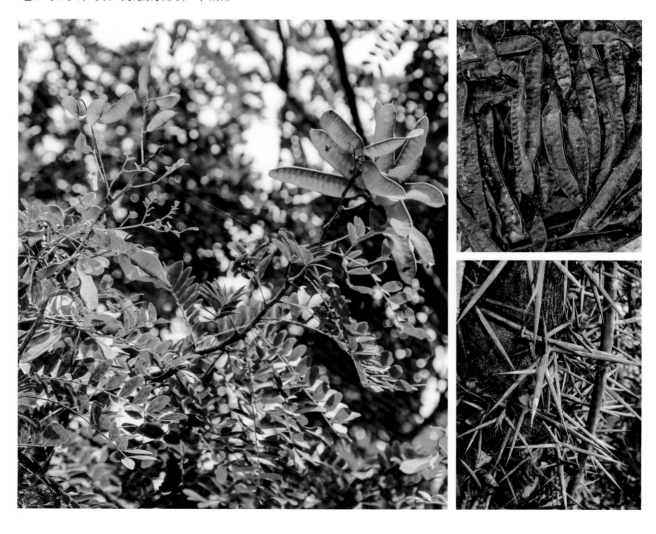

决明子

【基原】为云实科决明*Senna tora* (L.) Roxb. 的成熟种子。

【别名】草决明、假绿豆、夜关门。

【形态特征】一年生亚灌木状草本。叶柄上无腺体；叶轴上每对小叶间有棒状的腺体1个；小叶3对，膜质，倒卵形或倒卵状长椭圆形，顶端圆钝而有小尖头，基部渐狭，偏斜，腹面被稀疏柔毛。花腋生，通常2朵聚生；花瓣黄色，下面2片略长。荚果细，近四棱柱形，长达15 cm。种子菱形，光亮。花果期8~11月。

【分布】生于山坡、河边或栽培。产于广西、广东、湖南、四川、安徽等地。

【性能主治】种子味甘、苦、咸，性微寒。有清热明目、润肠通便的作用。主治目赤涩痛，畏光多泪，目暗不明，头痛眩晕，大便秘结。

【采收加工】秋季采收成熟果实，晒干，留下种子，除去杂质。

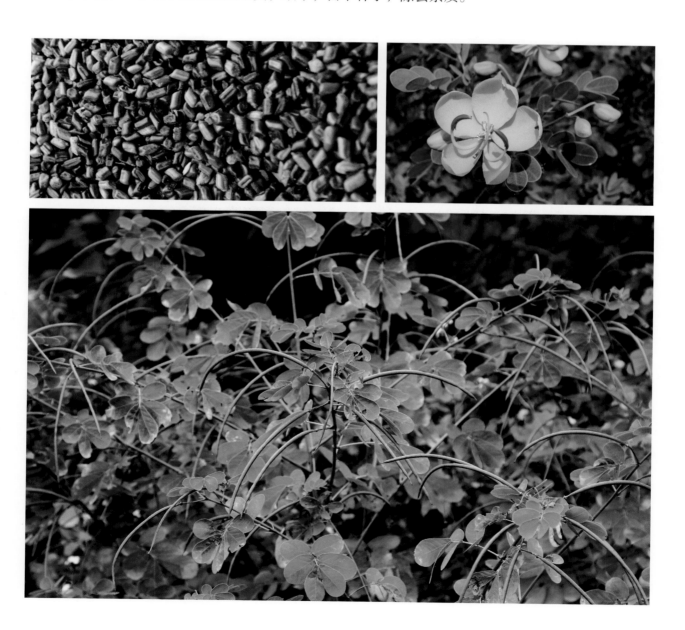

亮叶崖豆藤

【基原】为蝶形花科亮叶崖豆藤*Callerya nitida* (Benth.) R. Geesink的根和藤茎。

【别名】血节藤、血筋藤。

【形态特征】攀缘灌木。茎皮锈褐色，粗糙。羽状复叶。小叶2对，硬纸质，卵状披针形或长圆形，先端钝尖，基部圆形或钝，腹面光亮无毛，背面无毛或被稀疏柔毛。圆锥花序顶生，粗壮，密被锈褐色茸毛；生花枝通直，粗壮；花冠青紫色，旗瓣密被绢毛。荚果线状长圆形，密被黄褐色茸毛。种子4~5粒，栗褐色，光亮。花期5~9月，果期7~11月。

【分布】生于山坡灌木丛中或山地疏林中。产于广西、广东、海南、贵州、江西、福建、台湾等地。

【性能主治】根和藤茎味苦，甘，性温。有补血、活血、通络的作用。主治月经不调，血虚痿黄，麻木瘫痪，风湿痹痛。

【采收加工】夏、秋季采收，除去枝叶，切片，晒干。

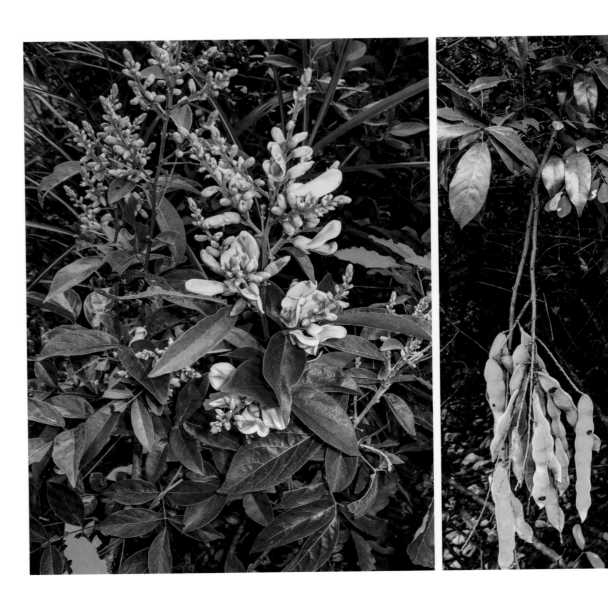

藤黄檀

【基原】为蝶形花科藤黄檀*Dalbergia hancei* Benth. 的茎和根。

【别名】大香藤、藤檀。

【形态特征】藤本。枝纤细，小枝有时变钩状或旋扭。小叶3~6对，叶片狭长圆形或倒卵状长圆形，先端钝或圆，微缺，基部圆或阔楔形，嫩时两面被疏柔毛，成长时腹面无毛。总状花序远比复叶短，数个总状花序常再集成腋生短圆锥花序；花冠绿白色，芳香。荚果扁平，长圆形或带状，基部收缩成1条细果颈，通常有1粒种子。种子肾形，极扁平。花期4~5月。

【分布】生于山坡灌木丛中或山谷溪旁。产于广西、广东、海南、贵州、四川、安徽、浙江、江西等地。

【性能主治】茎和根味辛，性温。有理气止痛、舒筋活络、强壮筋骨的作用。茎主治胸胁痛，胃痛，腹痛。根主治腰痛，关节痛，跌打损伤。

【采收加工】夏、秋季采挖，除去泥沙，切片，晒干。

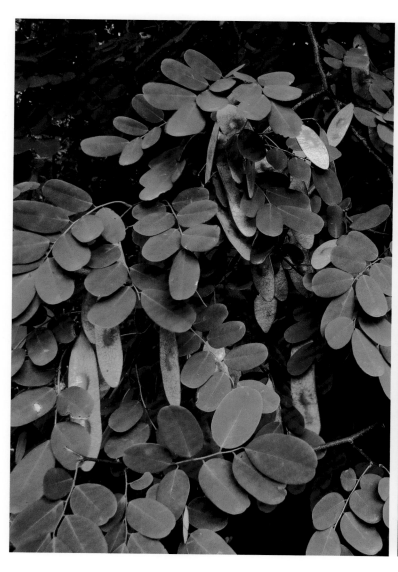
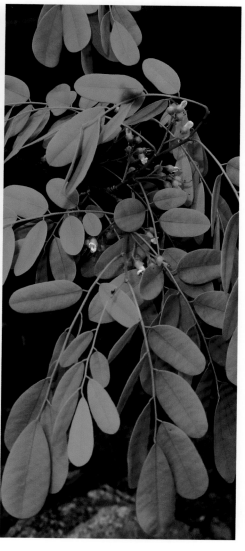

地钻

【基原】为蝶形花科千斤拔*Flemingia prostrata* Roxb. f. ex Roxb. 的根。

【别名】蔓性千斤拔、掏马桩、吊马桩、钻地风。

【形态特征】直立或披散亚灌木。幼枝三棱柱状，密被灰褐色短柔毛。叶具指状3小叶；托叶线状披针形，有纵纹，被毛，先端细尖，宿存；小叶厚纸质，长椭圆形或卵状披针形，背面密生灰褐色柔毛。总状花序腋生；花密生，花冠紫红色。荚果椭圆状，被短柔毛。种子2粒，近圆球形，黑色。花果期夏、秋季。

【分布】生于平地、旷野或山坡草丛中。产于广西、广东、云南、海南、湖南、贵州、四川、湖北、江西、福建等地。

【性能主治】根味甘、微涩，性平。有祛风利湿、强筋壮骨、消瘀解毒的作用。主治风湿痹痛，腰腿痛，腰肌劳损，白带，慢性肾炎，痈肿，喉蛾，跌打损伤。

【采收加工】秋季采收，洗净，晒干。

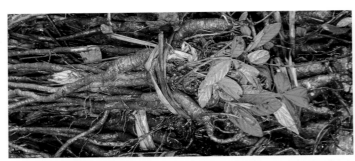
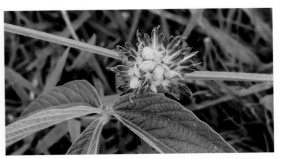
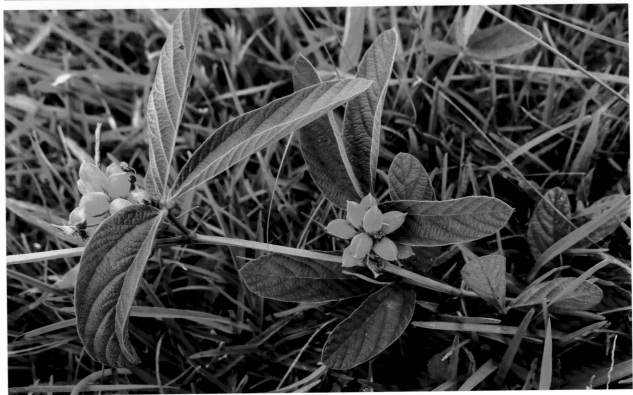

马棘

【基原】为蝶形花科马棘*Indigofera pseudotinctoria* Matsum. 的根或全株。

【别名】山葛、大力牛。

【形态特征】小灌木。茎直立，分枝多，幼枝被白色丁字毛。单数羽状复叶，互生；叶柄被毛；小叶3~5对，叶片椭圆形、倒卵形或倒卵状椭圆形，先端微凹，基部宽楔形，幼时稍被毛，老时秃净。总状花序腋生，开花后比叶长，可达10 cm；花紧密，蝶形花冠红紫色。荚果圆柱形，幼时密生丁字毛，熟后暗紫色，内有肾状种子数粒。花期5~8月，果期9~10月。

【分布】生于山脚、路旁、溪边、灌木丛或林缘石隙中。分布于广西、广东、湖南、四川、贵州、云南、浙江、江西和湖北等地。

【性能主治】根或全株味苦，涩，性平。有清热解毒、消肿散结的作用。主治感冒咳嗽，扁桃体炎，颈淋巴结结核，小儿疳积，痔疮；外用治疗疮。

【采收加工】秋季挖根或采收全株，洗净，切片，晒干，或去外皮，切片，晒干。也可鲜用。

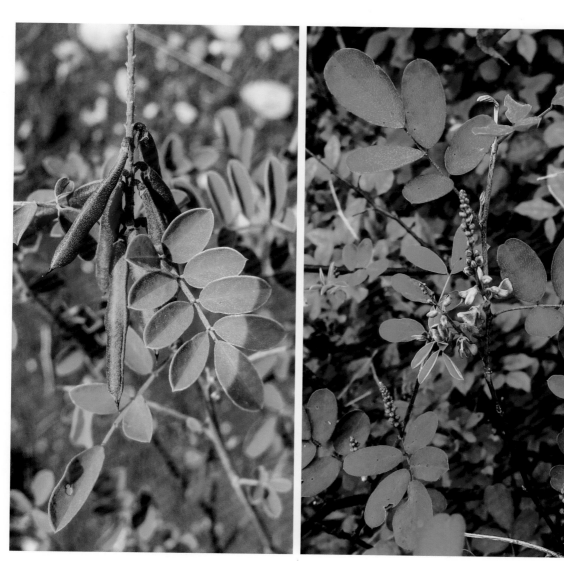

鸡眼草

【基原】为蝶形花科鸡眼草*Kummerowia striata* (Thunb.) Schindl. 的全草。

【别名】人字草、三叶人字草。

【形态特征】一年生草本。披散或平卧，多分枝，茎和枝上被倒生的白色细毛。三出羽状复叶，小叶纸质，倒卵形、长倒卵形或长圆形，较小，全缘，两面沿中脉及边缘有白色粗毛。花小，单生或2~3朵簇生于叶腋；花冠粉红色或紫色。荚果圆形或倒卵形，稍侧扁，先端短尖，被小柔毛。花期7~9月，果期8~10月。

【分布】生于路旁、田边、溪旁、沙质地或缓山坡草地。产于我国西南、东北、华北、华东、中南等省区。

【性能主治】全草味甘、辛、微苦，性平。有清热解毒、健脾利湿、活血止血的作用。主治感冒发热，暑湿吐泻，黄疸，痈疖疮，痢疾，血淋，鼻出血，跌打损伤，赤白带下。

【采收加工】7~8月采收，鲜用或晒干。

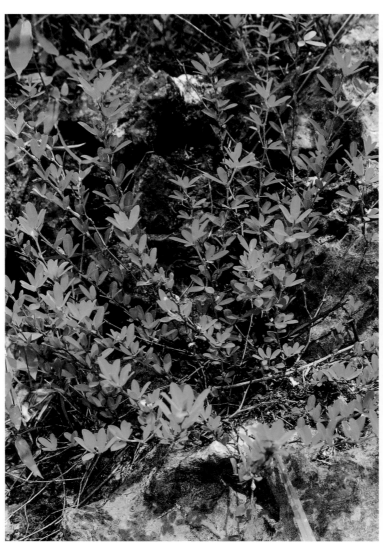
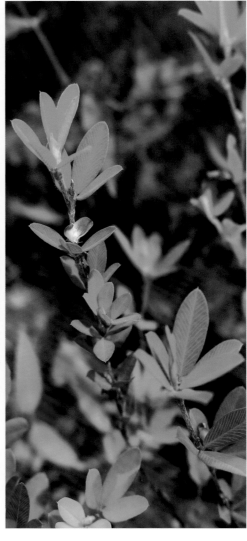

铁扫帚

【基原】为蝶形花科截叶铁扫帚*Lespedeza cuneata* (Dum. Cours.) G. Don 的根或全株。

【别名】铁马鞭。

【形态特征】小灌木。茎直立或斜升，被毛，上部分枝；分枝斜上举。叶密集，柄短；小叶楔形或线状楔形，先端截形成近截形，具短尖，基部楔形，腹面近无毛，背面密被白色伏毛。总状花序腋生，具2~4朵花；花序梗极短；花淡黄色或白色。荚果宽卵形或近球形，被伏毛。花期7~8月，果期9~10月。

【分布】生于草地、荒地或路旁向阳处。产于广西、广东、云南、湖南、湖北、四川等地。

【性能主治】根或全株味甘、微苦，性平。有清热利湿、消食除积、祛痰止咳的作用。主治小儿疳积，消化不良，胃肠炎，细菌性痢疾，胃痛，黄疸型肝炎，肾炎水肿，白带异常，口腔炎，咳嗽，支气管炎；外用治带状疱疹，毒蛇咬伤。

【采收加工】夏、秋季挖根或采收全株，洗净，切碎，晒干。

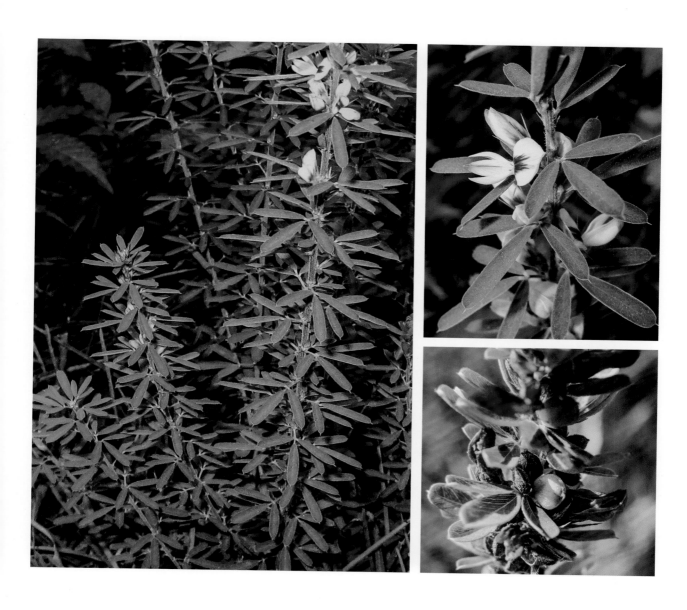

玉郎伞

【基原】为蝶形花科疏叶崖豆*Millettia pulchra* Kurz var. *laxior* (Dunn) Z. Wei 的块根。

【别名】龙眼参、土甘草、小牛力。

【形态特征】灌木。树皮粗糙，散布小皮孔。枝、叶轴、花序均被灰黄色柔毛，后渐脱落。叶和花序均散布在枝上。羽状复叶；小叶6~9对，纸质，披针形或披针状椭圆形，先端急尖，基部渐狭或钝，腹面暗绿色，具稀疏细毛，背面浅绿色，被平伏柔毛。总状圆锥花序腋生，短于复叶，密被灰黄色柔毛；花淡红色至紫红色。荚果线形，扁平，初被灰黄色柔毛，后渐脱落。花期4~8月，果期6~10月。

【分布】生于山地、旷野或杂木林缘。产于广西、广东、湖南、福建、贵州、云南、江西、四川等地。

【性能主治】块根味甘、微辛，性平。有散瘀、消肿、止痛、宁神的作用。主治小儿疳积，产后及病后虚弱，跌打肿痛，骨折，风湿关节肿痛，中风偏瘫。

【采收加工】秋、冬季采挖，除去须根，洗净，切片，干燥。

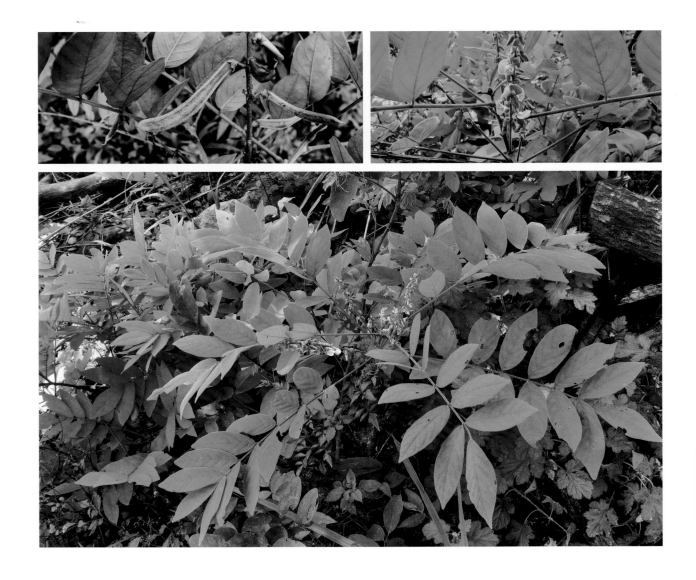

金钱风

【基原】为蝶形花科排钱树*Phyllodium pulchellum* (L.) Desv. 的根和根状茎。

【别名】钱串木、钱排草。

【形态特征】灌木。小枝被白色或灰色短柔毛。小叶革质，顶生小叶卵形、椭圆形或倒卵形，侧生小叶比顶生小叶约小一半，先端钝或急尖，基部圆或钝，侧生小叶基部偏斜，边缘稍呈浅波状，腹面无毛，背面薄被短柔毛。伞形花序有花5~6朵，藏于叶状苞片内，叶状苞片排列成总状圆锥花序状；花白色或淡黄色。荚果常具2荚节。花期7~9月，果期10~11月。

【分布】生于丘陵荒地或平地路边。产于广西、广东、云南、福建、江西、海南等地。

【性能主治】根和根状茎味淡、涩，性凉；有小毒。有化瘀散癥、清热利尿的作用。用于腹中癥瘕，胁痛，黄疸，膨胀，湿热痹症，月经不调，闭经，痈疽疔疮，跌打损伤。

【采收加工】全年均可采收，洗净，切片，晒干或鲜用。

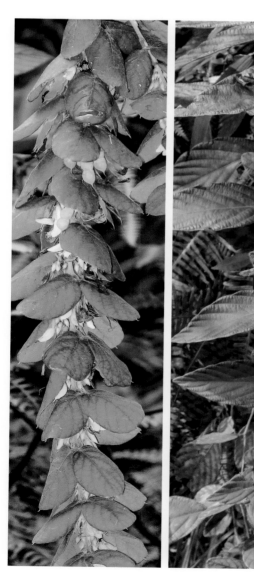
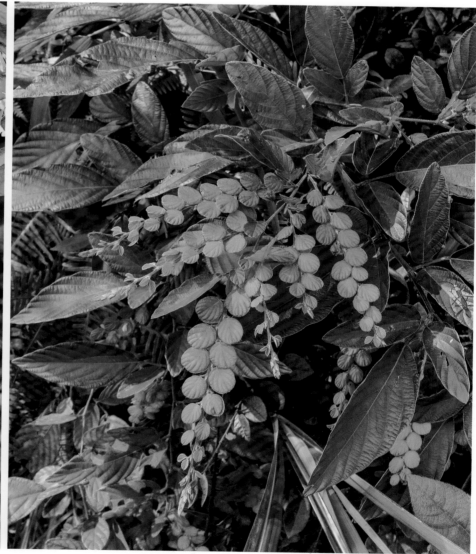

五层风

【基原】为蝶形花科葛 *Pueraria montana* (Lour.) Merr. var. *lobata* (Willd.) Maesen et S. M. Almeida ex Sanjappa et Predeep 的根。

【别名】葛藤、葛根。

【形态特征】粗壮藤本。全株被黄色长硬毛，茎基部木质，块根肥厚。三出复叶；顶生小叶宽卵形或斜卵形，全缘或2~3浅裂，两面被淡黄色硬伏毛。总状花序；花紫色，旗瓣倒卵形，基部有2耳及1个黄色硬痂状附属体，翼瓣镰状，龙骨瓣镰状长圆形。荚果狭长椭圆形，被黄色长硬毛。花期9~10月，果期11~12月。

【分布】生于山地疏林或密林中。产于我国南北各地，除新疆、青海及西藏外。

【性能主治】根味甘、辛，性凉。有解痉退热、生津止渴、透疹、升阳止泻、通经活络、解酒毒的作用。主治外感发热头痛，项背强痛，口渴，消渴，麻疹不透，热痢，泄泻，眩晕头痛，中风偏瘫，胸痹心痛，酒毒伤中。

【采收加工】秋、冬季采挖，趁鲜切成厚片或小块，干燥。

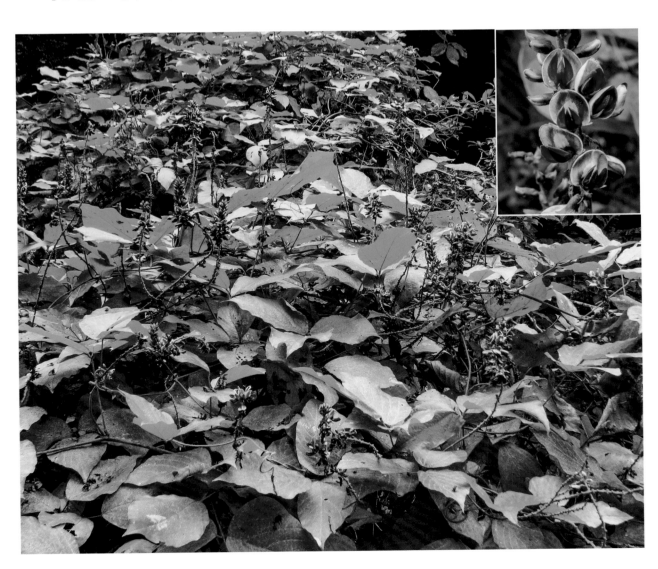

苦参

【基原】为蝶形花科苦参*Sophora flavescens* Alt. 的根。

【别名】地槐、野槐。

【形态特征】草本或亚灌木。茎具纹棱。羽状复叶；小叶6~12对，互生或近对生，纸质，椭圆形、卵形、披针形至披针状线形，先端钝或急尖，基部宽楔形或浅心形，背面疏被灰白色短柔毛或近无毛。总状花序顶生；花多数，花冠白色或淡黄白色。荚果长5~10 cm，种子间稍缢缩，呈不明显串珠状，稍四棱形。种子长卵形，稍压扁，深红褐色或紫褐色。花期6~8月，果期7~10月。

【分布】生于山坡、草坡灌木林中或田野附近。产于我国南北各省区。

【性能主治】根味苦，性寒。有清热燥湿、杀虫、利尿的作用。主治热痢，便血，黄疸，尿闭，赤白带下，湿疹，湿疮，皮肤瘙痒，疥癣麻风；外用治滴虫性阴道炎。

【采收加工】春、秋季采挖，除去根头和小支根，洗净，干燥，或趁鲜切片，干燥。

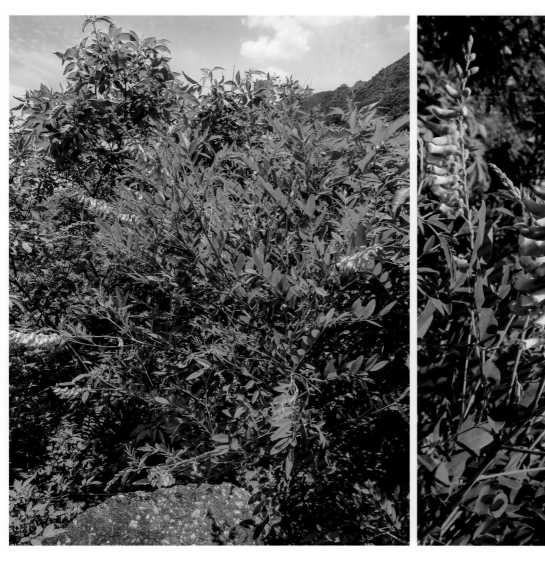
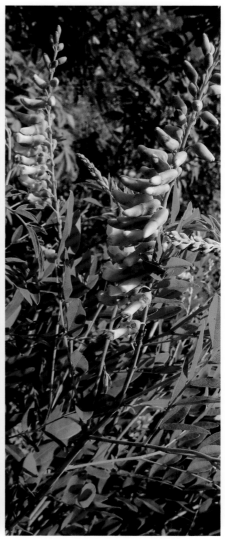

九层风

【基原】为蝶形花科密花豆*Spatholobus suberectus* Dunn 的藤茎。

【别名】血风藤、三叶鸡血藤、鸡血藤。

【形态特征】攀缘藤本。小叶纸质或近革质，异形，顶生的两侧对称，先端骤缩为短尾状，尖头钝，基部宽楔形或圆形，两面近无毛或略被微毛。圆锥花序腋生或生于小枝顶端；花瓣白色，旗瓣扁圆形，翼瓣斜楔状长圆形，龙骨瓣倒卵形。荚果近镰形，密被棕色短茸毛。种子扁长圆形。花期6月，果期11~12月。

【分布】生于山地疏林、沟谷或灌木丛中。产于广西、广东、云南和福建等地。

【性能主治】藤茎味苦、甘，性温。有活血补血、调经止痛、舒筋活络的作用。主治月经不调，痛经，闭经，风湿痹痛，麻木瘫痪，血虚痿黄。

【采收加工】秋、冬季采收，除去枝叶，切片，晒干。

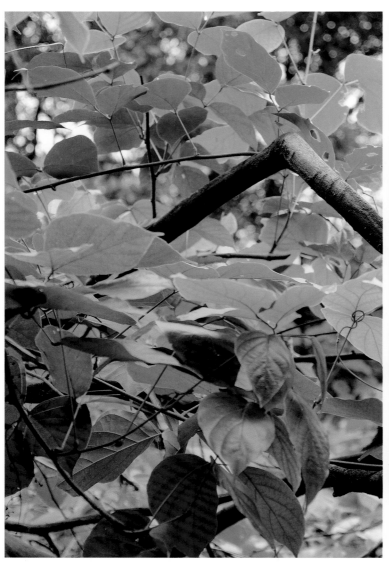
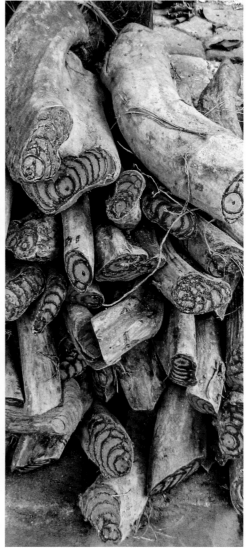

狐狸尾

【基原】为蝶形花科狸尾草*Uraria lagopodioides* (L.) Desv. ex DC. 的全草。

【别名】兔尾草、狸尾豆、野花生。

【形态特征】平卧或斜升草本。花枝直立或斜举，被短柔毛。复叶多为3小叶；托叶三角形，先端尾尖，被灰黄色长柔毛和缘毛；顶生小叶近圆形或椭圆形，侧生小叶较小。总状花序顶生，长3~6 cm，花排列紧密；花冠淡紫色。荚果有1~2荚节，包藏于萼内，黑褐色，略有光泽。花果期8~10月。

【分布】生于山野坡地、灌木丛中。产于广西、广东、云南、贵州、湖南、福建、江西等地。

【性能主治】全草味甘、淡，性平。有清热解毒、散结消肿、利水通淋的作用。主治感冒，小儿肺炎，腹痛腹泻，瘰疬，痈疮肿毒，砂淋尿血，毒蛇咬伤。

【采收加工】夏、秋季采收全草，洗净，鲜用或晒干。

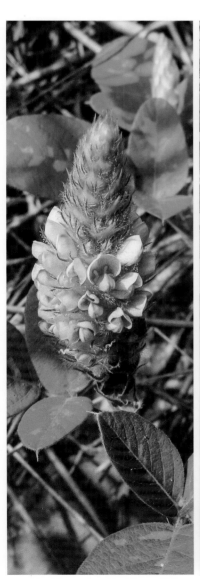
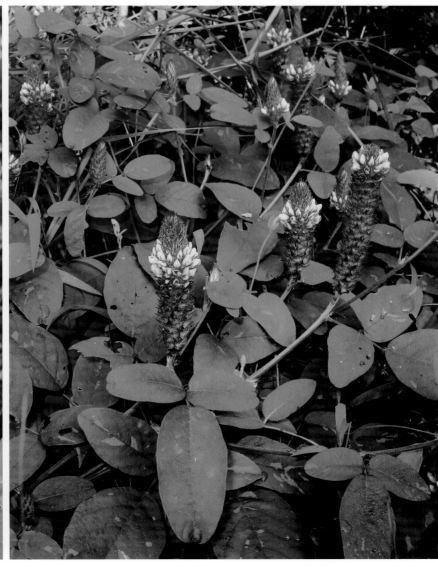

小通草

【基原】为旌节花科西域旌节花*Stachyurus himalaicus* Hook. f. et Thomson ex Benth. 的茎髓。

【别名】喜马山旌节花、通条树、小通花。

【形态特征】落叶灌木或小乔木，高3~5 m。树皮平滑，棕色或深棕色，小枝褐色，具浅色皮孔。叶片坚纸质至薄革质，披针形至长圆状披针形，先端渐尖至长渐尖，基部钝圆，边缘具细而密的锐齿，齿尖骨质并加粗，侧脉两面均突起；叶柄紫红色。穗状花序腋生，长5~13 cm，无花序梗，通常下垂；花黄色。果实近球形。花期3~4月，果期5~8月。

【分布】生于山坡阔叶林下或灌木丛中。产于广西、广东、湖南、湖北、四川、贵州等地。

【性能主治】茎髓味甘、淡，性寒。有清热、利尿、下乳的作用。主治小便不利，淋证，乳汁不下。

【采收加工】秋季取茎，切段，趁鲜取出髓部，理直，晒干。

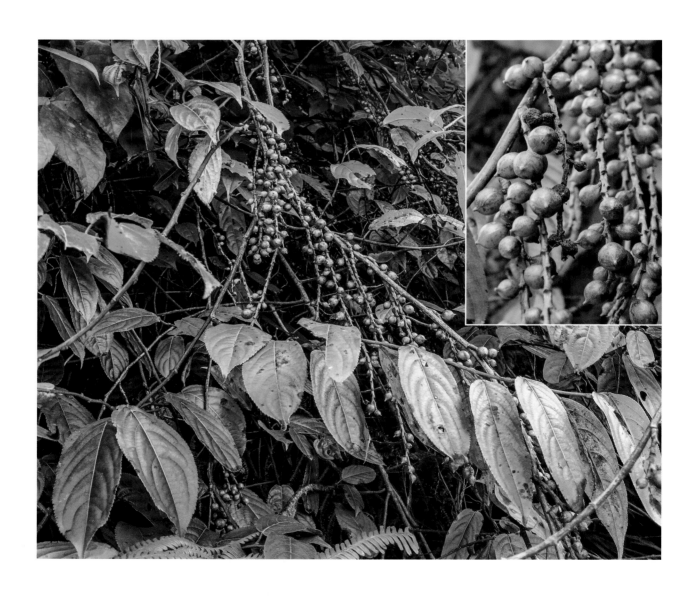

路路通

【基原】为金缕梅科枫香树*Liquidambar formosana* Hance 的果序。

【别名】枫香、枫香脂。

【形态特征】落叶乔木，树脂有芳香气味。单叶互生，掌状3裂，叶色有明显的季相变化，通常初冬变黄色，至翌年春季落叶前变红色；叶柄长达11 cm。雄性短穗状花序常多个排成总状，雄蕊多数，花丝不等长；雌性花序头状，花序梗长3~6 cm。头状果序圆球形，木质，直径3~4 cm。花期3~4月，果期9~10月。

【分布】生于山坡疏林、村边、路旁。产于我国秦岭及淮河以南各省区，南起广西、广东，东至台湾，西至四川、云南及西藏，北至河南、山东等地。

【性能主治】果序味苦，性平。有祛风活络、利水通经的作用。主治关节痹痛，麻木拘挛，水肿胀满，乳少经闭。树脂入药，有活血止痛、解毒、生肌、凉血的作用。

【采收加工】冬季果实成熟后采收，除去杂质，干燥。

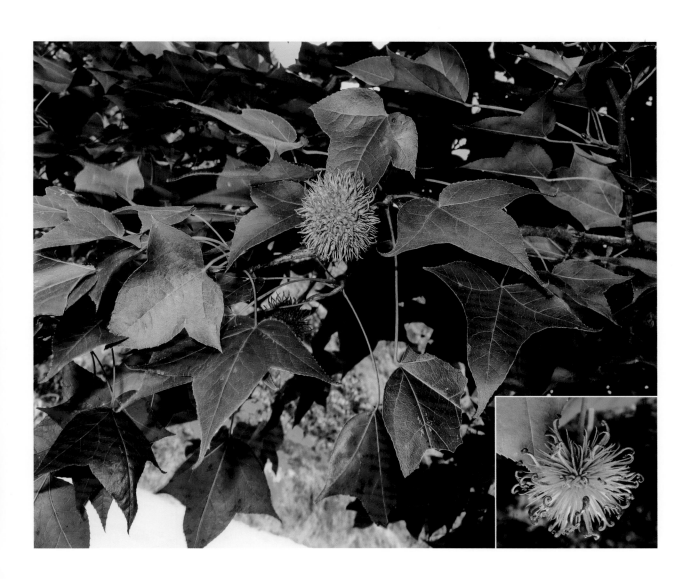

半荷风

【基原】为金缕梅科半枫荷*Semiliquidambar cathayensis* H. T. Chang 的地上部分。

【别名】枫荷梨、金缕半枫荷。

【形态特征】常绿或半落叶乔木。叶生于当年生枝顶，异型，不分裂的叶片卵状椭圆形；或掌状3裂，两侧裂片卵状三角形，有时为单侧叉状分裂，具掌状脉3条，边缘有齿。雌雄同株，雄花的短穗状花序常数个排成总状；雌花的头状花序单生。果序头状，蒴果20多个，密集。花期3~4月，果期9~10月。

【分布】生于湿润肥沃的山坡杂木林中、溪边和路旁。产于广西北部、广东、海南、江西、贵州等地。

【性能主治】地上部分味涩、微苦、性微温。有祛风湿、活血散瘀的作用。主治风湿性关节炎，腰腿痛，跌打肿痛。

【采收加工】全年均可采收，切片，晒干。

【附注】野外资源少见，为国家二级重点保护植物。

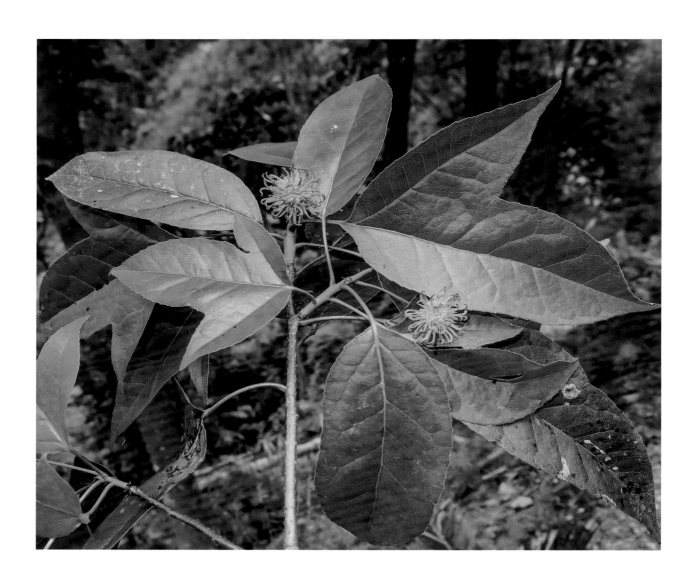

红枫荷

【基原】为桑科二色波罗蜜 *Artocarpus styracifolius* Pierre 的根。

【别名】半枫荷、红半枫荷、红山梅。

【形态特征】乔木，高达20 m。小枝幼时密被白色短柔毛。叶互生，腹面深绿色，背面被苍白色粉末状毛。花雌雄同株；花序单生于叶腋；雄花序椭圆形；雌花被片外面被柔毛，先端2~3裂。聚花果球形，黄色，干时红褐色。花期秋初，果期秋末冬初。

【分布】生于森林中。产于广西、广东、海南、云南等地。

【性能主治】根味甘，性温。有祛风除湿、舒筋活血的作用。主治风湿性关节炎，腰肌劳损，慢性腰腿痛，半身不遂，跌打损伤，扭挫伤。

【采收加工】全年均可采收，洗净，晒干。

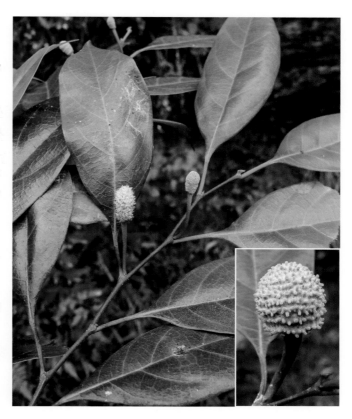

藤构

【基原】为桑科藤构 *Broussonetia kaempferi* Sieb. var. australis T. Suzuki 的全株。

【别名】蔓藤、黄皮藤。

【形态特征】蔓生藤状灌木。小枝显著伸长。叶互生，螺旋状排列，近对称的卵状椭圆形，长3.5~8 cm，宽2~3 cm，基部心形或截形，边缘齿细，齿尖具腺体。花雌雄异株，雄花序短穗状，长1.5~2.5 cm；雌花集生为球形头状花序。聚花果直径约1 cm，花柱线形，延长。花期4~6月，果期5~7月。

【分布】生于沟边、山坡或灌木丛中。产于广西、广东、云南、四川、湖南等地。

【性能主治】全株味微甘，性平。有清热养阴、平肝、益肾的作用。主治肺热咳嗽，头晕目眩，高血压。

【采收加工】4~11月采收，洗净，鲜用或晒干。

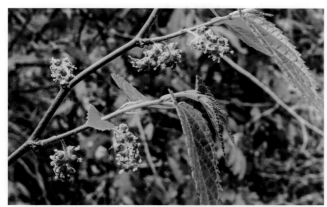

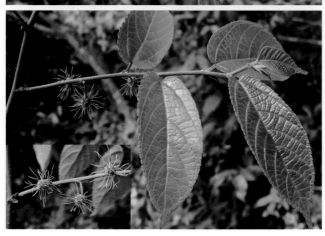

楮实子

【基原】为桑科构树*Broussonetia papyrifera* (L.) L' Her. ex Vent. 的成熟果实。

【别名】沙皮树、肥猪树。

【形态特征】乔木。枝粗而直；小枝密生柔毛。叶螺旋状排列；叶片广卵形至长椭圆状卵形，先端渐尖，基部心形，两侧常不相等，边缘具粗齿，不裂或3~5裂，幼叶常有明显分裂，腹面粗糙且疏生糙毛，背面密被茸毛。花雌雄异株，雄花序为葇荑花序，雌花序球形头状。聚花果熟时橙红色，肉质。花期4~5月，果期6~7月。

【分布】生于石灰岩山地，栽于村旁、田园。产于全国南北各地。

【性能主治】成熟果实味甘，性寒。有补肾清肝、明目、利尿的作用。主治肝肾不足，腰膝酸软，虚劳骨蒸，头晕目眩，目生翳膜，水肿胀满。

【采收加工】秋季果实成熟时采收，洗净，晒干，除去灰白色膜状宿萼和杂质。

【附注】构树根亦可入药，有凉血散瘀、清热利尿、化痰止咳的作用。

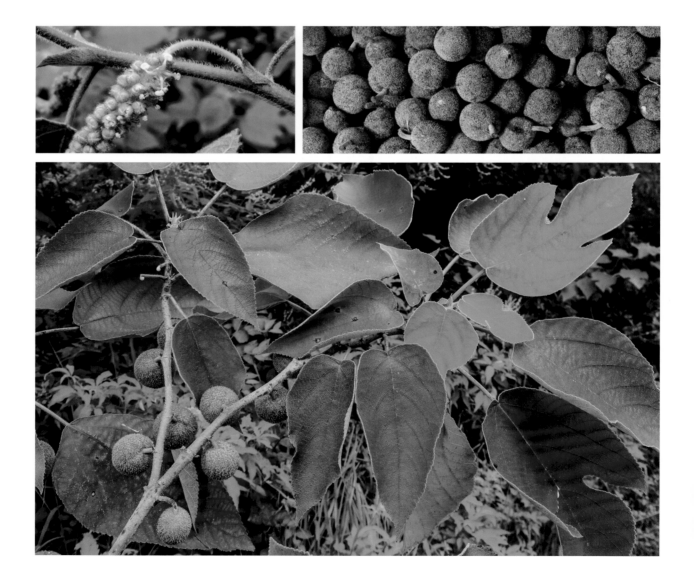

石榕树

【基原】为桑科石榕树*Ficus abelii* Miq.的茎。

【形态特征】直立灌木。小枝、叶柄密生灰白色粗短毛。叶片窄椭圆形至倒披针形，全缘，腹面散生短粗毛，成长脱落，背面密生黄色或灰色短硬毛和柔毛。榕果单生于叶腋，近梨形，熟时紫黑色或褐红色，密生白色短硬毛，顶部脐状突起，基部收缩为短柄。花期5~7月。

【分布】生于山坡灌木丛中及溪边。产于广西、广东、云南、四川、湖南等地。

【性能主治】茎味涩，性凉。有清热利水、止痛的功效。主治小便淋沥，尿路感染，水肿，胃脘痛，腹痛。

【采收加工】全年均可采收，鲜用或晒干。

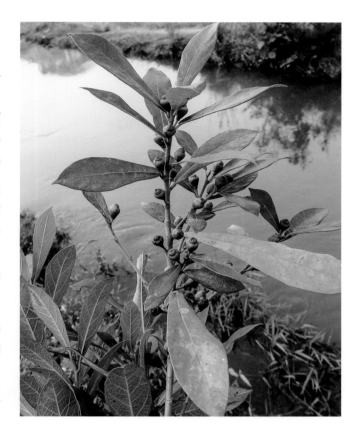

五爪龙

【基原】为桑科琴叶榕*Ficus pandurata* Hance的全株。

【形态特征】小灌木。叶片纸质，提琴形或倒卵形，先端急尖有短尖，基部圆形至宽楔形，中部缢缩，腹面无毛，背面叶脉有疏毛和小瘤点，基生侧脉2对，侧脉3~5对。榕果单生于叶腋，鲜红色，椭圆形或球形。花期6~8月。

【分布】生于山地、旷野或灌木丛中。产于广西、广东、四川、湖南、福建等地。

【性能主治】全株味甘、微辛，性平。有祛风除湿、解毒消肿、活血通经的作用。主治风湿痹痛，黄疸，乳汁不通，乳痈，痛经，闭经，痈疖肿痛，跌打损伤，毒蛇咬伤。

【采收加工】全年均可采收，除去杂质，干燥。

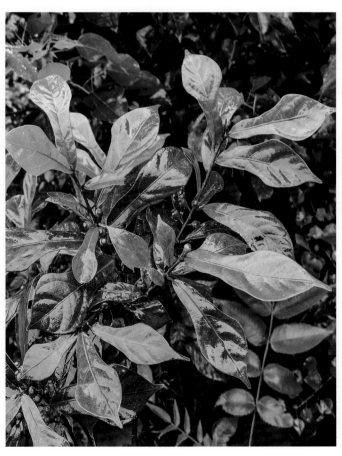

五爪风

【基原】为桑科粗叶榕*Ficus hirta* Vahl 的根。

【别名】五指毛桃、五指牛奶、三爪龙。

【形态特征】灌木或小乔木。全株有乳汁，嫩枝中空，枝、叶、叶柄和花序托（榕果）均被金黄色长硬毛。叶片多型，变异极大，长椭圆状披针形或广卵形，边缘有细齿，有时全缘或3~5深裂。榕果成对腋生或生于已落叶枝上，球形或椭圆球形，无梗或近无梗，幼时顶部苞片形成脐状突起；基生苞片卵状披针形。花果期3~11月。

【分布】生于村寨附近旷地或山坡林边。产于广西、广东、海南、云南、贵州、湖南、福建、江西等地。

【性能主治】根味甘，性平。有健脾益气、行气利湿、舒筋活络的作用。主治脾虚浮肿，食少无力，肺痨咳嗽，盗汗，带下，产后无乳，风湿痹痛，水肿，膨胀，肝胆湿热，跌打损伤。

【采收加工】全年均可采挖，洗净，切段，晒干。

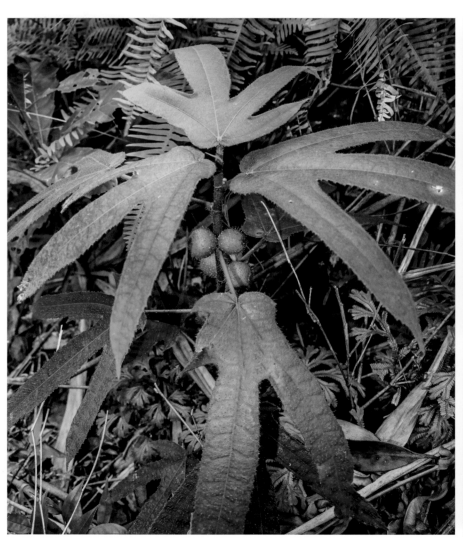
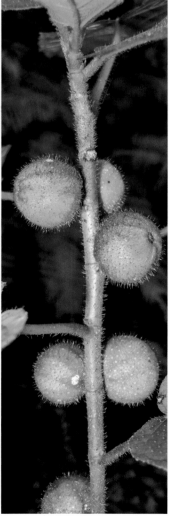

追骨风

【基原】为桑科薜荔*Ficus pumila* L. 的带叶茎枝。

【别名】凉粉果、王不留行、爬山虎。

【形态特征】常绿攀缘灌木。叶二型，不结果枝节上生不定根，叶片小而薄，卵状心形；结果枝上无不定根，叶片较大，革质，卵状椭圆形。榕果单生于叶腋；瘿花果梨形；雌花果近球形，长4~8 cm，直径3~5 cm，顶部截平，略具短钝头或为脐状突起，内生众多细小的黄棕色圆球状瘦果。花期5~6月，果期9~10月。

【分布】生于树上或石灰岩山坡上。产于广西、广东、云南、贵州、四川、湖南、福建、台湾、江西、安徽、江苏、浙江等地。

【性能主治】带叶茎枝味酸，性平。有祛风除湿、活血通络、解毒消肿的作用。主治风湿痹痛，筋脉拘挛，跌打损伤，痈肿。

【采收加工】秋末冬初采收，干燥。

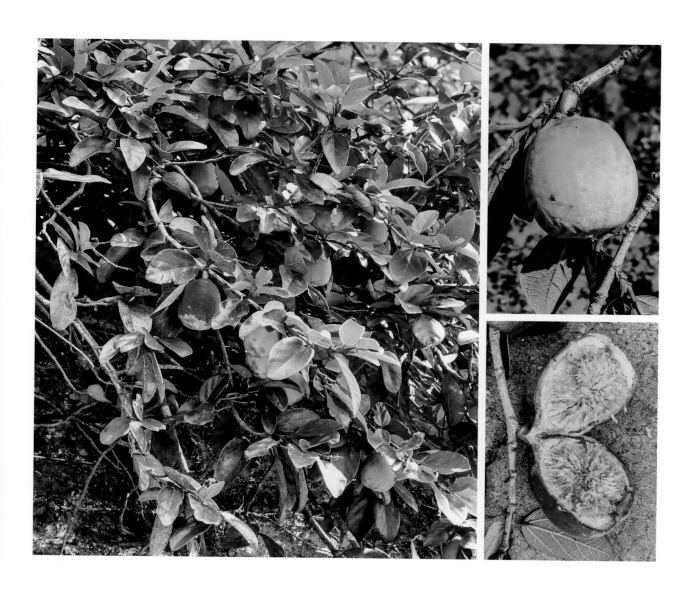

穿破石

【基原】为桑科构棘*Maclura cochinchinensis* (Lour.) Corner 的根。

【别名】葨芝、黄龙脱壳、狗头刺。

【形态特征】直立或攀缘状灌木。根皮橙黄色，枝具棘刺。叶片革质，椭圆状披针形或长圆形，全缘，先端钝或短渐尖，基部楔形，两面无毛。雌雄异株；雌雄花序均为具苞片的球形头状花序；花具2~4片苞片，苞片锥形，苞片内具2个黄色腺体。聚合果肉质，熟时橙红色。花期4~5月，果期9~10月。

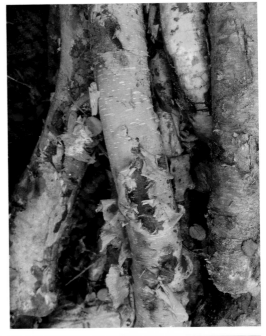

【分布】生于山坡、山谷、溪边。产于广西、广东、湖南、安徽、浙江、福建等地。

【性能主治】根味淡、微苦，性凉。有祛风通络、清热除湿、解毒消肿的作用。主治风湿痹痛，跌打损伤，黄疸，腮腺炎，肺结核，淋浊，闭经，劳伤咳血，疔疮痈肿。

【采收加工】全年均可采收，挖出根部，除须根，洗净，晒干或趁鲜切片，鲜用或晒干。

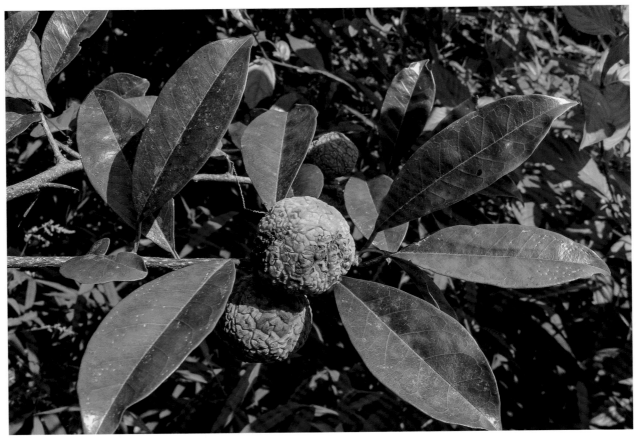

桑椹

【基原】为桑科桑*Morus alba* L. 的果穗。

【别名】桑椹子。

【形态特征】落叶乔木或灌木。树皮黄褐色。叶片卵形至广卵形，边缘有粗齿，有时有不规则的分裂。雌雄异株；葇荑花序腋生或生于芽鳞腋内；雄花序下垂，密被白色柔毛；雌花序长1~2 cm，被毛雌花无梗。聚花果卵圆形或圆柱形，熟时黑紫色或白色。花期4~5月，果期6~8月。

【分布】原产于我国中部和北部，现各省区均有栽培。

【性能主治】果穗味甘、酸，性寒。有补血滋阴、生津润燥的作用。主治眩晕耳鸣，心悸失眠，须发早白，津伤口渴，内热消渴，血虚便秘。

【采收加工】4~6月果实变红时采收，晒干，或略蒸后晒干。

【附注】桑叶为桑的叶子入药，有疏散风热、清肺润燥、清肺明目的作用；桑白皮为桑树除去栓皮后的根皮，有泻肺平喘、行水消肿的作用。

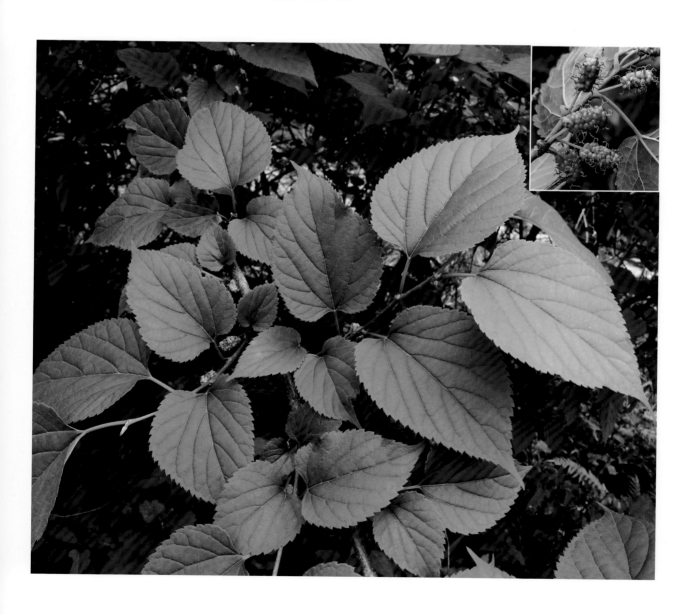

苎麻根

【基原】为荨麻科苎麻*Boehmeria nivea* (L.) Gaudich. 的根及根状茎。

【别名】青麻、白麻、野麻。

【形态特征】亚灌木或灌木。茎上部与叶柄均密被开展的长硬毛和近开展及贴伏的短糙毛。叶互生；叶片通常圆卵形或宽卵形，少数卵形，长6~15 cm，宽4~11 cm，边缘在基部之上有齿，腹面稍粗糙，疏被短伏毛，背面密被雪白色毡毛。圆锥花序腋生，或植株上部的为雌性，下部的为雄性，或同一植株的全为雌性。瘦果近球形，光滑。花果期8~10月。

【分布】生于山谷、山坡路旁、林缘或灌木丛中。产于广西、广东、台湾、福建、浙江、四川、贵州、云南等地。

【性能主治】根及根状茎味甘，性寒。有凉血止血、利尿、解毒的作用。主治咯血，鼻出血，便血，胎动不安，胎漏下血，痈疮肿毒，虫蛇咬伤。

【采收加工】冬季至翌年春季采挖，除去泥沙，晒干。

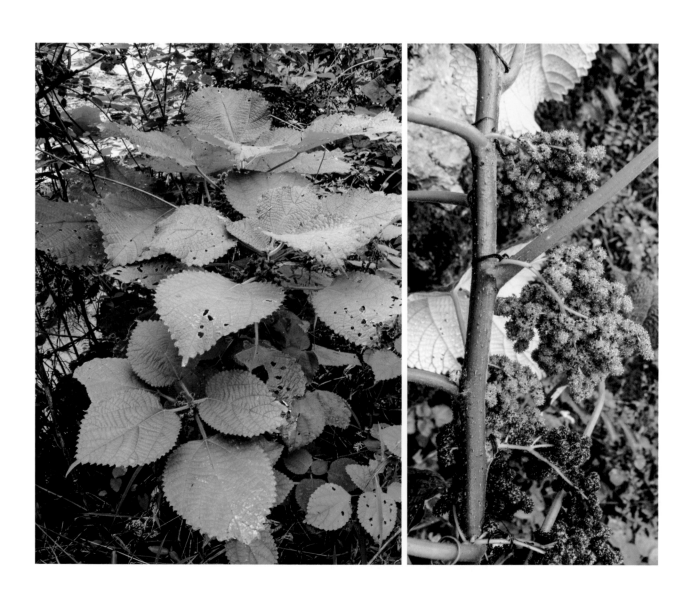

紫麻

【基原】为荨麻科紫麻*Oreocnide frutescens* (Thunb.) Miq. 的全株。

【别名】小麻叶、紫苎麻。

【形态特征】灌木，稀小乔木。小枝褐紫色或淡褐色。叶常生于枝上部；叶片草质，卵形、狭卵形或稀倒卵形，长3~15 cm，宽1.5~6 cm，先端渐尖或尾状渐尖，基部常圆形，边缘自下部以上有齿或粗齿。花序生于上年生枝和老枝上，几无梗，呈簇生状。瘦果卵球状；肉质花托浅盘状，包围果的基部，熟时则常增大呈壳斗状，包围着果的大部分。花期3~5月，果期6~10月。

【分布】生于山谷、溪边、林缘半阴湿处。产于华南、湖南、浙江、江西、福建、台湾、湖北、四川和云南等地。

【性能主治】全株味甘，性凉。有清热解毒、行气活血、透疹的作用。主治感冒发热，跌打损伤，牙痛，麻疹不透，肿疡。

【采收加工】夏、秋季采收，洗净，鲜用或晒干。

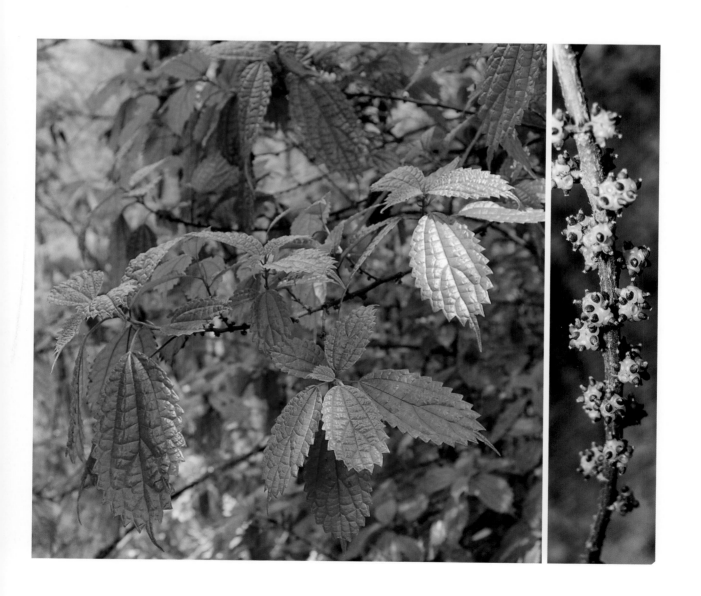

石油菜

【基原】为荨麻科石油菜*Pilea cavaleriei* H. Lévl. 的全草。

【别名】小石芥、石花菜、波缘冷水花。

【形态特征】多年生披散草本。根状茎匍匐；肉质茎粗壮，多分枝，呈伞房状整齐伸出。叶生于分枝上，同对的常不等大；叶片多汁，宽卵形或近圆形，先端钝圆，边缘全缘或不明显波状，两面密布钟乳体。雌雄同株；聚伞花序常密集成近头状；雄花序长不过叶柄；雌花近无梗或具短梗。花期5~8月，果期8~10月。

【分布】生于石灰岩岩石上或阴地岩石上。产于广西、湖南等地。

【性能主治】全草味微苦，性凉。有清肺止咳、利水消肿、解毒止痛的作用。主治肺热咳嗽，肺结核，肾炎水肿，烧烫伤，跌打损伤，疮疖肿毒。

【采收加工】全年均可采收，洗净，鲜用或晒干。

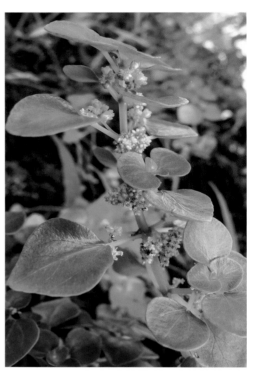

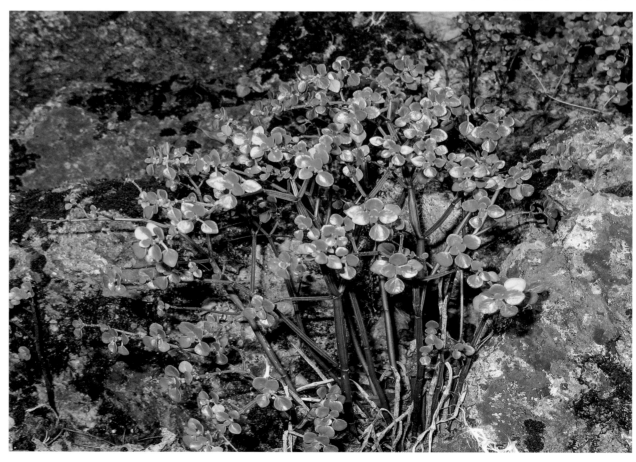

背花疮

【基原】为荨麻科盾叶冷水花*Pilea peltata* Hance 的全草。

【别名】石苋菜、巴石龟。

【形态特征】肉质草本。叶常集生于茎顶端；叶片肉质，同对稍不等大，常盾状着生，近圆形，先端锐尖或钝，基部微缺或圆形，稀截形，边缘有数枚圆齿，基出脉3条，侧出的一对弧曲达中上部，两面干时常带蓝绿色。雌雄同株或异株；团伞花序由数朵花紧缩而成；花淡黄绿色。花期6~8月，果期8~9月。

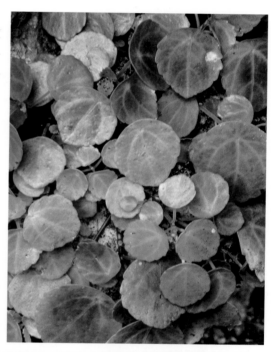

【分布】生于石灰岩山上石缝或灌木丛下阴处。产于广西、广东、湖南等地。

【性能主治】全草味辛、淡，性凉。有清热解毒、祛痰化瘀的作用。主治肺热咳喘，肺痨久咳，咯血，疮疡肿毒，跌打损伤，外伤出血，小儿疳积。

【采收加工】夏季采收，除去杂质，鲜用或晒干。

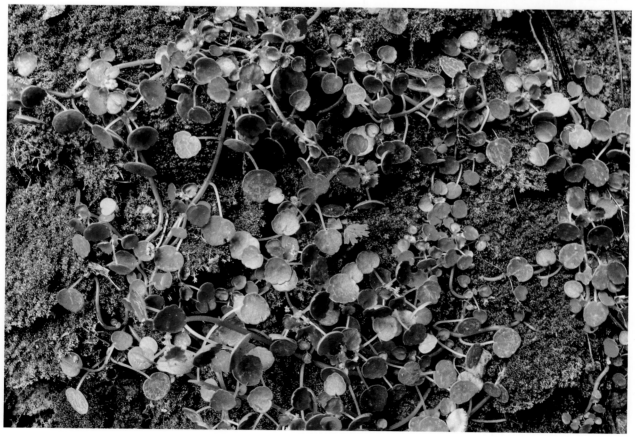

满树星

【基原】为冬青科满树星*Ilex aculeolata* Nakai 的根皮。

【别名】小百解、鼠李冬青、星心木。

【形态特征】落叶灌木。具长枝和缩短枝，当年生枝和叶均被小刺。叶片膜质或薄纸质，倒卵形，先端急尖或极短的渐尖，稀钝，基部楔形且渐尖，边缘具齿。花序单生于长枝的叶腋内或短枝顶部的鳞片腋内；花白色；雄花序少数簇生，假簇生；雌花序单生。果球形，具短梗，熟时黑色，果核4粒。花期4~5月，果期6~9月。

【分布】生于常绿阔叶林山坡上。产于广西、广东、贵州、湖南、浙江等地。

【性能主治】根皮味微苦、甘，性凉。有清热解毒、止咳化痰的作用。主治感冒咳嗽，牙痛，烧烫伤。

【采收加工】冬季挖取，剥取根皮，晒干。

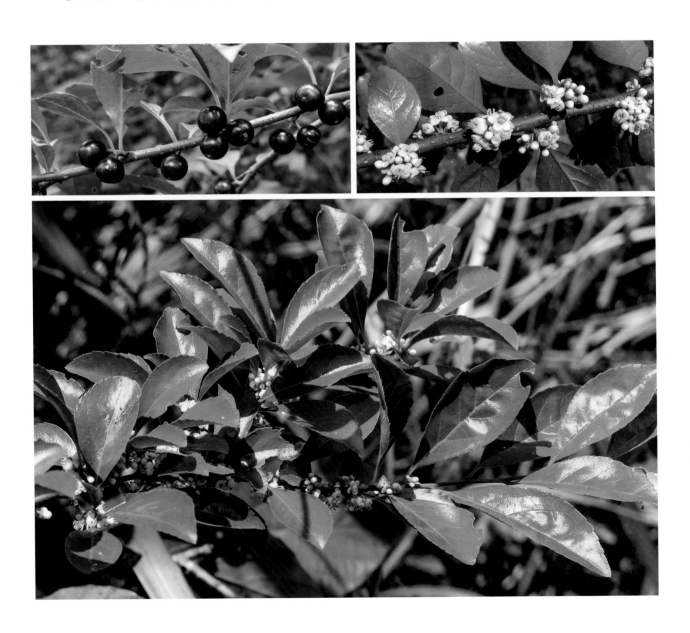

毛冬青

【基原】为冬青科毛冬青*Ilex pubescens* Hook. et Arn. 的根。

【别名】大百解、百解兜。

【形态特征】常绿灌木或小乔木。小枝近四棱形；幼枝、叶片、叶柄和花序密被长硬毛。叶片纸质或膜质，椭圆形或长卵形，先端急尖或短渐尖，基部钝，边缘具疏而尖的细齿或近全缘。花序簇生于一二年生枝的叶腋内；花粉红色。果小而簇生，熟后红色；果核6~7粒，分核背部有条纹而无沟槽。花期4~5月，果期8~11月。

【分布】生于山坡林中或林缘、灌木丛中和草丛中。产于广西、广东、贵州、湖南、浙江等地。

【性能主治】根味苦、涩，性寒。有清热解毒、活血通脉、消肿止痛等作用。主治风热感冒，肺热喘咳，咽痛，烧烫伤，扁桃体炎，咽喉炎。

【采收加工】全年均可采收，切片，晒干。

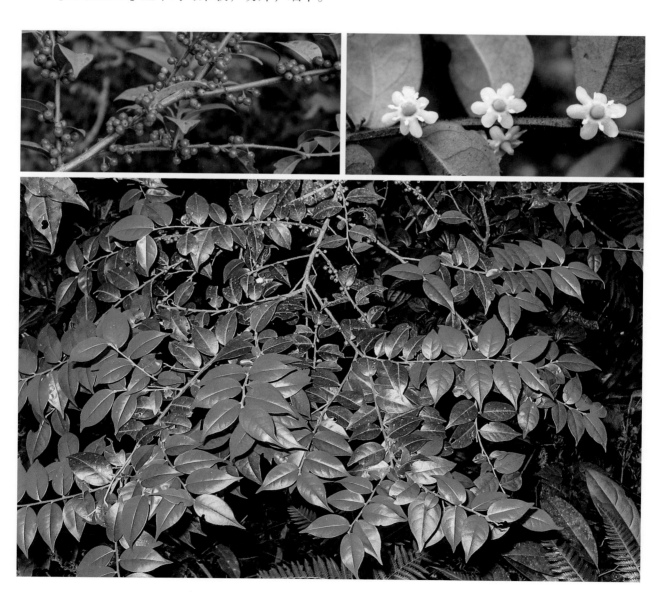

救必应

【基原】为冬青科铁冬青Ilex rotunda Thunb.的树皮。

【别名】熊胆木。

【形态特征】常绿灌木或乔木，高5~15 m。树皮淡灰色，嫩枝红褐色，枝叶均无毛。小枝圆柱形，较老枝具纵裂缝；叶痕倒卵形或三角形，稍隆起。单叶互生；叶片薄革质，卵形至椭圆形，先端短渐尖，基部楔形或钝，全缘，两面无毛。聚伞形花序或伞形花序单生于当年枝上，花绿白色。核果球形，熟时红色。花期4月，果期8~12月。

【分布】生于山坡林中或林缘、溪边。产于广西、广东、云南、湖南、福建、安徽、江苏、浙江、江西等地。

【性能主治】树皮味苦，性寒。有清热解毒、利湿止痛的作用。主治感冒，扁桃体炎，咽喉肿痛，急性胃肠炎，风湿骨痛；外用治痈疖疮疡，跌打损伤。

【采收加工】全年均可采收，刮去外层粗皮，切碎，鲜用或晒干。

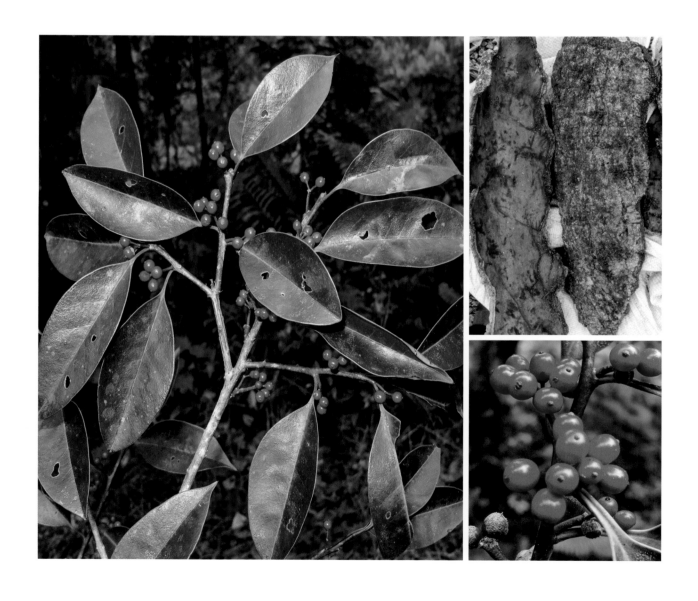

过山风

【基原】为卫矛科过山枫*Celastrus aculeatus* Merr. 的藤茎或根。

【别名】穿山龙。

【形态特征】藤状灌木。小枝具明显的淡色皮孔。单叶互生。叶片长方形或近椭圆形，先端渐尖或窄急尖，基部阔楔形，稀近圆形，边缘上部具疏浅细齿，下部多为全缘。聚伞花序腋生或侧生，常具3花；花序梗仅长2~5 mm；花单性，黄绿色或黄白色。蒴果近球形，宿萼明显增大，直径7~8 mm，室背开裂；假种皮红色。花期3~4月，果期8~9月。

【分布】生于山地灌木丛或路边疏林中。产于广西、广东、云南、江西、浙江、福建等地。

【性能主治】藤茎或根味苦，辛，性凉。有祛风除湿、行气活血、消肿解毒的作用。主治风湿痛，类风湿性关节炎，跌打损伤，肾炎，湿疹。

【采收加工】秋后采收，切片，晒干。

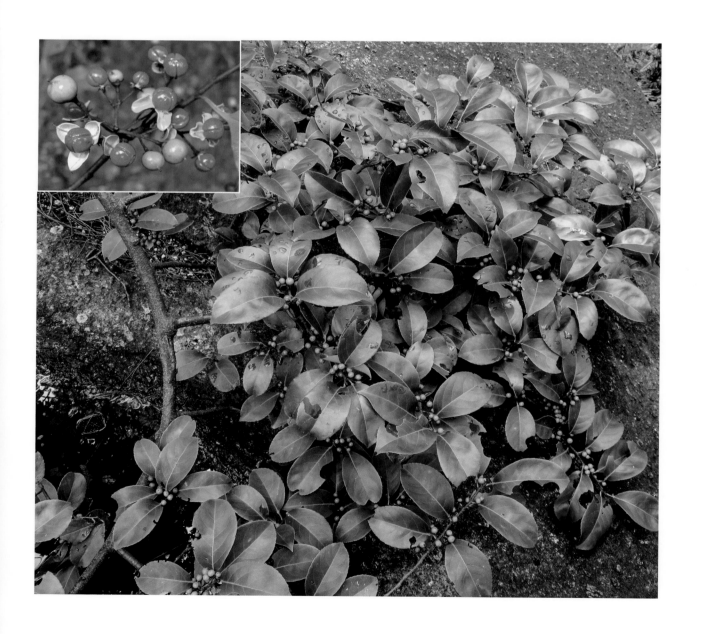

铜钻

【基原】为茶茱萸科定心藤*Mappianthus iodoides* Hand.-Mazz. 的藤茎。

【别名】黄沙风、甜果藤、藤蛇总管。

【形态特征】木质藤本。茎具灰白色皮孔，断面淡黄色，木质部导管非常明显；幼茎被黄褐色糙伏毛。叶片长椭圆形，稀披针形，先端渐尖至尾状，尾端圆形，基部圆形或楔形，干时腹面榄绿色，背面赭黄色至紫红色；网脉明显，呈蜂窝状。花雌雄异株；聚伞花序交替腋生，短而少花。核果椭圆形，由淡绿色、黄绿色转橙黄色至橙红色，味甜，具宿萼。花期4~7月，果期7~11月。

【分布】生于疏林、灌木丛及沟谷中。产于广西、广东、云南、贵州、湖南、福建等地。

【性能主治】藤茎味微苦、涩，性平。有祛风除湿、消肿解毒的作用。主治风湿腰腿痛，跌打损伤，黄疸，毒蛇咬伤。

【采收加工】全年均可采收，割下藤茎，除去枝叶，切片或段，晒干。

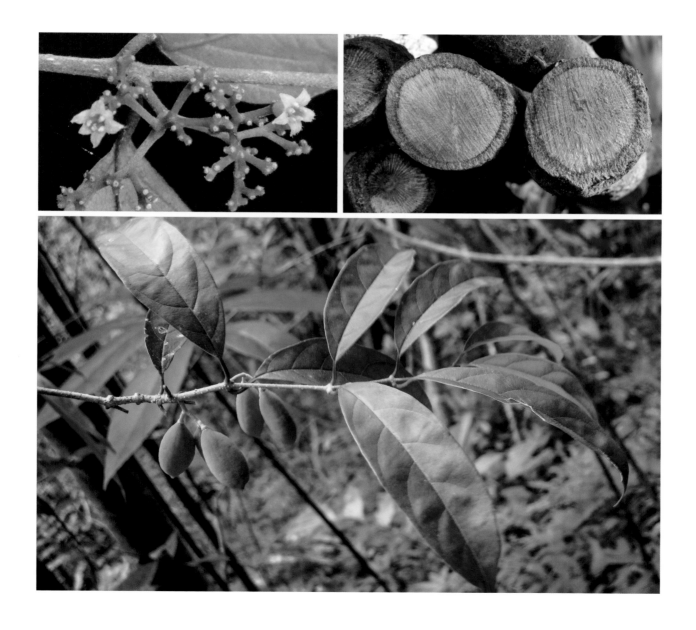

杉寄生

【基原】为桑寄生科鞘花*Macrosolen cochinchinensis* (Lour.) Tiegh. 的带叶茎枝。

【别名】龙眼寄生、樟木寄生。

【形态特征】灌木，高0.5~1.3 m。全株无毛。小枝灰色，具皮孔。叶片革质，阔椭圆形至披针形，顶端急尖或渐尖，基部楔形或阔楔形，羽状叶脉，中脉在背面隆起。总状花序1~3个腋生或生于已落叶小枝腋部，具花4~8朵；花冠橙色，冠管膨胀，具6棱。果近球形，橙色；果皮平滑。花期2~6月，果期5~8月。

【分布】生于丘陵或山地常绿阔叶林中，寄生于壳斗科、山茶科、桑科植物或枫香、油桐、杉树等多种植物上。产于广西、广东、云南、贵州、四川、福建等地。

【性能主治】带叶茎枝味甘、苦，性平。有祛风湿、补肝肾、活血止痛、止咳的作用。主治风湿痹痛，腰膝酸痛，头晕目眩，脱发，痔疮肿痛，咳嗽，咳血，跌打损伤。叶有祛风解表、利水消肿的作用。主治感冒发热，水肿。

【采收加工】全年均可采收，鲜用或晒干。

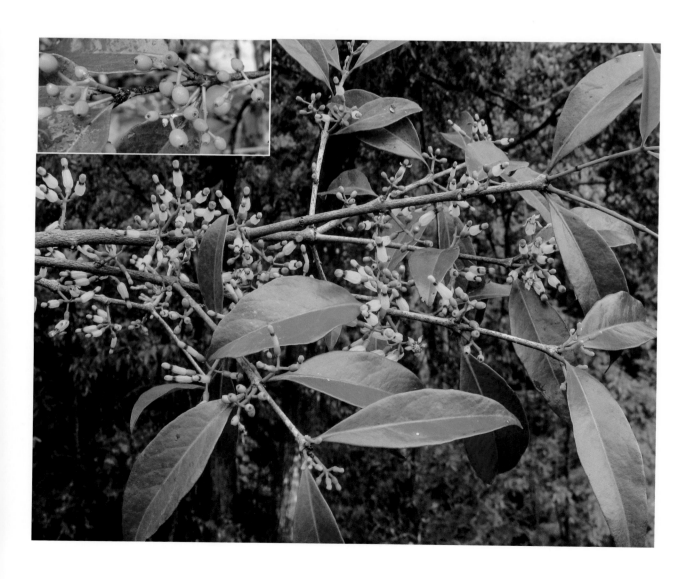

红花寄生

【基原】为桑寄生科红花寄生*Scurrula parasitica* Linn. 的带叶茎枝。

【别名】黄皮寄生、桃树寄生。

【形态特征】灌木，高0.5~1 m。嫩枝、叶密被锈色星状毛，后毛全脱落，枝和叶变无毛；小枝灰褐色，具皮孔。叶对生或近对生；叶片厚纸质，卵形至长卵形，顶端钝，基部阔楔形，侧脉两面均明显。总状花序具密集花3~5朵；花红色，花冠长2~2.5 cm，稍弯，裂片披针形。果梨形，熟时红黄色，平滑。花果期10月至翌年1月。

【分布】生于丘陵或山地常绿阔叶林中，寄生于桃树、沙田柚、黄皮、桔树、桂花或大戟科、山茶科等多种植物上。产于广西、广东、云南、四川、贵州等地。

【性能主治】带叶茎枝味辛、苦，性平。有祛风湿、强筋骨、活血解毒的作用。主治风湿痹痛，腰膝酸痛，跌打损伤，疮疡肿毒。

【采收加工】全年均可采收，切片，晒干。

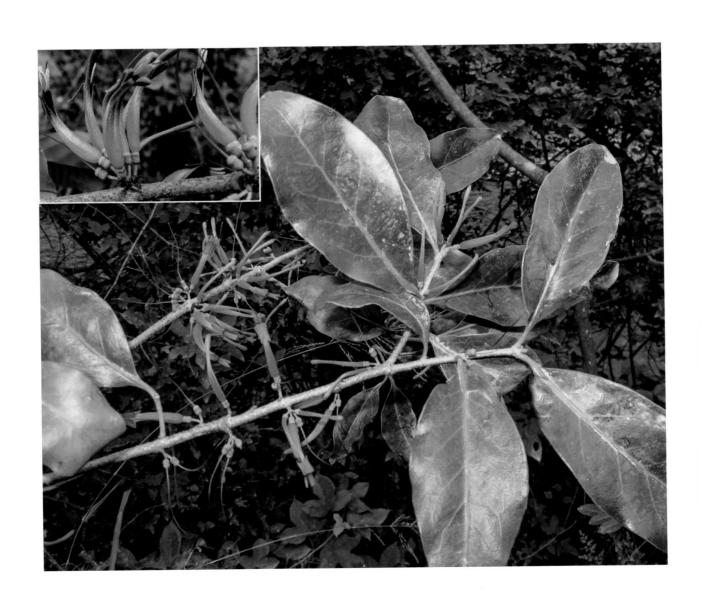

广寄生

【基原】为桑寄生科广寄生 *Taxillus chinensis* (DC.) Danser 的带叶茎枝。

【别名】桑寄生、寄生茶。

【形态特征】灌木，高0.5~1 m。嫩枝和花序均被锈色星状毛，有时具疏生叠生星状毛，后茸毛呈粉状脱落，枝和叶变无毛。叶对生或近对生；叶片厚纸质，卵形至长卵形，两面无毛。伞形花序通常1~2个腋生，具花1~4朵，通常2朵；花蕾时花冠管状，下半部膨胀，顶部卵球形，开花时花冠顶部4裂，裂片匙形。果椭圆状，密生小瘤体，熟果浅黄色。花果期4月至翌年1月。

【分布】生于丘陵或低山常绿阔叶林中，寄生于榕树、油桐、油茶、荔枝、桃树或马尾松等多种植物上。产于广西、广东、福建等地。

【性能主治】带叶茎枝味苦、甘，性微温。有祛风湿、补肝肾、强筋骨、安胎的作用。主治风湿痹痛，腰膝酸软，筋骨无力，崩漏经多，妊娠漏血，胎动不安，头晕目眩。

【采收加工】冬季至翌年春季采割，除去粗茎，切段，干燥。

【附注】本种为中药桑寄生主要种类之一，以寄生在桑树、桃树、马尾松上的为佳品，寄生于夹竹桃等有毒植物上的则不宜供药用。

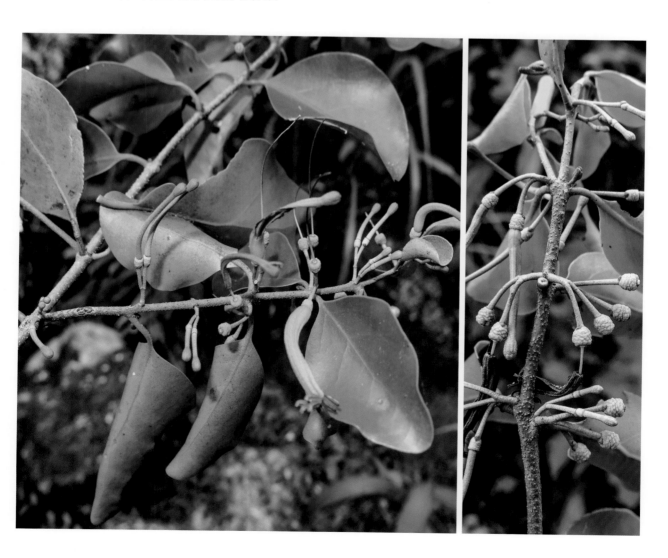

大苞寄生

【基原】为桑寄生科大苞寄生*Tolypanthus maclurei* (Merr.) Danser 的带叶茎枝。

【别名】油茶寄生、榔榆寄生、大萼桑寄生。

【形态特征】灌木，高0.5~1 m。嫩枝被黄褐色星状毛；枝条披散状。叶片长圆形或长卵形互生或近对生，或3~4片簇生于短枝上。密簇聚伞花序腋生，具花3~5朵，苞片大，长卵形，离生，淡红色，花红色或橙色；冠管上半部膨胀，具5纵棱，纵棱之间具横皱纹。果椭圆形。花期4~7月，果期8~10月。

【分布】生于山地林中，寄生于油茶、柿树、紫薇或杜鹃属、杜英属、冬青属等植物上。产于广西、广东、贵州、湖南、江西、福建等地。

【性能主治】带叶茎枝味苦、甘，性微温。有补肝肾、强筋骨、祛风除湿的作用。主治头目眩晕，腰膝酸痛，风湿麻木。

【采收加工】夏、秋季采收，扎成束，晾干。

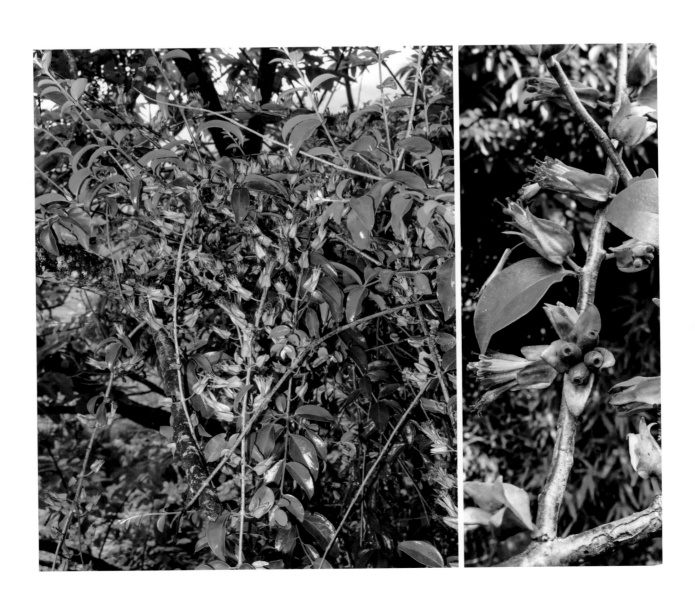

拟日本蛇菰

【基原】为蛇菰科拟日本蛇菰 *Balanophora parajaponica* R.X.Yu，S. Y. Zhou & Y. Q. Li. 的全草。

【别名】通天蜡烛、山菠萝。

【形态特征】矮小、肉质、根寄生草本。全株鲜红色至暗红色。根状茎分枝，分枝近球形；块状根状茎成团，表面细粒状，有淡黄白色星状瘤突。叶退化成红色鳞苞片。花雌雄异株；雄花序圆柱状，长3~18 cm；雄花近辐射对称，疏生于雄花序上，雌花序卵圆形至长圆状椭圆形，长2~6 cm。花期8~10月。

【分布】生于荫蔽林中较湿润的腐殖质土壤中。产于广西、广东、福建、云南、四川、湖北和湖南等地。

【性能主治】全草味苦，性凉。有益肾养阴、清热止血的作用。主治肾虚腰痛，虚劳出血，痔疮出血。

【采收加工】夏、秋季采收，除去杂质，鲜用或晒干。

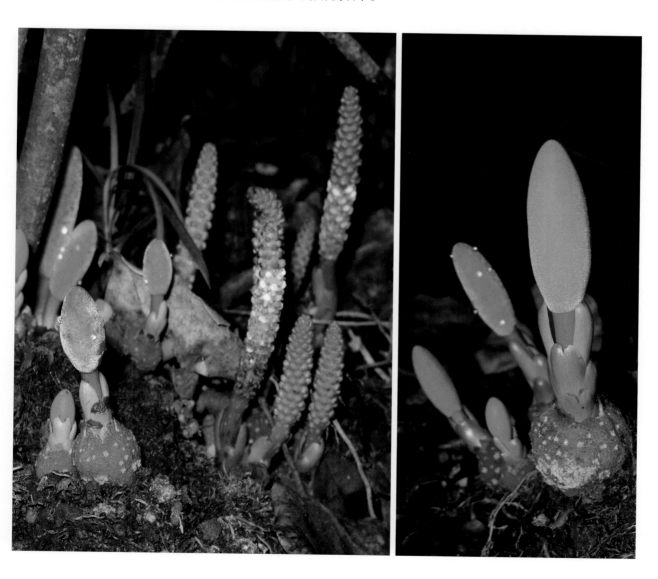

黄骨风

【基原】为鼠李科多花勾儿茶*Berchemia floribunda* (Wall.) Brongn. 的全株。

【别名】大叶勾儿茶、黄鳝藤。

【形态特征】藤状或直立灌木。叶片纸质，卵形或卵状椭圆形至卵状披针形，腹面绿色，无毛，背面干时栗色，无毛，或仅沿脉基部被疏短柔毛。花多数，通常数个簇生排成顶生宽聚伞圆锥花序，或下部兼腋生聚伞总状花序。核果圆柱状椭圆形，无毛。花期7~10月，果期翌时年4~7月。

【分布】生于山坡、沟谷、林缘、林下或灌木丛中。产于广西、广东、湖南、四川、贵州、云南、山西等地。

【性能主治】全株味甘，性平。有热血、凉血、利尿、解毒的作用。主治鼻出血，黄疸，风湿腰痛，经前腹痛，风毒流注，伤口红肿。

【采收加工】全年均可采收，除去杂质，洗净，晒干。

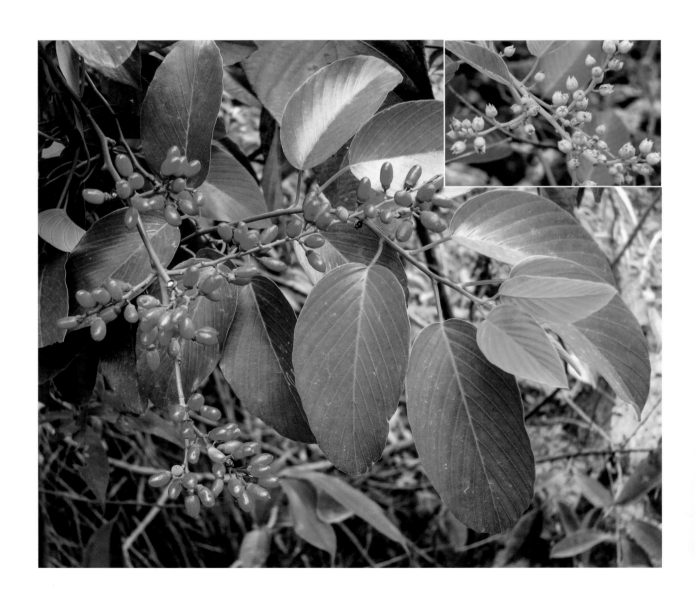

万寿果

【基原】为鼠李科枳椇 *Hovenia acerba* Lindl. 的带果序轴的成熟果实。

【别名】万字果、拐枣、糖鸡爪。

【形态特征】高大乔木。小枝褐色或黑紫色，有明显白色的皮孔。叶互生；叶片厚纸质至纸质，宽卵形至心形，顶端长或短渐尖，基部截形或心形，边缘常具细齿。二歧式聚伞圆锥花序，顶生和腋生，被棕色短柔毛，花两性。浆果状核果近球形，熟时黄褐色或棕褐色；果序轴明显膨大。花期5~7月，果期8~10月。

【分布】生于山坡林缘或疏林中。产于广西、广东、湖南、云南、贵州、浙江等地。

【性能主治】种子味甘，性平。有解酒毒、止渴除烦、止呕、利尿通便的作用。主治热病烦渴，呃逆，呕吐，小便不利，酒精中毒。

【采收加工】秋冬季果实成熟时连肉质果序轴一并采下，晒干。

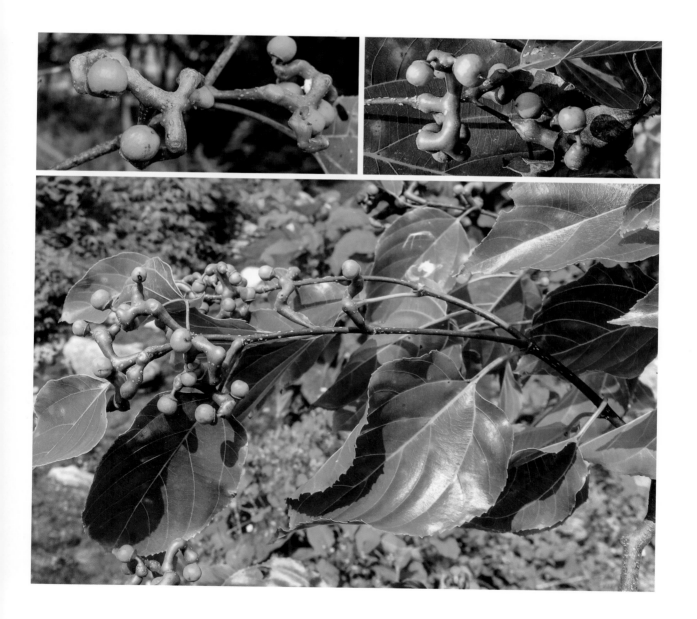

苦李根

【基原】为鼠李科长叶冻绿*Rhamnus crenata* Sieb. et Zucc. 的根或根皮。

【别名】老乌眼、黑午茶。

【形态特征】落叶灌木或小乔木。幼枝带红色，密被锈色柔毛。叶互生；叶片倒卵形或长圆形，边缘具细齿，背面及沿脉被柔毛。聚伞花序腋生，被柔毛；花黄绿色，萼片三角形与萼管等长，花瓣近圆形，雄蕊与花瓣等长。核果倒卵球形，熟时紫黑色。花期5~8月，果期7~11月。

【分布】生于山地林下或灌木丛中。产于广西、广东、湖南、云南、贵州、四川、浙江、江西、福建等地。

【性能主治】根或根皮味苦、辛，性平；有毒。有清热解毒、杀虫利湿的作用。主治疥疮，顽癣，疮疖，湿疹，荨麻疹，跌打损伤。

【采收加工】全年均可采挖，除去须根，洗净，干燥，或趁鲜切片，干燥。

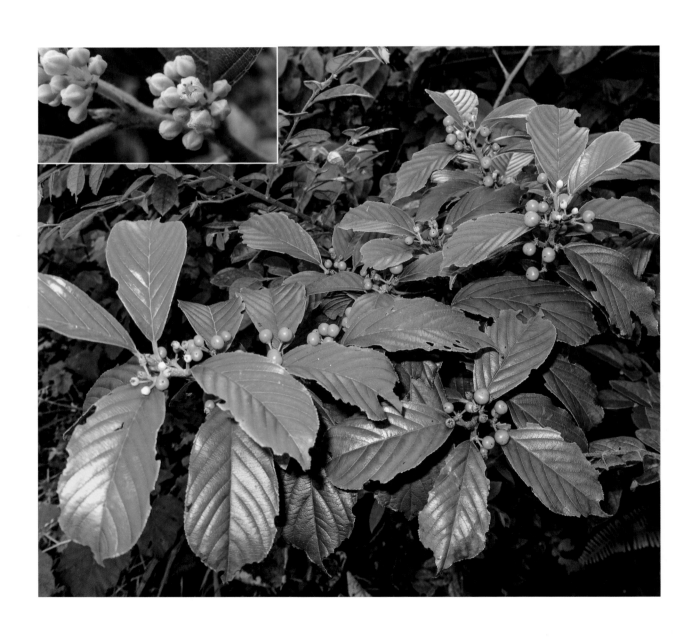

蔓胡颓子

【基原】为胡颓子科蔓胡颓子*Elaeagnus glabra* Thunb. 的全株。

【别名】羊奶果、牛奶子根。

【形态特征】常绿蔓生或攀缘灌木。无刺，稀具刺。幼枝密被锈色鳞片；老枝鳞片脱落，灰棕色。叶片革质或薄革质，卵形、卵状椭圆形或长椭圆形，基部圆形或阔楔形，背面被褐色鳞片。花白色，常下垂，密被银白色和散生少数褐色鳞片。果长圆形，被锈色鳞片，熟时红色。花期9~11月，果期翌年4~5月。

【分布】生于阔叶林中、向阳山坡或路边。产于广西、广东、贵州、湖南、湖北、江苏、浙江等地。

【性能主治】全株味酸，性平。根有利水通淋、散瘀消肿的作用，叶有平喘止咳的作用，果实有收敛止泻的作用。主治支气管炎哮喘，慢性支气管炎，感冒咳嗽，肠炎，腹泻，跌打肿痛。

【采收加工】根和叶全年均可采收，果实4~6月成熟时采收，晒干。

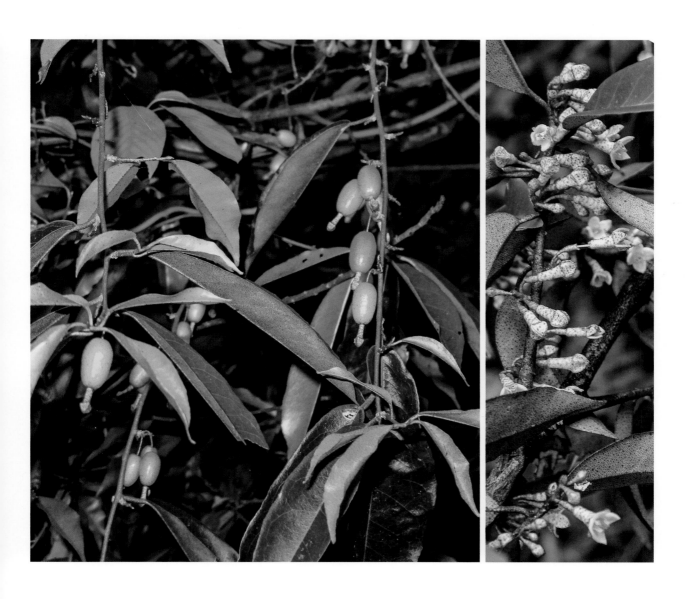

蝙蝠葛

【基原】为葡萄科蛇葡萄Ampelopsis glandulosa (Wall.) Momiy. 的根及根状茎。

【别名】锈毛蛇葡萄。

【形态特征】木质藤本。卷须2~3叉分枝，相隔2节间与叶对生。小枝圆柱形，有纵棱纹；小枝、叶柄、叶背面和花轴被锈色长柔毛。叶为单叶，心形或卵形，3~5中裂，常混生有不分裂者，顶端急尖，基部心形，边缘有急尖齿。花序梗长1~2.5 cm；花梗、花萼和花瓣被锈色短柔毛。果实近球形，直径0.5~0.8 cm。花期6~8月，果期9月至翌年1月。

【分布】生于山谷林中或山坡灌木丛阴处。产于广西、广东、四川、贵州、云南、河南、浙江、福建等地。

【性能主治】根及根状茎味甘，性平。有利尿、消炎、止血的作用。主治水肿，小便涩痛，胃热呕吐，风疹瘙痒，痈疮，外伤出血。

【采收加工】秋季采挖，除去泥沙，干燥。

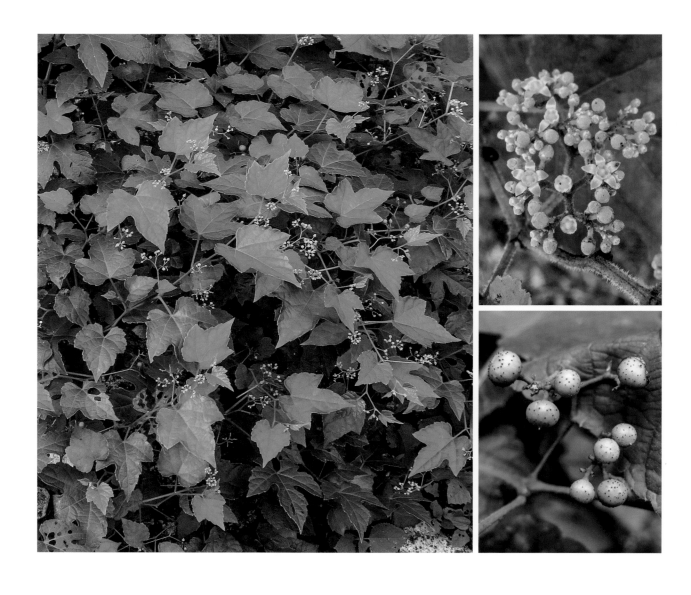

甜茶藤

【基原】为葡萄科显齿蛇葡萄*Ampelopsis grossedentata* (Hand.-Mazz.) W. T. Wang 的地上部分。

【别名】藤茶、端午茶。

【形态特征】木质藤本。小枝有明显的纵棱纹；小枝、叶、叶柄和花序均无毛。羽状复叶为一回至二回羽状复叶，二回羽状复叶基部的一对为3小叶；小叶长圆状卵形或披针形，顶端急尖或渐尖，基部阔楔形或近圆形，边缘每侧有2~5枚齿。伞房状多歧聚伞花序与叶对生。花两性。果近球形，直径0.6~1 cm。花期5~8月，果期8~12月。

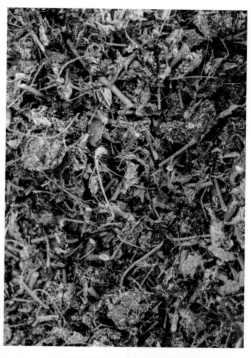

【分布】生于沟谷林中或山坡灌木丛中。产于广西、广东、云南、贵州、湖南、江西等地。

【性能主治】地上部分味甘、淡，性凉。有清热解毒、利湿消肿的作用。主治感冒发热，咽喉肿痛，黄疸型肝炎，目赤肿痛，痈肿疮疖。

【采收加工】夏、秋季采收，洗净，鲜用或晒干。

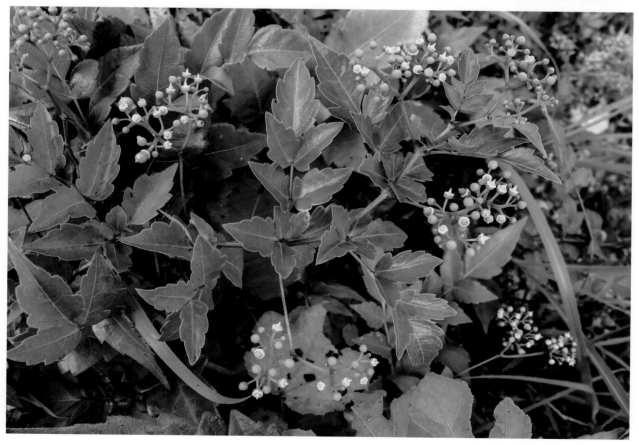

白蔹

【基原】为葡萄科白蔹*Ampelopsis japonica* (Thunb.) Makino 的块根。

【别名】猫儿卵。

【形态特征】木质藤本。小枝圆柱形，有纵棱纹。叶为掌状3~5小叶；小叶片羽状深裂或小叶边缘有深齿而不分裂，羽状分裂者裂片顶端渐尖或急尖；掌状5小叶者中央小叶深裂至基部并有1~3个关节，关节间有翅。聚伞花序通常集生于花序梗顶端。果实球形，成熟后带白色。花期5~6月，果期7~9月。

【分布】生于山坡地边、灌木丛中或草地。产于广西、广东、湖南、湖北、四川、江苏等地。

【性能主治】块根味苦，性微寒。有清热解毒、消痈散结、敛疮生肌的作用。主治痈疽发背，疔疮，瘰疬，烧烫伤。

【采收加工】春、秋季采挖，除去泥沙和细根，切成丛瓣或斜片，晒干。

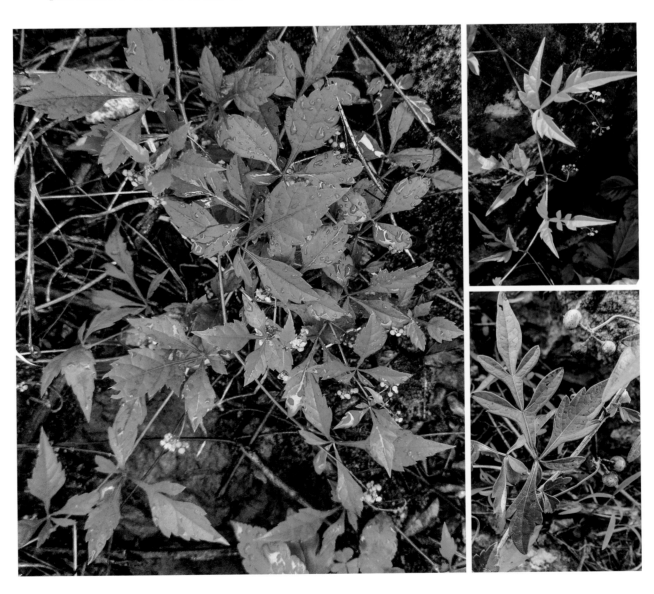

异叶爬山虎

【基原】为葡萄科异叶地锦*Parthenocissus dalzielii* Gagnep. 的带叶藤茎。

【形态特征】木质藤本。两型叶；叶为单叶者叶片卵圆形，顶端急尖或渐尖，基部心形或微心形，边缘有4~5枚细齿；3小叶者中央小叶长椭圆形，侧生小叶卵椭圆形，边缘有细齿。多歧聚伞花序。果实近球形，熟时紫黑色。花期5~7月，果期7~11月。

【分布】生于山崖陡壁、山坡或山谷林中或灌木丛岩石缝中。产于广西、广东、湖南、湖北、四川、贵州等地。

【性能主治】带叶藤茎味微辛、涩，性温。有祛风除湿、散瘀止痛、解毒消肿的作用。主治风湿痹痛，胃脘痛，偏头痛，产后瘀滞腹痛，跌打损伤，痈疮肿毒。

【采收加工】全年均可采收，干燥。

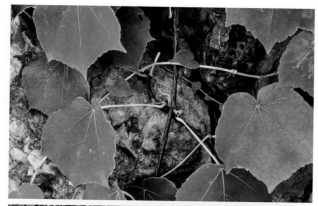

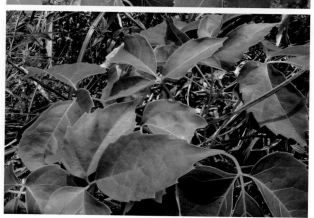

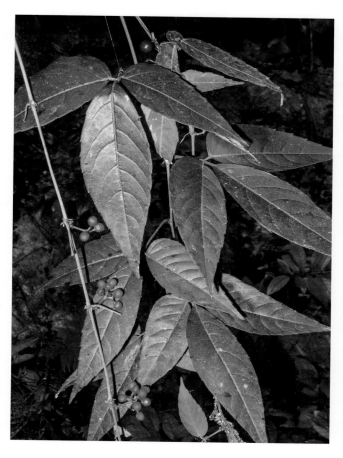

三叶青

【基原】为葡萄科三叶崖爬藤*Tetrastigma hemsleyanum* Diels et Gilg 的块根。

【别名】石猴子、破石珠、钻石阳。

【形态特征】草质藤本植物。根粗壮，呈纺锤形或团块状，常数条相连。卷须不分枝，相隔2节间断与叶对生。叶为掌状3小叶，纸质，中央小叶菱状卵形或椭圆形，边缘有小齿。雌雄异株；花序腋生。果实近球形，熟时红色。花期4~6月，果期8~11月。

【分布】生于山谷疏林中或石壁上阴处。产于广西、广东、湖南、湖北、四川、贵州、云南、江苏、浙江等地。

【性能主治】块根味微苦，性平。有清热解毒、祛风化痰、活血止痛的作用。主治白喉，小儿高热惊厥，肝炎。

【采收加工】全年均可采收，鲜用或晒干。

鸡足葡萄

【基原】为葡萄科鸡足葡萄 *Vitis lanceolatifoliosa* C. L. Li 的叶。

【别名】狭复叶葡萄、甜茶叶。

【形态特征】木质藤本植物。小枝有纵棱纹，密被锈色蛛丝状茸毛。卷须二叉分枝，每隔2节间与叶对生。叶为掌状3~5小叶，中央小叶有长或短的柄，披针形，边缘有浅钝齿；侧生小叶稍小，无柄，基部极斜。圆锥花序疏散，与叶对生。果实球形。花期5月，果期8~9月。

【分布】生山坡、溪边灌木丛中或疏林下。产于广西、江西、湖南、广东等地。

【性能主治】叶味甘、微涩，性凉。有止血、清热解暑作用。主治外伤出血，预防中暑。

【采收加工】全年均可采收，晒干。

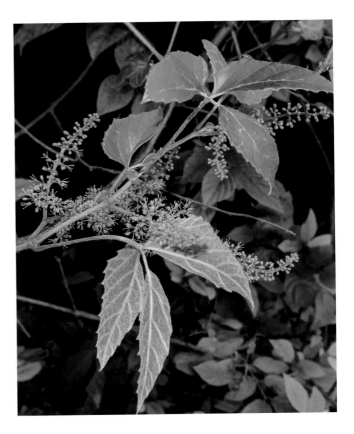

岩椒草

【基原】为芸香科臭节草 *Boenninghausenia albiflora* (Hook.) Rchb. ex Meisn. 的全草。

【别名】白虎草、石椒草、臭草。

【形态特征】多年生草本。嫩枝的髓部大而空心，分枝甚多，有浓烈气味。叶片薄纸质，小裂片倒卵形、菱形或椭圆形，老叶常为褐红色。花序多花，花枝纤细，基部具小叶；花瓣白色，有时顶部桃红色，有透明油点。每分果瓣有3~5粒褐黑色种子。花果期7~11月。

【分布】生于山地草丛或林下。产于广西、广东、江西、湖南、浙江等地。

【性能主治】全草味辛、苦，性凉。有解表截疟、活血散瘀的作用。主治疟疾，感冒发热，支气管炎，跌打损伤。

【采收加工】夏季采收，晒干。

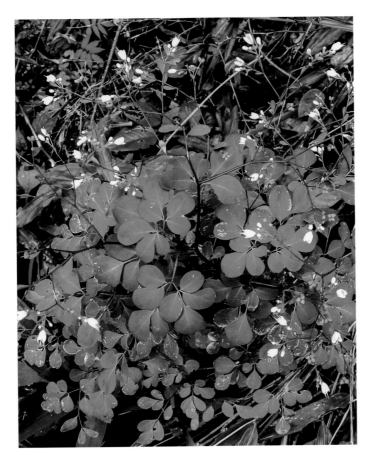

三叉苦木

【基原】为芸香科三桠苦 *Melicope pteleifolia* (Champion ex Bentham) T. G. Hartley 的茎。

【别名】三叉虎、石蛤骨。

【形态特征】常绿灌木至小乔木，高2~8 m。全株味苦。树皮灰白色；嫩枝扁平，节部常呈压扁状；小枝髓部大。叶具3片小叶，揉烂后有浓郁香气；叶柄基部稍增粗，小叶片长椭圆形，两端尖，有时倒卵状椭圆形，全缘，油点多。花序腋生，花小而多，淡黄白色，常有透明油点。果淡黄色或茶褐色，散生透明油点。花期4~6月，果期9~10月。

【分布】生于山谷阴湿处。产于广西、广东、海南、台湾、福建、江西、贵州及云南南部等地。

【性能主治】茎味苦，性寒。有清热解毒、祛风除湿、消肿止痛的作用。主治风热感冒，咽喉肿痛，风湿痹痛，跌打损伤，疮疡，皮肤瘙痒。

【采收加工】全年均可采收，切片，干燥。

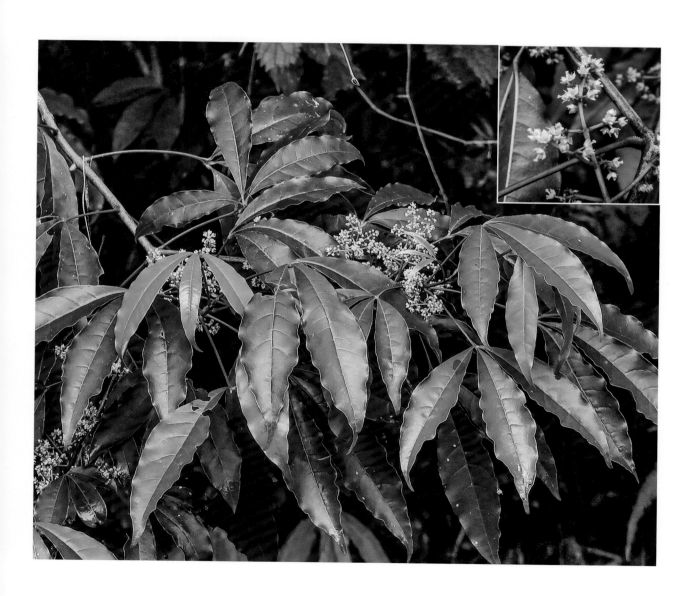

九里香

【基原】为芸香科千里香*Murraya paniculata* (L.) Jack. 的叶和带叶嫩枝。

【别名】七里香。

【形态特征】小乔木，高达12 m。树干及小枝白灰色或淡黄灰色，略有光泽。幼苗期的叶为单叶；成长叶有小叶3~5片，小叶深绿色，腹面有光泽，卵形至长椭圆形，最宽处在中部以下，顶部短尖至渐尖，两侧对称或一侧偏斜，边缘全缘，波浪状起伏。花序腋生及顶生；花散生淡黄色半透明油点。果橙黄色至朱红色，狭椭圆形，有油点。花期4~9月，也有秋、冬季开花，果期9~12月。

【分布】生于低丘陵或海拔高的山地疏林或密林中，石灰岩地区常见。产于广西、广东、台湾、福建、海南、湖南、贵州、云南等地。

【性能主治】叶和带叶嫩枝味辛、微苦，性温；有小毒。有行气止痛、活血散瘀的作用。主治胃痛，风湿痹痛；外用治牙痛，跌仆肿痛，虫蛇咬伤。

【采收加工】全年均可采收，除去老枝，阴干。

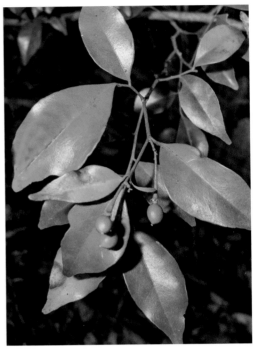

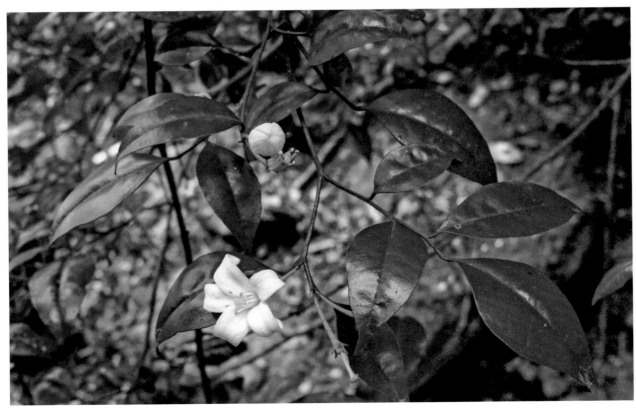

秃叶黄檗

【基原】为芸香科秃叶黄檗*Phellodendron chinense* C. K. Schneid. var. *glabriusculum* C. K. Schneid 的树皮。

【别名】秃叶黄皮树、黄檗。

【形态特征】乔木，高约15 m。成年树有厚、纵裂的木栓层；内皮黄色，嚼烂时有黏胶质，可将唾液染成黄色。叶轴、叶柄和小叶枝柄均无毛或被疏毛。奇数羽状复叶，有小叶7~15片；小叶卵形至披针形，腹面仅中脉有短毛。花序顶生，花疏散，紫绿色。果近圆球形，熟时蓝黑色。花期5~6月，果期9~11月。

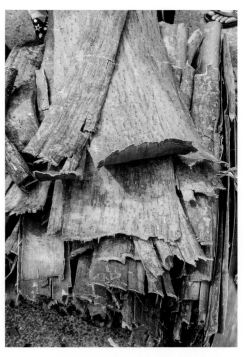

【分布】生于杂木林中，常栽培于山地缓坡地上或屋旁。产于广西、广东、贵州、湖南、湖北、江苏、浙江、陕西、甘肃等地。

【性能主治】树皮味苦，性寒。有清热燥湿、泻火除蒸、解毒疗疮的作用。主治湿热泻痢，黄疸，带下，热淋，脚气，盗汗，遗精，疮疡肿毒，湿疹瘙痒。

【采收加工】3~6月采收，选10年生以上的黄柏树轮流剥取部分树皮，除去粗皮，晒干。

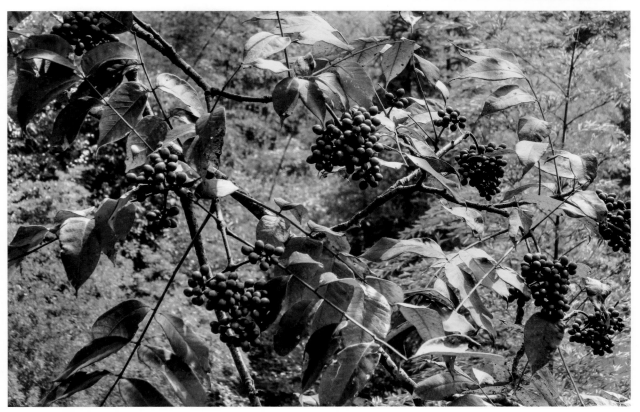

走血风

【基原】为芸香科飞龙掌血 *Toddalia asiatica* (L.) Lam. 的根。

【别名】散血丹、见血飞。

【形态特征】木质藤本。茎枝及叶轴有向下弯钩的锐刺，嫩枝被锈色短柔毛。三出复叶互生；小叶无柄，卵形，倒卵形，密布透明油点，有柑橘叶的香气。花淡黄白色；雄花序为伞形圆锥花序；雌花序呈聚伞形圆锥花序。核果熟时橙红色或朱红色，果皮麻辣，果肉味甜。花期春夏季，果期秋冬季。

【分布】生于灌木丛中，攀缘于树上，石灰岩山地亦常见。产于广西、广东、湖南、四川、贵州、云南、福建、湖北等地。

【性能主治】根味辛、微苦，性温。有祛风止痛、散瘀止血的作用。主治风湿痹痛，胃痛，跌打损伤，吐血，刀伤出血，痛经，闭经，痢疾，牙痛，疟疾。

【采收加工】全年均可采收，除去杂质，切片或段，干燥。

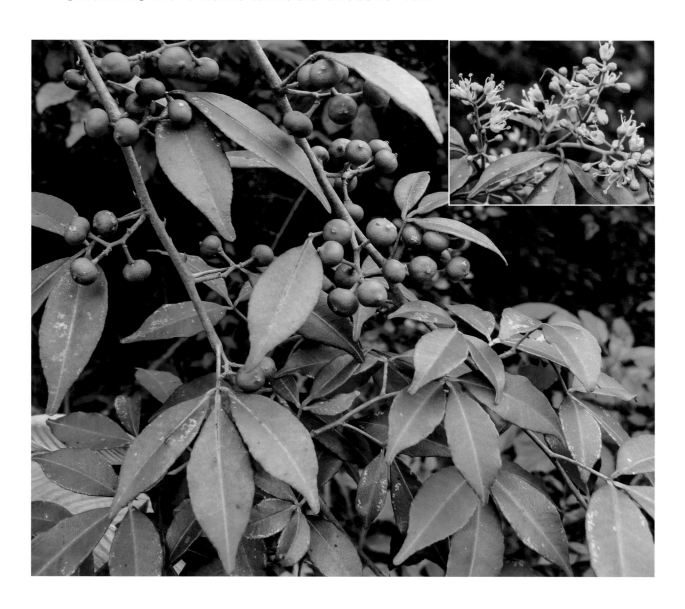

竹叶花椒

【基原】为芸香科竹叶花椒*Zanthoxylum armatum* DC. 的果实。

【别名】土花椒、山花椒。

【形态特征】落叶灌木，高2~5 m。全株有花椒气味。茎枝多锐刺，刺基部宽而扁，红褐色。奇数羽状复叶互生，有小叶3~9片；小叶对生，通常披针形，两端尖，有时基部宽楔形，背面中脉上常有小刺，叶轴具翅，叶缘常有细齿。花序近腋生或同时生于侧枝顶部。蓇葖果鲜红色，有油点。花期4~5月，果期8~10月。

【分布】生于低丘陵林下、石灰岩山地。产于我国东南和西南各地。

【性能主治】果实味辛，性温；有散寒、止痛、驱虫的作用。主治胃寒及蛔虫腹痛，牙痛，湿疮。根、茎和叶亦可药用，有祛风散寒、行气止痛的作用。主治风湿性关节炎，跌打肿痛等症。

【采收加工】秋季采收果实，除去杂质，阴干。

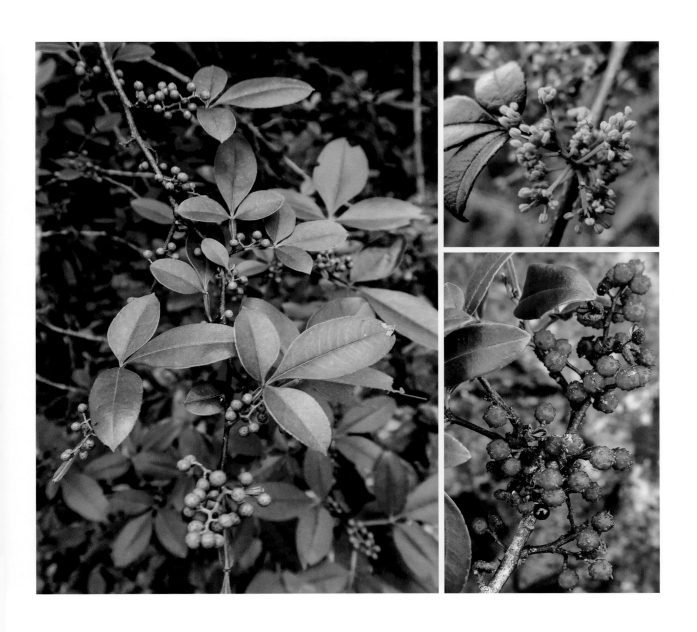

野花椒

【基原】为芸香科野花椒*Zanthoxylum simulans* Hance 的果实、根。

【别名】花椒、岩椒。

【形态特征】灌木或小乔木。枝干散生基部宽而扁的锐刺；嫩枝及小叶背面沿中脉或仅中脉基部两侧均被短柔毛，或各部均无毛。叶有小叶5~15片；小叶对生，卵形、卵状椭圆形或披针形，油点多，干后半透明且常微突起，腹面常有刚毛状细刺，叶缘有疏离而浅的钝裂齿。花序顶生；花淡黄绿色。果红褐色，油点多，微突起。花期3~5月，果期7~9月。

【分布】生于平地、低丘陵或略高的山地疏林或密林下。产于广西、湖南、山东、河南、安徽、江苏、浙江、湖北、福建及贵州等地。

【性能主治】果实、根味辛，性温。果实有温中止痛、驱虫健胃的作用。主治胃痛，腹痛，蛔虫病；外用治湿浊，皮肤瘙痒，龋齿疼痛。根有祛风湿、止痛的作用。主治胃寒腹痛，牙痛，风湿痹痛。

【采收加工】果实秋末冬初采摘，晒干。根随时可采挖。

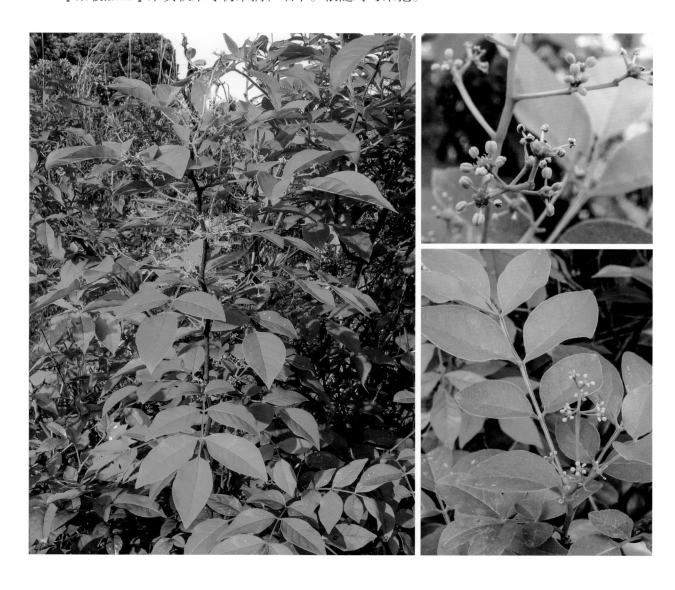

野茶辣

【基原】为楝科灰毛浆果楝*Cipadessa baccifera* (Roth) Miq. 的全株。

【别名】假茶辣。

【形态特征】灌木或小乔木。小枝红褐色，被茸毛，嫩时有棱。奇数羽状复叶，互生；小叶片对生，卵形至卵状长圆形，基部偏斜，两面密被灰黄色柔毛。圆锥花序腋生，有短的分枝；花白色至淡黄色；雄蕊稍短于花瓣。核果深红色至紫黑色，具5棱。花期4~11月，果期4~12月。

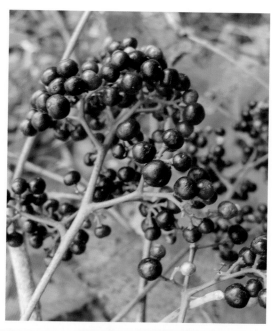

【分布】生于山地疏林或灌木林中。产于广西、云南、四川、贵州。

【性能主治】全株味苦，性温。有祛风化湿、行气止痛的作用。主治感冒，皮肤瘙痒，疟疾。

【采收加工】根全年均可采收，鲜用或晒干。叶随时可采收，鲜用。

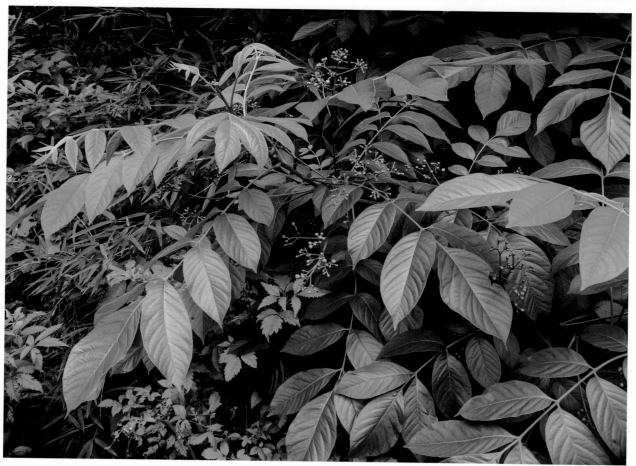

苦楝皮

【基原】为楝科楝*Melia azedarach* L. 的树皮和根皮。

【别名】苦楝。

【形态特征】落叶乔木，高达10余米。树皮灰褐色，纵裂。分枝广展，小枝有叶痕。叶为二回至三回奇数羽状复叶，长20~40 cm；小叶对生，卵形、椭圆形至披针形，顶生小叶常略大，先端短渐尖，基部楔形或宽楔形，边缘有钝齿，幼时被星状毛，后两面均无毛。圆锥花序约与叶等长；花淡紫色。核果球形至椭圆形。花期4~5月，果期10~12月。

【分布】生于路旁、疏林中，栽于村边、屋旁。产于广西、云南、贵州、河南、山东、甘肃、四川、湖北等地。

【性能主治】树皮和根皮味苦，性寒；有毒。有驱虫、疗癣的作用。主治蛔蛲虫病，虫积腹痛；外用治疥癣瘙痒。

【采收加工】春、秋季剥取，晒干，或除去粗皮，晒干。

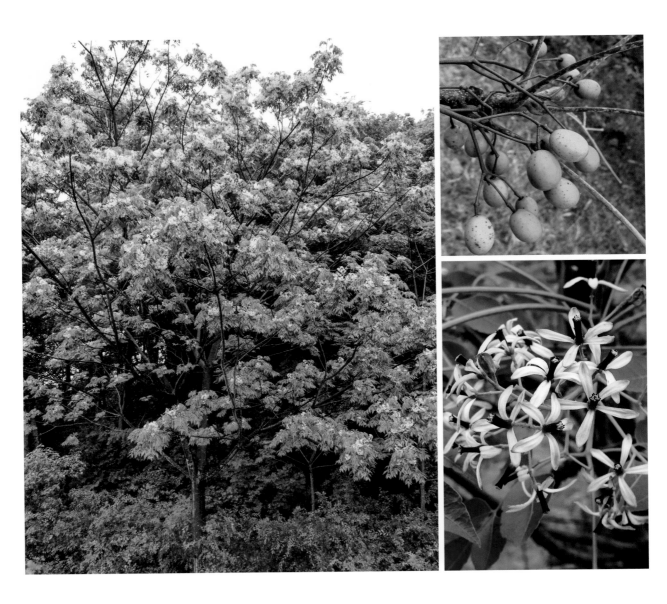

大散骨风

【基原】为清风藤科灰背清风藤*Sabia discolor* Dunn 的藤茎。

【别名】白背清风藤。

【形态特征】常绿攀缘木质藤本。嫩枝具纵条纹；老枝深褐色，具白蜡层。叶片纸质，卵形或椭圆状卵形，先端尖或钝，基部圆或阔楔形，两面均无毛，腹面绿色，干后黑色，背面苍白色。聚伞花序呈伞形状，有花4~5朵。分果爿红色，倒卵形，果核的中肋明显隆起呈翅状，两侧面有不规则的块状凹穴。花期3~4月，果期5~8月。

【分布】生于山地灌木林间。产于广西、广东、浙江、福建、江西等地。

【性能主治】藤茎味甘、苦，性平。有祛风除湿、活血止痛、散毒消肿的作用。主治风湿骨痛，甲状腺肿，跌打损伤，肝炎。

【采收加工】全年均可采收，洗净，切段，晒干。

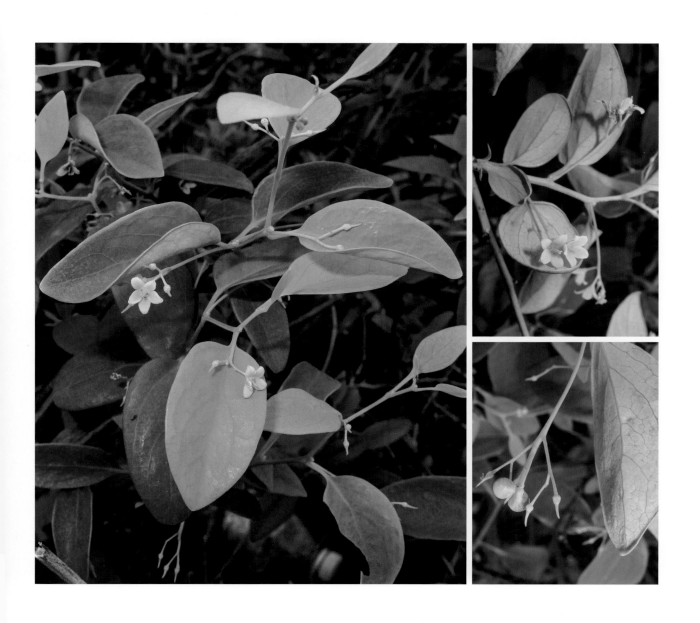

两嘴刺

【基原】为清风藤科清风藤*Sabia japonica* Maxim. 的茎叶或根。

【别名】一嘴两刺、两嘴刺、寻风藤。

【形态特征】落叶攀缘木质藤本。老枝紫褐色，具白蜡层，常留有木质化、单刺状或双刺状的叶柄基部。叶片近纸质，卵状椭圆形或阔卵形，腹面深绿色，中脉有稀疏毛，背面带白色，脉上被稀疏柔毛。花先叶开放，单生于叶腋；花瓣淡黄绿色，倒卵形或长圆状倒卵形。分果爿近圆形或肾形。花期2~3月，果期4~7月。

【分布】生于山谷、林缘、灌木林中。产于广西、广东、福建、江苏、安徽、浙江等地。

【性能主治】茎叶或根味苦、辛，性温。有祛风利湿、活血解毒的作用。主治风湿痹痛，水肿，脚气，骨折，骨髓炎，化脓性关节炎，脊椎炎，疮疡肿毒，皮肤瘙痒。

【采收加工】春、夏季割取藤茎，切段，晒干。秋、冬季挖取根部，洗净，切片，鲜用或晒干。

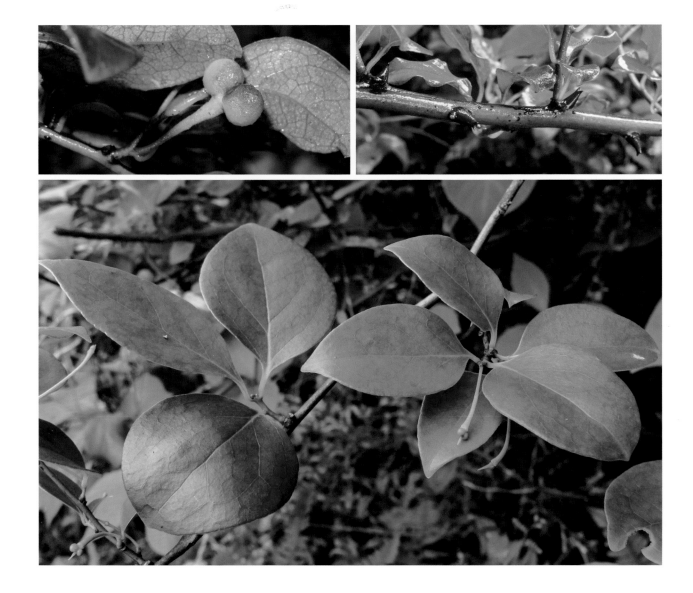

野鸦椿

【基原】为省沽油科野鸦椿*Euscaphis japonica* (Thunb.) Dippel 的根、果实。

【别名】酒药花、鸡肾果。

【形态特征】落叶小乔木或灌木。小枝及芽红紫色，枝叶揉碎后发出恶臭气味。叶对生，奇数羽状复叶，有小叶5~9片；小叶长卵形或椭圆形，先端渐尖，基部钝圆，边缘具疏短齿，齿尖有腺体。圆锥花序顶生，花多，较密集，黄白色。蓇葖果长1~2 cm，每朵花发育1~3个蓇葖；果皮紫红色。花期5~6月，果期8~9月。

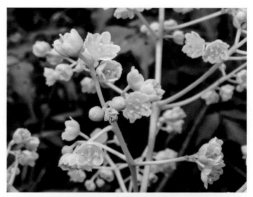

【分布】生于山坡、山谷林下或灌木丛中。产于广西、广东、四川、山西、湖北、安徽等地。

【性能主治】根性平，味微苦。有清热、解表、利湿的作用。主治感冒头痛，痢疾，肠炎。果实性温，味辛。有祛风散寒、行气止痛的作用。主治月经不调，疝痛，胃痛。

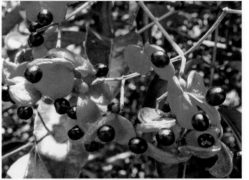

【采收加工】秋季采收根、果实，分别晒干。

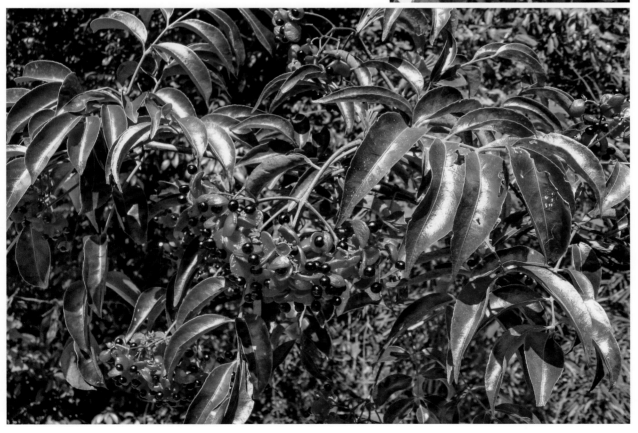

山香圆叶

【基原】为省沽油科锐尖山香圆*Turpinia arguta* Seem. 的叶。

【别名】五寸铁树、五寸刀。

【形态特征】落叶灌木，高1~3 m。单叶对生；叶片厚纸质，椭圆形或长椭圆形，长7~22 cm，宽2~6 cm，先端渐尖，具尖尾，边缘具疏齿，齿尖具硬腺体。顶生圆锥花序较叶短，密集或较疏松；花梗中部具2枚苞片；花瓣白色。果近球形，幼时绿色，熟后转红色，表面粗糙，先端具小尖头。花期3~4月，果期9~10月。

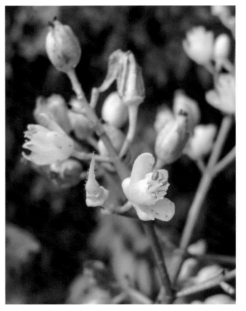

【分布】生于山坡、谷地林中。产于广西、广东、海南、湖南、贵州、四川、江西、福建等地。

【性能主治】叶味苦，性寒。有清热解毒、利咽消肿、活血止痛的作用。主治乳蛾喉痹，咽喉肿痛，疮疡肿毒，跌打伤痛。

【采收加工】夏、秋季叶茂盛时采收，除去杂质，晒干。

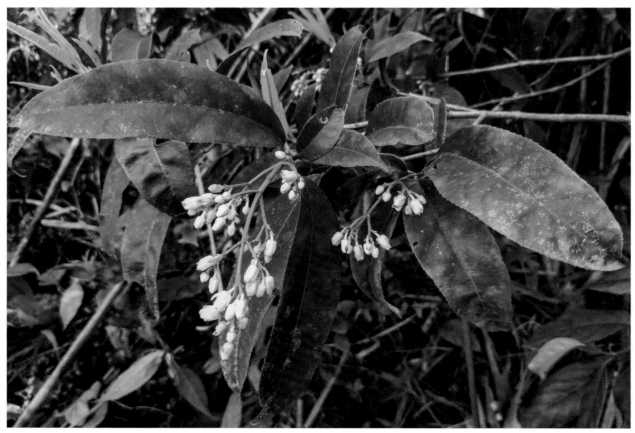

广枣

【基原】为漆树科南酸枣*Choerospondias axillaris* (Roxb.) B. L. Burtt et A. W. Hill 的果实。

【别名】五眼果、鼻涕果、酸枣。

【形态特征】高大落叶乔木。树皮灰褐色，片状剥落。奇数羽状复叶互生，有小叶3~6对，对生；小叶卵形或卵状披针形或卵状长圆形，基部多少偏斜，阔楔形或近圆形，全缘或幼株叶边缘具粗锯齿；叶柄纤细，基部略膨大。花单性或杂性异株，雄花和假两性花组成圆锥花序，雌花单生于上部叶腋。核果黄色，椭圆状球形。花期4月，果期8~10月。

【分布】生于山坡、沟谷林中。产于广西、广东、云南、贵州、湖南、江西、福建等地。

【性能主治】果实味甘、酸，性平。有行气活血、养心安神的作用。主治气滞血瘀，胸痹作痛，心悸气短，心神不安。

【采收加工】秋季果实成熟时采收，除去杂质，干燥。

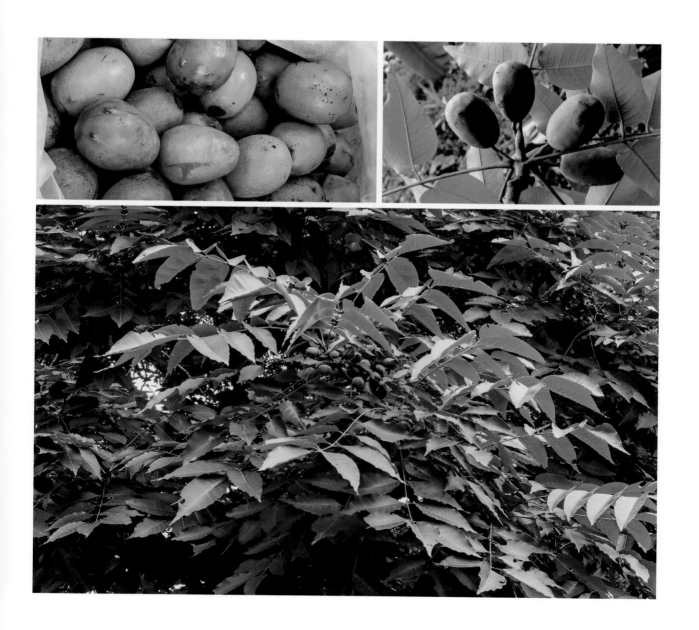

黄连木

【基原】为漆树科黄连木*Pistacia chinensis* Bunge 的叶或树皮。

【别名】石山漆、倒麟木。

【形态特征】落叶乔木，高达20余米。树干扭曲，树皮暗褐色，呈鳞片状剥落。奇数羽状复叶互生，有小叶5~6对；小叶对生或近对生，纸质，披针形或卵状披针形或线状披针形，先端渐尖或长渐尖，基部偏斜，全缘。花单性异株，先花后叶；圆锥花序腋生，花密集。核果倒卵状球形，略压扁状，熟时紫红色。花期3~4月，果期9~11月。

【分布】生于石山林中。产于长江以南各省区及华北、西北等地。

【性能主治】叶或树皮味苦，性寒；有小毒。有清热解毒的作用。主治暑热口渴，痢疾，疮疡，皮肤瘙痒。

【采收加工】全年均可采收树皮，夏、秋季采叶，晒干。

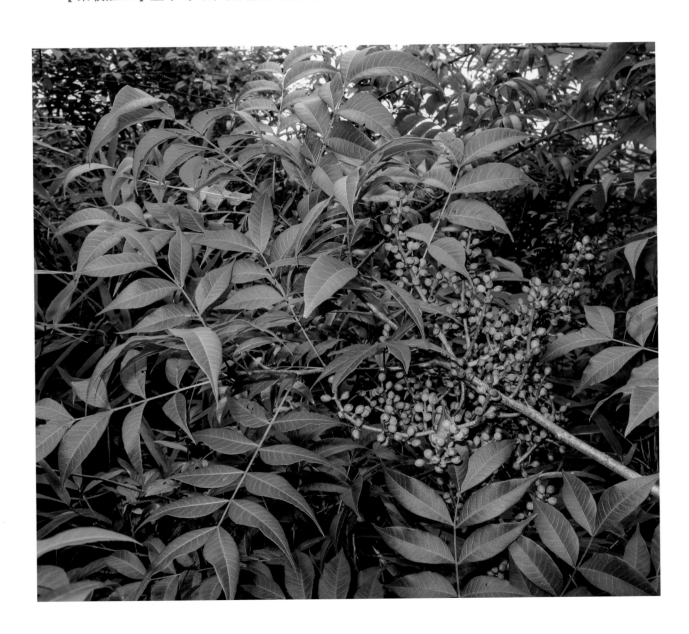

五倍子

【基原】为漆树科盐肤木*Rhus chinensis* Mill. 的叶上的虫瘿。

【形态特征】落叶小乔木或灌木，高2~10 m。小枝、叶柄及花序均密被锈色柔毛。奇数羽状复叶；叶轴具宽的叶状翅；小叶无柄，自下而上逐渐增大，边缘具疏齿。圆锥花序顶生，多分枝；花小，黄白色。核果扁圆形，熟时红色。花期8~9月，果熟期10月。

【分布】常生于向阳山坡、沟谷的疏林下或灌木丛中。除东北地区、内蒙古、新疆外，其余各省区均有。

【性能主治】虫瘿味酸、涩，性寒。有敛肺降火、涩肠止泻、敛汗、止血、收湿敛疮的作用。主治肺虚久咳，肺热痰嗽，久泻久痢，自汗盗汗，消渴，便血痔血，外伤出血，痈肿疮毒，皮肤湿烂。

【采收加工】秋季采摘，置沸水中略煮或蒸至表面呈灰色以杀死蚜虫，取出，干燥。

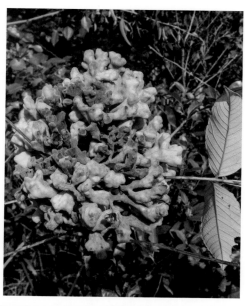

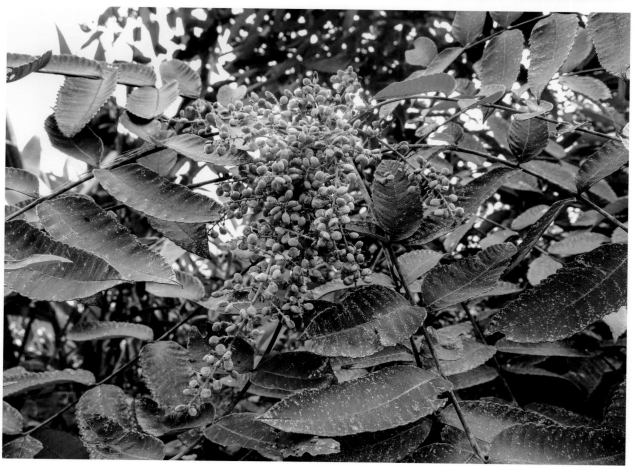

香港四照花

【基原】为山茱萸科香港四照花*Cornus hongkongensis* Hemsl. 的叶和花。

【别名】山荔枝。

【形态特征】常绿乔木或灌木。老枝有多数皮孔。叶对生；叶片薄革质至厚革质，椭圆形至长椭圆形，稀倒卵状椭圆形，先端短渐尖形或短尾状，基部宽楔形或钝尖形。头状花序球形，由50~70朵花聚集而成；总苞片4片，白色；花小，有香味。果序球形，直径2.5 cm，熟时黄色或红色。花期5~6月，果期11~12月。

【分布】生于湿润山谷的密林或混交林中。产于广西、广东、云南、贵州、四川、浙江、江西等地。

【性能主治】叶和花味苦、涩，性凉。有收敛止血的作用。主治外伤出血。

【采收加工】全年均可采叶。夏季采花，去除枝梗，鲜用或晒干。

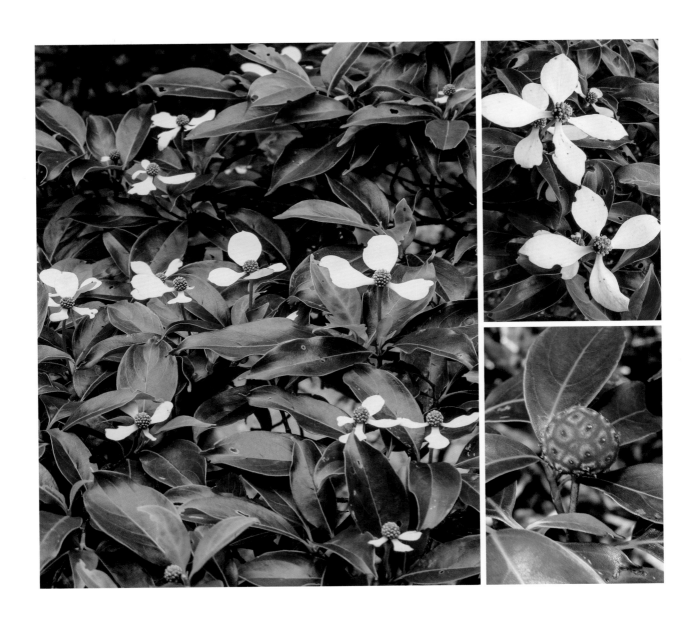

八角风

【基原】为八角枫科八角枫*Alangium chinense* (Lour.) Harms 的细根及须根。

【别名】白龙须。

【形态特征】落叶小乔木或灌木。小枝呈之字形。单叶互生；叶片纸质，卵圆形，全缘或微浅裂，基部两侧常不对称，不分裂或3~7裂，裂片短锐尖或钝尖；入秋叶变为橙黄色。聚伞花序腋生，花初开时白色，后变为黄色，花瓣狭带形，具香气；雄蕊和花瓣同数而近等长；子房2室。核果卵圆形，黑色。花期5~7月和9~10月，果期7~11月。

【分布】生于山野路旁、灌木丛中或林下。产于广西、广东、云南、四川、江西、福建、湖南、湖北、浙江、河南等地。

【性能主治】细根及须根味辛，性微温；有毒。有祛风除湿、舒筋活络、散淤止痛的作用。主治风湿关节痛，精神分裂症，跌打损伤。

【采收加工】夏、秋季采挖，除去泥沙，干燥。

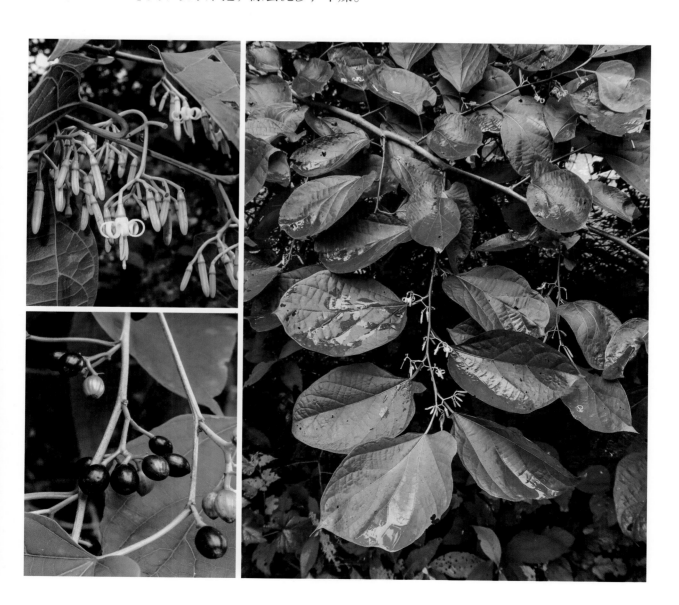

小花八角枫

【基原】为八角枫科小花八角枫*Alangium faberi* Oliv. 的根。

【别名】三角枫。

【形态特征】落叶灌木。树皮平滑，灰褐色或深褐色。小枝纤细，近圆柱形，淡绿色或淡紫色。叶片薄纸质至膜质，二型，不裂或掌状3裂，不分裂者长圆形或披针形，腹面幼时有稀疏的小硬毛，背面有粗伏毛，老叶几无毛。聚伞花序短而纤细，有淡黄色粗伏毛，有花5~10（20）朵。核果近卵形或卵状椭圆形，熟时淡紫色，顶端有宿存的萼齿。花期6月，果期9月。

【分布】生于山谷疏林下。产于广西、广东、湖南、贵州、湖北等地。

【性能主治】根味辛、微苦，性温。有清热、消积食、解毒的作用。主治小儿疳积，风湿骨痛。

【采收加工】全年均可采挖，洗净，切片，晒干。

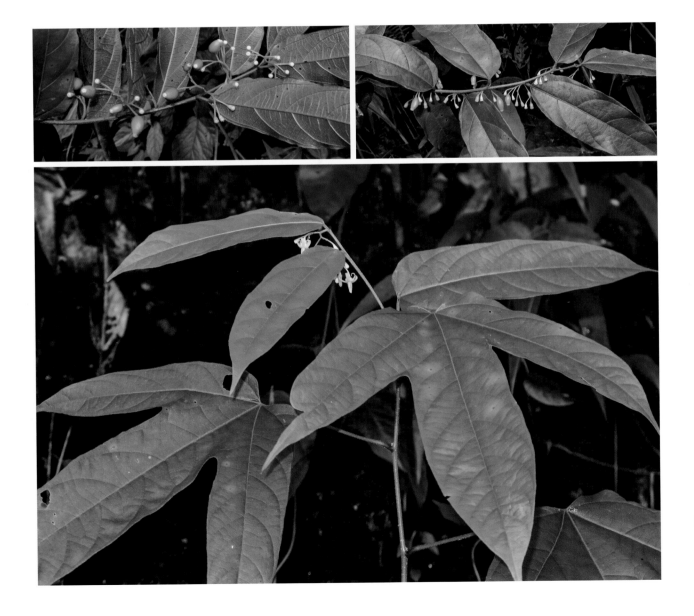

喜树

【基原】为珙桐科喜树 *Camptotheca acuminata* Decne. 的全株。

【别名】旱莲木、水桐树。

【形态特征】落叶乔木。树皮灰色或浅灰色，纵裂成浅沟状。叶互生；叶片纸质，矩圆状卵形或矩圆状椭圆形，顶端短锐尖，基部近圆形或阔楔形，全缘。头状花序近球形，常由2~9个头状花序组成圆锥花序，顶生或腋生，上部为雌花序，下部为雄花序。翅果矩圆形，着生成近球形的头状果序。花期5~7月，果期9月。

【分布】生于林边、溪边。产于广西、广东、贵州、四川、湖南、江苏、浙江等地。

【性能主治】全株味苦、涩，性凉；有毒。有抗癌、清热、杀虫的作用。主治胃癌，结肠癌，直肠癌，膀胱癌，慢性粒细胞性白血病，急性淋巴细胞性白血病；外用治牛皮癣。

【采收加工】秋、冬季采果，晒干。根、树皮、树枝全年均可采收，洗净，晒干。叶春季至秋季均可采收，鲜用或晒干。

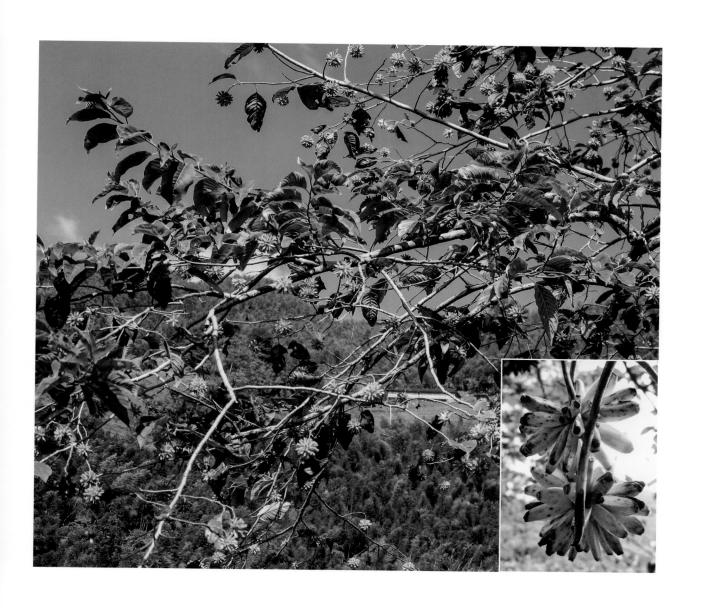

阴阳风

【基原】为五加科树参Dendropanax dentigerus (Harms) Merr. 的茎枝。

【别名】枫荷桂、半枫荷。

【形态特征】常绿乔木或灌木。叶片厚纸质或革质，密生半透明腺点，叶形多变，往往在同一枝上全缘叶与分裂叶共存；不裂叶为椭圆形或卵状披针形；分裂叶倒三角形，2~3裂，两面均无毛，边缘全缘，或近先端处有不明显细齿1枚至数枚，或有明显疏离的齿；三出脉。伞形花序单生或2~3支组成复伞形花序。果近球形，熟时红色，具5棱。花期8~10月，果期10~12月。

【分布】生于山谷、溪边较阴湿的密林下或山坡路旁。产于广西、广东、四川、云南、贵州、江西等地。

【性能主治】茎枝味甘、辛，性温。有祛风除湿、活血消肿的作用。主治风湿痹痛，偏瘫，头痛，月经不调，跌打损伤。

【采收加工】秋、冬季剪切茎枝，切片，鲜用或晒干。

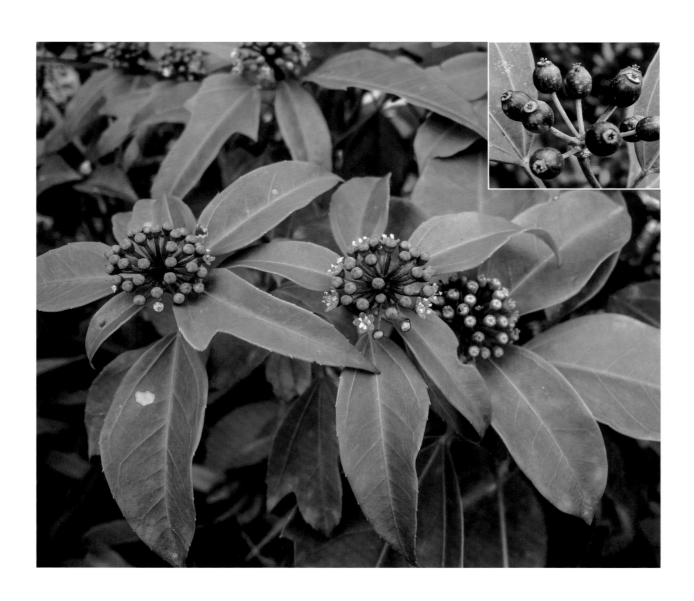

九季风

【基原】为五加科白簕*Eleutherococcus trifoliatus* (L.) S. Y. Hu 的根及茎。

【别名】三叶五加、刚毛白簕。

【形态特征】直立或蔓生有刺灌木。全株具五加皮清香气味。掌状复叶，有3片小叶，稀4~5片；小叶片纸质，稀膜质，椭圆状卵形至椭圆状长圆形，叶缘常有疏圆钝齿或细齿。伞形花序3枝至多枝组成复伞形花序或圆锥花序，稀单一；花序梗长2~7 cm；花黄绿色。果扁球形，熟时黑色。花期8~11月，果期10~12月。

【分布】生于山坡路旁、石山或土山疏林中。产于我国南部和中部。

【性能主治】根及茎味微辛、苦，性凉。有清热解毒、祛风利湿、舒筋活血的作用。主治感冒发热，白带过多，月经不调，百日咳，尿路结石，跌打损伤，疖肿疮疡。

【采收加工】全年均可采收，除去泥沙、杂质，晒干。

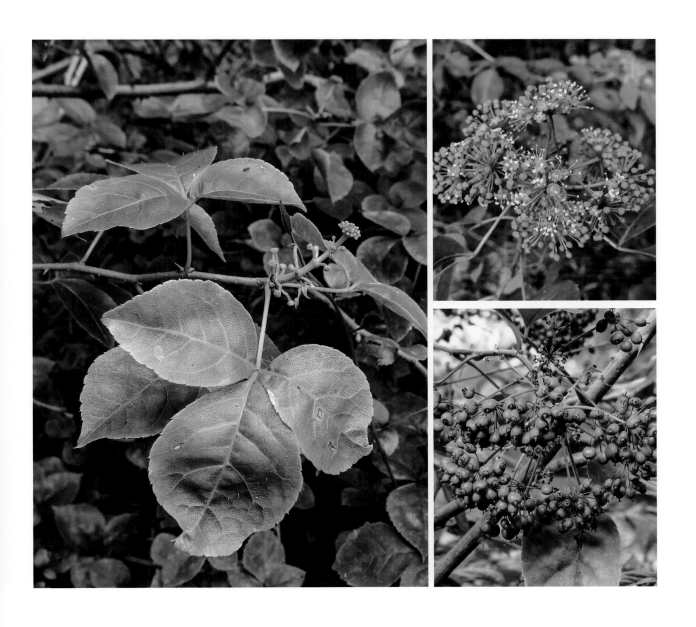

三角风

【基原】为五加科常春藤*Hedera sinensis* (Tobler) Hand.-Mazz. 的全株。

【别名】三角藤。

【形态特征】常绿攀缘木质藤本。有气生根。一年生枝疏被锈色鳞片。幼嫩部分和花序上被锈色鳞片。叶互生；叶片革质，营养枝上的叶三角状卵形，通常3浅裂；花枝上的叶椭圆状卵形，常歪斜，全缘。伞形花序顶生；花小，黄白色或绿白色。果圆球形，熟时黄色或红色。花期9~11月，果期翌年3~5月。

【分布】攀缘于林缘树木、林下、路旁、岩石和房屋墙壁上，庭园中也常栽培。产于广西、广东、江西、福建、江苏、浙江、河南、山东等地。

【性能主治】全株味涩、苦，性平。有舒筋散风、清热解毒、消肿止痛、强腰膝的作用。主治感冒咳嗽，胃脘痛，风湿痹痛，跌打损伤。

【采收加工】全年均可采收，除去杂质，晒干。

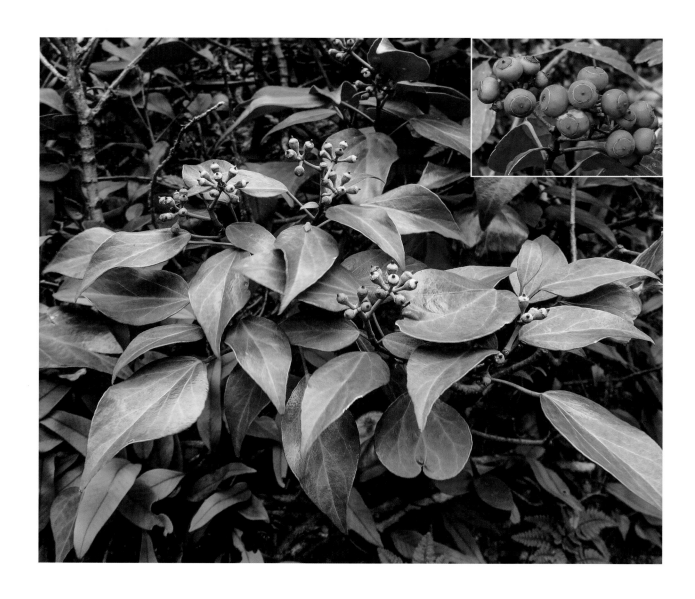

鸭脚风

【基原】为五加科鹅掌柴 *Schefflera heptaphylla* (L.) Frodin 的树皮、茎干。

【别名】鸭脚木。

【形态特征】常绿小乔木。树冠呈圆伞形。小枝幼时密生星状短柔毛。叶聚生于枝顶，掌状复叶似鹅掌，因此得名；小叶6~10片，背面被毛。圆锥花序顶生，主轴和分枝幼时密生星状短柔毛，花白色，多芳香。浆果球形，黑色。花期11~12月，果期翌年1~2月。

【分布】生于常绿阔叶林中。产于广西、广东、台湾、福建、浙江、云南等地。

【性能主治】树皮、茎干味苦，性凉。有发汗解表、祛风除湿、舒筋活络、消肿止痛的作用。主治感冒发热，咽喉肿痛，风湿关节痛，跌打损伤，骨折。

【采收加工】全年均可采收，干燥。

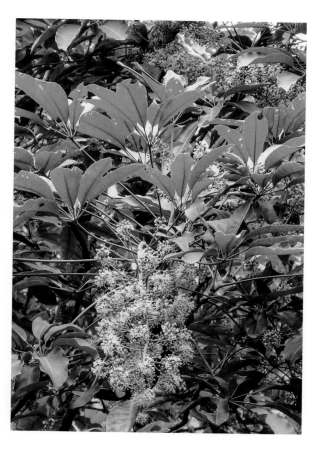

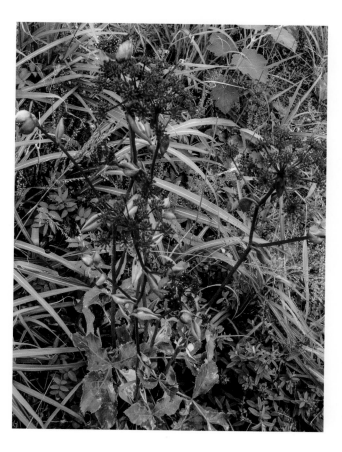

紫花前胡

【基原】为伞形科紫花前胡 *Angelica decursiva* (Miq.) Franch. et Sav. 的根。

【别名】土独活、土当归、前胡。

【形态特征】多年生草本。根圆锥状，外皮棕黄色至棕褐色，有强烈气味。茎高1~2 m，与膨大叶鞘一并带紫色，有纵沟纹。根生叶和茎生叶有长柄，抱茎，叶为一回三全裂或一回至二回羽状分裂。复伞形花序；花深紫色，萼齿明显。花期8~9月，果期9~11月。

【分布】生于山坡林缘或灌木丛中。产于广西、广东、四川、河南等地。

【性能主治】根味辛、苦，性微寒。有降气化痰、散风清热的作用。主治痰热喘满，风热咳嗽，痰多。

【采收加工】秋、冬季地上部分枯萎时采挖，除去须根，晒干。

鹞鹰风

【基原】为五加科通脱木 *Tetrapanax papyrifer* (Hook.) K. Koch 的根和茎枝。

【别名】通草。

【形态特征】直立灌木。茎粗壮,无刺,有明显的叶痕和大型皮孔,被黄色茸毛;髓心大,白色,柔软有弹性。叶聚生茎顶;叶片纸质或薄革质,近圆形,直径50~70 cm,掌状5~11浅裂,裂片边缘有粗齿;叶柄长达50 cm。圆锥花序长约50 cm;花瓣和雄蕊常4枚。果球形。花期9~10月,果期冬季至翌年春季。

【分布】生于向阳肥厚的土壤上,有时栽培于庭园中。产于广西、广东、云南、四川、贵州、湖南、湖北等地。

【性能主治】根和茎枝味甘、淡,性寒。有清热利水、通乳的作用。主治肺热咳嗽,水肿,尿路感染,尿路结石,闭经,乳汁不下。

【采收加工】全年均可采收,晒干。

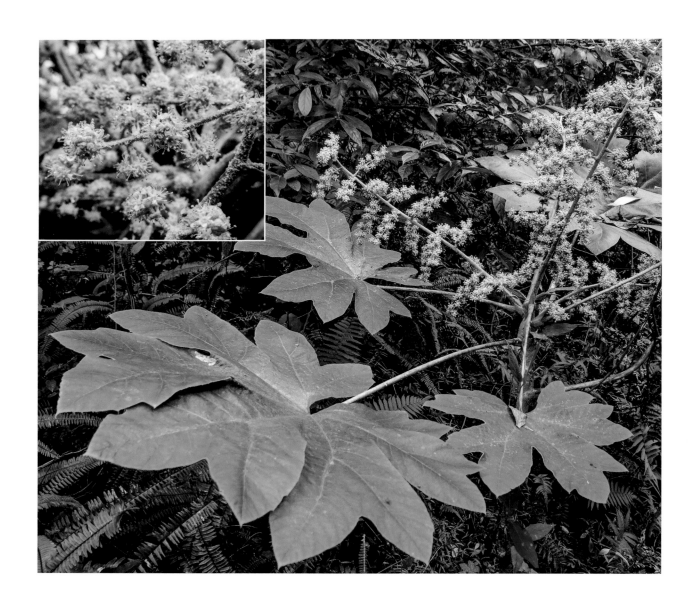

积雪草

【基原】为伞形科积雪草*Centella asiatica* (L.) Urb. 的全草。

【别名】崩大碗、雷公根、灯盏菜。

【形态特征】多年生匍匐草本。节上生根。叶片圆形、肾形或马蹄形，边缘有钝齿，基部阔心形；叶柄长1.5~27 cm，无毛或上部有柔毛，基部叶鞘透明。伞形花序聚生于叶腋，每个伞形花序有花3~4朵；花瓣紫红色或乳白色。果两侧扁压状，圆球形，表面有毛或平滑。花果期4~10月。

【分布】生于阴湿的路边、草地或水沟边。产于广西、广东、湖南、四川、江苏等地。

【性能主治】全草味辛、苦，性寒。有清热利湿、解毒消肿的作用。主治湿热黄疸，砂淋血淋，中暑腹泻，跌打损伤。

【采收加工】夏、秋季采收，除去泥沙，晒干。

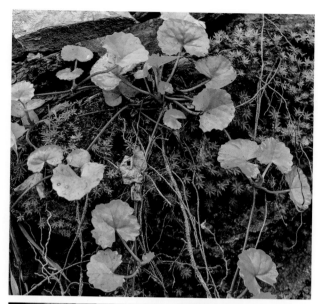

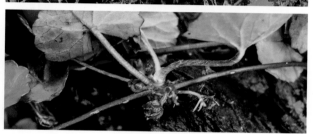

红马蹄草

【基原】为伞形科红马蹄草*Hydrocotyle nepalensis* Hook. 的全草。

【别名】水钱草、大雷公根。

【形态特征】多年生草本。茎匍匐，有斜上分枝，节上生根。叶片圆形或肾形，长2~5 cm，宽3.5~9 cm，5~7浅裂。伞形花序数个簇生于茎顶叶腋，小伞形花序有花20~60朵，密集成球形，花白色或乳白色，有时有紫红色斑点。果基部心形，两侧扁压，熟时褐色或紫黑色。花果期5~11月。

【分布】生于沟边、路旁的阴湿地和溪边草丛中。产于广西、广东、云南、贵州等地。

【性能主治】全草味辛、微苦，性凉。有清肺止咳、止血活血的作用。主治感冒，咳嗽，吐血，跌打损伤；外用治痔疮，外伤出血。

【采收加工】全年均可采收，晒干。

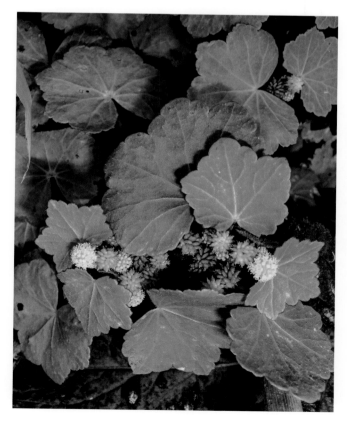

下山虎

【基原】为杜鹃花科滇白珠*Gaultheria leucocarpa* Blume var. *yunnanensis* (Franch.) T. Z. Hsu et R. C. Fang 的全株。

【别名】满山香。

【形态特征】常绿灌木，全体无毛。小枝常呈之字形弯曲。单叶互生；叶片革质，卵状长圆形或卵形，先端尾状渐尖，基部心形或圆钝，边缘具细齿，网脉在两面明显，叶揉烂后有浓郁的香气。总状花序生于叶腋和枝顶；花绿白色，钟状。蒴果浆果状，球形，熟时黑色。花期5~6月，果期7~11月。

【分布】生于向阳山地或山谷灌木丛中。产于我国长江流域及其以南各省区。

【性能主治】全株味辛，微苦，性温。有祛风除湿、散寒止痛、活血通络、化痰止咳的作用。主治风湿痹痛，胃寒疼痛，跌打损伤，咳嗽多痰。

【采收加工】全年均可采收，除去杂质，切碎，晒干。

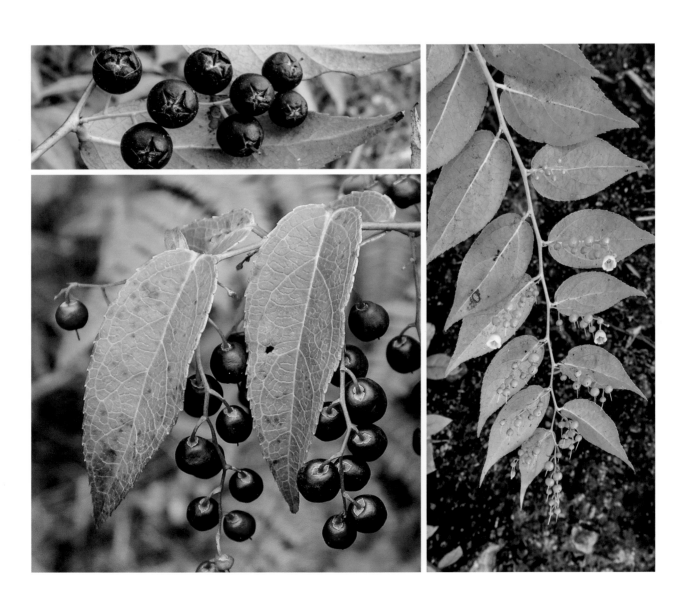

毛老虎

【基原】为杜鹃花科羊踯躅*Rhododendron molle* (Blume) G. Don 的根。

【别名】三钱三、黄杜鹃、闹羊花。

【形态特征】落叶灌木。小枝棕褐色；幼枝、叶柄、花梗密被柔毛或刚毛。叶散生或聚生于枝顶；叶片厚纸质，长圆形或长圆状披针形，先端钝，具短尖头，基部楔形，边缘具睫毛，腹面深绿色，疏被短毛，背面绿色，密被白色细柔毛。总状伞形花序顶生，有花4~12朵，花冠阔漏斗形，黄色。蒴果长圆柱形。花期3~4月，果期8~9月。

【分布】生于山谷或山坡灌木丛中。产于广西、广东、四川、贵州、云南、湖南、江苏、安徽、浙江等地。

【性能主治】根味辛，性温；有大毒。有祛风除湿、消肿止痛的作用。主治风寒湿痹，痛风，咳嗽，跌打肿痛，疥癣。

【采收加工】全年均可采挖，洗净，切片，晒干。

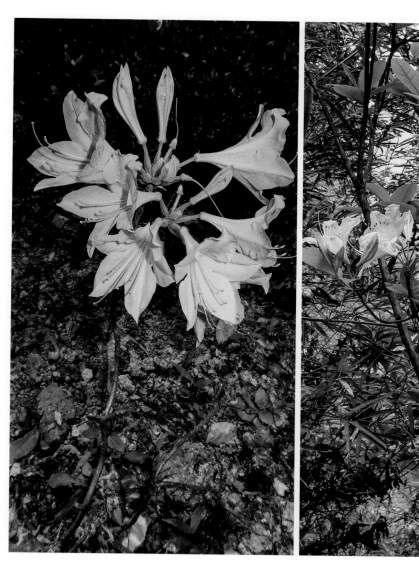
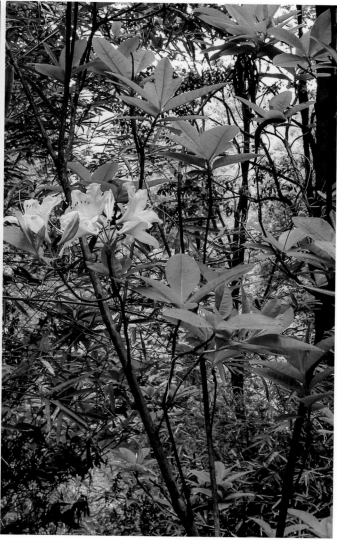

血党

【基原】为紫金牛科九管血*Ardisia brevicaulis* Diels 的全株。

【别名】小罗伞、短茎紫金牛。

【形态特征】矮小灌木。具匍匐生根的根状茎。直立茎高10~15 cm，除侧生特殊花枝外无分枝。叶片坚纸质，狭卵形至近长圆形，顶端急尖且钝或渐尖，基部楔形或近圆形，全缘，具不明显的边缘腺点。伞形花序，着生于侧生特殊花枝顶端；花粉红色，具腺点。果球形，熟时鲜红色，具腺点；宿萼与果梗通常为紫红色。花期6~7月，果期10~12月。

【分布】生于山地密林下、阴湿处。产于我国西南至台湾、湖北至广东各地。

【性能主治】全株味苦、微涩，性平。有祛风湿、活血调经、消肿止痛的作用。主治风湿痹痛，痛经，闭经，跌打损伤，咽喉肿痛，无名肿痛。

【采收加工】全年均可采收，洗净，鲜用或晒干。

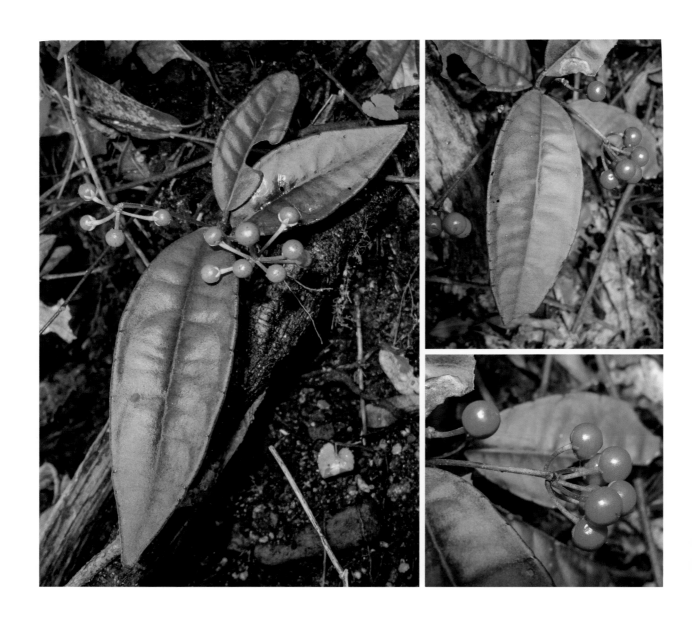

朱砂根

【基原】为紫金牛科朱砂根*Ardisia crenata* Sims 的根。

【别名】大罗伞、郎伞树、凉伞盖珍珠。

【形态特征】常绿灌木，高1~2 m。除花枝外不分枝。叶片革质，椭圆形至倒披针形，顶端急尖或渐尖，基部楔形，边缘皱波状具腺点。伞形花序着生于侧生花枝顶端，花枝近顶端常具2~3片叶；花白色，盛开时反卷；雌蕊与花瓣近等长或略长。果球形，熟时鲜红色，具腺点。花期5~6月，果期10~12月。

【分布】生于山地林下或灌木丛中。产于广西、广东、四川、湖南、湖北、福建等地。

【性能主治】根味辛、苦，性平。有行血祛风、解毒消肿的作用。主治咽喉肿痛，扁桃体炎，跌打损伤，腰腿痛；外用治外伤肿痛，骨折，毒蛇咬伤。

【采收加工】秋季采挖，切碎，晒干。

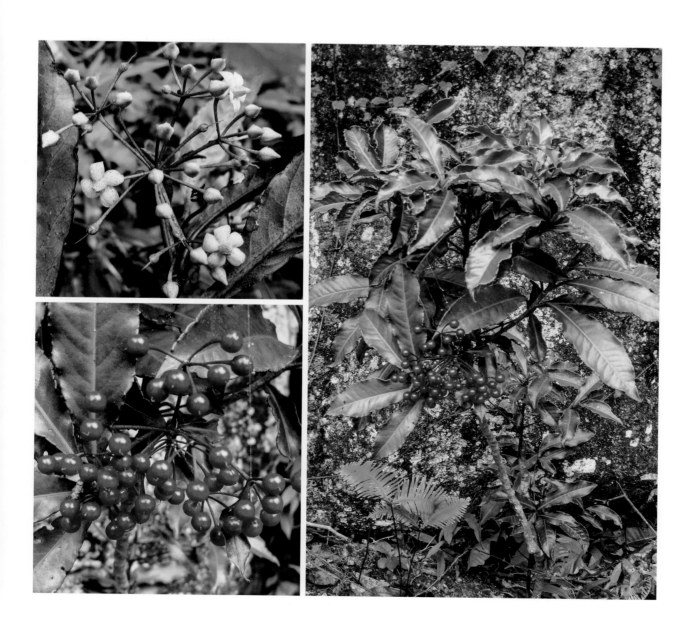

血风

【基原】为紫金牛科走马胎*Ardisia gigantifolia* Stapf 的根及根状茎。

【别名】大叶紫金牛、走马风。

【形态特征】大灌木或亚灌木，高1~3 m。具匍匐根状茎。茎粗壮，常无分枝，幼嫩部分被微柔毛。叶常簇生于茎顶端，叶片膜质，椭圆形至倒卵状披针形，顶端钝急尖或近渐尖，基部楔形，下延至叶柄成狭翅，边缘具密啮蚀状细齿，齿具小尖头。由多个亚伞形花序组成的大型金字塔状或总状圆锥花序，花白色或粉红色，具疏腺点。果球形，红色，具纵肋，多少具腺点。花期4~6月，有时2~3月，果期11~12月，有时2~6月。

【分布】生于山间林下阴湿处。产于广西、广东、云南、江西、福建等地。

【性能主治】根及根状茎味辛，性温。有祛风湿，壮筋骨，活血祛瘀的作用。用于风湿筋骨疼痛，跌打损伤，产后血瘀，痈疽溃疡。

【采收加工】全年均可采收，洗净，除去须根，干燥。

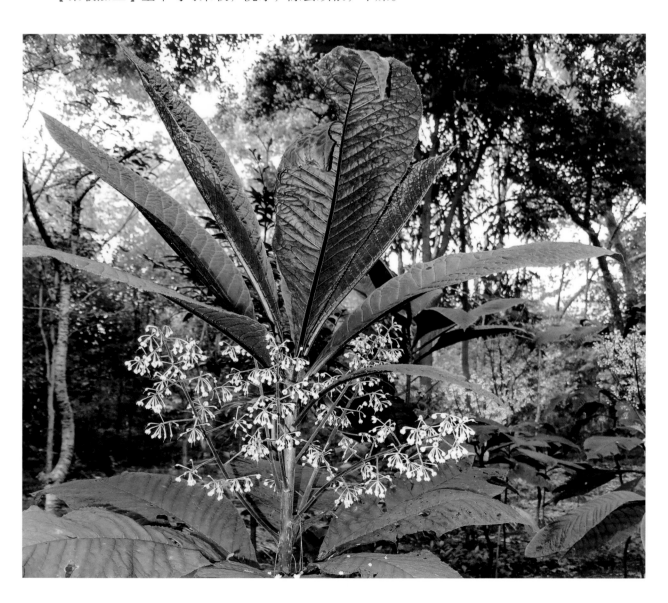

矮地茶

【基原】为紫金牛科紫金牛*Ardisia japonica* (Thunb.) Blume 的全株。

【别名】不出林、平地木、矮婆茶。

【形态特征】小灌木，常高30 cm。近蔓生，具匍匐生根的根状茎，不分枝。叶对生或近轮生；叶片坚纸质或近革质，椭圆形至椭圆状倒卵形，顶端急尖，基部楔形，边缘具细齿，多少具腺点。亚伞形花序腋生或生于近茎顶端的叶腋；花粉红色或白色，具密腺点。果球形，鲜红色转黑色，多少具腺点。花期5~6月，果期11~12月，有时翌年5~6月仍有果。

【分布】生于山间林下或竹林下阴湿处。产于广西、湖南、广东、贵州、云南、四川、江西、福建等地。

【性能主治】全株味辛，性平。有化痰止咳、清利湿热、活血化瘀的作用。主治支气管炎，咳嗽，肺结核，肝炎，痢疾，尿路感染；外用治皮肤瘙痒。

【采收加工】夏、秋季茎叶茂盛时采收，除去泥沙，干燥。

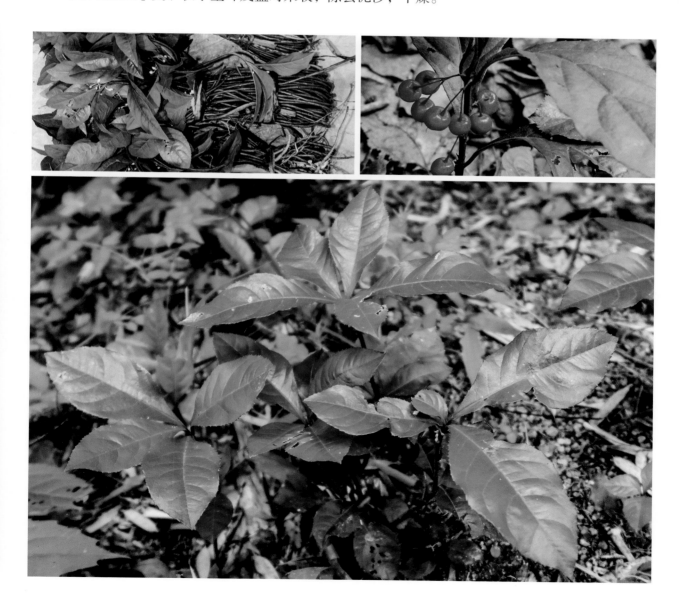

大罗伞树

【基原】为紫金牛科罗伞树*Ardisia quinquegona* Blume 的地上部分。

【别名】鸡眼树、火炭树。

【形态特征】灌木或灌木状小乔木，高约2 m。叶片坚纸质，长圆状披针形、椭圆状披针形至倒披针形，顶端渐尖，基部楔形，全缘，两面无毛，背面多少被鳞片。聚伞花序或亚伞形花序，腋生，稀着生于侧生特殊花枝顶端，花瓣白色，具腺点，外面无毛，里面近基部被细柔毛。果扁球形，具钝5棱，稀棱不明显，无腺点。花期5~6月，果期12月或翌年2~4月。

【分布】生于山坡疏林或密林中、林中溪边阴湿处。产于广西、广东、贵州、云南、台湾、福建等地。

【性能主治】地上部分味辛，性平。有止咳化痰、祛风解毒、活血止痛的作用。主治咳嗽，肺痨，黄疸，痢疾，水肿，淋证，闭经，跌打损伤，风湿骨痛，皮肤瘙痒。

【采收加工】全年均可采收，除去杂质，洗净，切段，干燥。

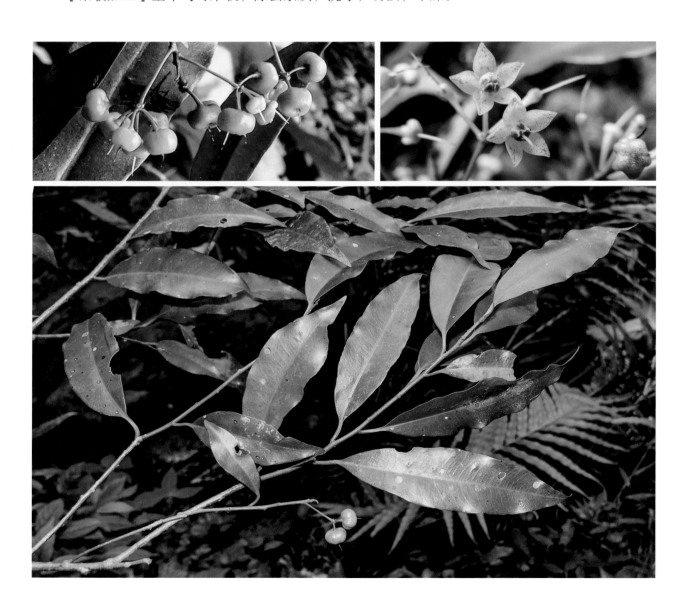

酸吉风

【基原】为紫金牛科酸藤子*Embelia laeta* (L.) Mez 的根、叶。

【别名】酸果藤。

【形态特征】攀缘灌木或藤本，小枝具皮孔。叶片坚纸质，倒卵形或长圆状倒卵形，基部楔形，顶端圆形、钝或微凹，全缘，两面无毛，无腺点，背面常被白粉，压干的叶腹面常呈暗蓝黑色。总状花序着生于次年无叶枝上，侧生或腋生；花白色或带黄色。果球形，腺点不明显。花期12月至翌年3月，果期4~6月。

【分布】生于山坡林下、疏林缘或开阔的草坡、灌木丛中。产于广西、广东、云南、福建、台湾、江西等地。

【性能主治】根、叶味酸，性平。有祛瘀止痛、消炎、止泻的作用。根主治于痢疾，肠炎，消化不良，咽喉肿痛，跌打损伤；叶外用治跌打损伤，皮肤瘙痒。

【采收加工】全年均可采收，根洗净，切片，晒干，叶晒干或鲜用。

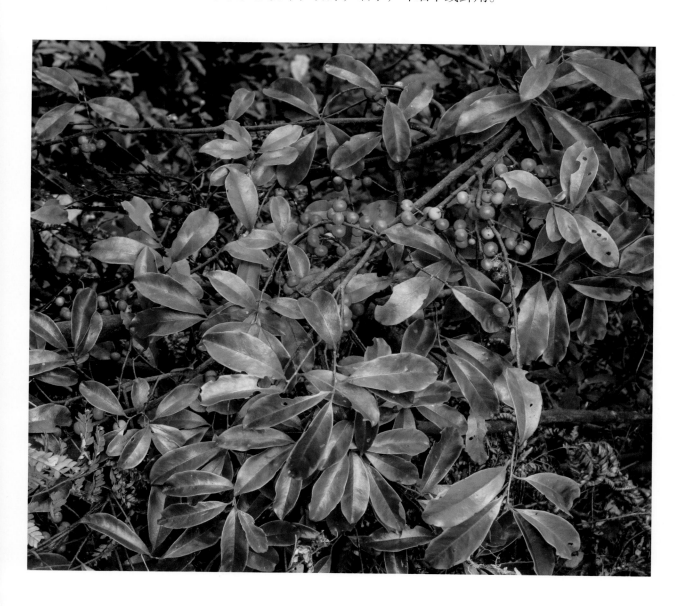

当归藤

【基原】为紫金牛科当归藤*Embelia parviflora* Wall. 的地上部分。

【别名】大力王、筛其强。

【形态特征】攀缘灌木或藤本植物。小枝通常2列，密被锈色长柔毛，略具腺点或星状毛。叶片小，呈2列排列于枝条上，广卵形或卵形，顶端钝或圆形，基部广钝或近圆形，全缘，多少具缘毛。亚伞形花序或聚伞花序，腋生；花被5片；开花时，花序垂于叶下，满树白色或粉红色。果球形，暗红色，无毛，宿存萼反卷。花期12月至翌年5月，果期5~7月。

【分布】生于山谷林下、林缘或灌木丛中。产于广西、广东、云南、贵州、福建、浙江等地。

【性能主治】地上部分味苦、涩，性平。有补血调经、强腰膝的作用。主治贫血，闭经，月经不调，带下，腰腿痛。

【采收加工】全年均可采收，切段，晒干。

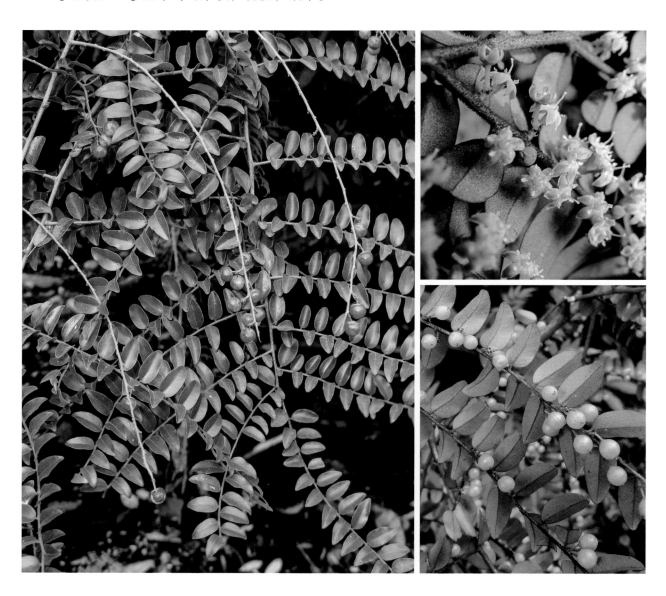

白檀

【基原】为山矾科白檀*Symplocos paniculata* (Lour.) Merr. 的全株。

【别名】华山矾。

【形态特征】落叶灌木或小乔木。嫩枝有灰白色柔毛，老枝无毛。叶互生；叶片膜质或薄纸质，阔倒卵形、椭圆状倒卵形或卵形，先端急尖或渐尖，基部阔楔形或近圆形，边缘有细尖齿。圆锥花序长5~8 cm，通常有柔毛；花冠白色，5深裂几达基部。核果熟时蓝色，卵状球形，稍扁斜，顶端宿萼裂片直立。花期4~5月，果期8~9月。

【分布】生于山坡、路边、疏林或密林中。产于东北、华北、华中、华南、西南各地。

【性能主治】全株味苦、涩，性微寒。有清热解毒、化痰截疟、通络止痛的作用。主治感冒发热，痢疾，泄泻，疮疡疖肿，毒蛇咬伤，疟疾，筋骨疼痛，跌打损伤。

【采收加工】夏、秋季采收，切段，干燥。

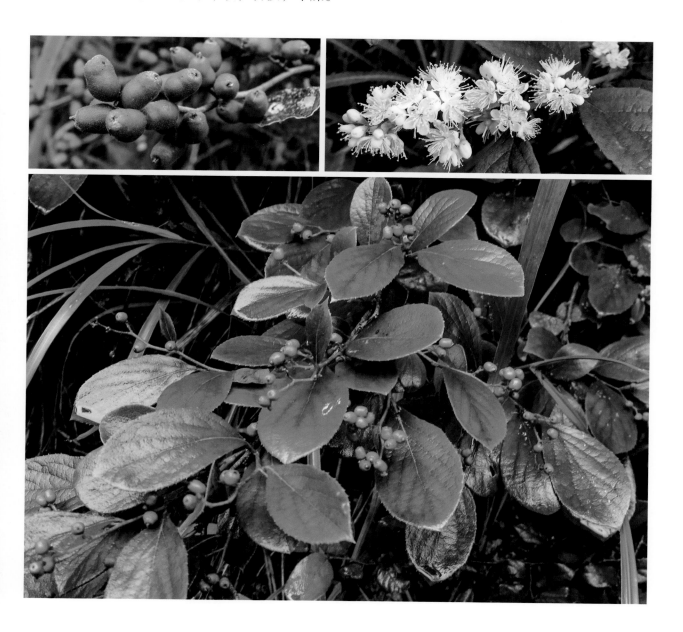

白背枫

【基原】为马钱科白背枫*Buddleja asiatica* Lour. 的全株。

【别名】驳骨丹、狭叶醉鱼草。

【形态特征】直立灌木或小乔木，高1~8 m。嫩枝条四棱形，老枝条圆柱形；小枝、叶背面、叶柄及花序均密被灰色或淡黄色星状短茸毛。叶片披针形或长披针形，先端渐尖或长渐尖。总状花序窄而长，由多个小聚伞花序组成，长5~25 cm，单生或数个聚生于枝顶或上部叶腋内，再排列成圆锥花序；花白色。蒴果椭圆状。花期1~10月，果期3~12月。

【分布】生于山坡灌木丛中或林缘向阳处。产于广西、广东、贵州、云南、湖南、湖北、江西、福建等地。

【性能主治】全株味辛、苦，性温；有小毒。有祛风利湿、行气活血的作用。主治胃寒作痛，妇女产后头痛，风湿关节痛，跌打损伤，骨折；外用治皮肤湿痒，无名肿毒。

【采收加工】全年均可采收，鲜用或晒干。

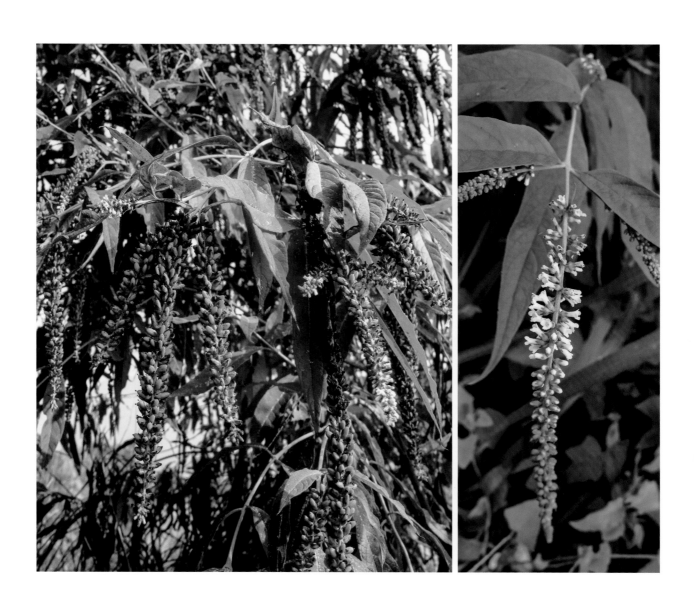

醉鱼草

【基原】为马钱科醉鱼草*Buddleja lindleyana* Fortune 的茎叶。

【别名】闭鱼花、毒鱼草。

【形态特征】直立灌木,高1~2 m。嫩枝被棕黄色星状毛及鳞片。叶片膜质,卵形至椭圆状披针形,顶端渐尖至尾状,全缘,干时腹面暗绿色,无毛,背面密被棕黄色星状毛。总状聚伞花序顶生,疏被星状毛及金黄色腺点;花紫色,花冠筒弯曲。蒴果长圆形,外被鳞片。花期4~10月,果期8月至翌年4月。

【分布】生于山地向阳山坡、林缘或灌木丛中。产于广西、广东、湖南、贵州、云南、四川、江西、浙江、江苏等地。

【性能主治】茎叶味辛,性温;有小毒。有祛风湿、壮筋骨、活血化瘀的作用。主治风湿筋骨疼痛,跌打损伤,产后血瘀,痈疽溃疡。

【采收加工】全年均可采收,洗净,晒干。

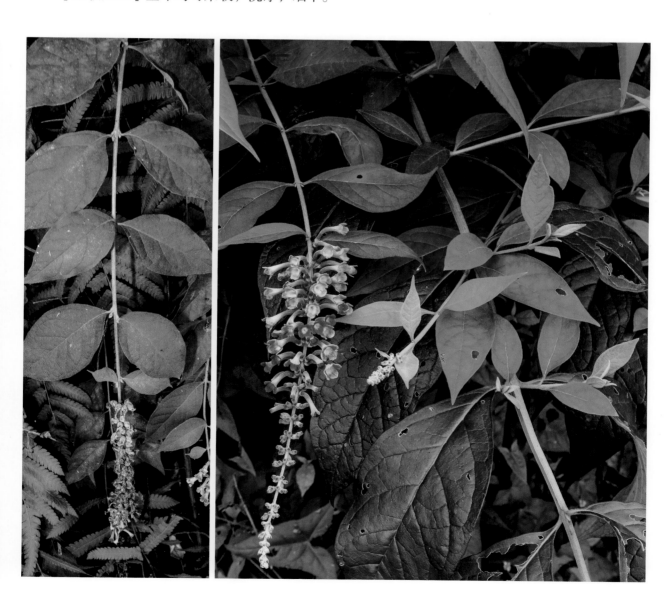

断肠草

【基原】为马钱科钩吻Gelsemium elegans (Gardn. et Champ.) Benth. 的根和茎。

【别名】大茶药、烂肠草。

【形态特征】常绿木质藤本。全株无毛。小枝圆柱形，幼时具纵棱。单叶对生；叶片膜质，卵形至卵状披针形，顶端渐尖，基部阔楔形至近圆形。花密集，花冠黄色，组成顶生和腋生的三歧聚伞花序，漏斗状，内有淡红色斑点。蒴果卵状椭圆形，未开裂时明显地具有2条纵槽，熟时黑色。花期5~11月，果期7月至翌年2月。

【分布】生于山坡疏林下或灌木丛中。产于广西、广东、海南、贵州、云南、江西、福建、湖南等地。

【性能主治】根和茎味苦、辛，性温；有大毒。有祛风、攻毒、止痛的作用。主治疥癞，湿疹，瘰疬，痈肿，疔疮，跌打损伤，风湿痹痛，神经痛，陈旧性骨折。

【采收加工】全年均可采收，除去泥沙、杂质，干燥。

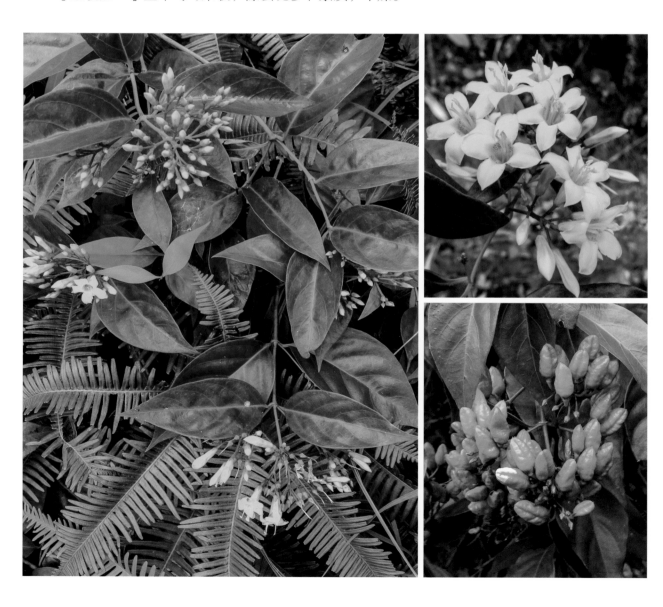

扭肚藤

【基原】为木犀科扭肚藤*Jasminum elongatum* (Bergius) Willd. 的枝叶。

【别名】白金银花。

【形态特征】攀缘灌木。小枝圆柱形，疏被短柔毛至密被黄褐色茸毛。单叶对生；叶片纸质，卵状披针形至卵形，先端短尖，基部圆形、截形或微心形，两面被短柔毛，或除背面脉上被毛外，其余近无毛。聚伞花序密集，常着生于侧枝顶端；花白色，花冠管细长，高脚碟状。果长圆形，熟时黑色。花期6~10月，果期8月至翌年3月。

【分布】生于丘陵或山地林中。产于广西、广东、云南、海南等地。

【性能主治】枝叶味微苦，性凉。有清热利湿、解毒、消滞的作用。主治急性胃肠炎，消化不良，急性结膜炎，急性扁桃体炎，痢疾。

【采收加工】夏、秋季采收，鲜用或晒干。

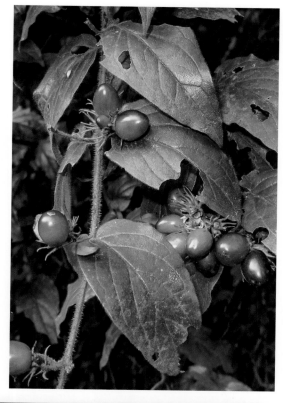

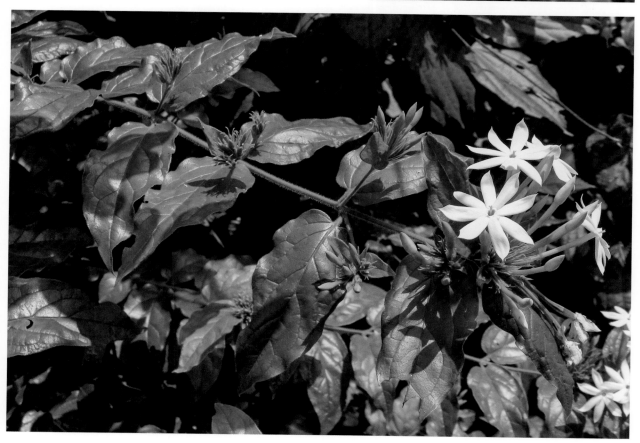

破骨风

【基原】为木犀科清香藤Jasminum lanceolaria Roxb. 的全株。

【别名】碎骨风、散骨藤。

【形态特征】攀缘灌木。小枝圆柱形，稀具棱，节处稍压扁，全株无毛或微被短柔毛。叶对生，三出复叶；小叶具小叶柄，革质，卵圆形、椭圆形至披针形。聚伞花序顶生，兼有腋生，花萼三角形或不明显，花冠白色。果球形或椭圆形，熟时黑色。花期4~10月，果期6月至翌年3月。

【分布】生于疏林下或灌木丛中。产于广西、湖南、台湾、甘肃等地。

【性能主治】全株味苦、辛，性平。有活血破瘀、理气止痛的作用。主治风湿痹痛，跌打骨折，外伤出血。

【采收加工】全年均可采收，晒干。

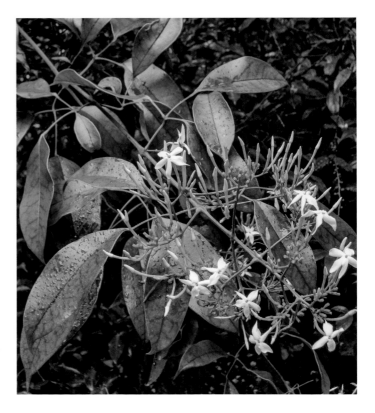

华素馨

【基原】为木犀科华素馨Jasminum sinense Hemsl. 的全株。

【别名】华清香藤。

【形态特征】攀缘灌木。枝、叶、叶柄和花序密被锈色长柔毛。叶对生，三出复叶，顶生小叶远大于侧生小叶；小叶纸质，卵形或卵状披针形。聚伞花序顶生及腋生；花芳香；花萼被柔毛，果时稍增大，锥尖形或长三角形；花冠白色。果长圆形或近球形，熟时黑色。花期7~10月。

【分布】生于灌木丛或山林中。产于广西、广东、云南、贵州、湖南、浙江等地。

【性能主治】全株味微苦、涩，性凉。有清热解毒的作用。主治疮疡肿毒。

【采收加工】全年均可采收，切片或段，鲜用或晒干。

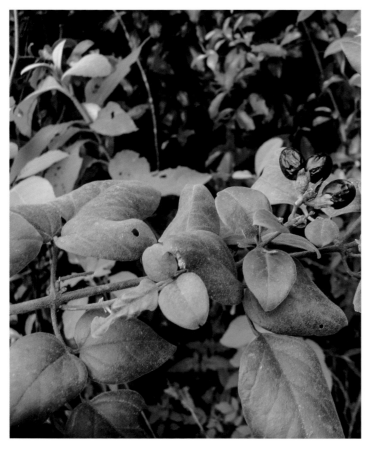

女贞子

【基原】为木犀科女贞*Ligustrum lucidum* W. T. Aiton 的果实。

【别名】白蜡树。

【形态特征】常绿灌木或乔木。小枝灰褐色，无毛，具圆形小皮孔。叶片革质，卵形、长卵形或椭圆形至宽椭圆形，先端锐尖至渐尖或钝，基部圆形或近圆形，有时宽楔形或渐狭，光亮无毛。圆锥花序顶生，花序轴果时具棱；花序基部苞片常与叶同型；花冠白色，裂片反折。果肾形，熟时蓝黑色并被白粉。花期5~7月，果期7~12月。

【分布】生于灌木丛或山林中。产于广西、广东、云南、贵州、湖南、浙江等地。

【性能主治】果实味甘、苦，性凉。有滋补肝肾、明目乌发的作用。主治眩晕耳鸣，腰膝酸软，须发早白，目暗不明。

【采收加工】冬季果实成熟时采收，除去枝叶，稍蒸或置沸水中略烫后，干燥。

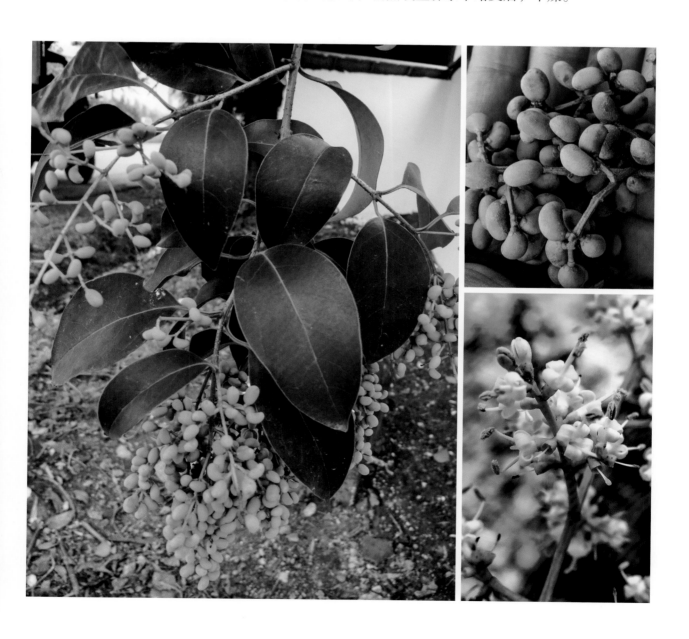

小蜡树叶

【基原】为木犀科小蜡*Ligustrum sinense* Lour. 的叶。

【别名】皱叶小蜡、山指甲。

【形态特征】落叶灌木或小乔木。小枝被淡黄色柔毛，老时近无毛。叶片纸质或薄革质，卵形至披针形，先端渐尖至微凹，基部宽楔形或近圆形。圆锥花序顶生或腋生，塔形；花序轴基部有叶；花白色；花丝与花冠裂片近等长或长于裂片。果近球形。花期5~6月，果期9~12月。

【分布】生于山坡、山谷、河旁、路边的密林、疏林或混交林中。产于广西、广东、湖南、贵州、四川、江西、湖北等地。

【性能主治】叶味苦，性凉。有清热利湿、解毒消肿的作用。主治感冒发热，肺热咳嗽，咽喉肿痛，口舌生疮，湿疹，皮炎，跌打损伤，烧烫伤。

【采收加工】夏、秋季采收，鲜用或晒干。

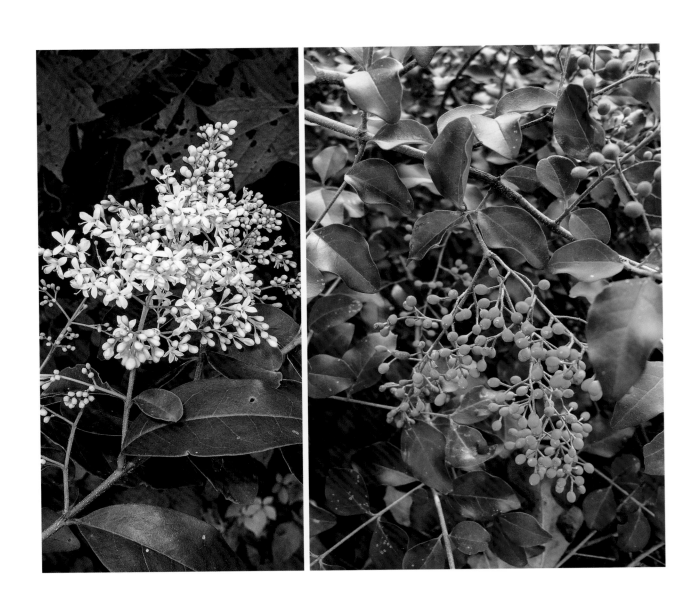

羊角风

【基原】为夹竹桃科羊角拗*Strophanthus divaricatus* (Lour.) Hook. et Arn. 的全株。

【别名】羊角藤。

【形态特征】灌木或藤本，高达2 m。枝折断有白色乳汁流出，小枝密被灰白色皮孔。叶对生；叶片椭圆形或长圆形，顶端短渐尖或急尖，基部楔形，边缘全缘或有时略带微波状。聚伞花序顶生；花大型，黄白色；花冠漏斗形，先端5裂，裂片线形长尾状，长达10 cm。果木质，双出扩展，长披针形。花期3~7月，果期6月至翌年2月。

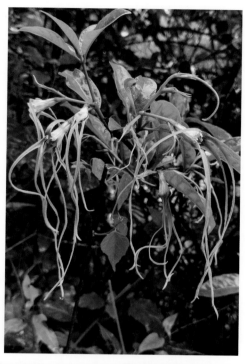

【分布】生于山坡或丛林中。产于贵州、云南、广西、广东和福建等地。

【性能主治】全株味苦，性寒；有大毒。有祛风湿、通经络、杀虫的作用。主治风湿痹痛，小儿麻痹后遗症，跌打损伤，疥癣。

【采收加工】全年均可采收，洗净，切片，晒干。

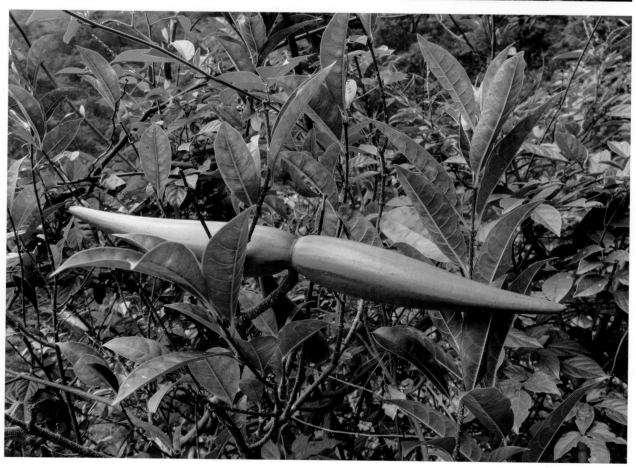

爬墙风

【基原】为夹竹桃科络石 *Trachelospermum jasminoides* (Lindl.) Lem. 的带叶藤茎。

【别名】软筋藤、羊角藤。

【形态特征】常绿木质藤本，具乳汁。叶片革质，椭圆形至卵状椭圆形，顶端锐尖至渐尖或钝，有时微凹或有小突尖，基部渐狭至钝，腹面无毛，背面被疏短柔毛，老后渐无毛。聚伞花序；花白色繁密，芳香，花蕾顶端钝；花冠筒圆筒形，中部膨大；雄蕊着生在花冠筒中部，隐藏在花喉内。蓇葖果双生，叉开。种子顶端具白色绢质种毛。花期3~7月，果期7~12月。

【分布】生于林缘或山坡灌木丛中，常攀缘附生于树上、墙壁或石上，亦有栽于庭院观赏。产于广西、广东、江苏、安徽、湖北、山东、四川、浙江等地。

【性能主治】带叶藤茎味苦，性微寒。有凉血消肿、祛风通络的作用。主治风湿热痹，筋脉拘挛，腰膝酸痛，痈肿，跌打损伤。

【采收加工】冬季至翌年春季采割，晒干。

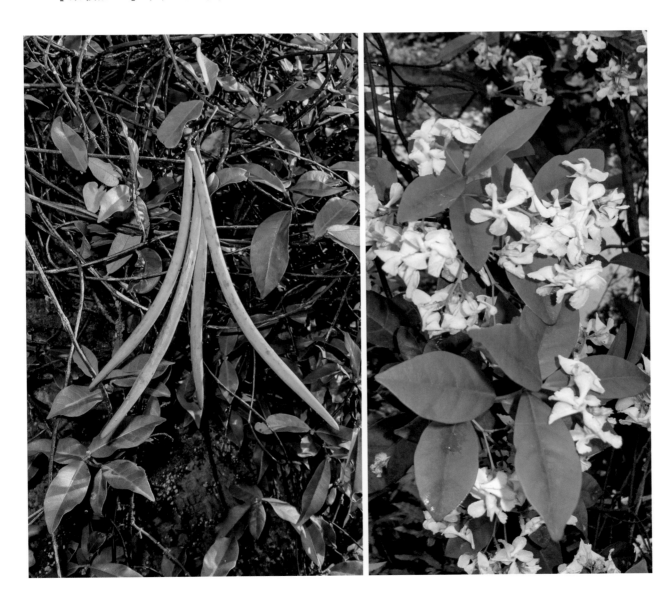

红九牛

【基原】为夹竹桃科毛杜仲藤*Urceola huaitingii* (Chun et Tsiang) D. J. Middleton 的树皮。

【别名】鸡头藤、红杜仲、藤杜仲。

【形态特征】攀缘多枝灌木，具乳汁。除花冠裂片外，都具有灰色或红色短茸毛。叶生于枝的顶端，对生；叶片薄纸质或老叶略厚，卵圆状或长圆状椭圆形，两面被柔毛，背面脉上被毛较密。聚伞花序总状，近顶生；花小，密集，黄色。蓇葖果双生或1个不发育，卵状披针形，基部膨大，向上细尖。花期3~6月，果期7~12月。

【分布】生于山地林中或灌木丛中。产于广西、广东、湖南和贵州等地。

【性能主治】树皮味苦、涩、微辛，性平。有祛风活络、壮腰膝、强筋骨、消肿的作用。主治风湿痹痛，腰膝酸软，跌打损伤。

【采收加工】全年均可采收，剥取树皮，干燥。

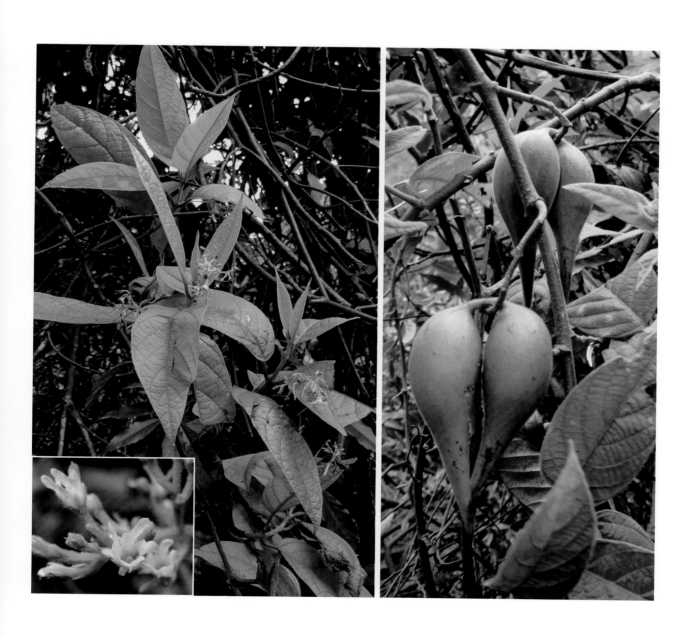

白薇

【基原】为萝藦科白薇*Cynanchum atratum* Bunge 的根及根状茎。

【别名】白马尾、百荡草。

【形态特征】直立多年生草本。根须状，有香气。叶片卵形或卵状长圆形，顶端渐尖或急尖，基部圆形，两面均被有白色茸毛。聚伞花序，无花序梗，生在茎的四周，着花8~10朵；花深紫色，直径约1 cm，除花萼内面和花冠内面无毛外，其余皆被茸毛。蓇葖果单生，向端部渐尖，基部钝形，中间膨大。种子扁平，种毛白色。花期4~8月，果期6~8月。

【分布】生于河边、干荒地及草丛中，山沟、林下草地常见。产于广西、广东、云南、贵州、四川、湖南、湖北、福建等地。

【性能主治】根及根状茎味苦、咸，性寒。有清热凉血、利尿通淋、解毒疗疮的作用。主治温邪伤营发热，阴虚发热，骨蒸劳热，产后血虚发热，热淋，血淋，痈疽肿毒。

【采收加工】春、秋季采挖，洗净，干燥。

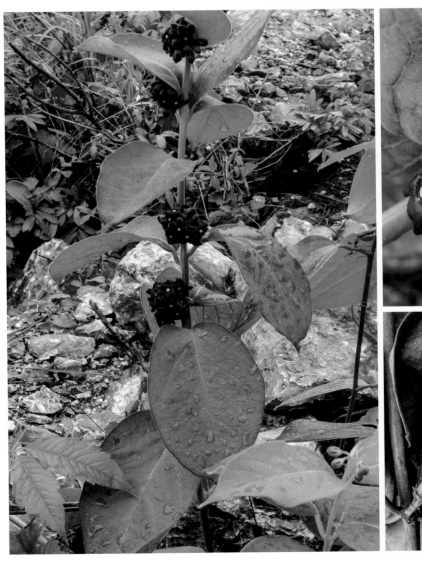
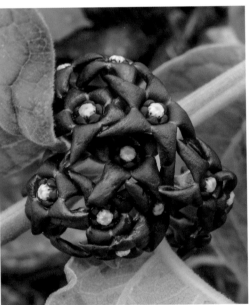
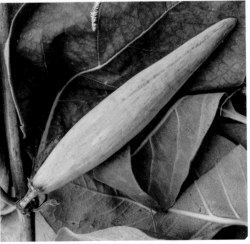

刺瓜

【基原】为萝摩科刺瓜*Cynanchum corymbosum* Wight 的全草。

【别名】乳蚕、小刺瓜、野苦瓜。

【形态特征】多年生草质藤本。块根粗壮。叶片薄纸质，除脉上被毛外其余无毛，卵形或卵状长圆形，顶端短尖，基部心形，腹面深绿色，背面苍白色。花序腋外生，着花约20朵；花绿白色，近辐状；副花冠大形，杯状或高钟状。蓇葖纺锤状，具弯刺，向端部渐尖，中部膨胀。种子卵形，具白色绢质种毛。花期5~10月，果期8月至翌年1月。

【分布】生于山野河边灌木丛中及林下潮湿处。产于广西、广东、云南、四川、福建等地。

【性能主治】全草味甘、淡，性平。有益气、催乳、解毒的作用。主治乳汁不足，神经衰弱，慢性肾炎。

【采收加工】全年均可采收，晒干。

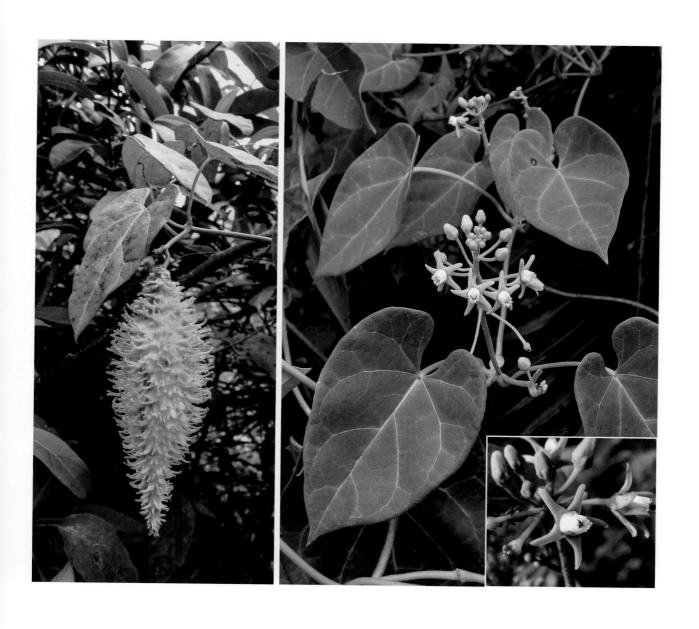

吊山桃

【基原】为萝藦科吊山桃*Secamone sinica* Hand.-Mazz. 的叶。

【别名】细叶青藤。

【形态特征】藤状灌木，具乳汁。幼枝略被有锈色疏柔毛。叶片纸质，卵状披针形，顶端渐尖，基部近圆形或宽楔形，具有透明腺点，腹面无毛，背面被短柔毛。聚伞花序腋生，或近顶生，具短的花序梗，着花2~6朵，密被锈色疏柔毛；花冠黄色，近辐状，花冠筒短，裂片长圆形。蓇葖纺锤状披针形，无毛。种子长圆形，具白色绢质种毛。花期5~6月，果期9~10月。

【分布】生于丘陵、山地、疏林中或溪旁密林荫处，攀缘于树上。产于广西、广东、云南和贵州等地。

【性能主治】叶味甘，性平。有壮筋骨、补精血、催乳的作用。主治肝肾不足，筋骨痿软，产后体虚缺乳。

【采收加工】全年均可采收，晒干。

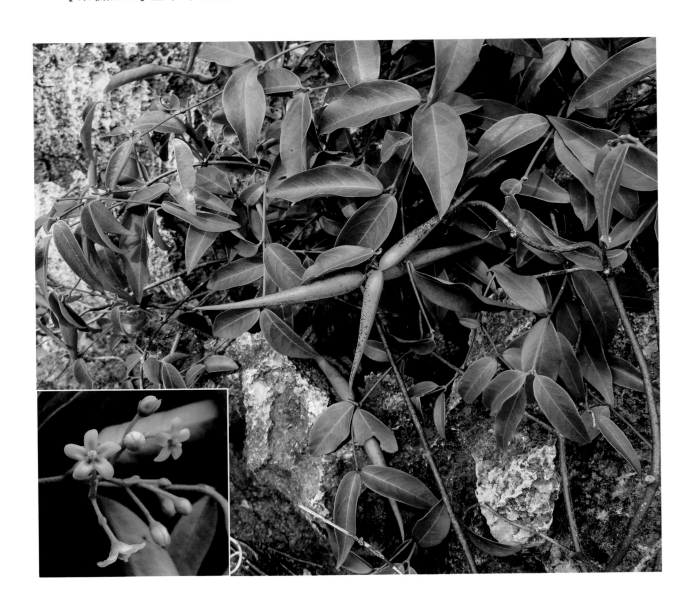

双飞蝴蝶

【基原】为萝藦科多花娃儿藤*Tylophora floribunda* Miq. 的根。

【别名】老虎须、七层楼、土细辛。

【形态特征】多年生缠绕藤本，具乳汁。全株无毛。根须状，黄白色。茎纤细，分枝多。叶片卵状披针形，先端渐尖或急尖，基部心形，侧脉在叶背面明显隆起。聚伞花序多歧，腋生或腋外生，比叶长，密集多花；花淡紫红色，小，直径约2 mm。蓇葖双生，线状披针形。花期5~9月，果期8~12月。

【分布】生于阳光充足的灌木丛中或疏林中。产于广西、广东、湖南、贵州、江苏、浙江、福建、江西等地。

【性能主治】根味辛，性温；有小毒。有祛风化痰、通经散瘀的作用。主治小儿惊风，白喉，支气管炎，月经不调，毒蛇咬伤，跌打损伤。

【采收加工】秋、冬季采挖，洗净，晒干。

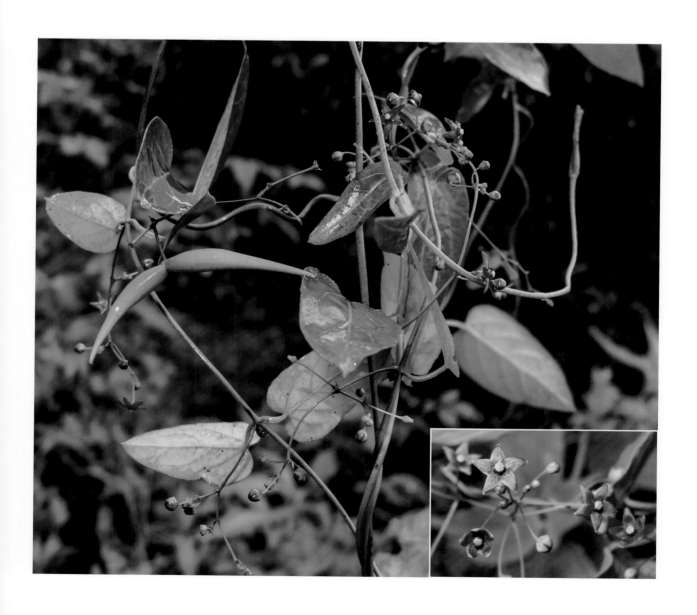

水杨梅

【基原】为茜草科细叶水团花*Adina rubella* Hance 的带花的果序。

【别名】长叶数珠根、鸡筋参。

【形态特征】落叶小灌木。小枝延长，具赤褐色微毛，后无毛。叶对生，近无柄；叶片薄革质，卵状披针形或卵状椭圆形，全缘，顶端渐尖或短尖，基部阔楔形或近圆形。头状花序单生，顶生或兼有腋生，花序梗略被柔毛；小苞片线形或线状棒形；花萼管疏被短柔毛，萼裂片匙形或匙状棒形；花冠裂片三角状，紫红色。果序直径8~12 mm。花果期5~12月。

【分布】生于溪边、河边、沙滩等湿润地区。产于广西、广东、福建、江苏、浙江、湖南、江西和陕西等地。

【性能主治】带花的果序味苦、涩，性凉。有清热利湿、解毒消肿的作用。主治湿热泄泻、痢疾，湿疹，疮疖肿毒，风火牙痛，跌打损伤，外伤出血。

【采收加工】9~11月果实未完全成熟时采收，除去枝叶和杂质，干燥。

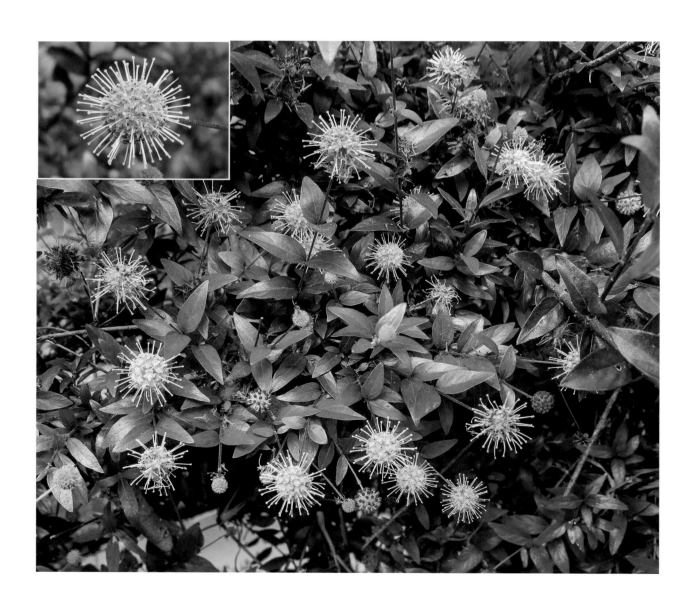

串连珠

【基原】为茜草科短刺虎刺*Damnacanthus giganteus* (Makino) Nakai 的根。

【别名】长叶数珠根、鸡筋参。

【形态特征】具短刺灌木，高0.5~2 m。根链珠状，肉质，淡黄色。幼枝常具4棱；刺极短，长1~2 mm，仅见于顶节托叶腋，其余节无刺。叶片革质，披针形或长圆状披针形，顶端渐尖或急尖，基部圆，全缘，具反卷线。花成对腋生于短花序梗上，白色。核果红色，近球形。花期3~5月，果期11月至翌年1月。

【分布】生于山地林下和灌木丛中。产于广西、广东、贵州、湖南、江西、浙江、福建等地。

【性能主治】根味苦、甘，性平。有养血、止血、除湿、舒筋的作用。主治体弱血虚，小儿疳积，肝脾肿大，月经不调，肠风下血，黄疸，风湿痹痛，跌打损伤。

【采收加工】秋后采收，洗净，切片，晒干。

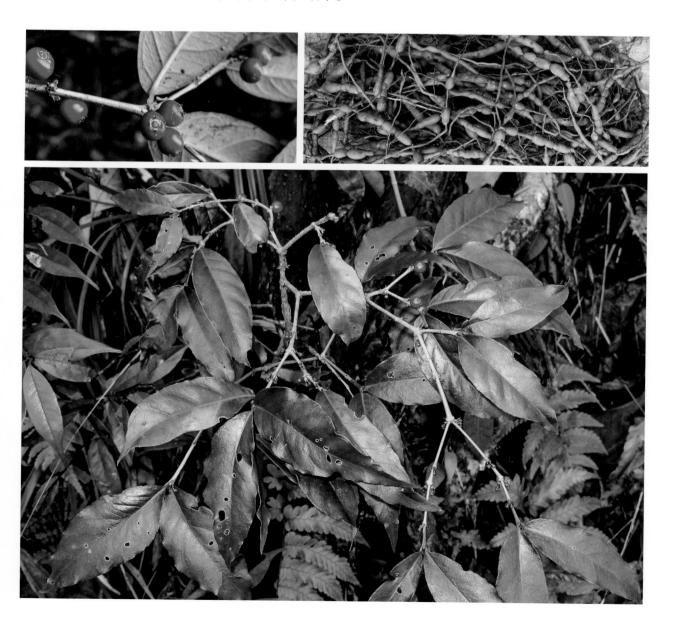

绣花针

【基原】为茜草科虎刺*Damnacanthus indicus* C. F. Gaertn. 的全株。

【别名】黄脚鸡、黄鸡郎

【形态特征】具刺灌木，高0.3~1 m。具肉质链珠状根。茎下部少分枝，上部密集多回二叉分枝。幼嫩枝密被短粗毛，节上托叶腋常生1枚针状刺；刺长0.4~2 cm。叶常大小叶相间，卵形、心形或圆形，顶端锐尖，全缘，基部常歪斜。花两性，1~2朵生于叶腋，2朵者花柄基部常合生，有时在顶部叶腋可排成聚伞花序；花白色。核果红色，近球形。花期3~5月，果期冬季至翌年春季。

【分布】生于山地、丘陵林下或石岩灌木丛中。产于广西、广东、云南、湖南、湖北、贵州、四川等地。

【性能主治】全株味甘、苦，性平。有益气补血、收敛止血的作用。主治体弱血虚，妇女血崩，肠风下血。

【采收加工】秋后采收，洗净，切片，晒干。

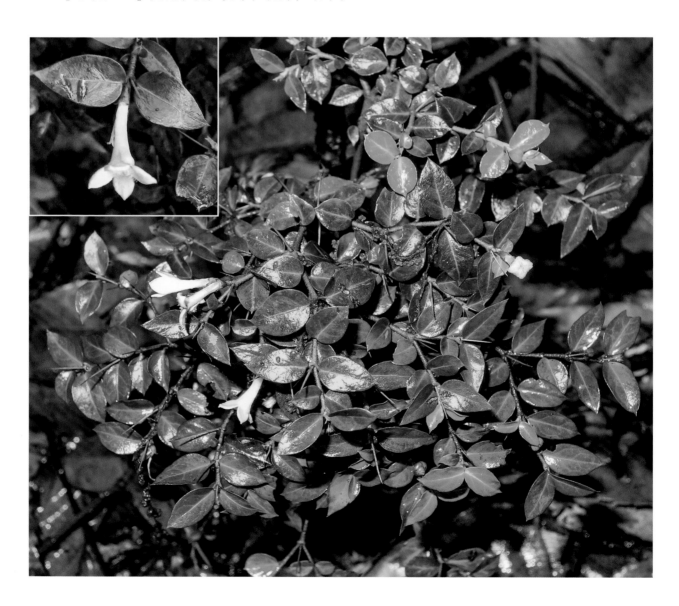

栀子

【基原】为茜草科栀子 *Gardenia jasminoides* J. Ellis 的成熟果实。

【别名】黄栀子、山栀子、水横枝。

【形态特征】常绿灌木，高 0.3~3 m。嫩枝常被短毛，枝圆柱形。叶对生；叶片革质，稀为纸质，少为3片轮生，长圆状披针形、倒卵状长圆形、倒卵形或椭圆形，常无毛。花芳香，常单朵生于枝顶，白色或乳黄色，高脚碟状。果卵形、近球形、椭圆形或长圆形，黄色或橙红色，有翅状纵棱5~9条，顶部具宿萼。花期3~7月，果期5月至翌年2月。

【分布】生于旷野、山谷、山坡的灌木丛或疏林中。产于广西、广东、云南、贵州、湖南、江西、福建等地。

【性能主治】成熟果实味苦，性寒。有泻火除烦、清热利湿、凉血解毒、消肿止痛的作用。主治热病心烦，湿热黄疸，淋证涩痛，血热吐血，目赤肿痛，火毒疮疡；外用治扭挫伤痛。

【采收加工】9~11月果实成熟时采收，除去果梗和杂质，蒸至上汽或置沸水中略烫，取出，干燥。

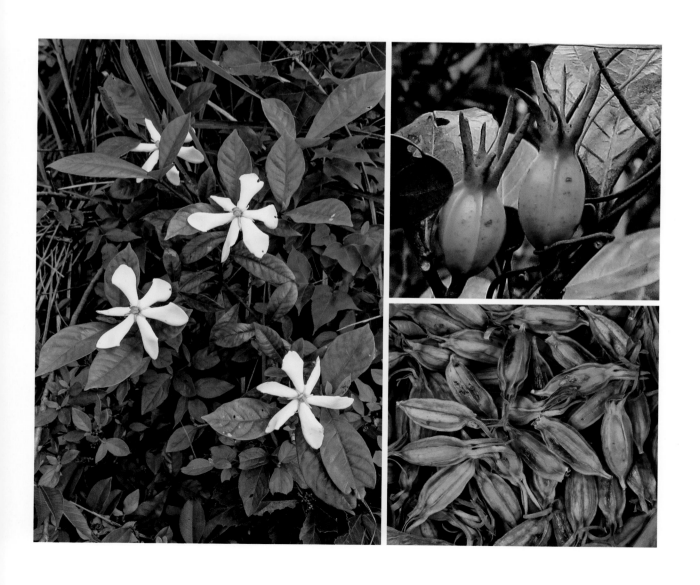

剑叶耳草

【基原】为茜草科剑叶耳草 *Hedyotis caudatifolia* Merr. et F. P. Metcalf 的全草。

【别名】观音茶、千年茶。

【形态特征】直立灌木，高30~90 cm。全株无毛，基部木质。老枝干后灰色或灰白色，圆柱形；嫩枝绿色，具浅纵纹。叶对生；叶片革质，披针形，腹面绿色，背面灰白色。圆锥聚伞花序；花冠白色或粉红色，管形，喉部略扩大。蒴果椭圆形。花期5~6月。

【分布】生于丛林下较旱的沙质土壤上或见于悬崖石壁上。产于广西、广东、湖南、福建、浙江等地。

【性能主治】全草味甘，性平。有润肺止咳、消积、止血的作用。主治支气管炎，咳血，小儿疳积，跌打肿痛，外伤出血。

【采收加工】夏、秋季采收，鲜用或晒干。

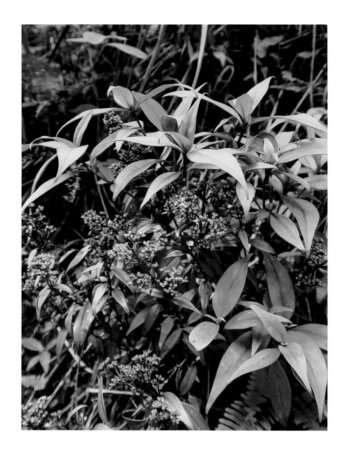

水线草

【基原】为茜草科伞房花耳草 *Hedyotis corymbosa* (L.) Lam. 的全草。

【形态特征】一年生披散草本。茎、枝方柱形，分枝多，直立或蔓生。叶对生；叶片近无柄，线形，罕有狭披针形。花序腋生，有花2~4朵，罕有退化为单花，具纤细的花序梗；花白色或粉红色。蒴果膜质，球形。花果期几乎全年。

【分布】生于水田、田埂或湿润的草地。产于广西、广东、海南、贵州、四川等地。

【性能主治】全草味甘，性寒。有清热解毒、利尿消肿、活血止痛的作用。主治肺热喘咳，扁桃体炎，咽喉炎，痢疾，尿路感染，黄疸，盆腔炎，痈肿疔疮，毒蛇咬伤。

【采收加工】夏、秋季采收，鲜用或晒干。

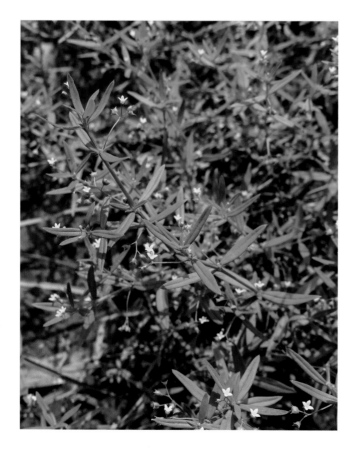

鸡肠风

【基原】为茜草科牛白藤*Hedyotis hedyotidea* (DC.) Merr. 的根、藤及叶。

【别名】糯饭藤、藤耳草、白藤草。

【形态特征】藤状灌木。触之有粗糙感。嫩枝方柱形，被粉末状柔毛，老时圆柱形。叶对生；叶片膜质，长卵形或卵形，顶端短尖或短渐尖，基部楔形或钝圆，腹面粗糙，背面被柔毛。花序腋生和顶生，由10~20朵花集聚成伞形花序；花冠白色，管形，先端4浅裂，裂片披针形。蒴果近球形，宿萼檐裂片外翻。花期4~7月。

【分布】生于山谷灌木丛中或丘陵坡地。产于广西、广东、云南、贵州、福建等地。

【性能主治】根、藤味甘、淡，性凉。有消肿止血、祛风活络的作用。主治风湿关节痛，痔疮出血，跌打损伤。叶味甘、淡，性凉。有清热祛风的作用。主治肺热咳嗽，感冒，肠炎；外用治湿疹、皮肤瘙痒，带状疱疹。

【采收加工】全年均可采收，洗净，切片，鲜用或晒干。

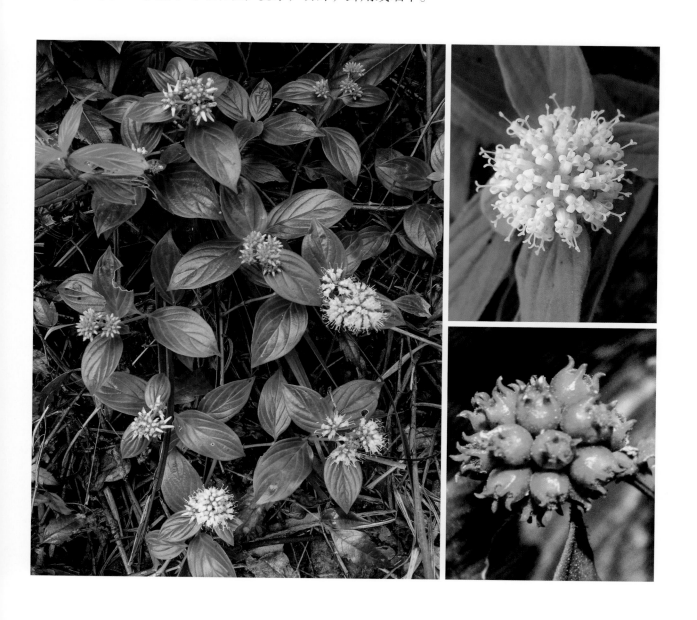

玉叶金花

【基原】为茜草科玉叶金花 *Mussaenda pubescens* W. T. Aiton 的茎和根。

【别名】凉口茶、白纸扇。

【形态特征】攀缘灌木。嫩枝被贴伏短柔毛。叶对生或轮生；叶片膜质或薄纸质，卵状长圆形或卵状披针形，顶端渐尖，基部楔形，腹面近无毛或疏被毛，背面密被短柔毛。聚伞花序顶生，密花；萼裂片5片，其中1片极发达呈白色花瓣状；花冠黄色，花冠裂片长圆状披针形。浆果近球形，顶部有环状疤痕，干时黑色。花期6~7月。

【分布】生于灌木丛中、溪谷、山坡或村旁。产于广西、广东、海南、湖南、福建、浙江等地。

【性能主治】茎和根味甘、微苦，性凉。有清热利湿、解毒消肿的作用。主治感冒，中暑，肠炎，肾炎水肿，咽喉肿痛，支气管炎。

【采收加工】全年均可采收，洗净，切段，干燥。

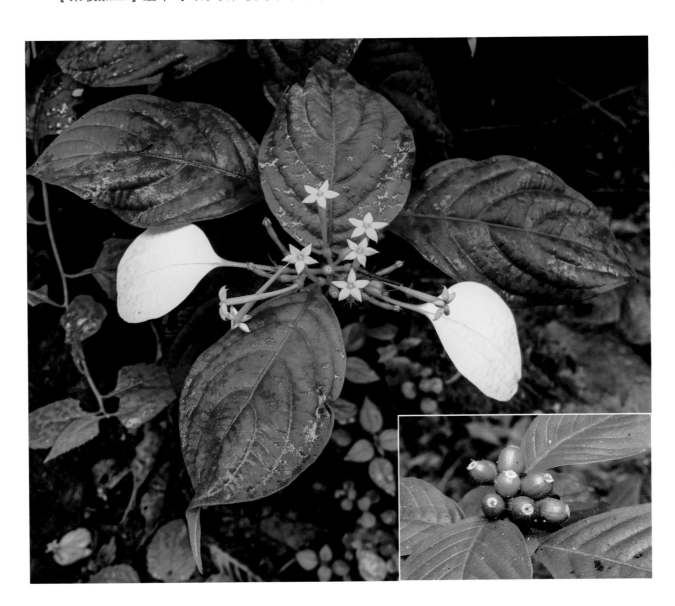

鸡矢藤

【基原】为茜草科鸡矢藤*Paederia scandens* (Lour.) Merr. 的地上部分。

【别名】臭屁藤。

【形态特征】多年生缠绕藤本。枝叶揉碎有强烈的鸡屎臭味。叶对生；叶片纸质，卵形、卵状长圆形至披针形，顶端急尖或渐尖，基部楔形或近圆或截平，有时浅心形，两面无毛或近无毛。圆锥花序式的聚伞花序腋生和顶生，扩展；花冠筒钟状，外面白色，内面紫红色，有茸毛。果球形，熟时近黄色，有光泽，藤枯后仍不落。花期6~10月，果期11~12月。

【分布】生于山坡、林缘、灌木丛中或缠绕于树上。产于广西、广东、云南、贵州、湖南、湖北、福建、四川、安徽等地。

【性能主治】地上部分味甘、涩，性平。有除湿、消食、止痛、解毒的作用。主治消化不良，胆绞痛，脘腹疼痛；外用治湿疹，疮疡肿痛。

【采收加工】夏、秋季采收，阴干。

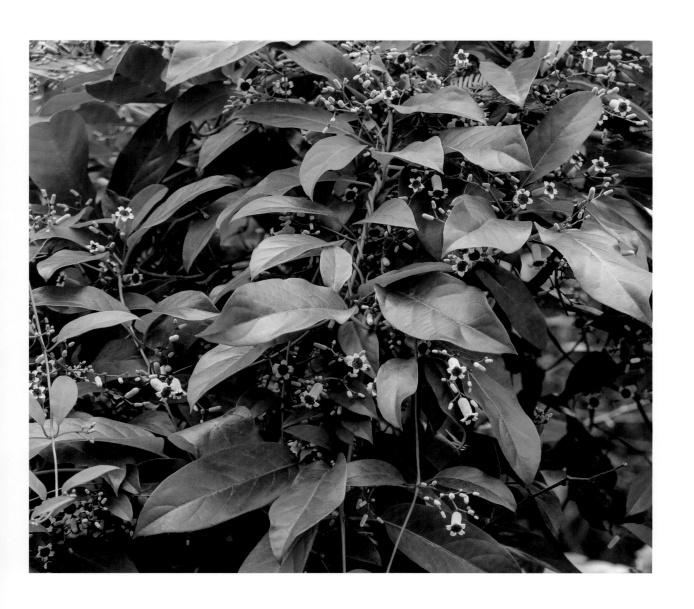

急惊风

【基原】为茜草科白马骨*Serissa serissoides* (DC.) Druce 的全株。

【别名】六月雪、满天星。

【形态特征】小灌木，高0.3~1 m。枝粗壮，灰色，被短毛，后毛脱落变无毛；嫩枝被微柔毛。叶通常丛生；叶片薄纸质，倒卵形或倒披针形，顶端短尖或近短尖，基部收狭成短柄，除背面被疏毛外，其余无毛。花白色，无梗，丛生于小枝顶部；花萼裂片几乎与冠筒等长；花冠管喉部被毛；裂片5片，长圆状披针形。花期4~6月，果期9~11月。

【分布】生于荒地、草坪、灌木丛中。产于广西、广东、香港、江西、福建、湖北、安徽、江苏、浙江等地。

【性能主治】全株味苦、辛，性凉。有凉血解毒、利湿消肿的作用。主治急慢性肝炎，痢疾，肠炎，白带异常，风湿痹痛，跌打损伤。

【采收加工】4~6月采收茎叶，秋季挖根，洗净，切段，鲜用或晒干。

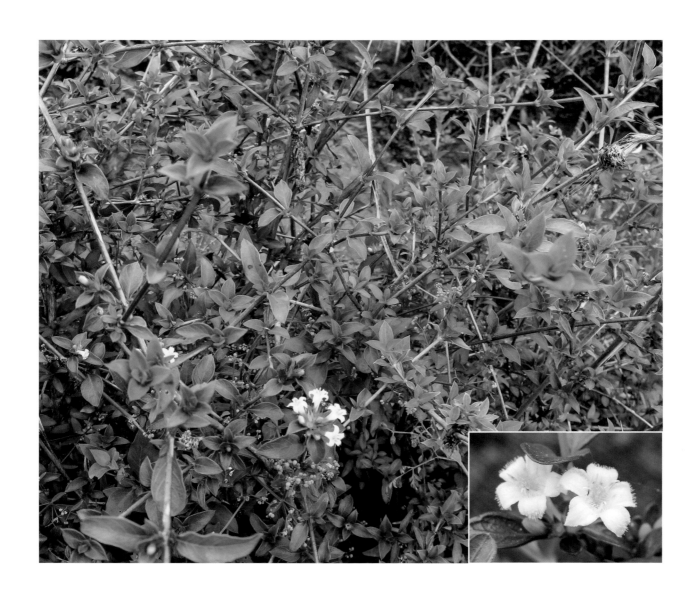

鹰爪风

【基原】为茜草科钩藤*Uncaria rhynchophylla* (Miq.) Miq. ex Havil. 的带钩茎枝。

【别名】倒挂金钩、双钩藤。

【形态特征】木质藤本。嫩枝较纤细，方柱形或略有4棱，无毛；叶腋有成对的钩刺。单叶对生；叶片纸质，椭圆形或椭圆状长圆形，两面均无毛，干时褐色或红褐色，背面有时有白粉，顶端短尖或骤尖，基部楔形至截形，有时稍下延。头状花序单生于叶腋或集成顶生；花小；花冠黄白色，管状漏斗形。花期5~7月，果期10~11月。

【分布】生于山谷溪边林中或灌木丛中。产于广西、广东、云南、贵州、湖南、湖北、江西、福建等地。

【性能主治】带钩茎枝味甘，性凉。有清热平肝、息风定惊的作用。主治肝风内动，惊痫抽搐，高热惊厥，感冒夹惊，小儿惊啼，妊娠子痫，头痛眩晕。

【采收加工】秋、冬季采收，去叶，切断，晒干。

【附注】双钩钻为钩藤的根入药，味苦，性寒，有舒筋活络、清热消肿的作用。

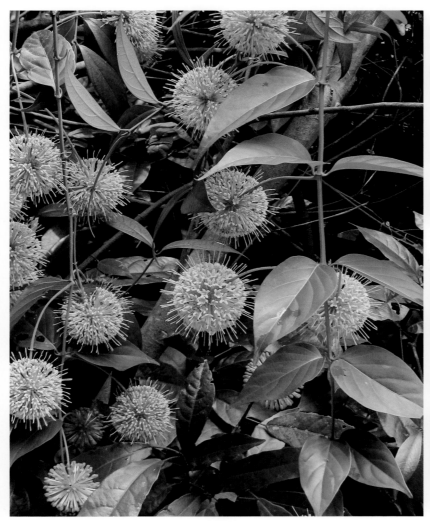

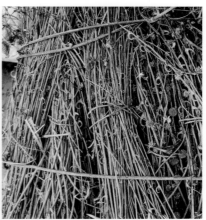

双钩钻

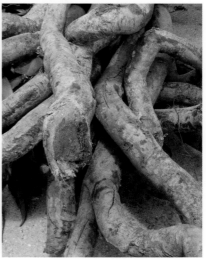

山银花

【基原】为忍冬科华南忍冬*Lonicera confusa* (Sweet) DC. 的花蕾或带初开的花。

【别名】大金银花。

【形态特征】半常绿藤本。幼枝、叶柄、总花梗、苞片、小苞片和萼筒均密被灰黄色卷曲短柔毛。小枝淡红褐色或近褐色。叶片纸质，卵形至卵状矩圆形，顶端尖或稍钝而具小短尖头，基部圆形、截形或带心形，幼时两面具短糙毛，老时腹面变无毛。花有香味，双花腋生或于小枝或侧生短枝顶集合成具2~4节的短总状花序；花冠白色，后变黄色。果椭圆形或近圆形，熟时黑色。花期4~5月，有时9~10月开第二次花，果期10~11月。

【分布】生于丘陵地的山坡、杂木林和灌木丛中及平原旷野路旁或河边。产于广西、广东和海南等地。

【性能主治】花蕾或带初开的花味甘，性寒。有清热解毒、疏散风热的作用。主治痈肿疔疮，喉痹，丹毒，热毒血痢，风热感冒，温病发热。

【采收加工】夏初花开放前采收，干燥。

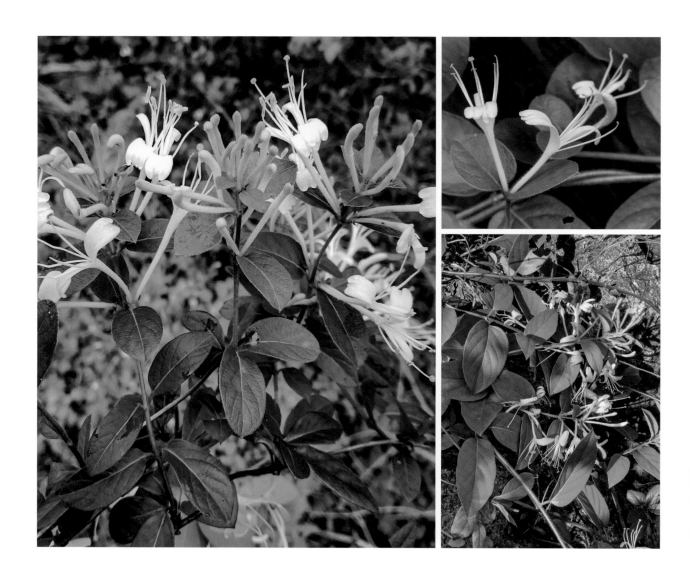

黑节风

【基原】为忍冬科接骨草*Sambucus chinensis* Lindl. 的全株。

【别名】走马风。

【形态特征】高大草本或半灌木。枝具条棱；髓部白色。奇数羽状复叶对生，有小叶2~3对；小叶狭卵形，嫩时腹面被疏长柔毛，先端长渐尖，基部钝圆，两侧不等，边缘具细齿。聚伞花序复伞状，顶生，大而疏散；花小，白色，杂有黄色杯状的不孕花。果实近圆形，熟时红色。花期4~7月，果期9~11月。

【分布】生于山坡、林下、沟边和草丛中，亦有栽培。产于广西、广东、贵州、云南、四川、湖南、湖北、安徽、浙江等地。

【性能主治】全株味甘、微苦，性平。有祛风、利湿、舒筋、活血的作用。主治风湿痹痛，腰腿痛，水肿，黄疸，风疹瘙痒，丹毒，疮肿，跌打损伤。

【采收加工】全年均可采收，洗净，切段，鲜用或晒干。

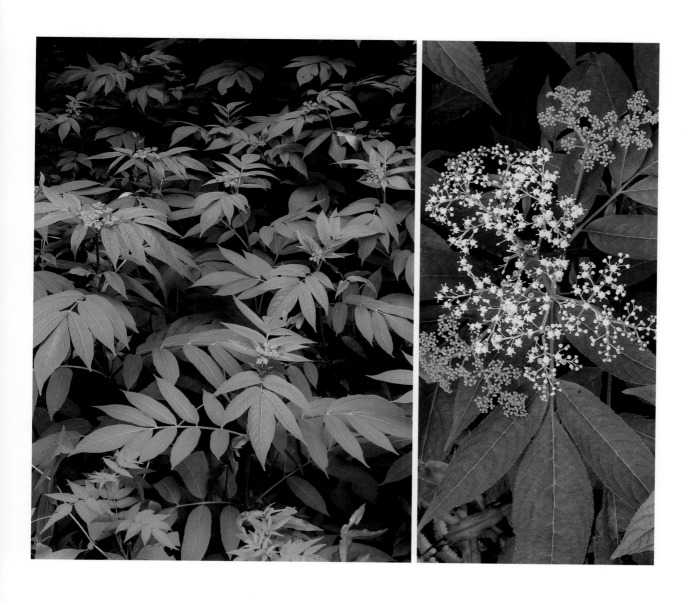

南方荚蒾

【基原】为忍冬科南方荚蒾 *Viburnum fordiae* Hance 的根。

【别名】火柴树、心伴木、满山红。

【形态特征】灌木或小乔木，高可达5 m。植株几乎均被暗黄色或黄褐色茸毛。叶片厚纸质，宽卵形或菱状卵形，顶端钝圆或短尖至短渐尖，基部圆形至截形或宽楔形，稀楔形，边缘常有小尖齿，叶脉在腹面略凹陷，在背面凸起。复伞形式聚伞花序；花冠白色，辐状，裂片卵形。果红色，卵圆形。花期4~5月，果期10~11月。

【分布】生于山谷旁疏林、山坡灌木丛中。产于广西、广东、云南、湖南、安徽、福建等地。

【性能主治】根味苦，性凉。有祛风清热、散瘀活血的作用。主治感冒，发热，月经不调，风湿痹痛，跌打骨折，湿疹。

【采收加工】全年均可采收，洗净，切段，晒干。

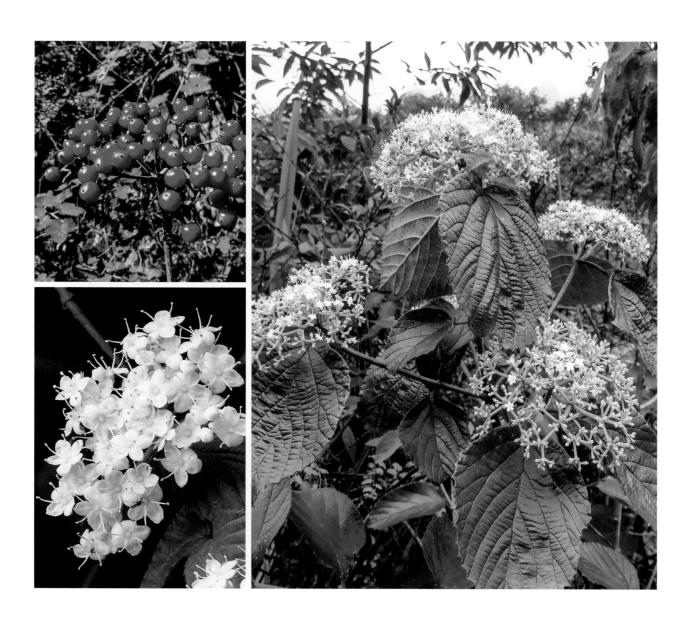

台东荚蒾

【基原】为忍冬科台东荚蒾 *Viburnum taitoense* Hayata 的枝叶。

【别名】对叶油麻叶。

【形态特征】灌木，高达2 m。幼枝、芽、叶背面脉上、叶柄及花序均被疏或密的簇状微柔毛。叶片厚纸质或带革质，矩圆形、矩圆状披针形或倒卵状矩圆形，顶端短尖至近圆形，基部宽楔形或近圆形，除边缘基部外有浅齿。圆锥花序顶生；花冠白色，漏斗状。果实红色，宽椭圆状圆形，多少呈不规则的六角形，有1条封闭式管状深腹沟。花期1~3月，果期5~8月。

【分布】生于多石灌木丛中或山谷溪涧旁。产于广西、湖南和台湾等地。

【性能主治】枝叶味辛、微苦，性寒。有散瘀止痛、通便的作用。主治跌打损伤，便秘等。

【采收加工】夏、秋季采收，洗净，切段，晒干。

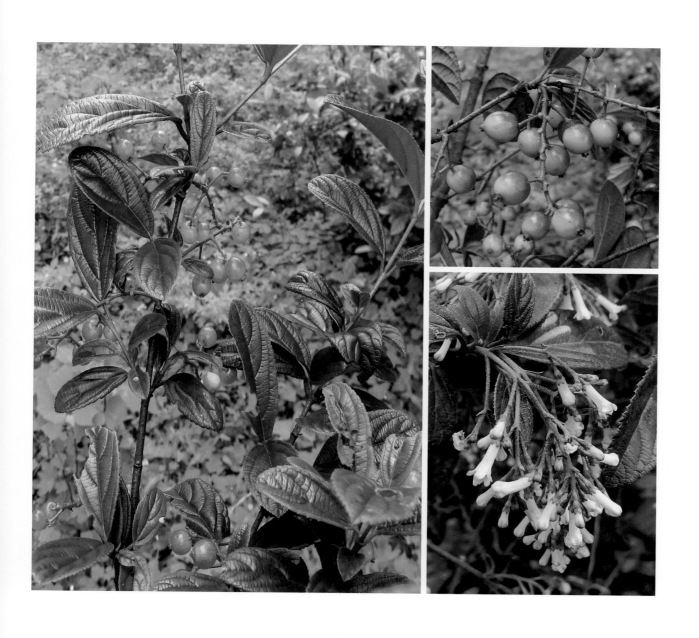

败酱草

【基原】为败酱草科白花败酱*Patrinia villosa* (Thunb.) Juss. 的根、全草。

【别名】攀倒甑。

【形态特征】多年生草本。地下根状茎长而横走。基生叶丛生，叶片卵形、卵状披针形至长圆状披针形，边缘具粗钝齿，基部楔形下延，不分裂或大头羽状深裂；茎生叶对生，与基生叶同形或菱状卵形，上部叶较窄小，常不分裂，两面均被糙伏毛或近无毛。由聚伞花序组成顶生圆锥花序或伞房花序；花冠白色。瘦果倒卵形，与宿存增大苞片贴生。花期8~10月，果期9~11月。

【分布】生于山地林下、林缘或灌木丛中、草丛中。产于广西、湖南、贵州、四川、江西、江苏、湖北等地。

【性能主治】根、全草味苦，性平。有清热解毒、排脓破瘀的作用。主治肠痈，下痢，赤白带下，产后瘀滞腹痛，目赤肿痛，痈肿疥癣等症。

【采收加工】根春、秋季采挖，除去茎叶，洗净，晒干。全草夏、秋季采割，洗净晒干。

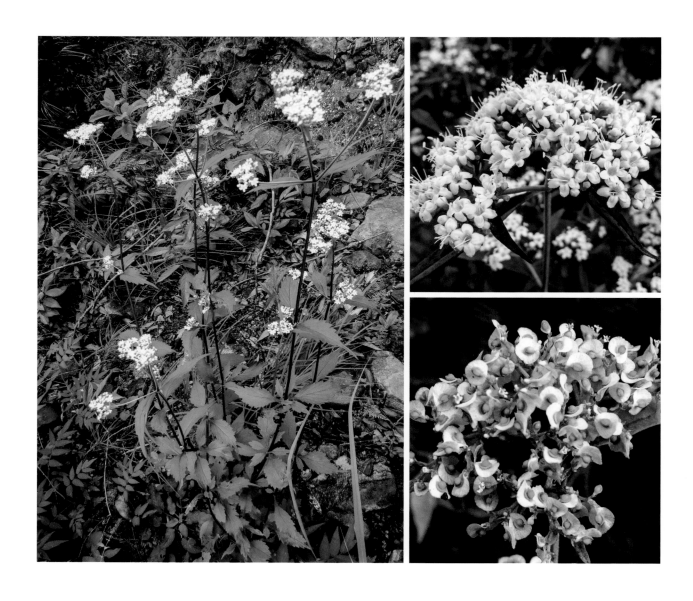

续断

【基原】为川续断科川续断*Dipsacus asper* Wall. 的根。

【别名】峨眉续断。

【形态特征】多年生草本，高达2 m。主根1条或在根状茎上生出数条根，圆柱形，黄褐色，稍肉质。茎中空，具6~8条棱，棱上疏生硬刺。基生叶稀疏丛生，叶片琴状羽裂，顶端裂片大，卵形，腹面被白色刺毛或乳头状刺毛，背面沿脉密被刺毛；茎生叶对生，中央裂片特长。头状花序圆形；总苞片窄条形；花冠淡黄色或白色。花期7~9月，果期9~11月。

【分布】生于沟边、草丛、林缘或田野路旁。产于广西、云南、贵州、四川、西藏、江西、湖南、湖北等地。

【性能主治】根味苦、辛，性微温。有补肝肾、强筋骨、续折伤、止崩漏的作用。主治腰膝酸软，跌打损伤，风湿痹痛，崩漏。

【采收加工】8~10月采挖，洗净泥沙，除去根头、尾梢和细根，阴干或烘干。

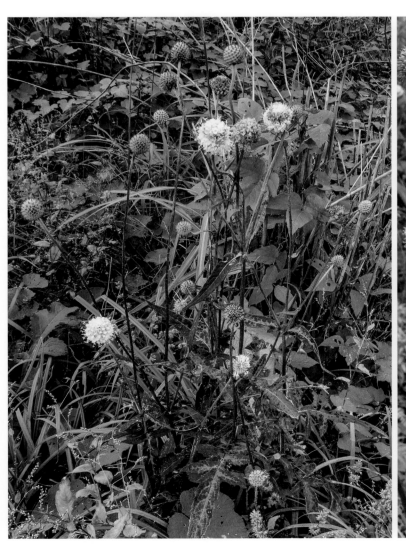
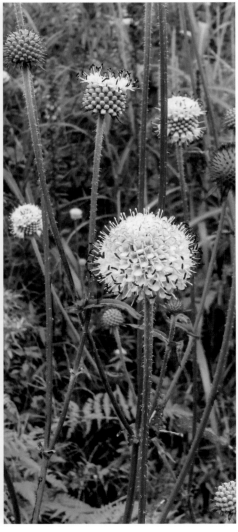

下田菊

【基原】为菊科下田菊*Adenostemma lavenia* (L.) Kuntze 的全草。

【形态特征】一年生草本，高30~100 cm。茎直立，单生。基部的叶花期生存或凋萎；中部的茎叶较大，长椭圆状披针形，边缘有圆齿，叶柄有狭翼；上部和下部的叶渐小，有短叶柄。头状花序小，花序分枝粗壮。瘦果倒披针形，冠毛顶端有黏液。花果期8~10月。

【分布】生于水边、林下或山坡灌木丛中。产于广西、广东、贵州、湖南、四川等地。

【性能主治】全草味苦，性寒。有清热利湿、解毒消肿的作用。主治感冒高热，支气管炎，扁桃体炎，咽喉炎，黄疸型肝炎；外用治痈疖疮疡，蛇咬伤。

【采收加工】夏、秋季采收，洗净，晒干。

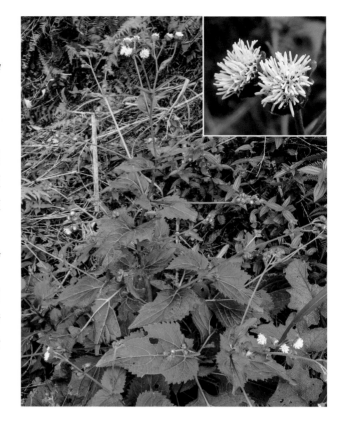

胜红蓟

【基原】为菊科藿香蓟*Ageratum conyzoides* L. 的全草。

【别名】臭草、白花草。

【形态特征】一年生直立草本。揉碎有特殊气味。全株被白色柔毛。叶片卵形至长圆形，中部茎叶最大，叶缘有圆齿，基部钝或平截形，基出三脉或不明显五出脉。头状花序多数，排成紧密伞房花序；花淡紫色。瘦果黑色，具5棱；冠毛膜片状。花果期全年。

【分布】生于山坡林下、草地、田边或荒地。产于广西、广东、云南、贵州、四川等地。

【性能主治】全草味辛、苦，性平。有清热消炎、祛风止血的作用。主治感冒发热，扁桃体炎，咽喉炎，急性胃肠炎；外用治湿疹，痈疮肿毒，中耳炎，外伤出血。

【采收加工】夏、秋季采收，洗净，鲜用或晒干。

刘寄奴

【基原】为菊科奇蒿*Artemisia anomala* S. Moore 的地上部分。

【别名】六月白、千粒米。

【形态特征】多年生草本，高达 1.5 m。茎单生，稀2条至少数。叶片厚纸质或纸质，下部叶卵形或长卵形，稀倒卵形；中部叶卵形、长卵形或卵状披针形；上部叶与苞片叶小。头状花序长圆形或卵圆形，排成密穗状花序。花果期6~11月。

【分布】生于林缘、沟边或灌木丛中。产于广西、广东、湖南、湖北、福建等地。

【性能主治】地上部分味苦，性温。有活血通经、消肿止痛的作用。主治跌打损伤，瘀血作痛，痛经，妇女血瘀闭经。

【采收加工】夏、秋季开花时采割，除去杂质，晒干。

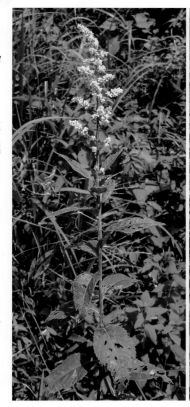
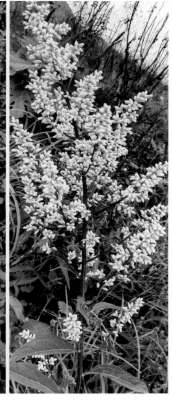

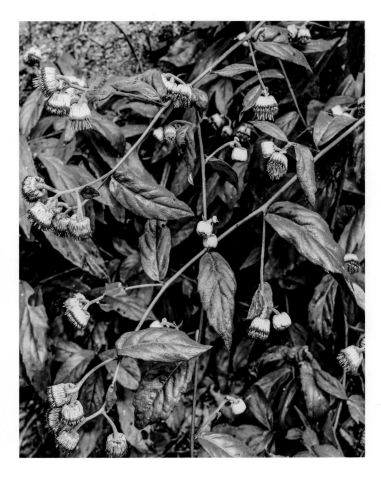

东风草

【基原】为菊科东风草*Blumea megacephala* (Randeria) C. C. Chang et Y. Q. Tseng 的全草。

【别名】大头艾纳香、九里明。

【形态特征】攀缘状草质藤本或基部木质。茎多分枝。叶卵形、卵状长圆形或长椭圆形。头状花序通常1~7个在腋生枝顶排成总状或近伞房状，再组成具叶圆锥花序；花黄色。花果期8~12月。

【分布】生于林缘、灌木丛中、山坡阳处。产于广西、广东、四川、湖南等地。

【性能主治】全草味微辛、苦，性凉。有清热明目、祛风止痒、解毒消肿的作用。主治目赤肿痛，风疹，疥疮，皮肤瘙痒，痈肿疮疖，跌打红肿。

【采收加工】夏、秋季采收，鲜用或晒干。

白花鬼针草

【基原】为菊科白花鬼针草 *Bidens alba* (L.) DC. 的全草。

【别名】三叶鬼针草。

【形态特征】一年生草本。茎直立，高30~100 cm，钝四棱形，无毛或上部被极稀疏的柔毛。茎下部叶较小，3裂或不分裂，通常在开花前枯萎。头状花序边缘具舌状花5~7朵；舌片椭圆状倒卵形，白色。瘦果黑色，条形，具棱。花果期全年。

【分布】生于村旁、路边或荒地中。产于西南、华南、华东、华中各省区。

【性能主治】全草味甘、微苦，性平。有清热解毒、利湿退黄的作用。主治感冒发热，风湿痹痛，湿热黄疸，痈肿疮疖。

【采收加工】夏、秋季采收，切段，晒干。

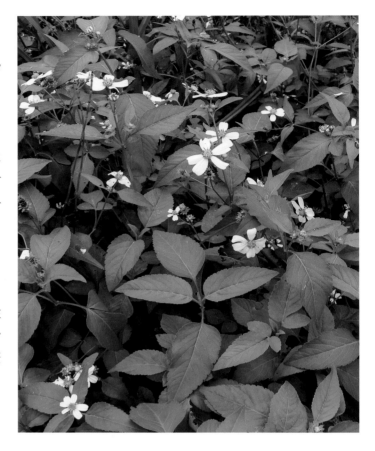

鹤虱

【基原】为菊科天名精 *Carpesium abrotanoides* L. 的成熟果实。

【形态特征】多年生粗壮草本。茎直立，上部多分枝，下部木质。基生叶于开花前凋萎；茎下部叶广椭圆形或长椭圆形，腹面粗糙，背面密被短柔毛，有细小腺点，边缘齿端有腺体状胼胝体；茎上部叶长椭圆形或椭圆状披针形。头状花序多数，生于茎端及沿茎、枝生于叶腋。瘦果顶端有短喙，无冠毛。花期8~10月，果期10~12月。

【分布】生于村边、路旁、荒地、林缘。产于华东、华南、华中、西南地区。

【性能主治】成熟果实味苦、辛，性平；有小毒。有杀虫消积的作用。主治蛔虫病，蛲虫病，绦虫病，虫积腹痛，小儿疳积。

【采收加工】秋季果实成熟时采收，除去杂质，晒干。

鹅不食草

【基原】为菊科石胡荽*Centipeda minima* (L.) A. Br. et Aschers. 的全草。

【形态特征】一年生草本。茎匍匐或披散，基部多分枝，微被蛛丝状毛或无毛。叶互生；叶片楔状倒披针形，顶端钝，基部楔形，边缘有少数齿，无毛或背面微被蛛丝状毛。头状花序单生于叶腋，扁球形；边缘花雌性，多层；盘花两性，淡紫红色。瘦果椭圆形。花果期4~11月。

【分布】生于路旁、荒野、田埂或阴湿草地。产于华南、西南、华中、东北、华北地区。

【性能主治】全草味辛，性温。有发散风寒、通鼻窍、止咳的作用。主治风寒头痛，咳嗽痰多，鼻塞不通，鼻渊流涕。

【采收加工】夏、秋季花开时采收，洗去泥沙，晒干。

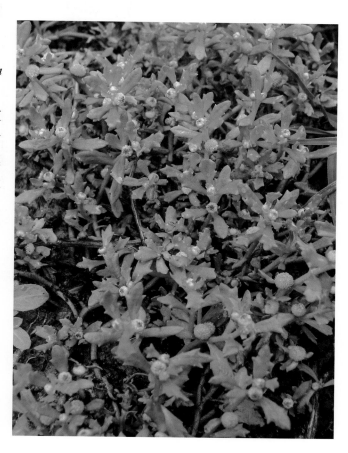

野菊

【基原】为菊科野菊*Chrysanthemum indicum* L. 的头状花序。

【形态特征】多年生草本。茎直立或铺散，分枝或仅在茎顶有伞房状花序分枝。基生叶和下部叶花期脱落；中部茎叶卵形、长卵形或椭圆状卵形。头状花序常在枝顶排成伞房状圆锥花序；全部苞片边缘白色或褐色，宽膜质；舌状花黄色。花期6~11月。

【分布】生于田边、路旁、灌木丛中及山坡草地。产于我国大部分省区。

【性能主治】头状花序味辛、苦，性微寒。有清热解毒、泻火平肝的作用。主治目赤肿痛，头痛眩晕，疔疮痈肿。

【采收加工】秋、冬季花初开放时采摘，晒干，或蒸后晒干。

假茼蒿

【基原】为菊科野茼蒿 *Crassocephalum crepidioides* (Benth.) S. Moore 的全草。

【别名】革命菜。

【形态特征】直立草本。茎有纵条棱。叶片椭圆形或长圆状椭圆形，边缘有不规则的齿或重齿，或有时基部羽状裂。头状花序数个在茎端排成伞房状；总苞钟状，有数枚不等长的线形小苞片；小花管状，花冠红褐色或橙红色。瘦果狭圆柱形，赤红色；冠毛白色，易脱落。花期7~12月。

【分布】生于山坡、路旁或草丛、灌木丛中。产于广西、广东、贵州、云南、湖南、四川等地。

【性能主治】全草味辛、微苦，性平。有清热解毒、调和脾胃的作用。主治感冒，口腔炎，消化不良，肠炎，痢疾，乳腺炎。

【采收加工】夏季采收，鲜用或晒干。

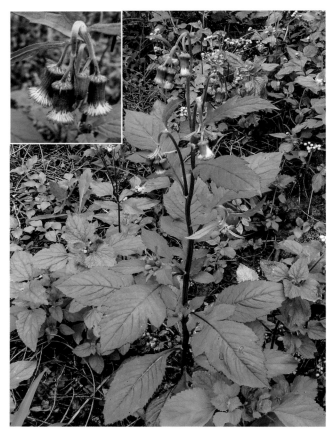

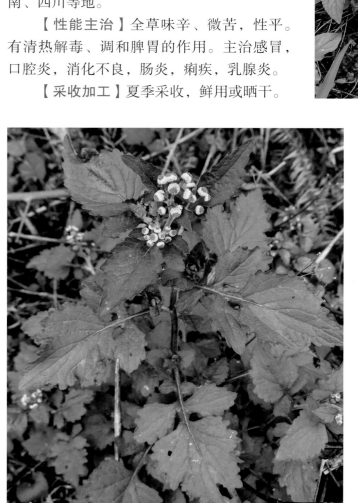

蚯疽草

【基原】为菊科鱼眼草 *Dichrocephala auriculata* (Thunb.) Druce 的全草。

【别名】白头菜、夜明草。

【形态特征】一年生草本。茎通常粗壮，不分枝或分枝自基部而铺散，茎枝被白色茸毛。叶片卵形、椭圆形或披针形。头状花序小，球形，多数头状花序在枝端或茎顶排列成伞房状花序或伞房状圆锥花序；外围雌花多层，紫色；中央两性花黄绿色。花果期全年。

【分布】生于山坡、荒地或水沟边。产于广西、广东、贵州、湖南、云南等地。

【性能主治】全草味辛、苦，性平。有活血调经、消肿解毒的作用。主治月经不调，扭伤肿痛，毒蛇咬伤。

【采收加工】夏、秋季采收，鲜用或晒干。

墨旱莲

【基原】为菊科鳢肠 *Eclipta prostrata* (L.) L. 的地上部分。

【别名】墨菜、水旱莲。

【形态特征】一年生草本。茎直立、斜升或平卧，通常自基部分枝，被贴生糙毛。叶片长圆状披针形或披针形，无柄或有极短的柄，顶端尖或渐尖，边缘有细齿或有时仅波状，两面均被密硬糙毛。头状花序具细长梗；花白色，中央为管状花，外层两列为舌状花，花序形如莲蓬。瘦果暗褐色，雌花的瘦果三棱形，两性花的瘦果扁四棱形。花期6~9月。

【分布】生于河边、田边或路旁。产于全国各地。

【性能主治】地上部分味甘、酸，性寒。有滋补肝肾、凉血止血的作用。主治眩晕耳鸣，腰膝酸软，阴虚血热、崩漏下血，外伤出血。

【采收加工】花开时采割，晒干。

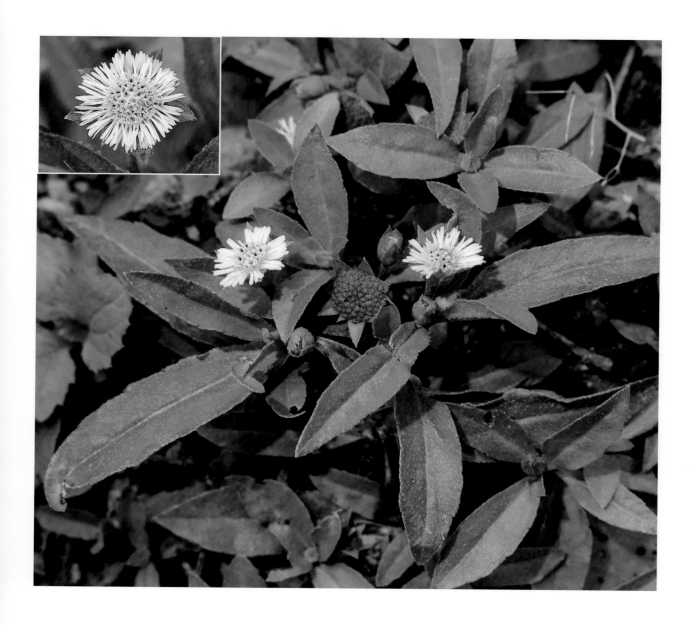

佩兰

【基原】为菊科佩兰*Eupatorium fortunei* Turcz. 的地上部分。

【别名】兰草、泽兰。

【形态特征】多年生草本。茎直立，绿色或红紫色，分枝少或仅在茎顶有伞房状花序分枝。中部茎叶较大，三全裂或三深裂；全部茎叶两面光滑，无毛无腺点，羽状脉，边缘有粗齿或不规则的细齿；中部以下茎叶渐小；基部叶花期枯萎。头状花序排列呈聚伞花序状；花白色或带微红色。瘦果黑褐色，冠毛白色。花果期7~11月。

【分布】生于溪边、路旁、灌木丛中，常见栽培。产于广西、广东、湖南、云南、贵州、四川、江苏、浙江、江西、湖北等地。

【性能主治】地上部分味辛，性平。有芳香化湿，醒脾开胃，发表解暑的作用。主治湿浊中阻，脘痞呕恶，口中甜腻，多涎，暑湿表证，湿温初起，发热倦怠，胸闷不舒。

【采收加工】夏、秋季分两次采割，除去杂质，晒干。

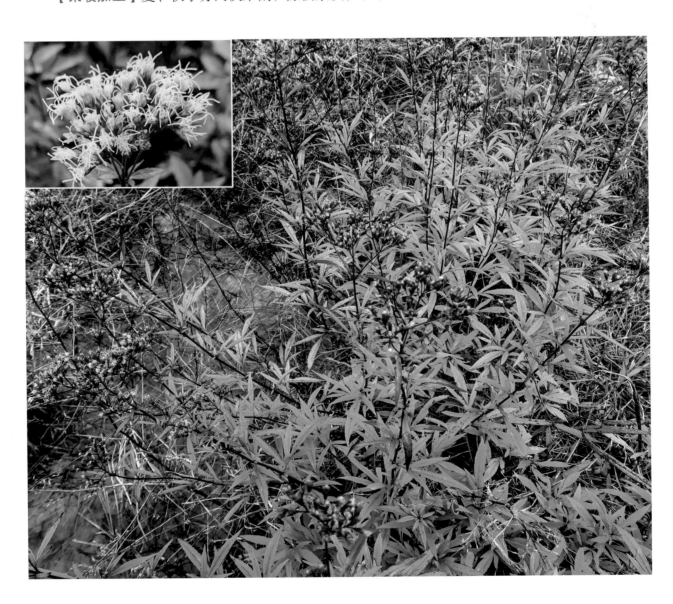

毛大丁草

【基原】为菊科毛大丁草 *Gerbera piloselloides* (L.) Cass. 的全草。

【别名】白眉、白头翁。

【形态特征】多年生草本。根状茎短，被残存的叶柄围裹，具较粗的须根。叶基生，莲座状；叶片纸质，倒卵形或长圆形，全缘，背面密被白色蛛丝状绵毛，边缘有灰锈色睫毛。花葶单生或有时数个丛生，顶端棒状增粗；头状花序单生于花葶顶部。花期2~5月及8~12月。

【分布】生于林缘、草丛中或旷野荒地。产于广西、广东、四川、贵州、湖南等地。

【性能主治】全草味苦、辛，性平。有清热解毒、润肺止咳、行气活血的作用。主治伤风咳嗽，胃脘胀痛，痢疾，水肿，淋浊，疮疖肿毒，跌打肿痛，毒蛇咬伤。

【采收加工】夏季采收，鲜用或晒干。

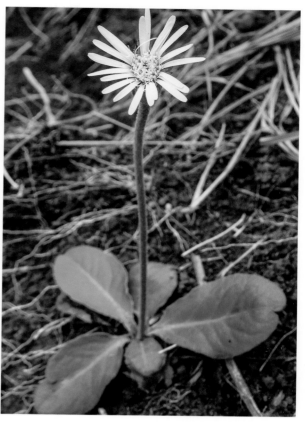

白面风

【基原】为菊科羊耳菊 *Inula cappa* (Buch.-Ham. ex D. Don) DC. 的地上部分。

【别名】大力王、白牛胆。

【形态特征】亚灌木。全株被污白色或浅褐色密茸毛。叶片长圆形或长圆状披针形，上部叶渐小近无柄，边缘有小尖头状细齿或浅齿。头状花序倒卵形，多数密集于茎和枝端成聚伞圆锥花序，被绢状密茸毛；花黄色。花期6~10月，果期8~12月。

【分布】生于湿润或干燥丘陵地、荒地、灌木丛或草地。产于广西、广东、四川、云南、贵州、江西、浙江等地。

【性能主治】地上部分味辛、微苦，性温。有祛风、利湿、行气化滞的作用。主治风湿关节痛，胸膈痞闷，疟疾，痢疾，泄泻，产后感冒，肝炎，痔疮，疥癣。

【采收加工】夏、秋季采割，干燥。

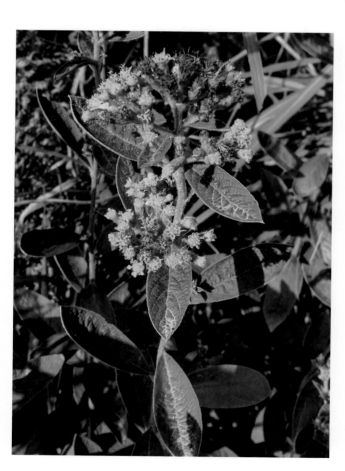

路边菊

【基原】为菊科马兰*Kalimeris indica* (L.) Sch. Bip. 的全草。

【别名】田边菊。

【形态特征】多年生直立草本。基部叶花期枯萎；茎部叶倒披针形或倒卵状矩圆形。头状花序单生于枝端并排列成疏伞房状；总苞半球形；舌状花1层，浅紫色。花期5~9月，果期8~10月。

【分布】生于草丛、溪岸、路旁、林缘。产于我国南部各省区。

【性能主治】全草味苦、辛，性寒。有清热解毒、散瘀止血、消积的作用。主治感冒发热，咳嗽，咽喉疼痛，黄疸，胃脘疼痛，痢疾，小儿疳积，月经不调，疮疖肿痛，乳痈，外伤出血。

【采收加工】夏、秋季采收，鲜用或阴干。

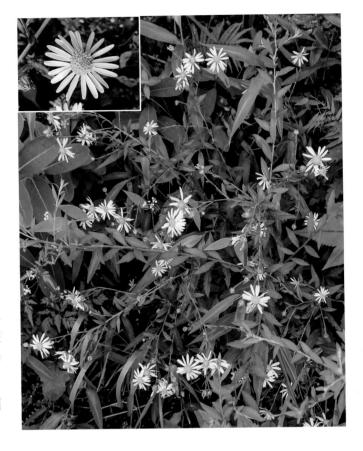

千里光

【基原】为菊科千里光*Senecio scandens* Buch.-Ham. ex D. Don 的全草。

【形态特征】多年生攀缘草本。茎多分枝。叶片卵状披针形至长三角形，顶端渐尖，基部宽楔形、截形、戟形或稀心形，通常具浅或深齿，稀全缘。头状花序有多数舌状花，在茎枝端排列成顶生复聚伞圆锥花序；花黄色。花期10月到翌年3月。

【分布】生于山林中或灌木丛中，攀缘于灌木、岩石上或溪边。产于广西、广东、云南、贵州、四川、湖南等地。

【性能主治】全草味苦，性寒。有清热解毒、明目、利湿的作用。主治痈肿疮毒，感冒发热，目赤肿痛，泄泻痢疾，皮肤湿疹。

【采收加工】全年均可采收，除去杂质，阴干。

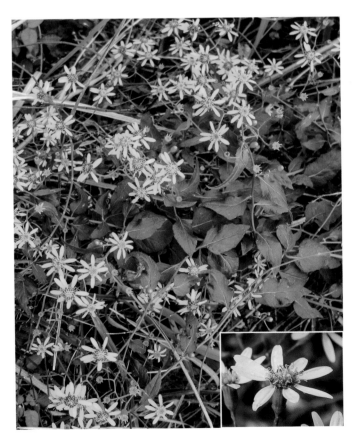

蒲儿根

【基原】为菊科蒲儿根 *Sinosenecio oldhamianus* (Maxim.) B. Nord. 的全草。

【别名】黄菊莲、肥猪苗。

【形态特征】二年生或多年生草本。茎单生，直立。基部叶花期凋落；下部茎叶片卵状圆形或近圆形；最上部叶片卵形或卵状披针形。头状花序多数排列成顶生复伞房状花序；花黄色。花期全年。

【分布】生于林缘、溪边、潮湿岩石边、草坡或田边。产于广西、广东、云南、贵州、四川、江西、福建等地。

【性能主治】全草味辛、苦，性凉；有小毒。有清热解毒、利湿的作用。主治痈疮肿毒，泌尿系感染，湿疹，跌打损伤等。

【采收加工】夏季采收，鲜用或晒干。

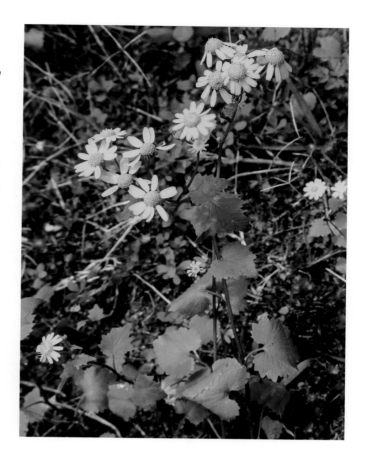

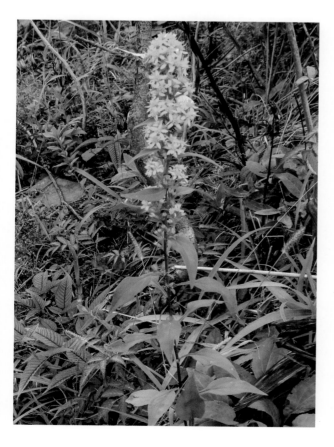

一枝黄花

【基原】为菊科一枝黄花 *Solidago decurrens* Lour. 的全草或根。

【别名】野黄菊、洒金花、黄花仔。

【形态特征】多年生草本。茎细弱，单生或少数簇生。叶片椭圆形、卵形或宽披针形，有具翅的柄，仅中部以上边缘有细齿或全缘。头状花序较小，多数在茎上部排列成长6~25 cm的总状花序或伞房圆锥花序；花黄色。花果期4~11月。

【分布】生于灌木丛中、林缘、林下或山坡草地上。产于广西、广东、云南、贵州、四川、湖南、湖北等地。

【性能主治】全草或根味辛、苦，性平。有疏风泄热、解毒消肿的作用。主治喉痹，乳蛾，咽喉肿痛，疮疖肿毒，风热感冒。

【采收加工】秋季花果期采收，晒干。

蒲公英

【基原】为菊科蒲公英*Taraxacum mongolicum* Hand.-Mazz. 的全草。

【别名】黄花地丁、婆婆丁。

【形态特征】多年生草本。叶片倒卵状披针形、倒披针形或长圆状披针形，先端钝或急尖，边缘有时具波状齿或羽状深裂，有时倒向羽状深裂或大头羽状深裂。花葶1个至数个，上部紫红色，密被蛛丝状白色长柔毛；头状花序；总苞钟状；舌状花黄色，边缘花舌片背面具紫红色条纹；花药和柱头暗绿色。瘦果倒卵状披针形。花期4~9月，果期5~10月。

【分布】生于山坡草地、路旁、田野、河滩。产于我国大部分省区。

【性能主治】全草味苦、甘，性寒。有清热解毒、消肿散结、利尿通淋的作用。主治疔疮肿毒，乳痈，瘰疬，目赤，咽痛，肺痈，肠痈，湿热黄疸，热淋涩痛。

【采收加工】春季至秋季花初开时采收，除去杂质，洗净，晒干。

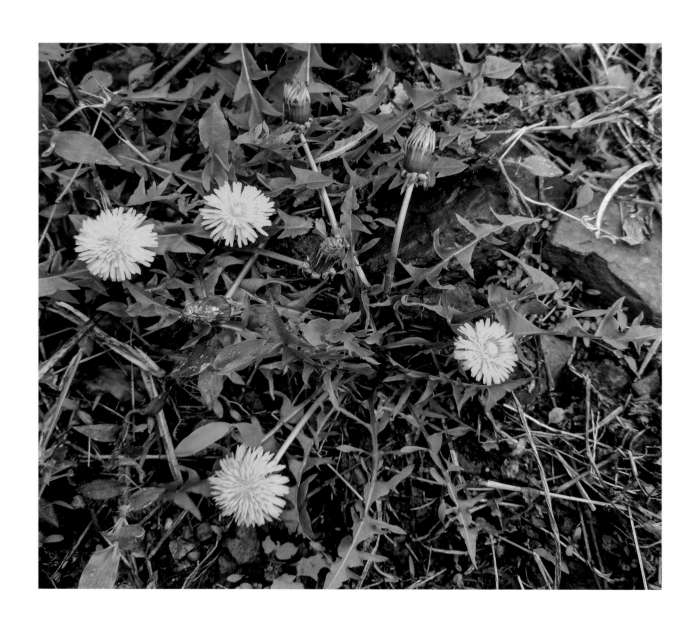

狗仔花

【基原】为菊科咸虾花*Vernonia patula* (Dryand.) Merr. 的全草。

【别名】狗仔菜。

【形态特征】一年生粗壮草本。茎直立，多分枝。基部叶和下部叶在花期常凋落；中部叶具柄，卵形或卵状椭圆形，顶端钝或稍尖，基部宽楔状狭成叶柄，边缘具圆齿或小尖的浅齿，波状，或近全缘，背面被灰色绢状柔毛，具腺点。头状花序通常2~3个生于枝顶端，或排列成分枝宽圆锥状或伞房状；花淡红紫色。花期7月至翌年5月。

【分布】生于荒地、旷野、田边、路旁。产于广西、广东、海南、云南、贵州、福建等地。

【性能主治】全草味苦、辛，性平。有发表散寒、凉血解毒、清热止泻的作用。主治感冒发热，疟疾，热泻，痧气，湿疹，荨麻疹，久热不退，高血压，乳腺炎。

【采收加工】夏、秋季采收，除去杂质，切段，晒干。

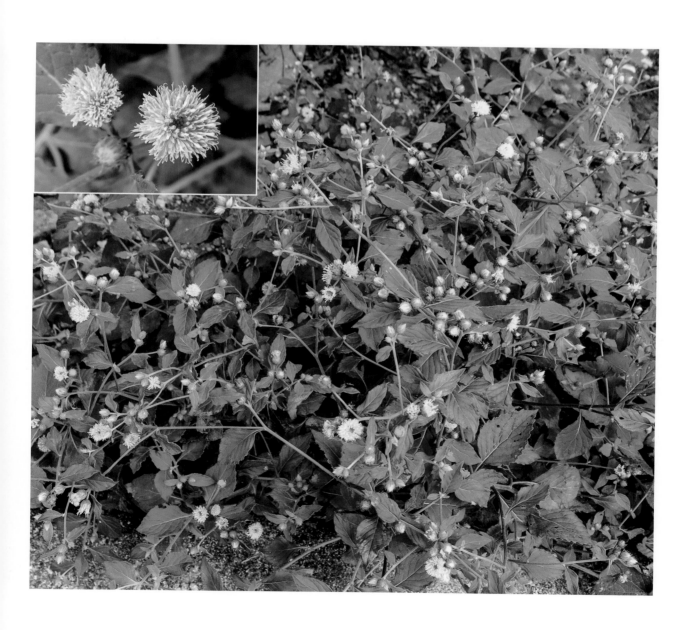

北美苍耳

【基原】为菊科北美苍耳 *Xanthium chinense* Mill. 的成熟带总苞的果实。

【别名】苍子、毛苍子。

【形态特征】一年生草本。叶片三角状卵形或心形，近全缘或有3~5条不明显浅裂，顶端尖或钝，基部稍心形或截形，与叶柄连接处成相等的楔形，边缘有不规则的粗齿，有3条基出脉，腹面绿色，背面苍白色，被糙伏毛。雄头状花序球形，花冠钟形，雌头状花序椭圆形。成熟瘦果的总苞变坚硬，刺果长12~20 mm；苞刺长约2 mm，略密，顶端两喙近相等。花期7~8月，果期9~10月。

【分布】生于丘陵或山地草丛中。产于西南、华南、华东、华北、西北及东北各省区。

【性能主治】果实味辛、苦，性温；有毒。有散风寒、通鼻窍、祛风湿的作用。主治风寒头痛，鼻塞流涕，鼻衄，鼻渊，风疹瘙痒，湿痹拘挛。

【采收加工】秋季果实成熟时采收，干燥，除去梗、叶等杂质。

【备注】北美苍耳原产于墨西哥，现广泛分布于各地，药用功效与苍耳 *X. sibiricum* 相似。

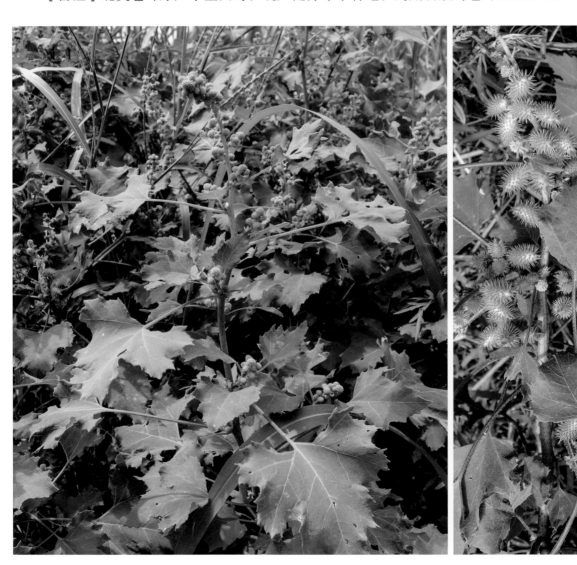

铺地龙胆

【基原】为龙胆科五岭龙胆*Gentiana davidii* Franch. 的带花全草。

【别名】簇花龙胆、落地荷花。

【形态特征】多年生草本。须根略肉质。主茎粗壮，具多数较长分枝；花枝多数，丛生。叶片线状披针形或椭圆状披针形，先端钝，基部渐狭，边缘微外卷，有乳突，叶脉1~3条，在两面均明显。花多数，簇生于枝顶呈头状；花冠蓝色，狭漏斗形。蒴果狭椭圆形或卵状椭圆形；种子淡黄色，表面具蜂窝状网隙。花果期6~11月。

【分布】生于山坡草丛、路旁、林下。产于广西、广东、湖南、江西、安徽、福建等地。

【性能主治】带花全草味苦，性寒。有清热解毒、利湿的作用。主治小儿惊风，目赤，咽痛，化脓性骨髓炎，痈疮肿毒，毒蛇咬伤。

【采收加工】夏、秋季采收，鲜用或晒干。

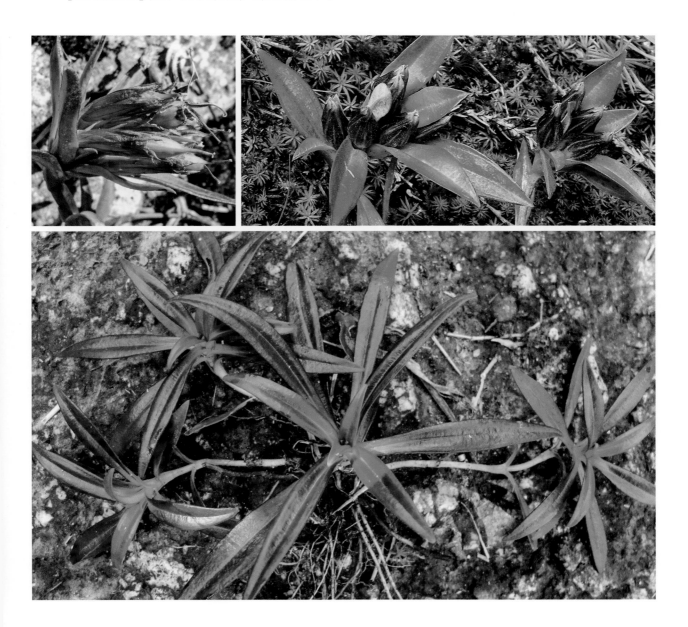

大苦草

【基原】为龙胆科獐牙菜*Swertia bimaculata* (Sieb. et Zucc.) Hook. f. et Thoms. ex C. B. Clarke 的全草。

【别名】黑节苦草、双点獐牙菜。

【形态特征】一年生草本。茎直立，中空，中部以上分枝。基生叶花期枯萎；茎生叶无柄或具短柄，叶片椭圆形至卵状披针形，先端长渐尖，基部钝，叶脉3~5条，弧形，在背面明显突起；最上部叶苞叶状。大型圆锥状复聚伞花序疏松，开展，多花；花冠黄色，上部具多数紫色小斑点。蒴果狭卵形。花果期6~11月。

【分布】生于山坡草地、林下、灌木丛中。产于广西、广东、湖南、贵州、四川、云南等地。

【性能主治】全草味苦、辛，性寒。有清热解毒、舒肝利胆的作用。主治急慢性肝炎，胆囊炎，尿路感染，肠胃炎，感冒发热，流感，咽喉炎，牙痛。

【采收加工】夏、秋季采收，切碎，晾干。

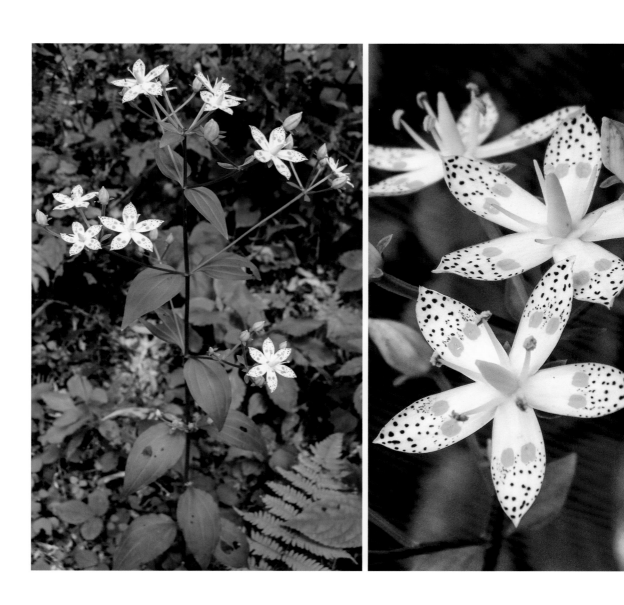

广西过路黄

【基原】为报春花科广西过路黄*Lysimachia alfredii* Hance 的地上部分。

【别名】四叶一枝花。

【形态特征】多年生草本。茎簇生，单一或近基部有分枝。叶对生；茎下部叶较小，常呈圆形；上部茎叶较大，茎端的2对间距很短，密聚成轮生状，叶片卵形至卵状披针形，先端锐尖或钝，基部楔形或近圆形，两面均被糙伏毛，密布黑色腺条和腺点。总状花序顶生，缩短成近头状；花冠黄色，裂片披针形，密布黑色腺条。蒴果近球形，褐色。花期4~5月，果期6~8月。

【分布】生于山谷溪边、沟旁湿地、林下和灌木丛中。产于广西、广东、贵州、湖南、江西、福建等地。

【性能主治】地上部分味苦、辛，性凉。有清热利湿、排石通淋的作用。主治黄疸型肝炎，痢疾，热淋，石淋，白带异常。

【采收加工】全年均可采收，洗净，鲜用或晒干。

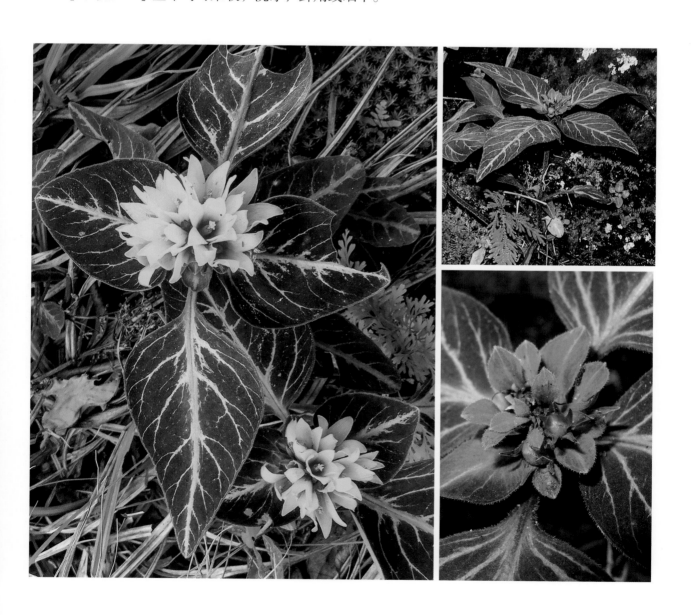

金钱草

【基原】为报春花科四川金钱草*Lysimachia christinae* Hance 的地上部分。

【别名】路边黄、四川金钱草。

【形态特征】多年生草本。茎柔弱，平卧延伸，幼嫩部分密被褐色无柄腺体。叶对生；叶片卵圆形、近圆形至肾圆形，先端锐尖或圆钝以至圆形，基部截形至浅心形，鲜时稍厚，透光可见密布的透明腺条，干时腺条变黑色，两面无毛或密被糙伏毛。花单生于叶腋；花冠黄色。蒴果球形，无毛，有稀疏的黑色腺条。花期5~7月，果期7~10月。

【分布】生于沟边、路旁阴湿处。产于广西、广东、云南、四川、贵州、湖南、江西、浙江、福建等地。

【性能主治】地上部分味甘、咸，性微寒。有利湿退黄、利尿通淋、解毒消肿的作用。主治湿热黄疸，胆胀胁痛，石淋，热淋，小便涩痛，痈肿疔疮，蛇虫咬伤。

【采收加工】夏、秋季采收，除去杂质，晒干。

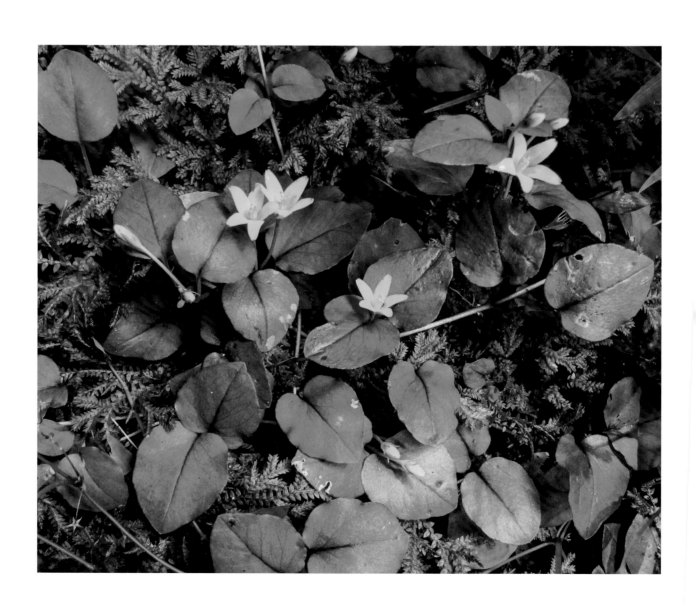

灵香草

【基原】为报春花科灵香草*Lysimachia foenum-graecum* Hance 的地上部分。

【别名】香草、零陵香、广零陵香。

【形态特征】多年生草本。植株干后有浓郁香气。当年生茎部为老茎的单轴延伸，上升或近直立，草质，具棱，棱边有时呈狭翅状，绿色。叶互生；叶片卵形至椭圆形，先端锐尖或稍钝，具短骤尖头，基部渐狭或为阔楔形，边缘微皱呈波状，草质，干时两面密布极不明显的下陷小点和稀疏的褐色无柄腺体。花单出腋生；花冠黄色。花期5月，果期8~9月。

【分布】生于山谷溪边和林下。产于广西、广东、云南、湖南等地。

【性能主治】地上部分味辛、甘，性温。有祛风寒、辟秽浊的作用。主治鼻塞，伤风，感冒头痛，下痢，遗精，牙痛，胸腹胀满。

【采收加工】全年均可采收，去净泥沙，烘干或阴干。

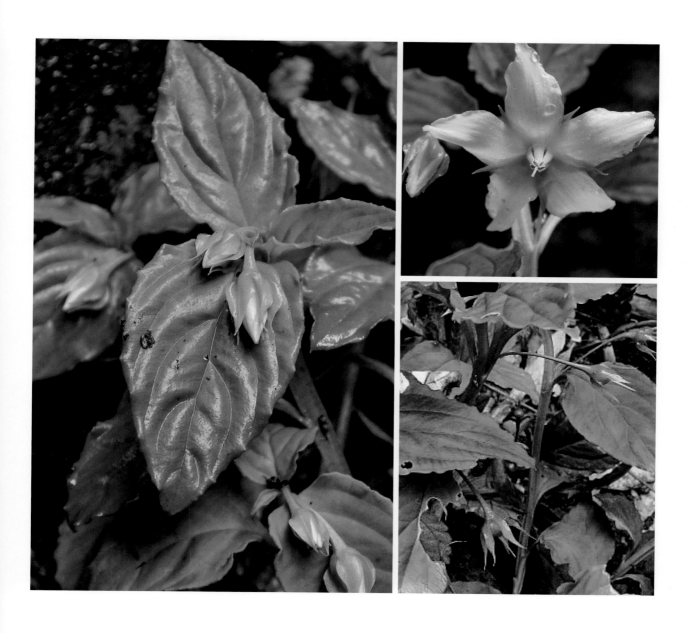

大田基黄

【基原】为报春花科星宿菜*Lysimachia fortunei* Maxim. 的全草。

【别名】红根草、假辣蓼。

【形态特征】多年生草本。全株无毛。根状茎横走，紫红色。茎直立，有黑色腺点，基部紫红色，嫩梢和花序轴具褐色腺体。叶互生，近于无柄；叶片长圆状披针形至狭椭圆形，先端渐尖或短渐尖，基部渐狭，两面均有黑色腺点，干后成粒状突起。总状花序顶生，细瘦，长10~20 cm；花冠白色，有黑色腺点。蒴果球形。花期6~8月，果期8~11月。

【分布】生于沟边、田边等湿润处。产于中南、华南、华东各省区。

【性能主治】全草味苦、辛，性凉。有清热利湿、凉血活血、解毒消肿的作用。主治黄疸，泻痢，目赤，咽喉肿痛，痈肿疮毒，跌打损伤，蛇虫咬伤。

【采收加工】4~8月采收，鲜用或晒干。

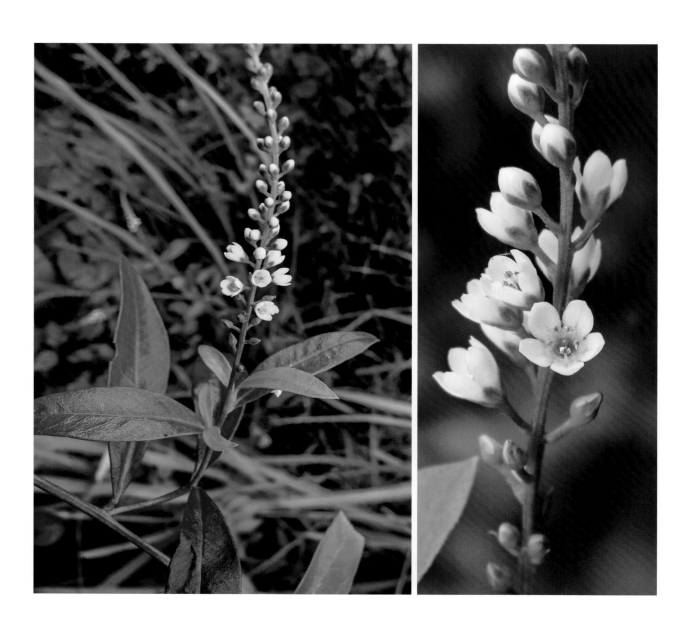

追风伞

【基原】为报春花科狭叶落地梅*Lysimachia paridiformis* Franch. var. *stenophylla* Franch. 的根或全草。

【别名】伞叶排草、破凉伞、灯台草。

【形态特征】多年生草本。根状茎粗短或成块状；根簇生，密被黄褐色茸毛。茎通常2条至数条簇生，直立。叶6~18片轮生于茎端；叶片披针形至线状披针形，先端短渐尖，基部楔形，无柄或近于无柄，两面散生黑色腺条。花集生于茎端成伞形花序，有时亦有少数花生于近茎端的1对鳞片状叶腋；花冠黄色。蒴果近球形。花期5~6月，果期7~9月。

【分布】生于林下或阴湿沟边。产于广西、四川、贵州、湖北、湖南等地。

【性能主治】根或全草味苦、辛，性温。有祛风除湿、活血散瘀的作用。主治风湿痹痛，小儿惊风，半身不遂，跌打损伤，骨折。

【采收加工】全年均可采收，洗净，鲜用或晒干。

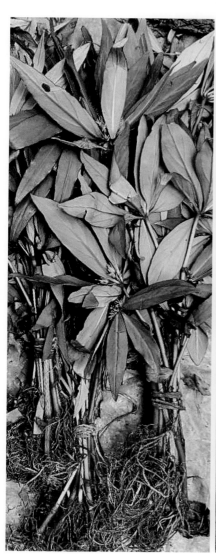
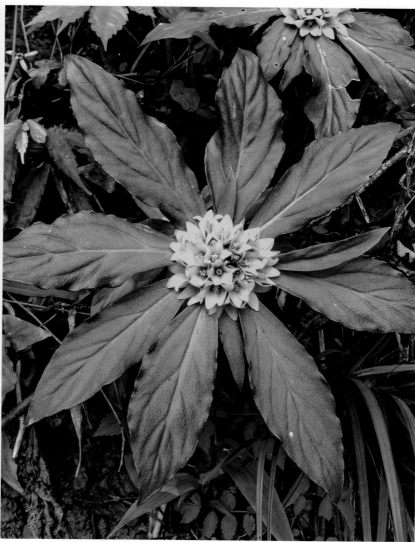

猛老虎

【基原】为白花丹科白花丹*Plumbago zeylanica* L. 的全草。

【别名】白雪花、一寸香、田茉莉。

【形态特征】常绿半灌木，高1~3 m。多分枝，枝条开散或上端蔓状，常被明显钙质颗粒，除具腺外无毛。叶片薄，通常长卵形；叶柄基部无或有半圆形的耳。穗状花序顶生；花轴与总花梗皆有头状或具柄的腺体；花冠高脚碟状，白色或微带蓝白色，花冠筒细。蒴果长圆形，淡黄褐色。花期10月至翌年3月，果期12月至翌年4月。

【分布】生于污秽阴湿处或半遮阴的地方。产于广西、广东、贵州、云南、四川、福建等地。

【性能主治】全草味辛、苦、涩，性温；有毒。有祛风、散瘀、解毒、杀虫的作用。主治风湿性关节疼痛，慢性肝炎，肝区疼痛，血瘀经闭，跌打损伤，肿毒恶疮，疥癣，急性淋巴腺炎，乳腺炎，蜂窝组织炎，瘰疬未溃。

【采收加工】全年均可采收，干燥。

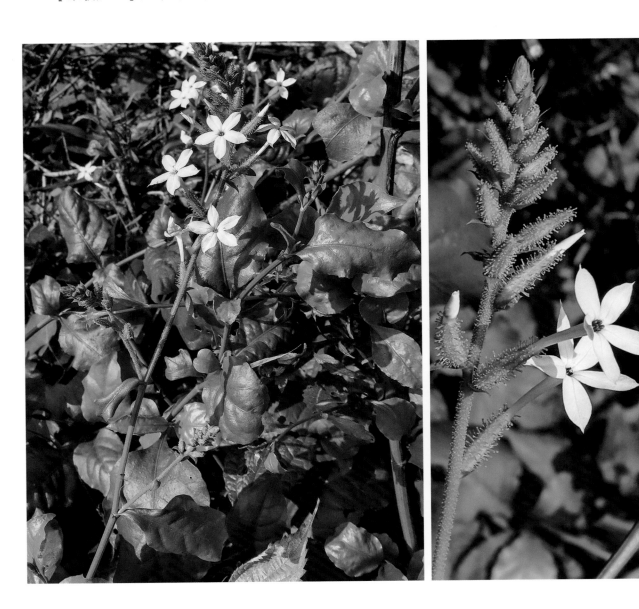

车前草

【基原】为车前科车前*Plantago asiatica* L. 的全草、成熟种子。

【别名】蚂拐草。

【形态特征】二年生或多年生草本。叶基生，莲座状，平卧、斜展或直立；叶片卵形至椭圆形，先端钝圆至急尖，边缘波状、全缘或中部以下具齿或裂齿，基部宽楔形或近圆形。花序3~10个，直立或弓曲上升，穗状花序细圆柱状；花冠白色。蒴果纺锤状卵形、卵球形或圆锥状卵形。种子具角，黑褐色至黑色，背腹面微隆起。花期4~8月，果期6~9月。

【分布】生于草地、沟边、河岸湿地、田边、路旁或村边空旷处。产于广西、广东、云南、贵州、四川、西藏、海南、江西、福建等地。

【性能主治】全草味甘，性寒。有清热、利尿通淋、祛痰、凉血、解毒的作用。主治热淋涩痛，水肿尿少，暑湿泻痢，痰热咳嗽，痈肿疮毒，吐血衄血。种子味甘，性寒。有清热利尿、渗湿通淋、明目、祛痰的作用。主治水肿胀满，热淋涩痛，暑湿泄泻，目赤肿痛，痰热咳嗽。

【采收加工】全草夏季采收，除去泥沙，晒干。夏、秋季种子成熟时采收果穗，晒干，搓出种子，除去杂质。

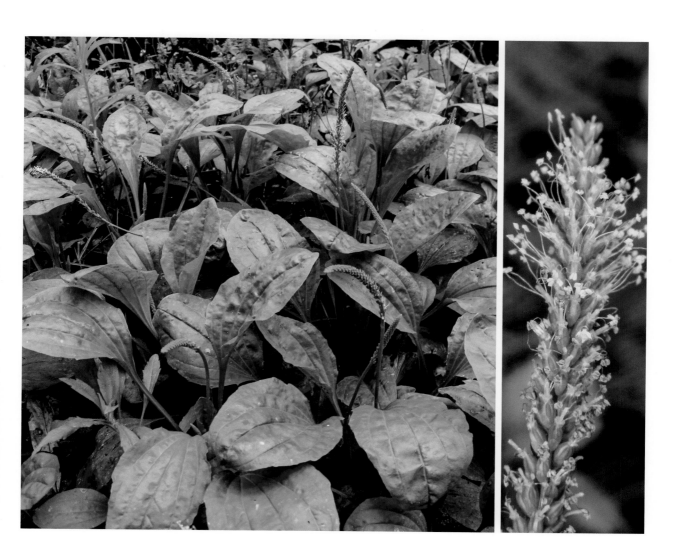

土党参

【基原】为桔梗科大花金钱豹*Campanumoea javanica* Blume 的根。

【别名】桂党参、土人参。

【形态特征】缠绕草质藤本植物。具乳汁，具胡萝卜状根。茎无毛，多分枝。叶对生，具长柄；叶片心形或心状卵形，边缘具浅钝齿，无毛或有时背面疏生长毛。花单生于叶腋，各部无毛；花冠上位，白色或黄绿色，内面紫色，钟状，裂至中部。浆果黑紫色、紫红色，球状。种子不规则形，常为短柱状，表面有网状纹。花期5~11月。

【分布】生于山坡或丛林中。产于广西、广东、贵州、云南等地。

【性能主治】根味甘，性平。有健脾益气、补肺止咳、下乳的作用。主治虚劳内伤，气虚乏力，心悸，多汗，脾虚泄泻，白带异常，乳稀少，小儿疳积，遗尿，肺虚咳嗽。

【采收加工】秋季采挖，洗净，晒干。

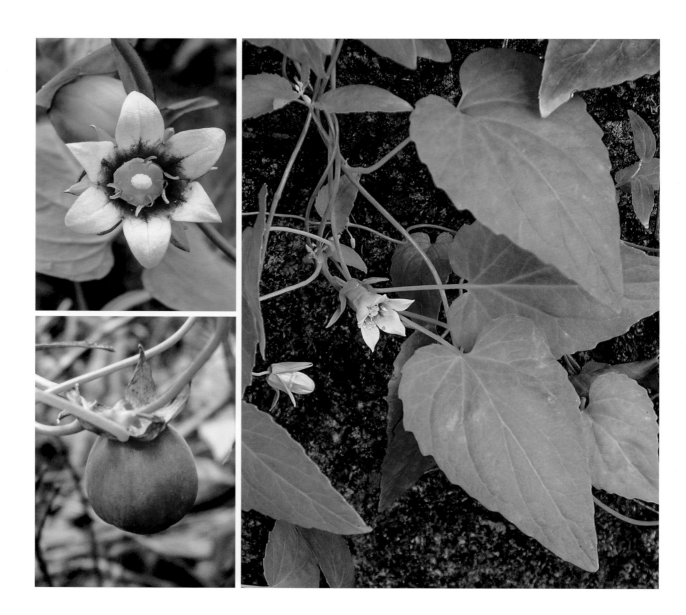

山海螺

【基原】为桔梗科羊乳*Codonopsis lanceolata* (Sieb. et Zucc.) Benth. et Hook. f. 的根。

【别名】奶参、四叶参、轮叶党参。

【形态特征】缠绕草本。根通常肥大呈纺锤形，近上部有稀疏环纹，下部则疏生横长皮孔。植株全体光滑无毛或茎叶偶疏生柔毛。主茎上的叶互生，披针形或菱状狭卵形；小枝顶端的叶通常2~4叶簇生，近对生或轮生状，叶片菱状卵形或椭圆形。花单生或对生于小枝顶端；花冠阔钟状，黄绿色或乳白色，内有紫色斑。蒴果下部半球形，上部有喙。花果期7~8月。

【分布】生于山地林下、沟边阴湿处。产于东北、华北、华东和中南各省区。

【性能主治】根味甘、辛，性平。有益气养阴、解毒消肿、排脓、通乳的作用。主治神疲乏力，头晕头痛，肺痈，乳痈，疮疖肿毒，喉蛾，产后乳少，毒蛇咬伤。

【采收加工】7~8月采挖，洗净，鲜用或切片晒干。

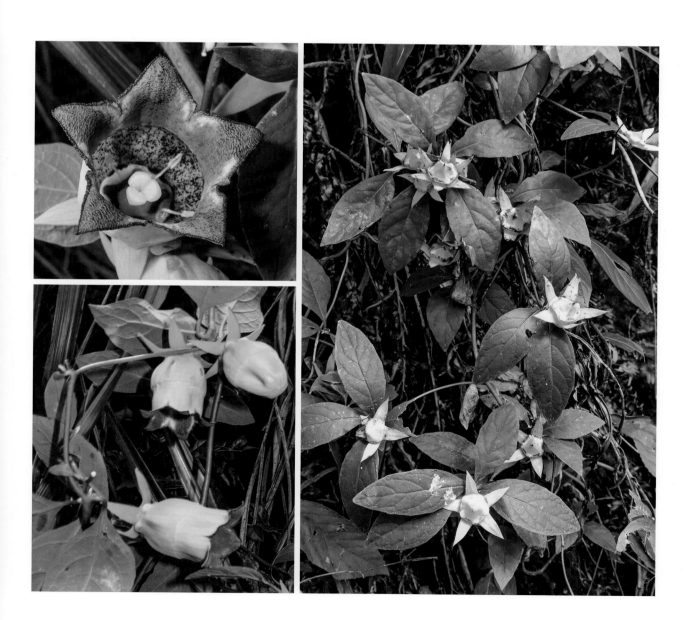

蜘蛛果

【基原】为桔梗科长叶轮钟草*Cyclocodon lancifolius* (Roxb.) Kurz 的根。

【别名】山荸荠。

【形态特征】直立或蔓性草本。茎高可达3 m，中空，分枝多而长。叶对生，偶有3片轮生的；叶片卵形、卵状披针形至披针形，顶端渐尖，边缘具细尖齿、锯齿或圆齿。花通常单朵顶生兼腋生，有时3朵组成聚伞花序；花萼仅贴生至子房下部，裂片4~7片，相互间远离，丝状或条形，边缘有分枝状细长齿；花白色或淡红色，管状钟形。浆果球状，熟时紫黑色。花期7~10月。

【分布】生于林中、灌木丛中或草地中。产于广西、广东、贵州、四川、湖北、福建等地。

【性能主治】根味甘、微苦，性平。有益气、祛瘀、止痛的作用。主治气虚乏力，跌打损伤等。

【采收加工】秋季采挖，洗净，晒干。

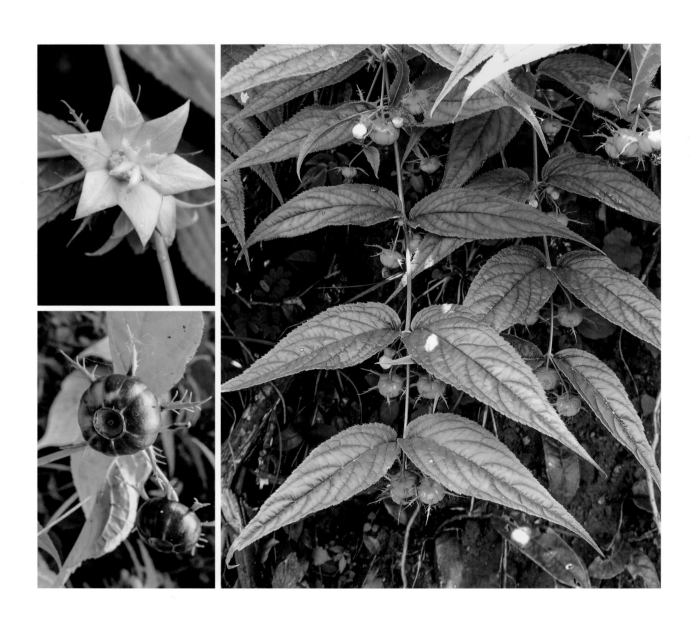

桔梗

【基原】为桔梗科桔梗*Platycodon grandiflorus* (Jacq.) A. DC. 的根。

【别名】铃当花。

【形态特征】多年生直立草本。根胡萝卜状。茎高20~120 cm，通常无毛，不分枝，极少上部分枝。叶全部轮生、部分轮生至全部互生；叶片卵形、狭椭圆形至披针形，先端急尖，基部楔形至阔楔形，边缘具尖齿，背面常无毛而有白粉。花单朵顶生，或数朵集成假总状花序，或有花序分枝而集成圆锥花序；花冠阔钟形，蓝色或紫色。蒴果球状。花期7~9月。

【分布】生于山坡阳处、草丛中或石山上。产于广西、广东、贵州、云南、四川以及东北、华北和华东各省区。

【性能主治】根味苦、辛，性平。有宣肺、利咽、祛痰、排脓的作用。主治咳嗽痰多，胸闷不畅，咽痛，音哑，肺痈吐脓。

【采收加工】春、秋季采挖，洗净，除去须根，趁鲜剥去外皮或不去外皮，干燥。

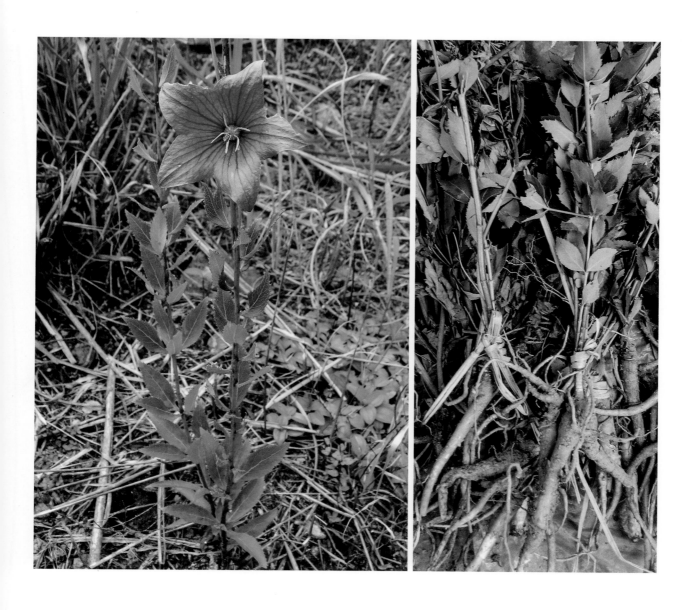

铜锤玉带草

【基原】为半边莲科铜锤玉带草*Lobelia angulata* Forst. 的全草、果实。

【别名】铜锤草。

【形态特征】多年生匍匐草本。有白色乳汁。茎平卧，被开展的柔毛；节上生根。叶互生；叶片卵形或心形，先端钝圆或急尖，基部斜心形，边缘具齿，两面疏生短柔毛，叶脉掌状至掌状羽脉。花单生于叶腋；花萼筒坛状；花冠紫红色、淡紫色、绿色或黄白色。浆果紫红色，椭圆状球形。花果期全年。

【分布】生于田边、路旁或疏林中潮湿处。产于广西、广东、湖南、湖北、四川等地。

【性能主治】全草味辛、苦，性平。有祛风除湿、活血、解毒的作用。主治风湿疼痛，跌打损伤，月经不调，目赤肿痛，乳痈，无名肿毒。果实味苦、辛，性平。有祛风利湿、理气散瘀的作用。主治风湿痹痛，疝气，跌打损伤，遗精，白带异常。

【采收加工】全草全年均可采收，洗净，鲜用或晒干。8~9月采收果实，鲜用或晒干。

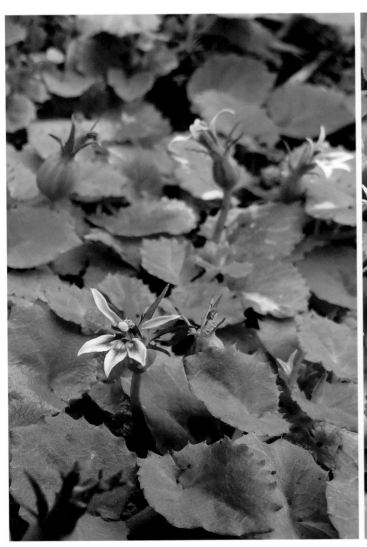
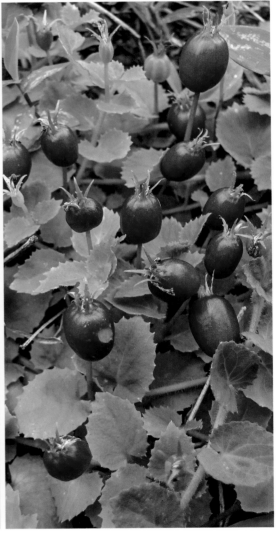

半边莲

【基原】为半边莲科半边莲*Lobelia chinensis* Lour. 的全草。

【别名】蛇利草。

【形态特征】多年生草本。茎细弱，匍匐；节上生根。叶互生；叶片线形至披针形，先端急尖，基部圆形至阔楔形，全缘或顶部有明显的齿，无毛。花单生于分枝的上部叶腋；花冠粉红色或白色，背面裂至基部，喉部以下生白色柔毛，裂片全部平展于下方，呈一个平面。蒴果倒锥形。种子椭圆状，稍扁压。花果期5~10月。

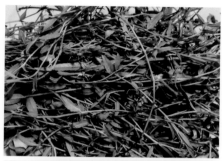

【分布】生于水田边、沟边或草地上。产于长江中下游及以南各省区。

【性能主治】全草味辛，性平。有利尿消肿、清热解毒的作用。主治痈肿疔疮，蛇虫咬伤，臌胀水肿，湿热黄疸，湿疹，湿疮。

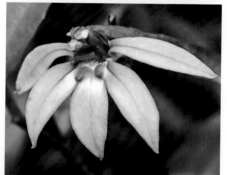

【采收加工】夏季采收，除去泥沙，洗净，晒干。

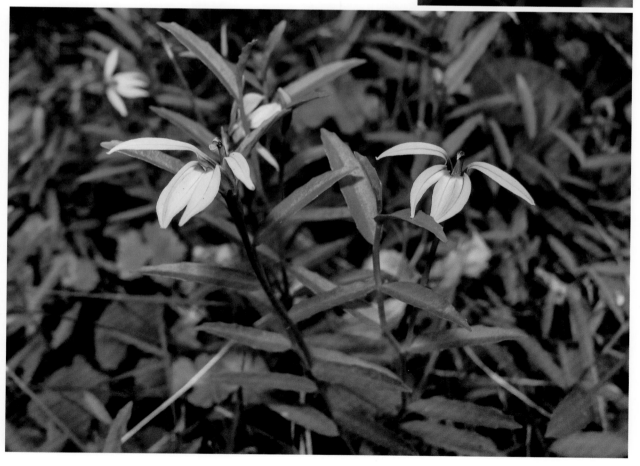

十萼茄

【基原】为茄科红丝线 *Lycianthes biflora* (Lour.) Bitter 的全株。

【别名】双花红丝线。

【形态特征】亚灌木或灌木。小枝、叶背、叶柄、花梗及萼的外面均密被淡黄色毛。上部叶常假双生，大小不相等；大叶片椭圆状卵形，偏斜，先端渐尖，基部楔形渐窄至叶柄而成窄翅；小叶片宽卵形。花2~5朵生于叶腋；花冠淡紫色或白色，星形；萼齿10枚，钻状线形。浆果球形，熟时绯红色。花期5~8月，果期7~11月。

【分布】生于山谷林下、路旁、水边。产于广西、广东、云南、四川、江西等地。

【性能主治】全株味苦，性凉。有清热解毒、祛痰止咳的作用。主治热淋，狂犬咬伤，咳嗽，哮喘，外伤出血。

【采收加工】夏季采收，鲜用。

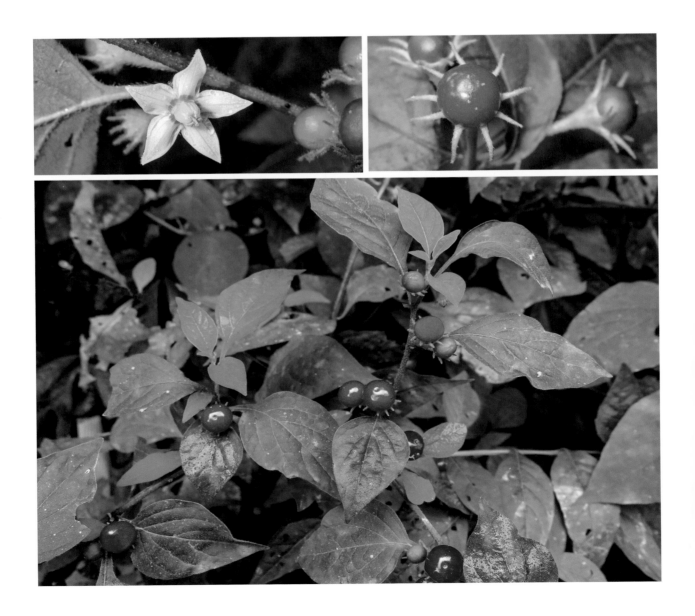

野烟叶

【基原】为茄科假烟叶树*Solanum erianthum* D. Don 的全株。

【别名】假烟叶。

【形态特征】灌木或小乔木。小枝密被白色具柄头状簇茸毛。叶片大而厚，卵状长圆形，先端短渐尖，基部阔楔形或钝，两面均被簇茸毛，全缘或略作波状。聚伞花序形成顶生圆锥状；萼钟状；花冠筒隐于萼内，冠檐深5裂，裂片长圆形，端尖。浆果球形，具宿存萼，熟时黄褐色，初时具星状簇茸毛，后渐脱落。花果期几乎全年。

【分布】生于旷野灌木丛中。产于广西、广东、云南、四川、贵州、福建、台湾等地。

【性能主治】全株味辛、苦，性微温；有毒。有清热解毒、祛风止痛的作用。主治热结气滞，脘腹疼痛，风湿痹痛，跌打肿痛。

【采收加工】全年均可采收，除去杂质，洗净，切段，干燥。

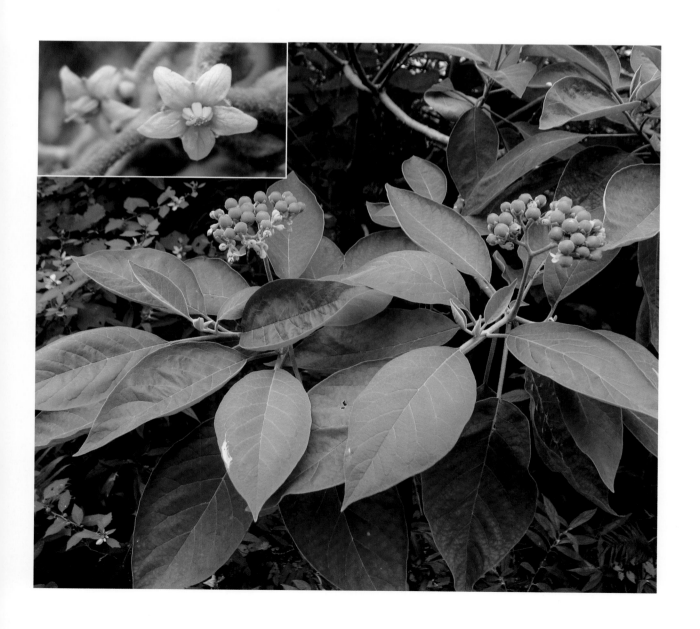

白英

【基原】为茄科白英*Solanum lyratum* Thunb. 的全草。

【别名】千年不烂心。

【形态特征】多年生草质藤本植物。茎、叶密生有节长柔毛。叶互生叶片多数为琴形，基部常3~5深裂，裂片全缘，侧裂片愈近基部的愈小，端钝，中裂片较大，通常卵形，先端渐尖，两面均被白色发亮的长柔毛。聚伞花序顶生或腋外生；花冠蓝色或白色，花冠筒隐于萼内。浆果球形，熟时红黑色。花期夏秋，果熟期秋末。

【分布】生于路旁、田边或山谷草地。产于广西、广东、湖南、湖北、云南、四川、福建、江西、甘肃、陕西等地。

【性能主治】全草味甘、苦，性寒；有小毒。有清热利湿、解毒消肿的作用。主治湿热黄疸，胆囊炎，胆石症，肾炎水肿，风湿关节痛，湿热带下，小儿高热惊搐，湿疹瘙痒，带状疱疹。

【采收加工】夏、秋季采收，洗净，鲜用或晒干。

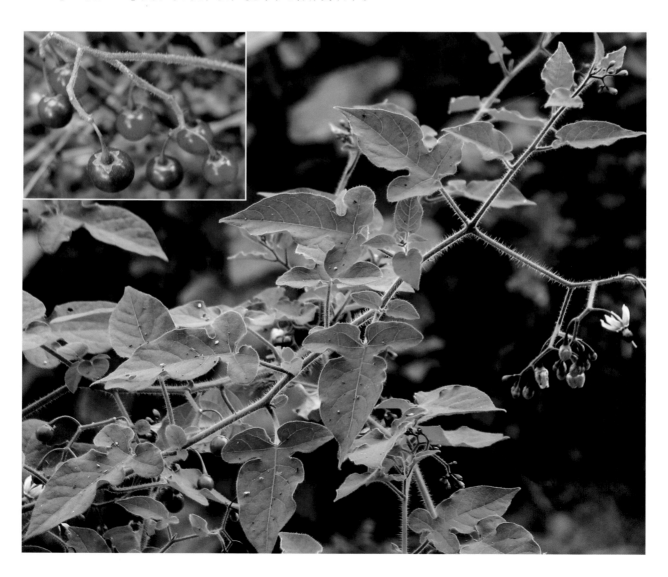

篱栏网

【基原】为旋花科篱栏网 *Merremia hederacea* (Burm. f.) Hallier f. 的地上部分。

【别名】犁头网、篱网藤。

【形态特征】缠绕或匍匐草本。茎细长，有细棱。叶片心状卵形，顶端钝，渐尖或长渐尖，具小短尖头，基部心形或深凹，全缘或通常具不规则的粗齿或锐裂齿，有时为深或浅3裂，两面均近于无毛或疏生微柔毛；叶柄细长，具小疣状突起。聚伞花序腋生，有3~5朵花，有时更多或偶为单生，花序梗比叶柄粗；花冠黄色，钟状，内面近基部具长柔毛。蒴果扁球形或宽圆锥形，4瓣裂。花期7~8月，果期9~10月。

【分布】生于灌木丛中或路旁草丛中。产于广西、广东、云南、台湾、江西等地。

【性能主治】地上部分味甘、淡，性凉。有清热解毒、利咽喉的作用。主治外感发热，咽喉肿痛等症。

【采收加工】夏、秋季采收，除去杂质，干燥。

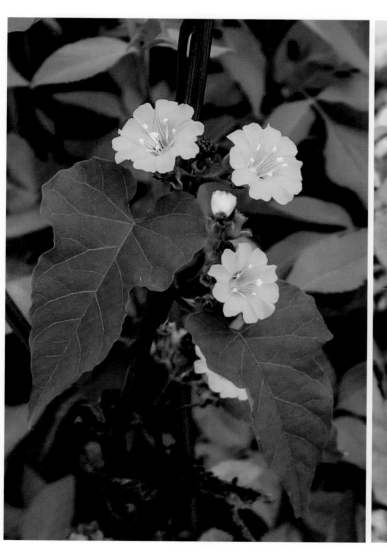
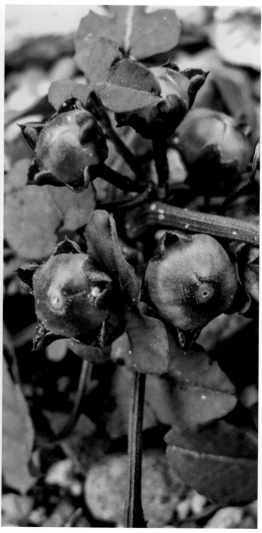

黑头茶

【基原】为玄参科毛麝香*Adenosma glutinosum* (L.) Druce 的全草。

【别名】五凉草、蓝花草。

【形态特征】直立草本，密被多细胞长柔毛和腺毛，高30~100 cm。叶对生；叶片披针状卵形至宽卵形，其形状、大小均多变异，先端锐尖，基部楔形至截形或亚心形，边缘具不整齐的齿，腹面被平伏的多细胞长柔毛，背面亦被多细胞长柔毛，并有稠密的黄色腺点。花单生于叶腋或在茎、枝顶端集成较密的总状花序；萼5深裂，果时稍增大而宿存；花冠紫红色或蓝紫色。蒴果卵形，先端具喙。花果期7~10月。

【分布】生于石灰山林中石上或沟边林下。产于广西、广东、贵州、湖南、四川、湖北等地。

【性能主治】全草味辛，性温。有祛风湿、消肿毒、行气散瘀止痛的作用。主治风湿骨痛，气滞腹痛，疮疖肿毒，皮肤湿疹，瘙痒，跌打损伤。

【采收加工】秋季花开时采收，除去杂质，晒干。

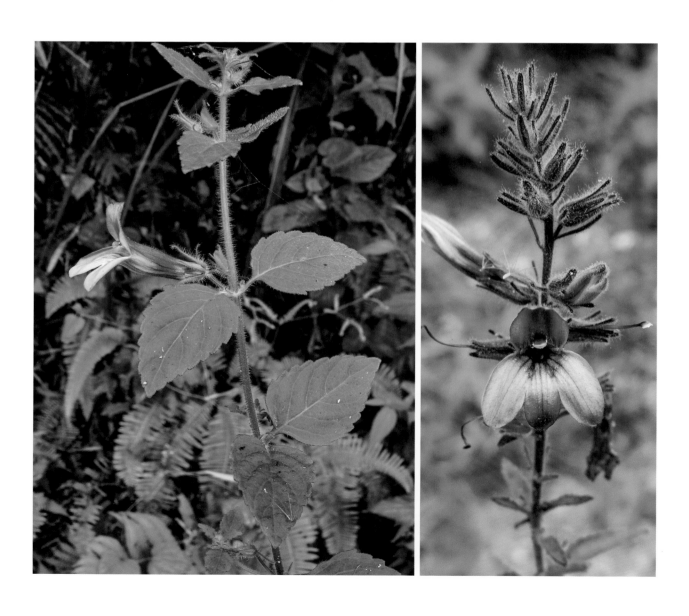

旱田草

【基原】为玄参科旱田草 *Lindernia ruellioides* (Colsm.) Pennell 的全草。

【别名】锯齿草。

【形态特征】一年生草本。少主茎直立，常分枝而长蔓；节上生根，近于无毛。叶片矩圆形、椭圆形、卵状矩圆形或圆形，边缘除基部外密生整齐而急尖的细齿，但无芒刺，两面均被粗涩的短毛或近于无毛。总状花序顶生，有花2~10朵；花冠紫红色，上唇直立，下唇开展；裂片几乎相等，或中间稍大。蒴果圆柱形，向顶端渐尖。花期6~9月，果期7~11月。

【分布】生于草地、平原、山谷或林下。产于广西、广东、云南、湖南、贵州、江西等地。

【性能主治】全草味甘、淡，性平。有理气活血、消肿止痛的作用。主治月经不调，痛经，闭经，胃痛，乳痈，瘰疬，跌打损伤，蛇犬咬伤。

【采收加工】夏、秋季采收，鲜用或晒干。

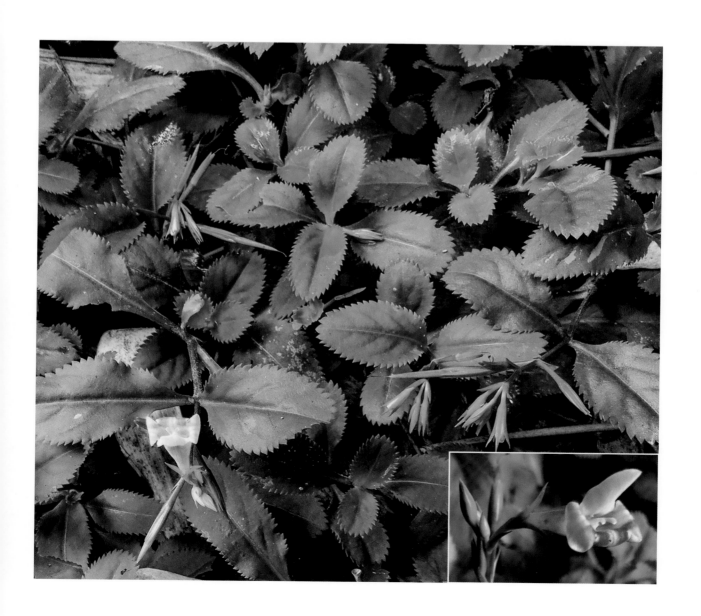

野菰

【基原】为列当科野菰*Aeginetia indica* L. 的全草。

【别名】烟管头草、僧帽花。

【形态特征】一年生寄生草本。根稍肉质，具树状细小分枝。茎黄褐色或紫红色。叶片肉红色，卵状披针形或披针形，无毛。花常单生于茎端，稍俯垂；花梗粗壮，常直立，具紫红色的条纹；花萼一侧裂开至近基部，紫红色、黄色或黄白色，具紫红色条纹，先端急尖或渐尖；花冠带黏液，常与花萼同色，或有时下部白色，上部带紫色，凋谢后变绿黑色，不明显的二唇形，筒部宽，稍弯曲。蒴果圆锥状或长卵球形。花期4~8月，果期8~10月。

【分布】喜生于土层深厚、湿润及枯叶多的地方，常寄生于禾草类植物根上。产于广西、广东、湖南、贵州、云南、四川、江西、浙江、江苏等地。

【性能主治】全草味苦，性凉；有小毒。有解毒消肿、清热凉血的作用。主治扁桃体炎，咽喉炎，尿路感染，骨髓炎；外用治毒蛇咬伤，疔疮。

【采收加工】春、夏季采收，鲜用或晒干。

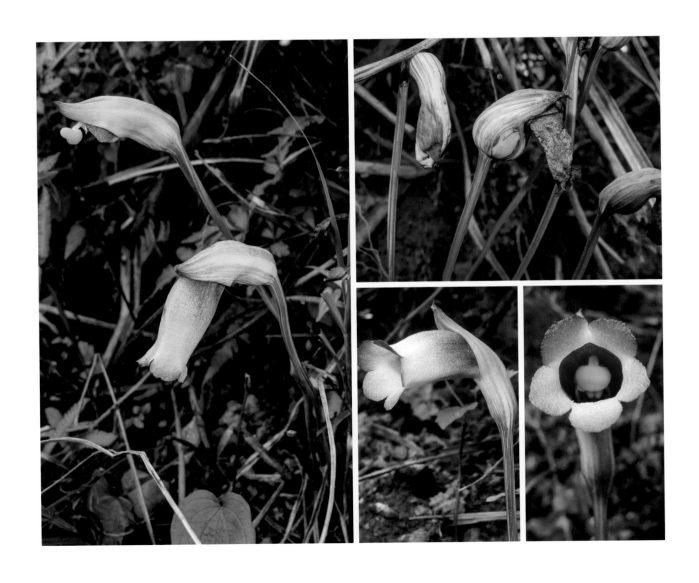

牛耳岩白菜

【基原】为苦苣苔科牛耳朵*Primulina eburnea*（Hance）Yin Z.Wang 的根状茎、全草。

【别名】石三七、石虎耳。

【形态特征】多年生草本。具粗根状茎。叶均基生，肉质；叶片卵形或狭卵形，顶端微尖或钝，基部渐狭或宽楔形，边缘全缘，两面均被贴伏的短柔毛。聚伞花序，被短柔毛；苞片2片，对生，卵形、宽卵形或圆卵形；花冠紫色或淡紫色，有时白色，喉部黄色，两面均疏被短柔毛。蒴果线形，被短柔毛。花期4~7月。

【分布】生于石灰山林中石上或沟边林下。产于广西、广东、贵州、湖南、四川、湖北等地。

【性能主治】根状茎及全草味甘，性平。有补虚、止咳、止血、除湿的作用。主治阴虚咳嗽，肺结核咳血，白带异常；外用治外伤出血，痈疮。

【采收加工】全年均可采收，鲜用或晒干。

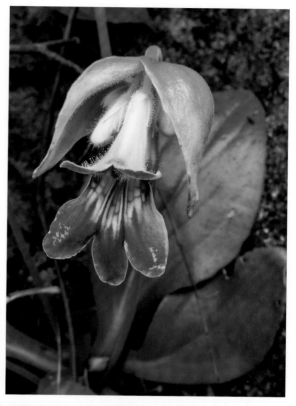

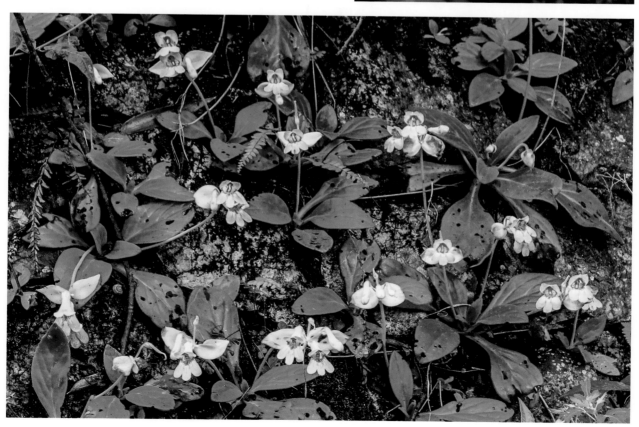

蚂蝗七

【基原】为苦苣苔科蚂蝗七 *Primulina fimbrisepala*（Hand. -Mazz.）Yin Z.Wang 的根状茎。

【别名】石螃蟹、红蚂蝗七。

【形态特征】多年生草本。具粗根状茎。叶均基生；叶片草质，两侧不对称，卵形、宽卵形或近圆形，顶端急尖或微钝，基部斜宽楔形或截形，或一侧钝或宽楔形，另一侧心形，边缘有小或粗的齿，腹面密被短柔毛并散生长糙毛，背面疏被短柔毛。聚伞花序1~7条，有1~5花；花淡紫色或紫色。蒴果长6~8 cm，被短柔毛。花期3~4月。

【分布】生于山地林中石上或石崖上、山谷溪边。产于广西、广东、贵州、湖南、江西、福建等地。

【性能主治】根状茎味苦，性凉。有健脾消食、清热利湿、活血止痛的作用。主治小儿疳积，胃痛，肝炎，痢疾，肺结核咯血；外用治刀伤出血，无名肿毒，跌打损伤。

【采收加工】全年均可采收，鲜用或晒干。

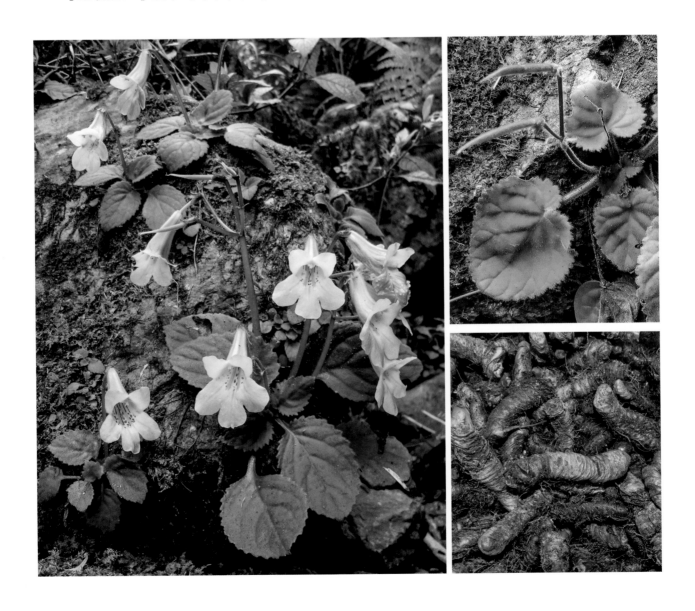

降龙草

【基原】为苦苣苔科半蒴苣苔*Hemiboea subcapitata* C. B. Clarke 的全草。

【别名】蚂拐菜、牛耳朵菜。

【形态特征】多年生草本。茎肉质，散生紫斑。叶对生；叶片稍肉质，干时草质，椭圆形或倒卵状椭圆形，顶端急尖或渐尖，基部下延，全缘或有波状浅钝齿；叶柄具合生成船形的翅。聚伞花序近顶生或腋生；花冠白色，具紫色斑点，总苞球形，开放后呈船形。蒴果线状披针形。花期9~10月，果期10~12月。

【分布】生于山谷林下石上或沟边阴湿处。产于广西、广东、云南、贵州、四川、湖南、湖北、江西、浙江、陕西等地。

【性能主治】全草味微苦、涩，性凉。有清热解毒、生津、利湿的作用。主治外感暑湿，痈肿疮疖，蛇咬伤，麻疹和烧烫伤。

【采收加工】秋季采收，鲜用或晒干。

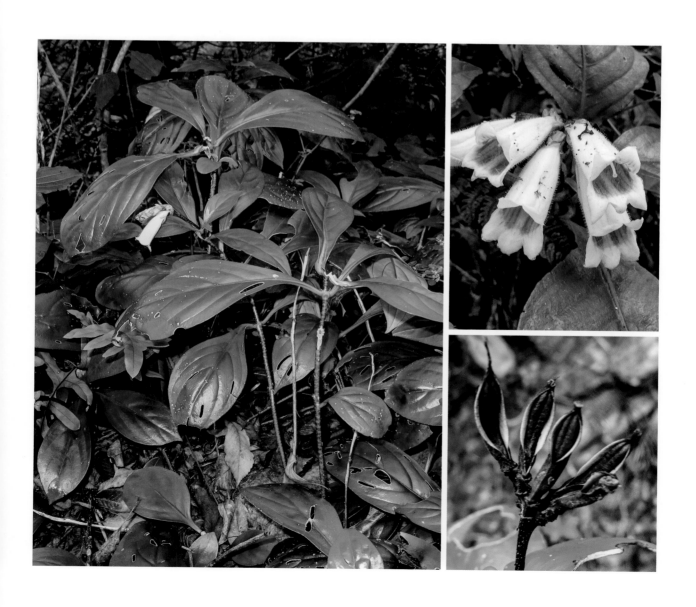

石吊兰

【基原】为苦苣苔科吊石苣苔*Lysionotus pauciflorus* Maxim. 的地上部分。

【别名】千锤打、接骨生、石泽兰。

【形态特征】小灌木。茎分枝或不分枝，无毛或上部疏被短毛。叶3片轮生，有时对生或轮生；叶片革质，形状变化大，线形、线状倒披针形、狭长圆形或倒卵状长圆形，边缘在中部以上或上部有少数牙齿或小齿，有时近全缘。花序有1~2朵花；花冠筒漏斗状，白色带紫色。蒴果线形，无毛。花期7~10月，果期9~11月。

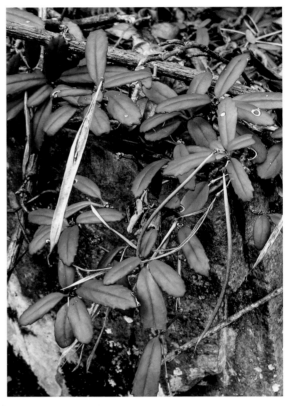

【分布】生于丘陵或山地林中、阴处石崖上或树上。产于广西、广东、云南、贵州、四川、江西、福建、湖南、浙江等地。

【性能主治】地上部分味苦，性凉。有祛风除湿、化痰止咳、祛瘀通经的作用。主治风湿痹痛，咳喘痰多，月经不调，痛经，跌打损伤。

【采收加工】夏、秋季叶茂盛时采割，晒干。

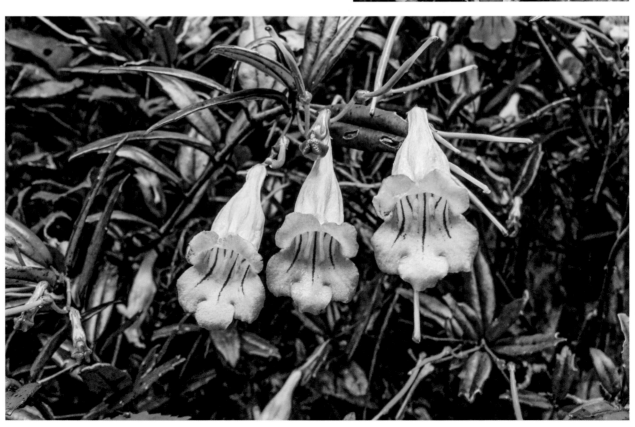

凌霄

【基原】为紫葳科凌霄 *Campsis grandiflora* (Thunb.) K. Schum. 的花、根。

【别名】红花倒水莲、倒挂金钟、白狗肠。

【形态特征】攀缘木质藤本。茎枯褐色，表皮脱落，以气生根攀附于他物之上。叶对生，奇数羽状复叶；小叶7~9片，卵形至卵状披针形，两面均无毛，边缘有粗齿。顶生疏散的短圆锥花序，花序轴长15~20 cm；花萼钟状，分裂至中部；花冠内面鲜红色，外面橙黄色。花期5~8月。

【分布】生于山谷、溪边、疏林下；常见栽培。产于广西、广东、福建、山东、河南、陕西等地。

【性能主治】花味甘、酸，性寒。有活血通经、凉血祛风的作用。主治月经不调，经闭癥瘕，产后乳肿，风疹发红，皮肤瘙痒，痤疮。根味苦，性凉。有活血散瘀、消肿解毒的功效。主治跌打损伤等症。

【采收加工】夏、秋季花盛开时采收，干燥。

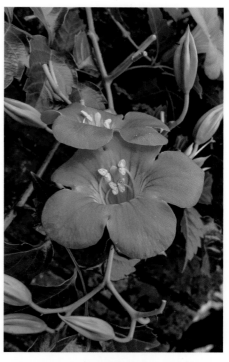

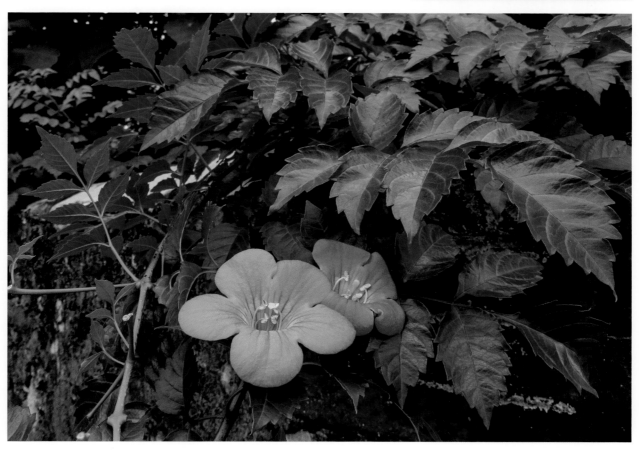

爵床

【基原】为爵床科爵床 *Justicia procumbens* L. 的全草。

【别名】小青草。

【形态特征】一年生草本。茎基部匍匐，高20~50 cm。叶片椭圆形至椭圆状长圆形，长1.5~3.5 cm，宽1.3~2 cm，先端锐尖或钝，基部宽楔形或近圆形，两面常被短硬毛。穗状花序顶生或生于上部叶腋，长1~3 cm；苞片和小苞片均披针形，有缘毛；花萼裂片4片，线形，约与苞片等长，有膜质边缘和缘毛；花冠粉红色。蒴果长约5 mm。花期8~11月，果期10~11月。

【分布】生于山坡林间草丛中或路旁阴湿处。产于广西、广东、云南、江苏、江西、湖北、四川、福建、山东、浙江等地。

【性能主治】全草味微苦，性寒。有清热解毒、利尿消肿、截疟的作用。主治感冒发热，疟疾，咽喉肿痛，小儿疳积，痢疾，肠炎，肾炎水肿，泌尿系统感染，乳糜尿；外用治痈疮疖肿，跌打损伤。

【采收加工】夏、秋季采收，鲜用或晒干。

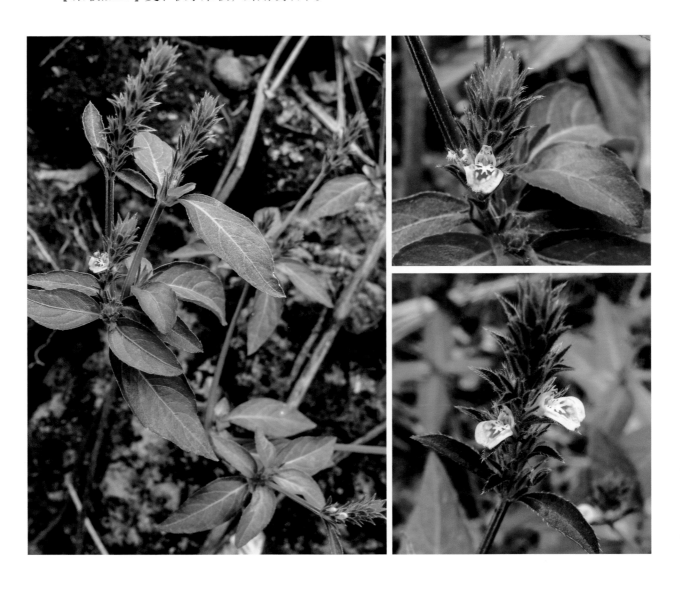

南板蓝根

【基原】为爵床科板蓝*Strobilanthes cusia* (Nees) Kuntze 的根及根状茎。

【别名】蓝靛、马蓝。

【形态特征】草本。茎直立或基部外倾，稍木质化，通常成对分枝，幼嫩部分和花序均被锈色、鳞片状毛。叶片柔软，纸质，椭圆形或卵形，顶端短渐尖，基部楔形，边缘有稍粗的齿，两面均无毛，干时黑色。穗状花序直立；苞片对生；花冠堇色、玫瑰红色或白色，圆筒形，顶端内弯，喉部扩大呈窄钟形，稍稍弯曲，不扭弯。蒴果棒状，无毛。花期11月。

【分布】生于潮湿处；常见栽培。产于广西、广东、海南、香港、云南、贵州、四川、福建、台湾、浙江等地。

【性能主治】根及根状茎味苦，性寒。有清热解毒、凉血消斑的作用。主治瘟疫时毒，发热咽痛，温毒发斑，丹毒。

【采收加工】夏、秋季采挖，除去地上茎，洗净，晒干。

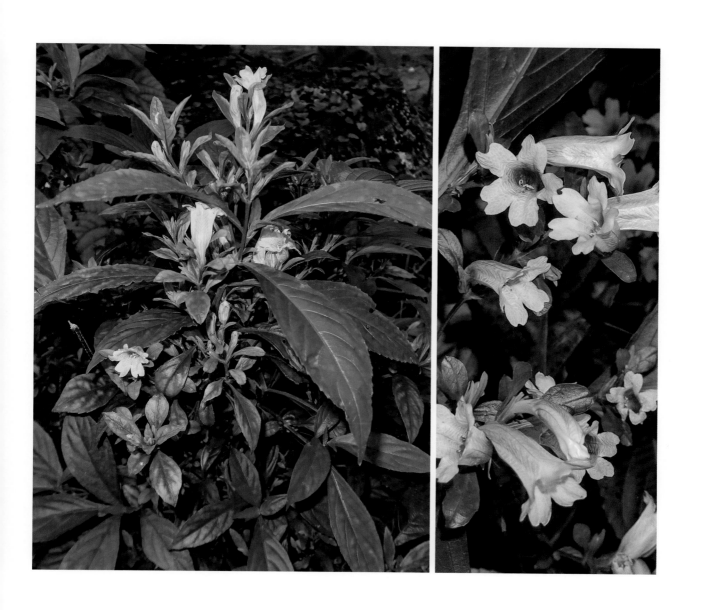

绿九牛

【基原】为爵床科山牵牛*Thunbergia grandiflora* Roxb 的全株。

【别名】老鸦嘴、大花山牵牛。

【形态特征】攀缘灌木。分枝较多，可攀缘很高；匍枝漫爬。叶片卵形、宽卵形至心形，先端急尖至锐尖，边缘有三角形裂片，两面干时棕褐色，腹面呈粗糙状，背面密被柔毛。花在叶腋单生或成顶生总状花序；花通常大而艳丽；花冠成漏斗状，蓝紫色。蒴果通常球形或稍背腹压扁，顶端具长喙。花果期5~11月。

【分布】生于山地灌木丛中；常见栽培。产于广西、广东、海南、福建等地。

【性能主治】全株味甘、微辛，性平。有舒筋活络、散瘀消肿的作用。主治跌打损伤，风湿，腰肌劳损，痛经，疮疡肿毒。

【采收加工】全年均可采收，根切片，茎、叶切段，晒干。

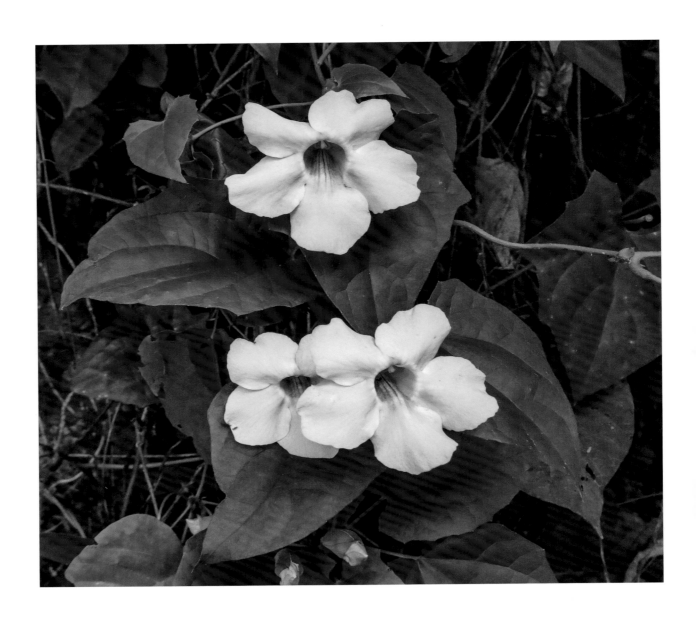

白棠子树

【基原】为马鞭草科白棠子树*Callicarpa dichotoma* (Lour.) K. Koch 的茎枝和叶。

【别名】紫珠草、止血草。

【形态特征】小灌木。分枝多，幼枝被星状毛。叶片倒卵形或卵状披针形，先端急尖或尾状尖，基部楔形，上部具粗齿，背面无毛，密生细小黄色腺点；侧脉5~6对；叶柄长不超过5 cm。聚伞花序着生于叶腋上方，2~3次分歧；花序梗长约1 cm，略有星状毛；花紫色。果球形，紫色。花期5~6月，果期7~11月。

【分布】生于低山灌木丛中。产于广西、贵州、湖南、湖北、福建、江西、安徽等地。

【性能主治】茎枝和叶味苦、涩，性平。有止血、散瘀、消炎的作用。主治衄血，咯血，胃肠出血，子宫出血，上呼吸道感染，扁桃体炎，肺炎，支气管炎；外用治外伤出血，烧伤。

【采收加工】春季至秋季采收叶及嫩茎，鲜用或晒干研末。

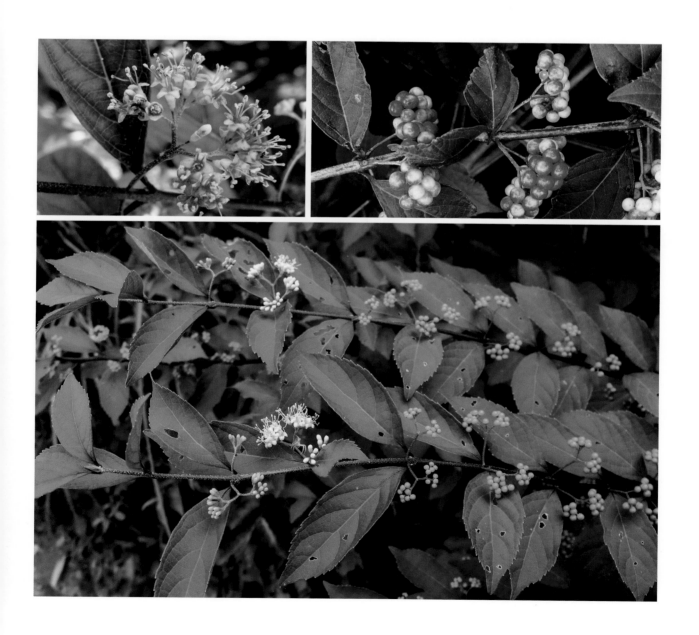

广东紫珠

【基原】为马鞭草科广东紫珠*Callicarpa kwangtungensis* Chun 的茎枝和叶。

【别名】金刀菜、珍珠风。

【形态特征】灌木，高约2 m。幼枝略被星状毛，常带紫色；老枝黄灰色，无毛。叶片狭椭圆状披针形、披针形或线状披针形，顶端渐尖，基部楔形，两面通常无毛，背面密生明显的细小黄色腺点，边缘上半部有细齿。聚伞花序，具稀疏的星状毛；花冠白色或带紫红色。果实球形，熟时紫红色。花期6~7月，果期8~10月。

【分布】生于山坡、村边疏林或灌木丛中。产于广西、广东、云南、贵州、福建、湖南、湖北、江西等地。

【性能主治】茎枝和叶味苦、涩，性凉。有收敛止血、散瘀、清热解毒的作用。主治鼻出血，咯血，吐血，便血，崩漏，外伤出血，肺热咳嗽，咽喉肿痛，热赤疮疡，水火烫伤。

【采收加工】夏、秋季采收，切段，晒干。

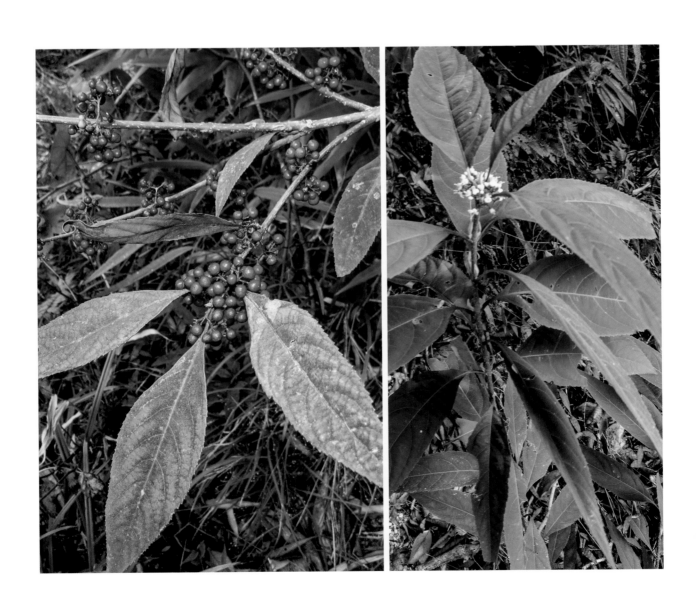

过墙风

【基原】为马鞭草科臭茉莉 *Clerodendrum chinense* (Osbeck) Mabb. var. *simplex* (Moldenke) S. L. Chen 的全株。

【别名】白花臭牡丹、臭屎茉莉。

【形态特征】灌木。植株被毛较密。叶片宽卵形或近心形，顶端渐尖，基部截形、宽楔形或浅心形，边缘疏生粗齿，腹面密被刚伏毛，背面密被柔毛，揉之有臭味。伞房状聚伞花序较密集；花单瓣，较大，白色或淡红色；花萼裂片披针形；花冠管长2~3 cm，裂片椭圆形。核果近球形，直径8~10 mm，熟时蓝黑色，宿萼增大包果。花果期5~11月。

【分布】生于山坡沟谷向阳湿润的林缘、路边；常见栽培。产于广西、贵州、云南等地。

【性能主治】全株味苦、辛，性温。有祛风湿、强筋骨、活血消肿的作用。主治风湿痹痛，脚气水肿，跌打扭伤，血瘀肿痛，痔疮脱肛，痒疹疥疮，慢性骨髓炎。

【采收加工】全年均可采收，洗净，切片，鲜用或晒干。

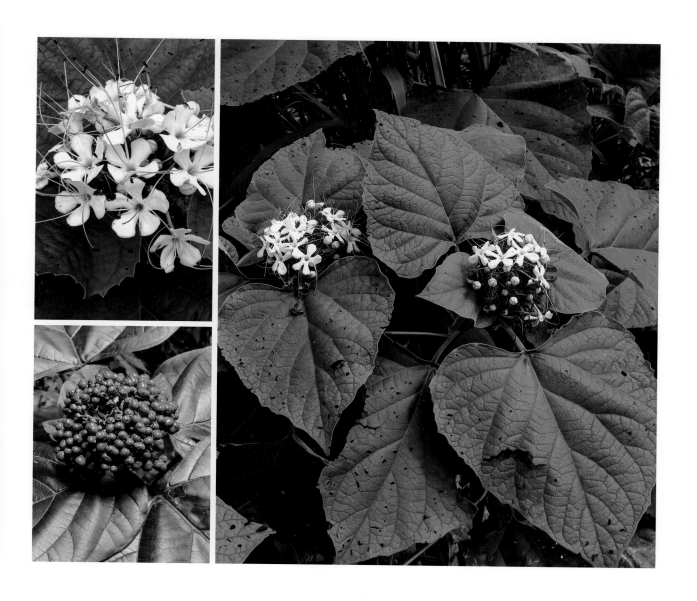

路边青

【基原】为马鞭草科大青*Clerodendrum cyrtophyllum* Turcz. 的全株。

【别名】鸡屎青。

【形态特征】灌木或小乔木。幼枝被短柔毛，枝黄褐色。叶片纸质，椭圆形、卵状椭圆形、长圆形或长圆状披针形，全缘，两面均无毛或沿脉疏生短柔毛，背面常有腺点。伞房状聚伞花序；花小，白色，有橘香味；萼杯状，果后增大；雄蕊与花柱同伸出花冠外。果实近球形，熟时蓝紫色，被红色的宿萼所托。花果期6月至翌年2月。

【分布】生于丘陵、山地林下或溪谷旁。产于我国西南、中南、华东各省区。

【性能主治】全株味苦，性寒。有清热解毒、凉血、利湿的作用。主治外感热病，热盛烦渴，咽喉肿痛，黄疸，热毒痢，急性肠炎，痈疽肿毒，外伤出血。

【采收加工】夏、秋季采收，洗净，鲜用或切段晒干。

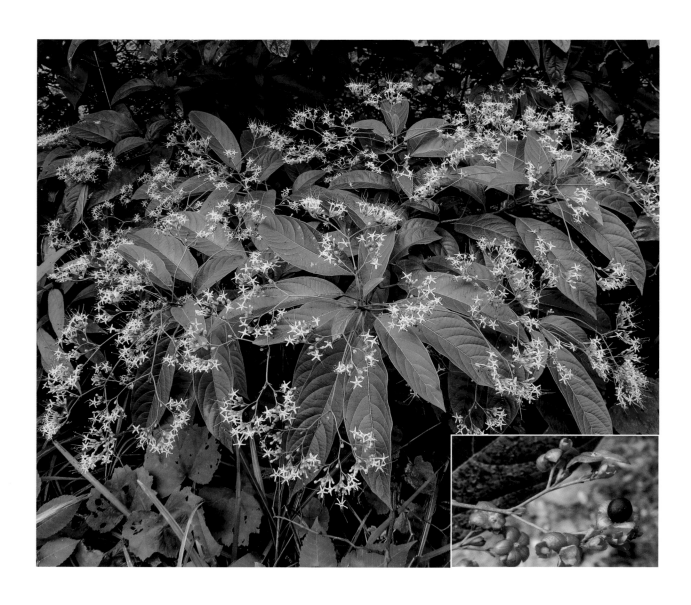

马鞭草

【基原】为马鞭草科马鞭草*Verbena officinalis* L. 的地上部分。

【别名】铁马鞭。

【形态特征】多年生草本。茎四棱柱形，节和棱上有硬毛。叶片卵圆形至长圆状披针形，基生叶边缘常有粗齿和缺刻，茎生叶多数3深裂，裂片边缘有不整齐的齿，两面有硬毛，背面脉上尤多。穗状花序顶生和腋生，细弱；花小，淡紫色至蓝色，无柄，最初密集，结果时疏离。果长圆形，熟时4瓣裂。花期6~8月，果期7~10月。

【分布】生于路边、山坡、溪边或林旁。产于广西、广东、贵州、云南、湖南、山西、陕西、安徽、浙江、福建、湖北等地。

【性能主治】地上部分味苦，性凉。有活血散瘀、解毒、利水、退黄、截疟的作用。主治癥瘕积聚，痛经，闭经，喉痹，痈肿，水肿，黄疸，疟疾。

【采收加工】6~8月花开时采割，除去杂质，晒干。

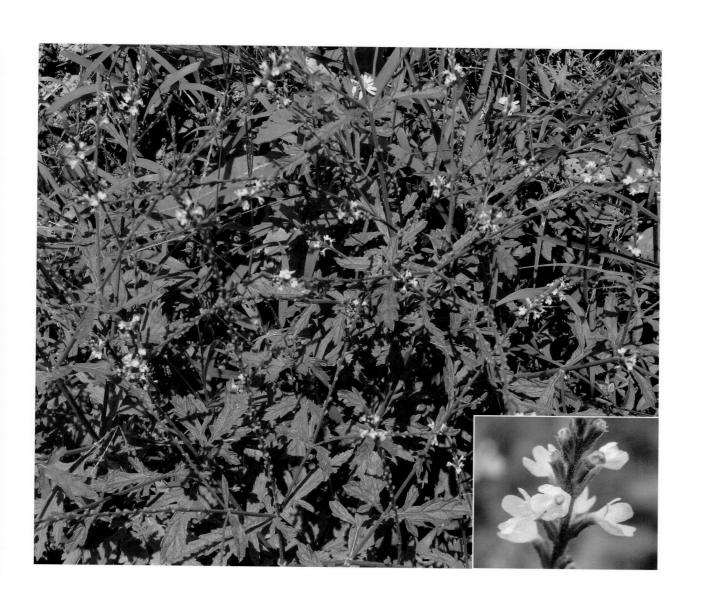

五指柑

【基原】为马鞭草科黄荆*Vitex negundo* L. 的全株。

【别名】黄荆条、五指风。

【形态特征】灌木或小乔木。枝四棱柱形，小枝、叶背、花序梗密被灰白色茸毛。掌状复叶，有小叶5片，偶有3片；小叶片长圆状披针形，全缘或有少数粗齿。聚伞花序排成圆锥状，顶生，长10~27 cm；花序梗密生灰白色茸毛；花冠淡紫色，二唇形。核果近球形，宿萼接近果实的长度。花期4~6月，果期7~10月。

【分布】生于向阳处的山坡、路旁或山地灌木丛中。产于长江以南各省区。

【性能主治】全株味辛、微苦，性温。有祛风解表、止咳化痰、理气止痛的作用。主治感冒，咳嗽，慢性支气管炎，哮喘，风湿痹痛，胃痛，泻痢。

【采收加工】夏、秋季采收，除去泥沙，洗净，切段，阴干。

【附注】牡荆*V. negundo* L. var. *cannabifolia* (Sieb. et Zucc.) Hand.-Mazz. 形态上与本种的主要区别在于叶边缘有粗齿；牡荆叶入药，具有祛痰、止咳、平喘的作用。

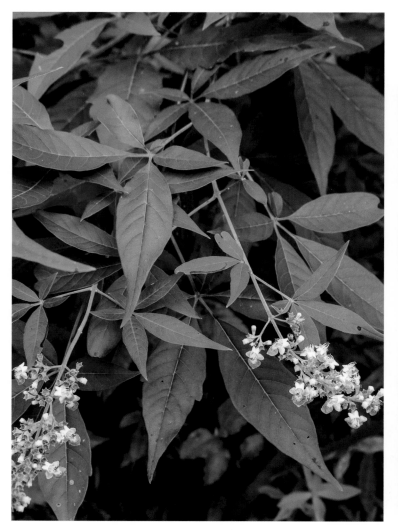

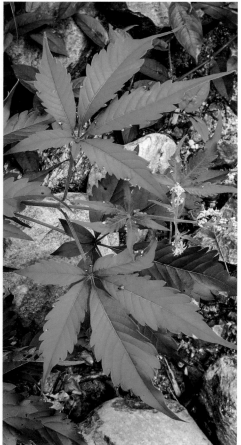

牡荆*V. negundo* var. *cannabifolia*

筋骨草

【基原】为唇形科金疮小草*Ajuga decumbens* Thunb. 的全草。

【别名】青鱼胆、苦地胆、白毛夏枯草。

【形态特征】一年生或二年生草本，平卧或上升。具匍匐茎，茎被白色长柔毛或绵状长柔毛，幼嫩部分尤多。基生叶较多，比茎生叶长而大；叶片匙形或倒卵状披针形，先端钝至圆形，基部渐狭，下延，边缘具不整齐的波状圆齿或近全缘，叶脉在腹面微隆起。轮伞花序多花，排列成间断长7~12 cm的穗状花序，位于下部的轮伞花序疏离，上部者密集；花冠淡蓝色或淡红紫色。花期3~7月，果期5~11月。

【分布】生于溪边、路旁或湿润的草坡上。产于广西、广东、江西、湖南、湖北、福建等地。

【性能主治】全草味苦、甘，性寒。有清热解毒、凉血消肿的作用。主治咽喉肿痛，肺热咯血，跌打肿痛。

【采收加工】花开时采收，除去泥沙，晒干。

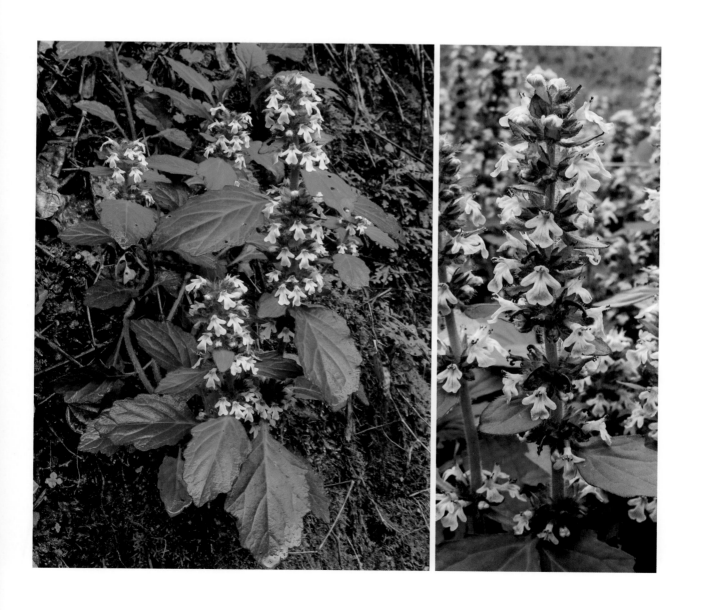

广防风

【基原】为唇形科广防风Anisomeles indica (L.) Kuntze 的全草。

【别名】防风草、土防风。

【形态特征】直立草本。茎四棱形，具浅槽，密被白色贴生短柔毛。叶片草质，阔卵圆形，先端急尖或短渐尖，基部截状阔楔形，腹面榄绿色，被短伏毛，背面灰绿色，有极密的白色短茸毛，边缘有不规则的齿。轮伞花序在主茎及侧枝的顶部排列成长穗状花序；花淡紫色，冠檐二唇形，上唇全缘，下唇3裂。小坚果黑色，近圆球形。花期8~9月，果期9~11月。

【分布】生于林缘或路旁荒地上。产于广西、广东、云南、四川、贵州、湖南、浙江、福建等地。

【性能主治】全草味辛、苦，性微温。有祛风解表、理气止痛的作用。主治感冒发热，风湿关节痛，胃痛，胃肠炎；外用治皮肤湿疹，神经性皮炎，蛇虫咬伤，痈疮肿毒。

【采收加工】夏、秋季采收，洗净，鲜用或晒干。

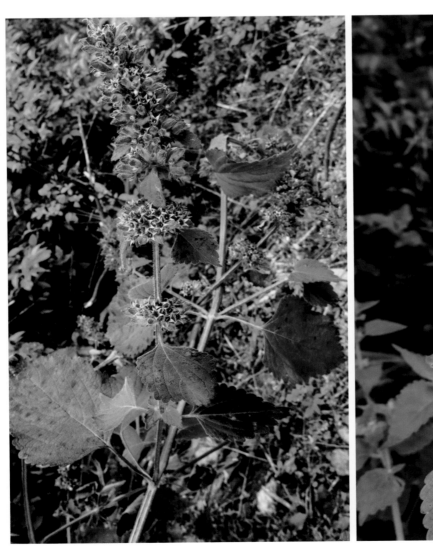
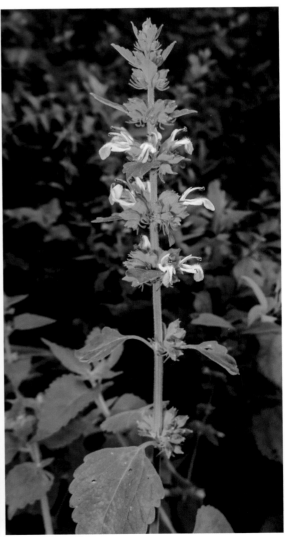

断血流

【基原】为唇形科灯笼草*Clinopodium polycephalum* (Vaniot) C. Y. Wu et S. J. Hsuan 的地上部分。

【别名】野鱼腥草。

【形态特征】多年生直立草本，高0.5~1 m。叶片卵形，长2~5 cm，宽1.5~3.2 cm，先端钝或急尖，基部阔楔形至近圆形，边缘具疏圆齿状齿，腹面榄绿色，背面颜色略淡，两面均被糙硬毛，背面脉上尤甚。轮伞花序具多花，圆球形，沿茎及分枝形成宽而多头的圆锥花序；花萼外面脉上被具节长柔毛及腺微柔毛；花冠紫红色，冠檐二唇形，上唇直伸，下唇3裂。花期7~8月，果期9月。

【分布】生于山坡、田间、路边、灌木丛中。产于广西、贵州、四川、湖南、湖北、浙江、山西、山东、河南、河北等地。

【性能主治】地上部分味微苦、涩，性凉。有收敛止血的作用。主治崩漏，尿血，鼻出血，牙龈出血，创伤出血。

【采收加工】夏季开花前采收，除去泥沙，晒干。

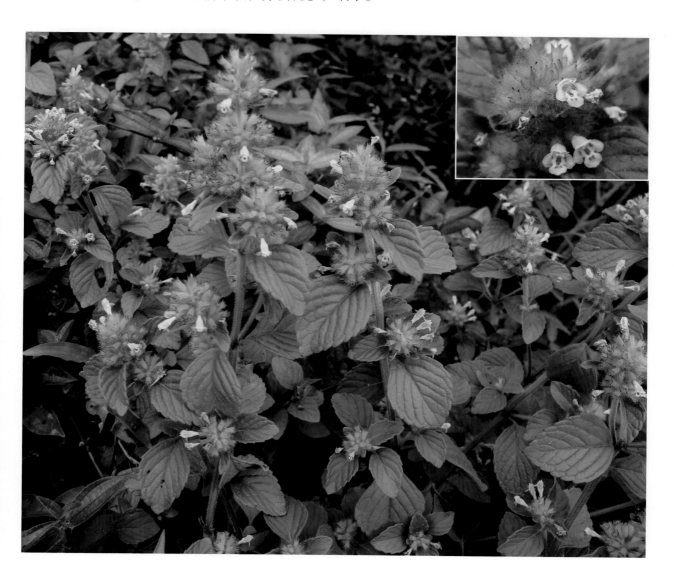

钻地风

【基原】为唇形科活血丹*Glechoma longituba* (Nakai) Kuprian 的地上部分。

【别名】透骨消、连钱草。

【形态特征】多年生草本。具匍匐茎，上升，逐节生根。叶片草质，下部叶较小，叶片心形或近肾形，先端急尖或钝三角形，基部心形，边缘具圆齿或粗锯齿状圆齿，腹面被疏粗伏毛或微柔毛，叶脉不明显，背面常带紫色；叶柄长为叶片的1~2倍。轮伞花序具2花，稀具4~6花；花冠淡蓝色、蓝色至紫色，下唇具深色斑点。花期4~5月，果期6~7月。

【分布】生于林缘、疏林下、草地中、溪边等阴湿处。除甘肃、青海、新疆及西藏外，产于全国各地。

【性能主治】地上部分味辛、微苦，性微寒。有利湿通淋、清热解毒、散瘀消肿的作用。主治热淋，石淋，湿热黄疸，疮痈肿痛，跌打损伤。

【采收加工】春季至秋季采收，除去杂质，晒干。

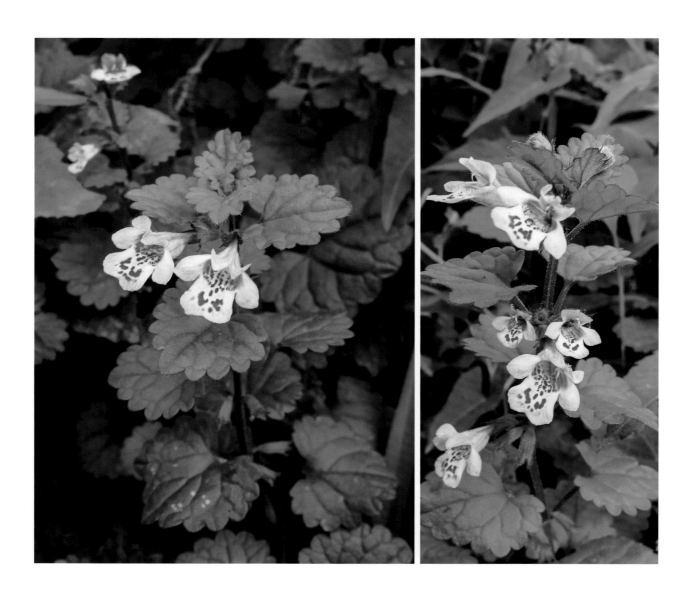

溪黄草

【基原】为唇形科溪黄草Isodon serra (Maxim.) Kudo 的全草。

【别名】大叶蛇总管。

【形态特征】多年生直立草本。根状茎肥大，粗壮，有时呈疙瘩状。茎钝四棱形，基部木质，近无毛，向上密被倒向微柔毛，上部多分枝。叶片草质，卵圆形或卵圆状披针形，先端近渐尖，基部楔形，边缘具内弯粗齿，两面无毛，仅脉被柔毛，散布淡黄色腺点。花序为由聚伞花序组成的顶生庞大疏松圆锥花序，聚伞花序具梗；花冠紫色。小坚果阔卵形。花果期8~9月。

【分布】生于山坡、路旁、溪旁、草丛、灌木丛中或林下沙壤土上。产于广西、广东、湖南、安徽、浙江、江苏、贵州等地。

【性能主治】全草味苦，性寒。有清热利湿、凉血散瘀的作用。主治黄疸，泄泻，急性肝炎，急性胆囊炎，痢疾，肠炎，跌打瘀肿。

【采收加工】夏、秋季采收，除去杂质，干燥。

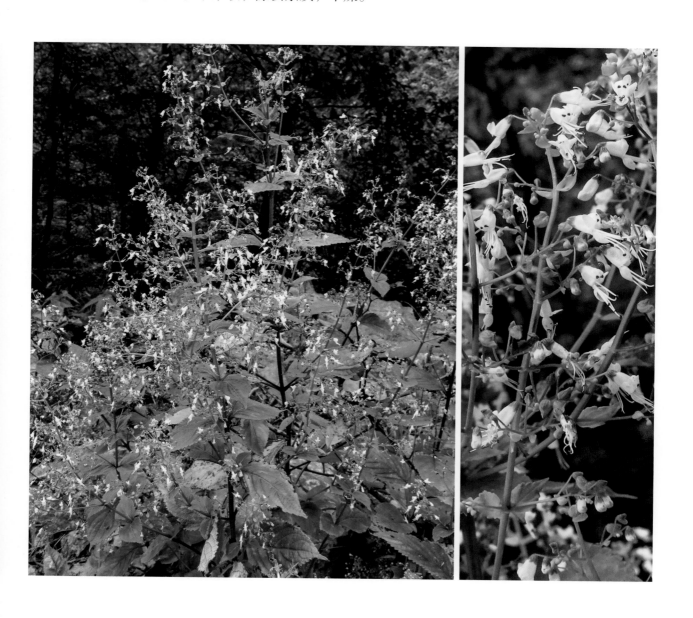

益母草

【基原】为唇形科益母草*Leonurus japonicus* Houtt. 的地上部分。

【别名】益母艾、红花艾。

【形态特征】一年生或二年生草本。茎直立，钝四棱形，有倒向糙伏毛。叶对生；茎下部叶片掌状3裂，裂片呈长圆状菱形至卵圆形，裂片再不规则分裂；茎上部叶片亦为3裂，小裂片呈条形。轮伞花序腋生；花冠粉红至淡紫红色，冠檐二唇形。小坚果长圆状三棱形，光滑。花期6~9月，果期7~10月。

【分布】生于荒地、草地、路边或村边；常见栽培。产于全国大部分地区。

【性能主治】地上部分味辛、苦，性微寒。有活血调经、利尿消肿、清热解毒的作用。主治月经不调，痛经，闭经，恶露不尽，水肿尿少，疮疡肿毒。

【采收加工】春季幼苗期至初夏花前期采割鲜品；干品于夏季茎叶茂盛、花未开或初开时采割，切段，晒干。

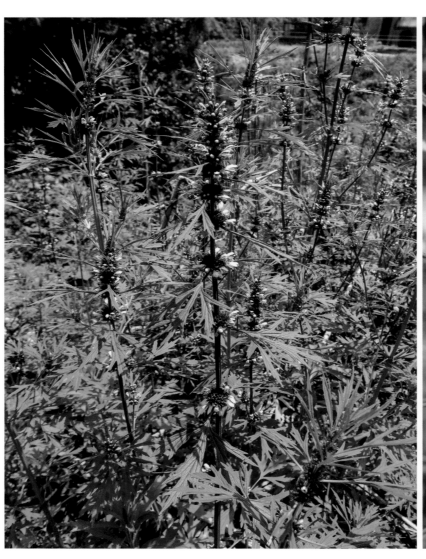
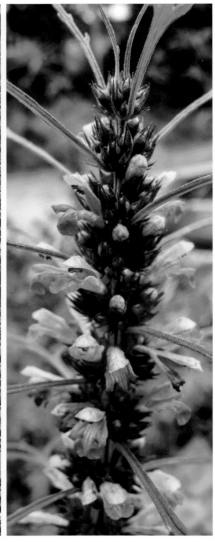

紫苏叶

【**基原**】为唇形科紫苏*Perilla frutescens* (L.) Britton 的叶（或带嫩枝）。

【**别名**】红苏、臭苏。

【**形态特征**】一年生直立草本。茎钝四棱形，具四槽，密被长柔毛。叶片膜质或草质，阔卵形或圆形，先端短尖或突尖，基部圆形或阔楔形，边缘在基部以上有粗齿，两面绿色或紫色，或仅背面紫色。轮伞花序2个，组成长1.5~15 cm、偏向一侧的顶生及腋生总状花序；花白色至紫红色，冠檐近二唇形。小坚果近球形。花期8~11月，果期8~12月。

【**分布**】生于山地、路旁、村边；栽培于全国各地。

【**性能主治**】叶味辛，性温。有解表散寒、行气和胃的作用。主治风寒感冒，咳嗽呕恶，妊娠呕吐，鱼蟹中毒。

【**采收加工**】夏季枝叶茂盛时采收，除去杂质，晒干。

【**附注**】紫苏子为紫苏干燥成熟果实，有降气化痰、止咳平喘、润肠通便的作用。紫苏梗为紫苏干燥茎入药，有理气宽中、止痛、安胎的作用。

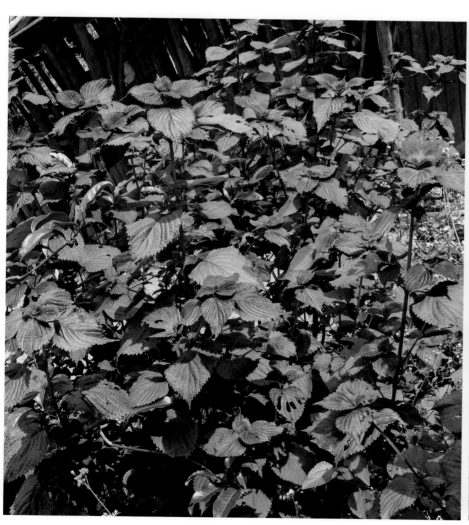

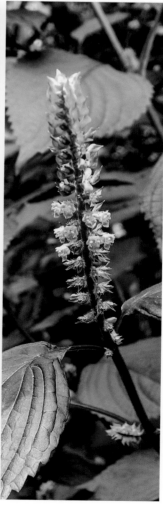

夏枯草

【基原】为唇形科夏枯草*Prunella vulgaris* L. 的果穗。

【别名】假紫苏、红（紫）苏、臭苏。

【形态特征】多年生草本。具匍匐根状茎，多为紫红色；茎被糙毛。茎生叶卵状长圆形或卵形，大小不相等，基部下延至叶柄成狭翅，边缘具不明显的波状齿或几近全缘。轮伞花序密集组成顶生长2~4 cm的穗状花序，每轮伞花序下承托有浅紫红色、宽心形的叶状苞片；花冠紫色、蓝紫色或红紫色，外面无毛。小坚果黄褐色，长圆状卵珠形。花期4~6月，果期7~10月。

【分布】生于草地、沟边及路旁等湿润处。产于广西、广东、贵州、湖南、湖北、福建、台湾、浙江、江西等地。

【性能主治】果穗味辛、苦，性寒。有清肝泻火、明目、散结消肿的作用。主治目赤肿痛，目珠夜痛，头痛眩晕，瘰疬，乳痈，乳房胀痛。

【采收加工】夏季果穗呈棕红色时采收，除去杂质，晒干。

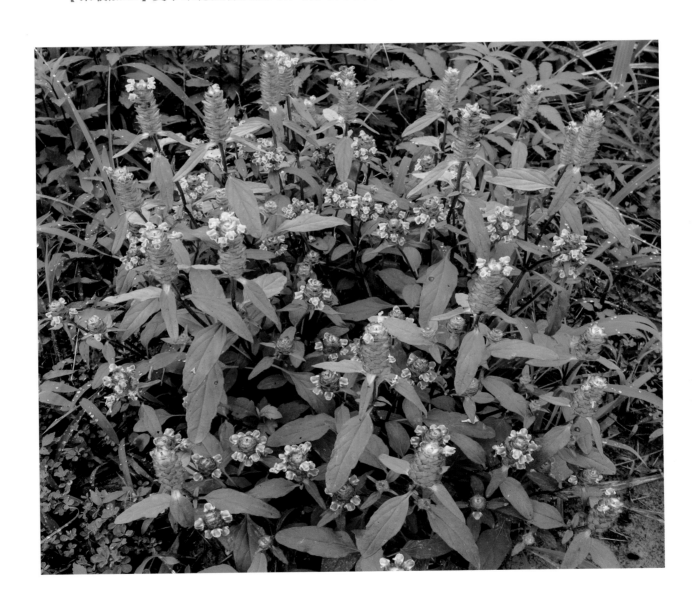

半枝莲

【基原】为唇形科半枝莲 *Scutellaria barbata* D. Don 的全草。

【别名】小耳挖草、小韩信草。

【形态特征】直立草本。茎四棱形，不分枝或多少具分枝。叶具短柄或近无柄；叶片三角状卵形或卵状披针形，先端急尖，基部宽楔形或近截形，边缘具圆齿，腹面橄榄绿色，背面淡绿色有时带紫色，两面沿脉上疏被紧贴的小毛或几无毛。花对生，偏向一侧，排成4~10列的顶生或腋生的总状花序；花冠二唇形，棕黄色或浅蓝紫色。花期4~10月，果期10~11月。

【分布】生于水田边、溪边或湿润草地上。产于广西、广东、云南、贵州、四川、湖南、湖北、江西、福建等地。

【性能主治】全草味辛、苦，性寒。有清热解毒、化瘀利尿的作用。主治疔疮肿毒，咽喉肿痛，跌扑伤痛，水肿，黄疸，蛇虫咬伤。

【采收加工】夏、秋季茎叶茂盛时采收，洗净，晒干。

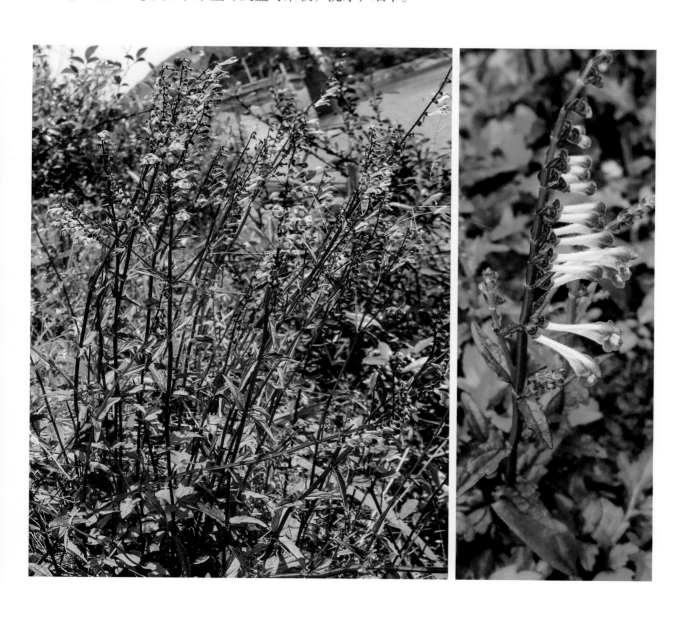

韩信草

【基原】为唇形科韩信草 *Scutellaria indica* L. 的全草。

【别名】耳挖草、大力草。

【形态特征】多年生草本。茎四棱柱形，暗紫色，被微柔毛。叶片草质至近坚纸质，心状卵圆形或圆状卵圆形至椭圆形，先端钝或圆，基部圆形、浅心形至心形，边缘密生整齐圆齿，两面被微柔毛或糙伏毛，尤以下面为甚。花对生于枝端成总状花序；花冠蓝紫色，二唇形，下唇具深紫色斑点。小坚果熟时暗褐色，卵形，腹面近基部具1个果脐。花期4~8月，果期6~9月。

【分布】生于山坡、路边、田边或草地上。产于广西、广东、湖南、贵州、河南、陕西、江苏、福建、四川等地。

【性能主治】全草味辛、苦，性平。有祛风活血、解毒止痛的作用。主治吐血，咳血，痈肿，疗毒，喉风，牙痛，跌打损伤。

【采收加工】春、夏季采收，洗净，鲜用或晒干。

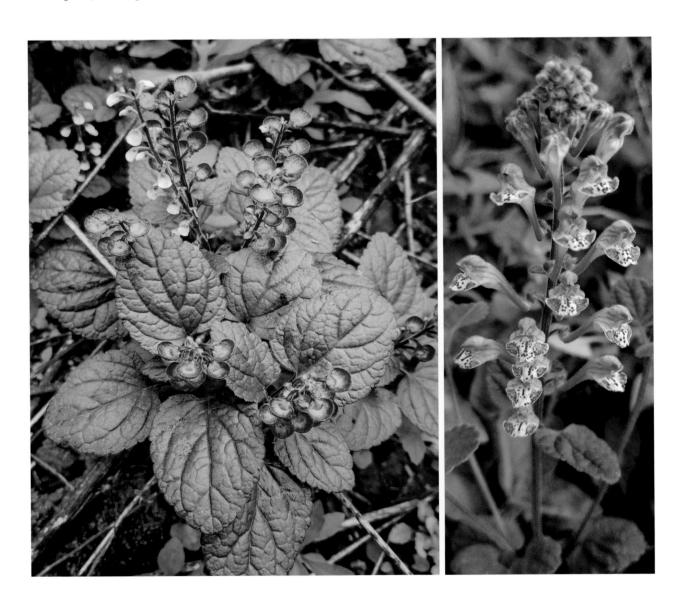

饭包草

【基原】为鸭跖草科饭包草*Commelina bengalensis* L. 的全草。

【别名】圆叶鸭跖草、马耳草。

【形态特征】多年生披散草本。叶有明显的叶柄；叶片卵形，顶端钝或急尖，近无毛；叶鞘口沿有疏而长的睫毛。总苞片漏斗状，与叶对生，常数个集于枝顶，下部边缘合生，被疏毛，顶端短急尖或钝，柄极短；花序下面一枝具细长梗，具1~3朵不孕的花，伸出佛焰苞，上面一枝有花数朵，结实，不伸出佛焰苞；花瓣蓝色，圆形。蒴果椭圆形。花果期夏、秋季。

【分布】生于田边、沟内或林下阴湿处。产于广西、广东、湖南、湖北、山东、浙江等地。

【性能主治】全草味苦，性寒。有清热解毒、利湿消肿的作用。主治小便短赤涩痛，赤痢，疔疮等症。

【采收加工】夏、秋季采收，洗净，鲜用或晒干。

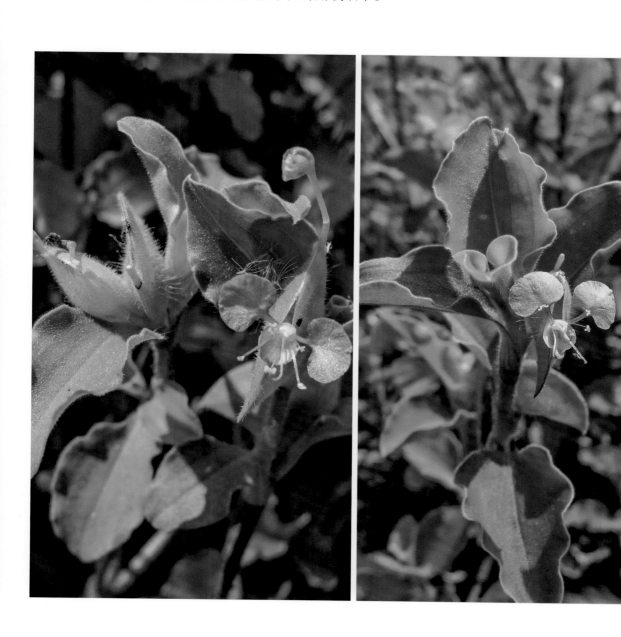

鸭跖草

【基原】为鸭跖草科鸭跖草*Commelina communis* L. 的地上部分。

【别名】蓝花菜、蓝花水竹草。

【形态特征】一年生披散草本。茎匍匐生根，多分枝，下部无毛，上部被短毛。叶片披针形至卵状披针形。总苞片佛焰苞状，有1.5~4 cm的柄，与叶对生，折叠状，展开后为心形，顶端短急尖，基部心形，边缘常有硬毛；聚伞花序，下面一枝仅有花1朵，不孕，上面一枝具花3~4朵，具短梗，几乎不伸出佛焰苞；花瓣深蓝色。蒴果椭圆形，2片裂。花果期6~10月。

【分布】生于路旁、荒地、林缘灌木、草丛中。产于云南、四川、甘肃以东的南北各省区。

【性能主治】地上部分味甘、淡，性寒。有清热泻火、解毒、利水消肿的作用。主治感冒发热，热病烦渴，咽喉肿痛，水肿尿少，热淋涩痛，痈肿疔毒。

【采收加工】夏、秋季采收，晒干。

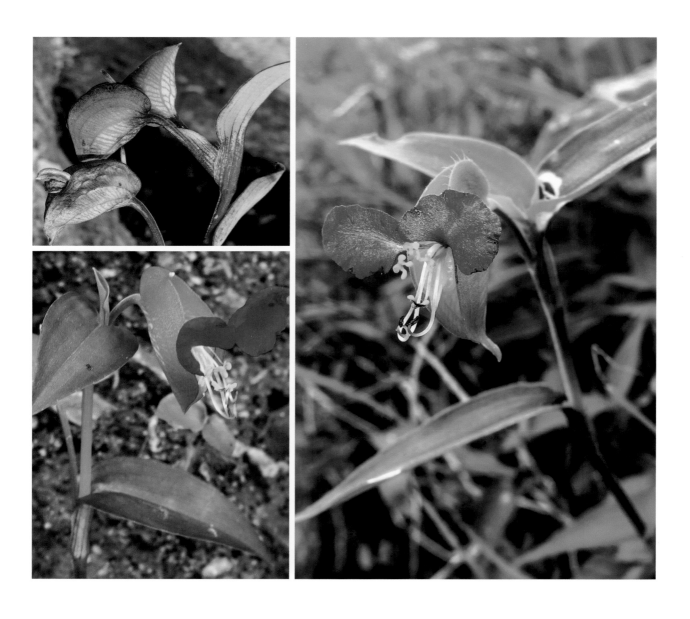

箭秆风

【基原】为姜科箭秆风Alpinia sichuanensis Z. Y. Zhu 的根状茎。

【别名】土砂仁、四川山姜。

【形态特征】多年生草本，高1~1.5米。叶片披针形或线状披针形，长20~30 cm，宽2~6 cm，顶端具细尾尖，基部渐狭，除顶部边缘具小刺毛外其余无毛。穗状花序长7~20 cm；小花常每3朵一簇生于花序轴上；花序轴被茸毛；花冠白色或淡黄色。果实球形，直径7~10 mm，红色，被短柔毛，顶冠有宿存的萼管。花期4~6月，果期6~11月。

【分布】生于林下阴湿处。产于广西、广东、云南、湖南、贵州、江西、四川等地。

【性能主治】根状茎味辛、微苦，性温。有除湿消肿、行气止痛的作用。主治风湿痹痛，胃痛，跌打损伤。

【采收加工】全年均可采收，除去茎叶，洗净，鲜用或切片晒干。

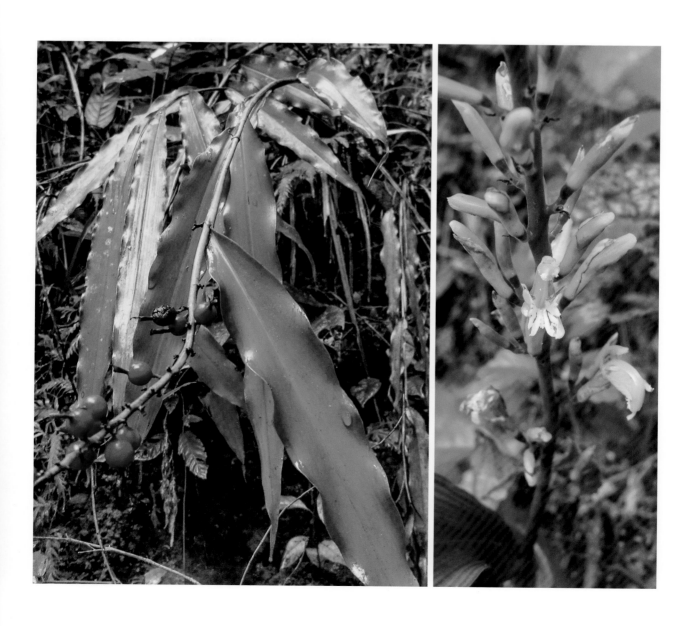

闭鞘姜

【基原】为姜科闭鞘姜*Costus speciosus* (Koen.) Smith 的根状茎。

【别名】樟柳头。

【形态特征】多年生宿根草本，高1~3 m。具匍匐的根状茎。叶螺旋状排列；叶片长圆形或披针形，长15~20 cm，宽6~10 cm，顶端渐尖或尾状渐尖，基部近圆形，背面密被绢毛。穗状花序顶生；苞片卵形，红色，革质；花冠管短，裂片长圆状椭圆形，白色或顶部红色；唇瓣宽喇叭形，纯白色，顶端具裂齿，皱波状。蒴果稍木质，红色。花期7~9月，果期9~11月。

【分布】生于疏林下、山谷阴湿地、路边草丛、荒坡、水沟边等处。产于广西、广东、台湾、云南等地。

【性能主治】根状茎味辛、酸，性微寒；有小毒。有利水消肿、解毒止痒的作用。主治百日咳，肾炎水肿，尿路感染，肝硬化腹水，小便不利；外用治荨麻疹，疮疖肿毒，中耳炎。

【采收加工】全年均可采收，以秋末为宜，洗净，切片，蒸熟，晒干。

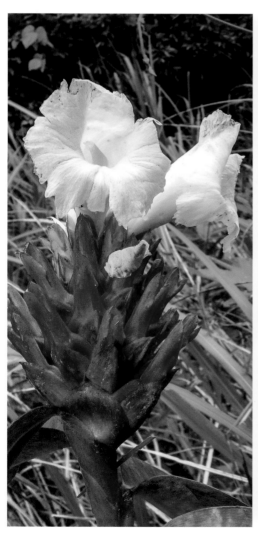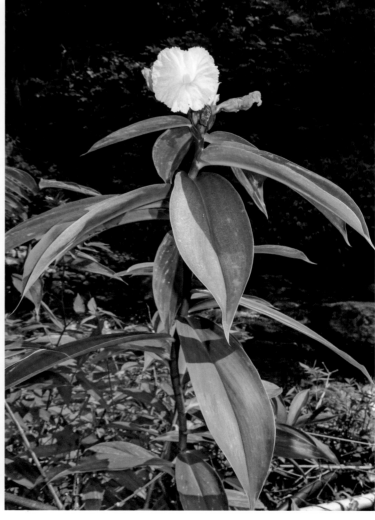

天冬

【基原】为百合科天门冬*Asparagus cochinchinensis* (Lour.) Merr. 的块根。

【别名】三百棒、天冬草、丝冬。

【形态特征】多年生攀缘草本。块根肉质，簇生，长椭圆形或纺锤形，长4~10 cm，灰黄色。茎平滑，常弯曲或扭曲，长可达1~2 m，分枝具棱或狭翅。叶状枝2~3条簇生，线形扁平或由于中脉龙骨状而略呈锐三棱形。叶退化为鳞片，主茎上的鳞状叶常变为下弯的短刺。花1~3朵簇生于叶状枝腋，黄白色或白色。浆果球形，熟时红色。花期5~6月，果期8~10月。

【分布】生于山坡、路旁、疏林下、山谷或荒地上；亦有栽培。产于我国中部、西北、长江流域及南方各地。

【性能主治】块根味甘、苦，性寒。有清肺生津、养阴润燥的作用。主治肺燥干咳，顿咳痰黏，腰膝酸痛，骨蒸潮热，内热消渴，热病津伤，咽干口渴，肠燥便秘。

【采收加工】秋、冬季采挖，洗净，除去茎基和须根，置沸水中煮或蒸至透心，趁热除去外皮，洗净，干燥。

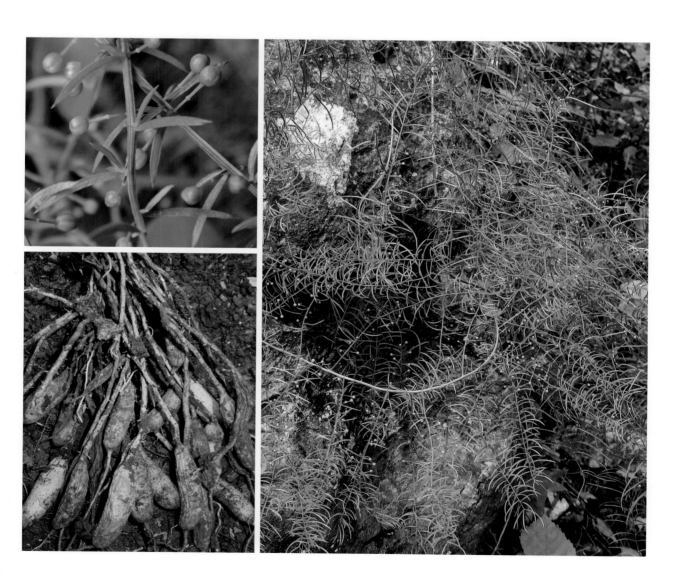

萱草

【基原】为百合科萱草*Hemerocallis fulva* (L.) L. 的根。

【别名】忘萱草。

【形态特征】多年生宿根草本。根近肉质，中下部有纺锤形膨大。叶基生，一般较宽，条形，长40~80 cm，宽1.5~3.5 cm，背面呈龙骨状突起。蝎尾状聚伞花序复组成圆锥状，顶生，着生花6~10朵；花早上开晚上凋谢，无香味，橘红色至橘黄色，内花被裂片下部一般有"∧"形彩斑，具短花梗。蒴果长圆形。花果期5~7月。

【分布】生于草丛、荒坡或灌丛中；常见栽培。产于秦岭以南各省区。

【性能主治】根味甘，性凉。有清热利尿、凉血止血的作用。主治黄疸，水肿，淋浊，带下，衄血，便血，崩漏，乳痈，乳汁不通。

【采收加工】夏、秋季采挖，除去残茎、须根，洗净泥土，晒干。

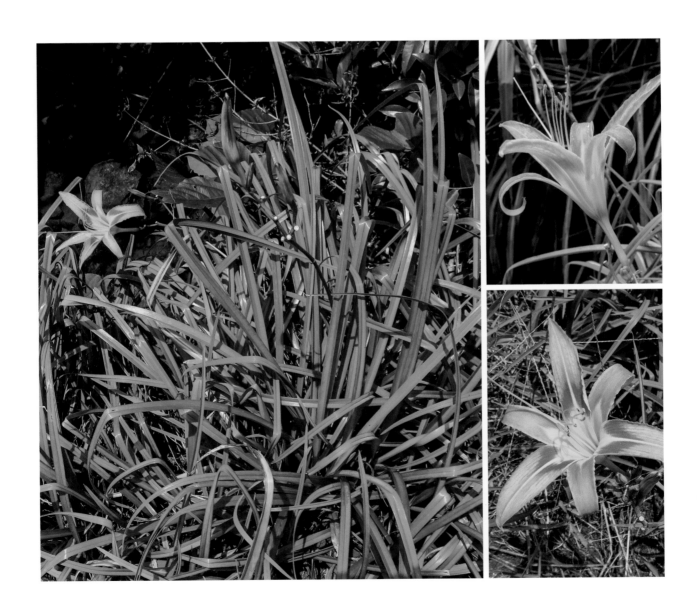

黄精

【基原】为百合科多花黄精*Polygonatum cyrtonema* Hua 的根状茎。

【别名】鸡头参、玉竹黄精。

【形态特征】多年生草本。根状茎肥厚，连珠状或块状，每节上茎痕明显，圆盘状。茎高50~100 cm。叶互生；叶片椭圆形、卵状披针形或长圆状披针形，长10~18 cm，宽2~7 cm，先端尖至渐尖。伞形花序常具花3~14朵；花被筒状，黄绿色。浆果紫黑色。花期5~6月，果期7~9月。

【分布】生于林下、沟谷或山坡阴处。产于广西、广东、湖南、贵州、湖北、江西、安徽等地。

【性能主治】根状茎味甘，性平。有补气养阴、健脾、润肺、益肾的作用。主治脾胃气虚，体倦乏力，胃阴不足，口干食少，肺虚燥咳，劳嗽咳血，精血不足，腰膝酸软，须发早白，内热消渴。

【采收加工】春、秋季采挖，除去须根，洗净，置沸水中略烫或蒸至透心，干燥。

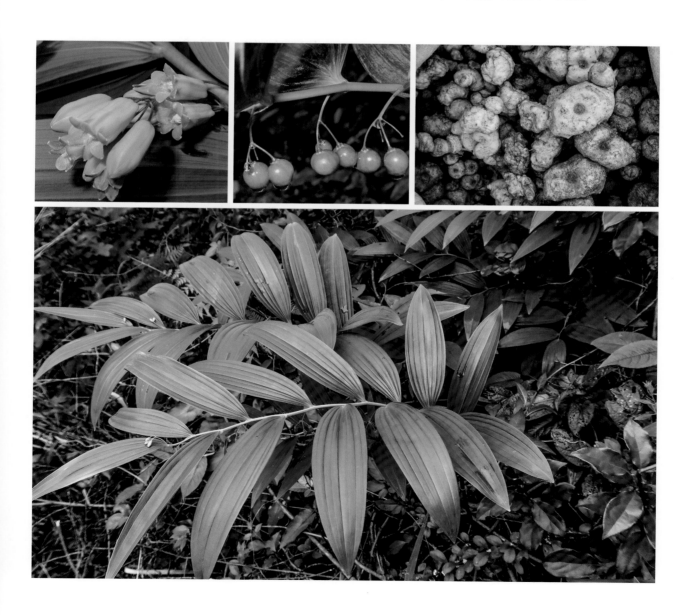

玉竹

【基原】为百合科玉竹*Polygonatum odoratum* (Mill.) Druce 的根状茎。

【别名】玉参、尾参。

【形态特征】多年生草本。根状茎圆柱形，直径5~14 mm。茎高20~50 cm，具7~12叶。叶互生；叶片长5~12 cm，宽3~16 cm，椭圆形至卵状矩圆形，先端尖，腹面带灰白色，背面脉上平滑至呈乳头状粗糙。花序具1~4朵花；花黄绿色至白色；花丝丝状，近平滑至具乳头状突起。浆果熟时蓝黑色，直径7~10 mm。花期5~6月，果期7~9月

【分布】生于林下或山野阴坡。产于广西、广东、湖南、浙江、江西、河南等地。

【性能主治】根状茎味甘，性微寒。有养阴润燥、生津止渴的作用。主治肺胃阴伤，燥热咳嗽，内热消渴，咽干口渴。

【采收加工】秋季采挖，除去须根，洗净，晒至柔软，反复揉搓、晾晒至无硬心，晒干；或蒸透，揉至半透明，晒干。

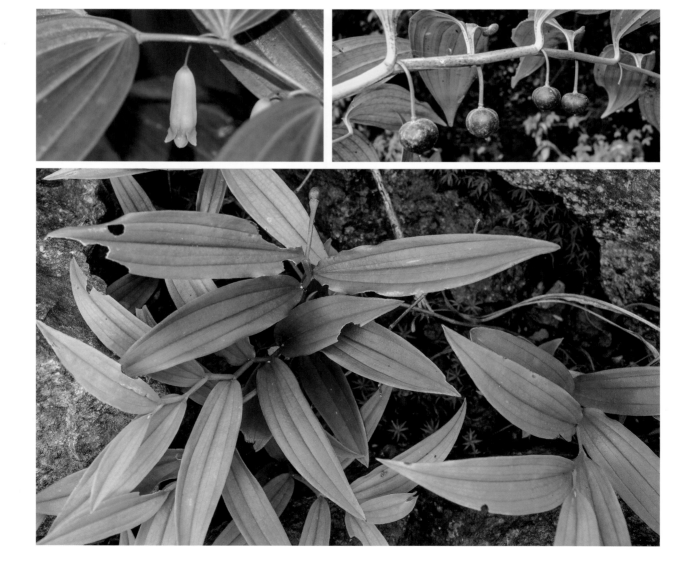

重楼

【基原】为延龄草科华重楼*Paris chinensis* Franch. 的根状茎。

【别名】蚤休、独脚莲。

【形态特征】多多年生草本，高25~85 cm。根状茎粗厚，直径2~4.5 cm，外皮棕褐色，密生多数环节和须根。叶5~12片轮生；叶片长圆形、卵形、披针形或倒披针形，基部常楔形，长8~20 cm，宽2~8 cm。花单生；萼片4~8枚，披针形，长3~8 cm；花瓣狭条形，常比萼片短很多，通常反折；雄蕊8~10枚，花药长约1 cm，药隔突出部分长1~2 mm；子房绿色，具棱，柱头紫红色或红色。种子具鲜红色外种皮。花期4~7月，果期8~11月。

【分布】生于林下阴处。产于广西、云南、四川和贵州等地。

【性能主治】根状茎味苦，性寒；有小毒。有清热解毒、消肿止痛的作用。主治流行性乙型脑炎，阑尾炎，淋巴结核，扁桃体炎，腮腺炎，乳腺炎，胃痛，毒蛇、毒虫咬伤，疮疡肿毒。

【采收加工】秋季采挖，除去须根，洗净，晒干。

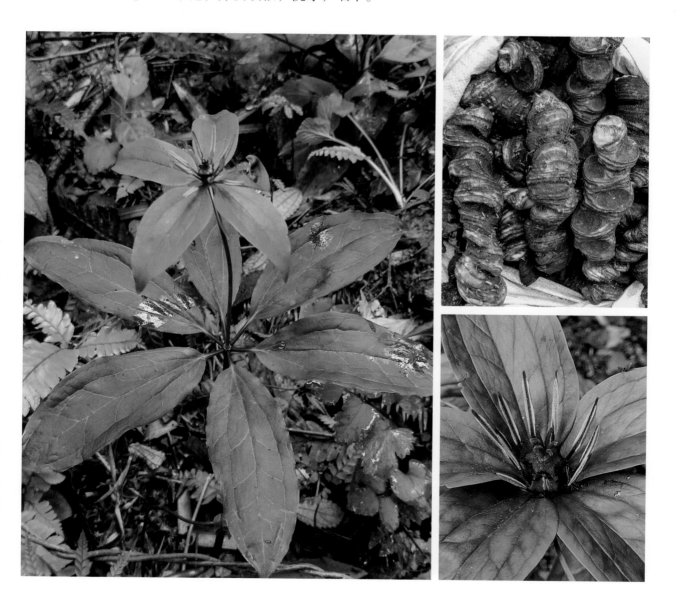

菝葜

【基原】为菝葜科菝葜 *Smilax china* L. 的根状茎。

【别名】金刚兜、金刚头、红金刚藤。

【形态特征】攀缘灌木。根状茎粗厚，坚硬，为不规则的块状，粗2~3 cm。茎疏生刺。叶片薄革质或坚纸质，干后通常红褐色或古铜色，圆形、卵形或其他形状；叶柄脱落点位于靠近卷须处。伞形花序生于叶尚幼嫩的小枝上，具十几朵或更多的花，常呈球形；花绿黄色。浆果熟时红色，具粉霜。花期2~5月，果期9~11月。

【分布】生于山坡、灌木丛中、林下、路旁。产于广西、广东、云南、贵州、四川、湖南、湖北、江苏、浙江、山东等地。

【性能主治】根状茎味甘、微苦、涩，性平。有利湿去浊、祛风除痹、解毒散瘀的作用。主治小便淋浊，带下量多，风湿痹痛，疔疮痈肿。

【采收加工】秋末至翌年春季采挖，除去须根，洗净，晒干；或趁鲜切片，干燥。

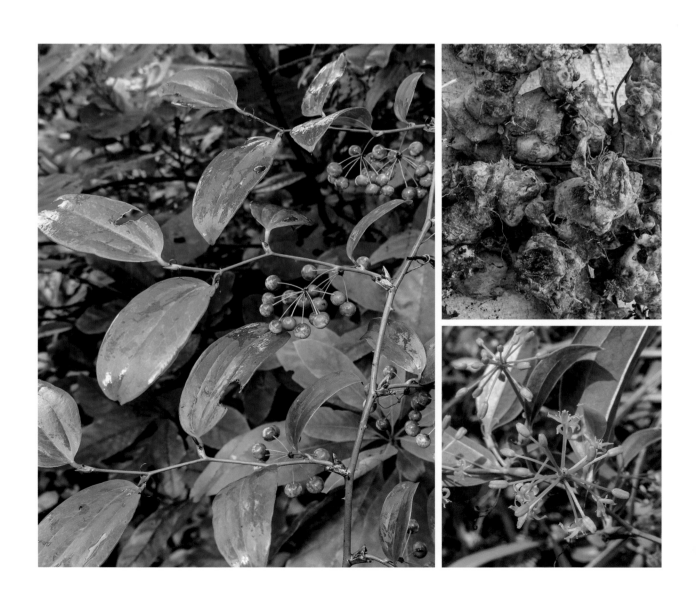

土茯苓

【基原】为菝葜科土茯苓Smilax glabra Roxb.的根状茎。

【别名】光叶菝葜。

【形态特征】攀缘灌木。根状茎粗厚，块状，常由匍匐茎相连接，直径2~5 cm。枝条光滑，无刺。叶片薄革质，狭椭圆状披针形至狭卵状披针形，背面通常绿色，有时带苍白色；叶柄有卷须，脱落点位于近顶端。伞形花序通常具10多朵花；花绿白色，六棱状球形。浆果熟时紫黑色，具粉霜。花期7~11月，果期11月至翌年4月。

【分布】生于丘陵及山地灌木丛中、疏林下或山谷中。产于广西、广东、湖南、湖北、浙江、四川、安徽、甘肃等地。

【性能主治】根状茎味甘、淡，性平。有除湿、解毒、通利关节的作用。主治梅毒及汞中毒所致的肢体拘挛，筋骨疼痛，湿热淋浊，带下，痈肿，瘰疬，疥癣。

【采收加工】夏、秋季采挖，除去须根，洗净，干燥；或趁鲜切成薄片，干燥。

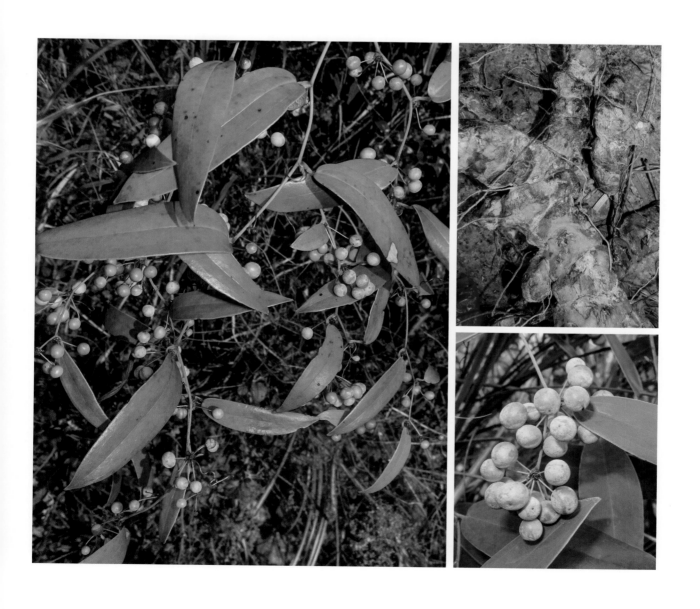

牛尾菜

【基原】为菝葜科牛尾菜*Smilax riparia* A. DC. 的根及根状茎。

【别名】白须公。

【形态特征】多年生草质藤本。具密结节状根状茎。根细长弯曲，密生于节上，长15~40 cm，质坚韧不易折断。叶片长圆状卵形或披针形，长7~15 cm，宽2.5~11 cm，无毛，主脉5条；叶柄通常在中部以下有卷须。伞形花序有花多朵；花序梗纤细。浆果直径7~9 mm，熟时黑色。花期6~7月，果期8~10月。

【分布】生于山坡林下、灌木丛中或草丛中。产于广西、广东、贵州、浙江、江苏、江西等地。

【性能主治】根及根状茎味甘、苦，性平。有祛痰止咳、祛风活络的作用。主治支气管炎，肺结核咳嗽咯血，风湿性关节炎，筋骨疼痛，腰肌劳损，跌打损伤。

【采收加工】夏、秋季采挖，洗净，晾干。

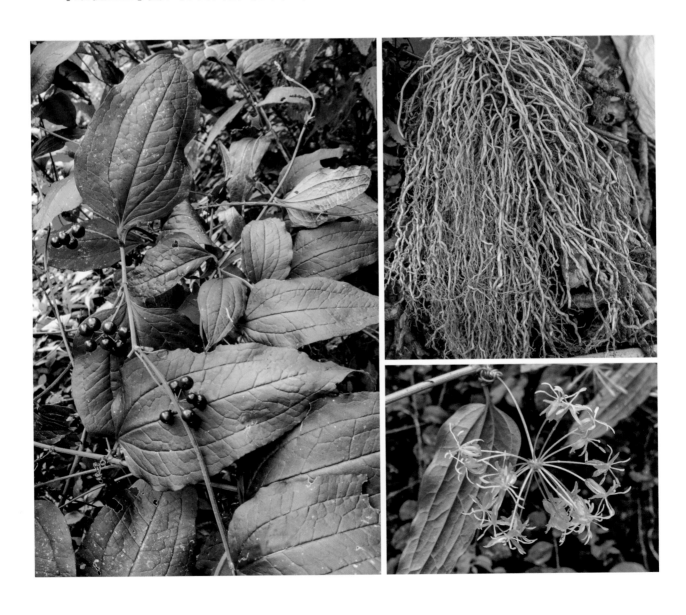

石菖蒲

【基原】为天南星科石菖蒲*Acorus tatarinowii* Schott 的根状茎。

【别名】水蜈蚣、石蜈蚣。

【形态特征】多年生草本，禾草状。硬质的根状茎横走，多弯曲，常有分枝，具香气。叶无柄；叶片线形，较狭而短，长20~40 cm，宽7~13 mm，不具中肋。花序柄腋生，长4~15 cm，三棱形；叶状佛焰苞长13~25 cm，为肉穗花序长的2~5倍或更长；肉穗花序圆柱状；花小而密生，白色。成熟果序长7~8 cm。花果期2~6月。

【分布】生于溪边石上或林下湿地。产于黄河以南各省区。

【性能主治】根状茎味辛、苦，性温。有醒神益智、化湿开胃、开窍豁痰的作用。主治神昏癫痫，健忘失眠，耳鸣耳聋，脘痞不饥，噤口下痢。

【采收加工】秋、冬季采挖，除去须根，晒干。

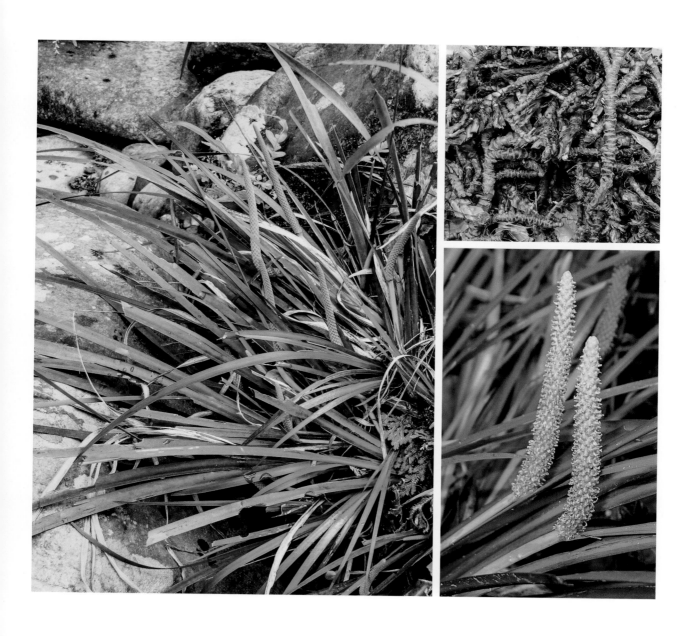

半夏

【基原】为天南星科半夏*Pinellia ternata* (Thunb.) Breitenb. 的块茎。

【别名】珠半夏、地茨菇。

【形态特征】多年生草本。块茎圆球形，直径1~2 cm。一年生珠芽或块茎仅生1片卵状心形至戟形的全缘叶，多年生块茎生2~5片叶；叶片3全裂，裂片长椭圆形或披针形。雌雄同株；花序梗长25~35 cm，长于叶柄；佛焰苞绿色或绿白色。浆果卵圆形，黄绿色，先端渐狭为明显的花柱。花期5~7月，果期8月。

【分布】生于山坡、田边或疏林下。产于除青海、西藏、内蒙古和新疆以外的大部分省区。

【性能主治】块茎味辛，性温；有毒。有燥湿化痰、健脾和胃、消肿散结的作用。主治咳喘痰多，呕吐反胃，胸脘痞满，头痛眩晕，夜卧不安，瘿瘤痰核，痈疽肿毒。

【采收加工】夏、秋季采挖，洗净，除去外皮及须根，晒干或烘干。

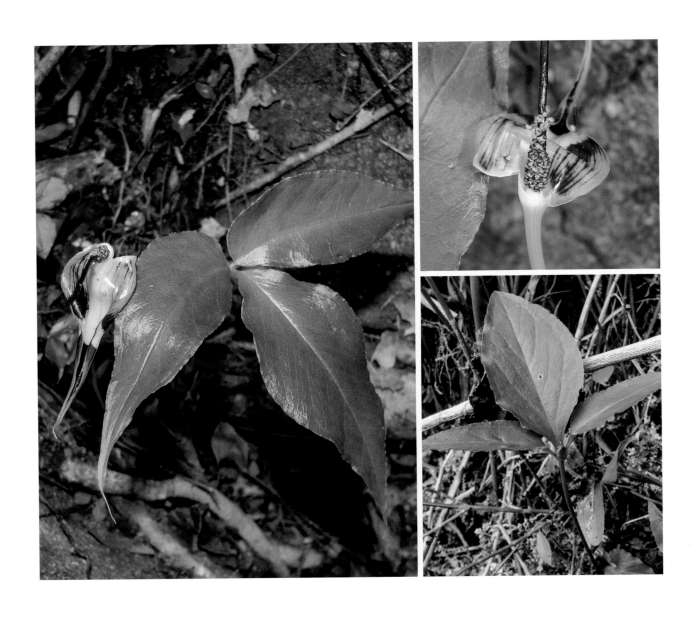

葫芦钻

【基原】为天南星科石柑子*Pothos chinensis* (Raf.) Merr. 的全草。

【别名】上树葫芦、爬石蜈蚣。

【形态特征】附生藤本。茎亚木质，节上常束生气生根。叶片纸质，椭圆形、披针状卵形至披针状长圆形，先端渐尖至长渐尖，常有芒状尖头；叶柄倒卵状长圆形或楔形，长1~4 cm，宽0.5~1.2 cm。花序腋生，佛焰苞卵状，肉穗花序短。浆果黄绿色至红色，卵形或长圆形，长约1 cm。花果期全年。

【分布】生于阴湿密林中，常匍匐于石上或附生于树干上。产于广西、广东、台湾、四川、贵州、湖北等地。

【性能主治】全草味辛、苦，性平；有小毒。有舒筋活络、散瘀消肿、导滞去积的作用。主治风湿痹痛，跌打损伤，骨折，小儿疳积。

【采收加工】全年均可采收，除去杂质，洗净，切段，干燥。

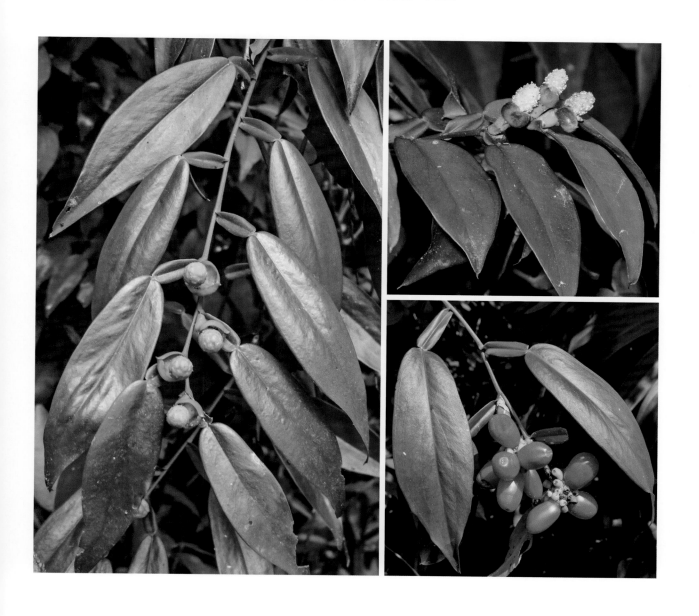

忽地笑

【基原】为石蒜科忽地笑*Lycoris aurea* (L'Hér.) Herb. 的鳞茎。

【别名】黄花石蒜、铁色箭。

【形态特征】多年生草本。鳞茎肥大，卵球形，直径5~6 cm，外皮棕褐色。秋季出叶；叶片剑形，质厚，宽17~25 cm。花葶先叶抽出；伞形花序有花3~8朵；花鲜黄色至橙黄色；花被裂片6片，背面具淡绿色中肋，倒披针形，反卷和皱缩。蒴果具3棱。花期8~10月。

【分布】生于山坡阴湿处。产于广西、广东、云南、湖北、湖南、四川等地。

【性能主治】鳞茎味辛、甘，微寒；有毒。有润肺止咳、解毒消肿的作用。主治肺热咳嗽，阴虚痨热，小便不利，痈肿疮毒，烫火伤。

【采收加工】秋季挖出鳞茎，鲜用或晒干。

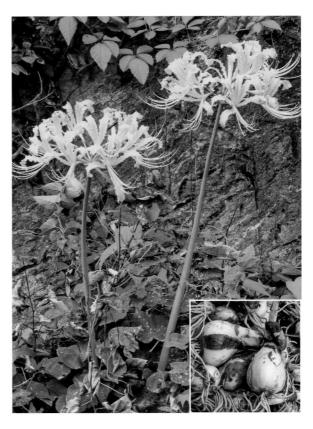

射干

【基原】为鸢尾科射干*Belamcanda chinensis* (L.) DC. 的根状茎。

【别名】萹蓄。

【形态特征】多年生草本。根状茎呈不规则的块状，表面和断面均黄色。叶互生，嵌迭状排列；叶片剑形，基部鞘状抱茎，无中脉。二歧聚伞花序顶生，每分枝的顶端聚生有花数朵；花橙红色，散生暗红色斑点。蒴果倒卵形。花期5~7月，果期6~9月。

【分布】生于低海拔的山谷、山脚路边及林下阴湿草地，或栽培于庭园。产于广西、广东、江苏、湖北、湖南、贵州等地。

【性能主治】根状茎味苦，性寒。有清热解毒、消痰利咽的作用。主治咽喉肿痛，咳嗽气喘，热毒痰火郁结，痰涎壅盛。

【采收加工】春季刚发芽或秋季茎叶枯萎时采挖，除去须根，干燥。

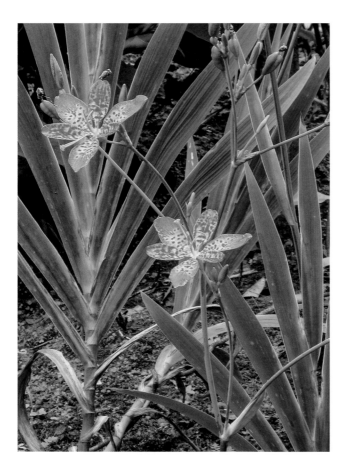

百部

【基原】为百部科大百部*Stemona tuberosa* Lour. 的块根。

【别名】对叶百部、野天门冬。

【形态特征】多年生缠绕草本。块根肉质，纺锤形，数个簇生成束。茎常具少数分枝，攀缘状，下部木质化。叶通常对生或轮生；叶片卵状披针形、卵形或宽卵形，基部心形，边缘稍波状，纸质或薄革质。花单生或2~3朵排成总状花序，腋生；花被4片，披针形，黄绿色，具紫色脉纹。蒴果倒卵形而扁。花期4~7月，果期7~8月。

【分布】生于山坡疏林下或旷野。产于长江流域以南各省区。

【性能主治】块根味甘、苦，性微温。有润肺下气止咳、杀虫灭虱的作用。主治新久咳嗽，肺痨咳嗽，顿咳；外用治头虱，体虱，蛲虫病，阴痒。

【采收加工】春、秋季采挖，除去须根，洗净，置沸水中略烫或蒸至无白心，晒干。

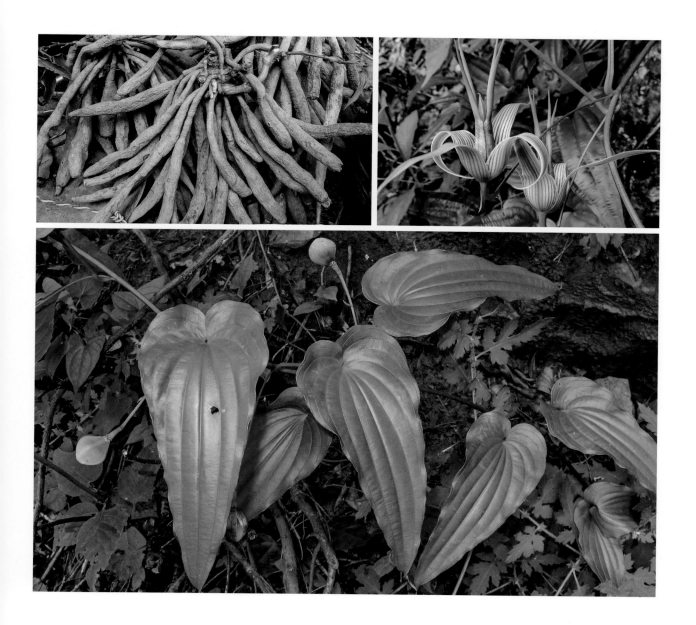

仙茅

【基原】为仙茅科仙茅*Curculigo orchioides* Gaertn. 的根状茎。

【别名】独脚黄茅。

【形态特征】多年生草本。根状茎近圆柱状，直立。叶片较窄，线形、线状披针形，大小变化甚大，两面散生疏柔毛或无毛；叶柄短或近无柄。花葶长2~7 cm；总状花序伞房状；花黄色。浆果近纺锤形。花果期4~9月。

【分布】生于林中、草地或荒坡上。产于广西、广东、云南、贵州、湖南、四川等地。

【性能主治】根状茎味辛，性温；有毒。有补肾阳、强筋骨、祛寒湿的作用。主治阳痿精冷，筋骨痿软，腰膝冷痛，阳虚冷泻。

【采收加工】秋、冬季采挖，除去根头和须根，洗净，干燥。

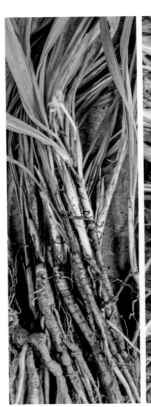
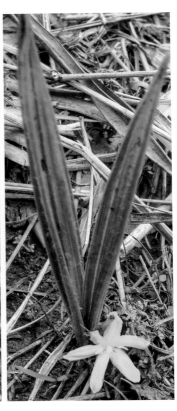

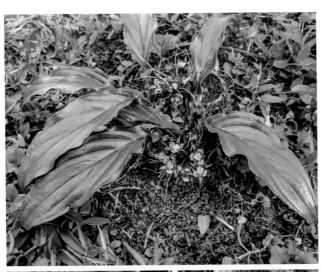

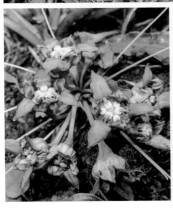
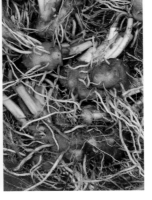

水田七

【基原】为蒟蒻薯科裂果薯*Schizocapsa plantaginea* Hance 的块根。

【别名】水鸡仔、屈头鸡。

【形态特征】多年生草本。块根粗短，常弯曲。叶基生；叶片狭椭圆形，基部下延，沿叶柄两侧有狭翅。花茎由叶丛抽出，顶生伞形花序，具花10多朵；花被钟状，外面淡绿色，内面淡紫色，裂片6片，2轮。花果期4~11月。

【分布】生于沟边、山谷、林下潮湿处。产于广西、广东、湖南、贵州、云南等地。

【性能主治】块根味苦，性寒；有小毒。有清热解毒、祛痰止咳、理气止痛、散瘀止血的作用。主治咽喉肿痛，尿道感染，牙痛，慢性胃炎，风湿性关节炎，月经不调，疟疾，跌打损伤；外用治疮疡肿毒，外伤出血。

【采收加工】全年均可采收，洗净，除去须根，鲜用或晒干。

白及

【基原】为兰科白及 *Bletilla striata* (Thunb. ex A. Murray) Rchb. f. 的块茎。

【别名】白鸡果。

【形态特征】地生兰，高25~55 cm。块根白色，三角状扁球形或不规则菱形，肉质，肥厚，富黏性，常数个相连。叶4~6片，披针形或宽披针形，先端渐尖，基部收狭成鞘并抱茎。总状花序顶生，具花3~10朵；花大，紫色或淡红色；唇瓣白色带紫红色，具紫色脉。蒴果圆柱形。花期4~5月，果期7~9月。

【分布】生于常绿阔叶林下或针叶林下、路边草丛或岩石缝中；亦有栽培。产于广西、江西、福建、湖北、安徽、浙江等地。

【性能主治】块茎味苦、甘、涩，性微寒。有收敛止血、消肿生肌的作用。主治咯血，吐血，外伤出血，疮疡肿毒，皮肤皲裂。

【采收加工】夏、秋季采挖，除去须根，洗净，置沸水中煮或蒸至无白心，晒至半干，除去外皮，晒干。

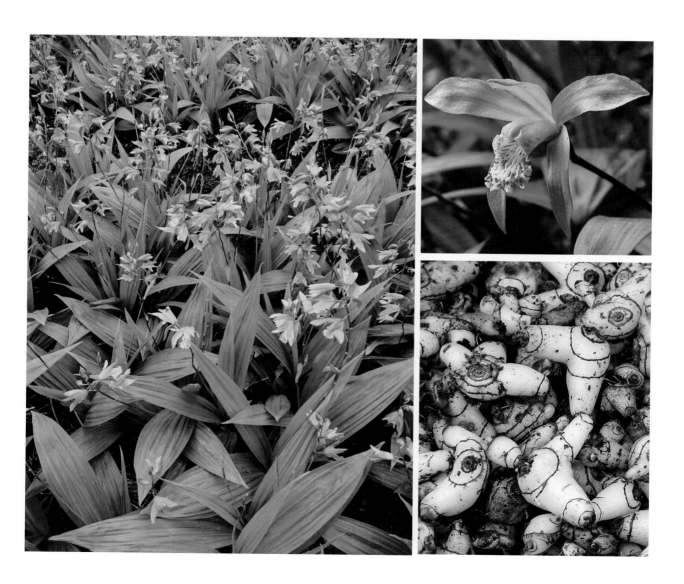

一匹草

【基原】为兰科梳帽卷瓣兰 *Bulbophyllum andersonii* (Hook. f.) J. J. Smith 的全草。

【形态特征】附生兰。假鳞茎卵状圆锥形或狭卵形，顶生1片叶。叶片革质，长圆形，先端钝并且稍凹入，基部具短柄。花葶从假鳞茎基部抽出，伞形花序具数朵花；花浅白色，密布紫红色斑点。花期2~10月。

【分布】生于林中树干或林下岩石上。产于广西、四川、贵州、云南等地。

【性能主治】全草味甘，性平。有祛风除湿、活血、止咳、消食的作用。主治跌打损伤，妇女体虚，小儿咳嗽，百日咳。

【采收加工】全年均可采收，鲜用或晒干。

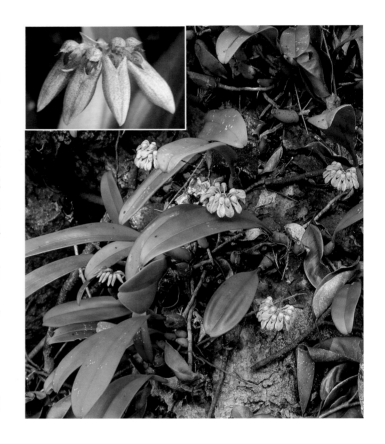

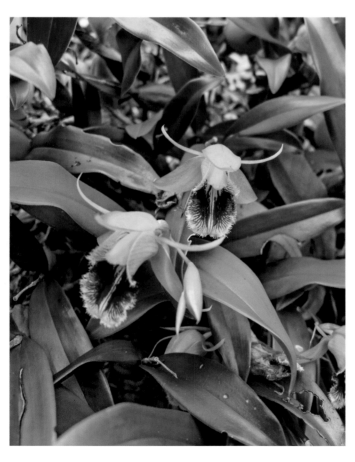

流苏贝母兰

【基原】为兰科流苏贝母兰 *Coelogyne fimbriata* Lindl. 的假鳞茎。

【别名】石仙桃、上树虾。

【形态特征】地生兰。假鳞茎狭卵形至近圆柱形，顶端生2片叶，基部具2~3枚鞘。叶片长圆形或长圆状披针形，纸质。花葶从已长成的假鳞茎顶端发出；总状花序通常具1~2朵花，花淡黄色或近白色，仅唇瓣上有红色斑纹。花期8~10月，果期翌年4~8月。

【分布】生于溪旁岩石上或林中、林缘树干上。产于广西、广东、云南、海南、江西等地。

【性能主治】假鳞茎味甘、辛，性寒。有清热解毒、散瘀止痛的作用。主治感冒，肺热咳嗽，风湿骨痛。

【采收加工】全年均可采收，晒干。

橙黄玉凤花

【基原】为兰科橙黄玉凤花*Habenaria rhodocheila* Hance 的块茎。

【形态特征】地生兰。具肉质的块茎。叶片线状披针形至近长圆形，长10~15 cm，宽1.5~2 cm，基部抱茎。总状花序具2朵至10多朵花；花橙黄色，唇瓣4裂，形似飞机。蒴果纺锤形。花期7~8月，果期10~11月。

【分布】生于山坡、沟谷林下阴处地上或岩石上覆土中。产于广西、广东、海南、江西、福建、湖南、贵州等地。

【性能主治】块茎味甘，性平。有清热解毒、活血止痛的作用。主治肺热咳嗽，疮疡肿毒，跌打损伤。

【采收加工】全年均可采收，洗净，鲜用或晒干。

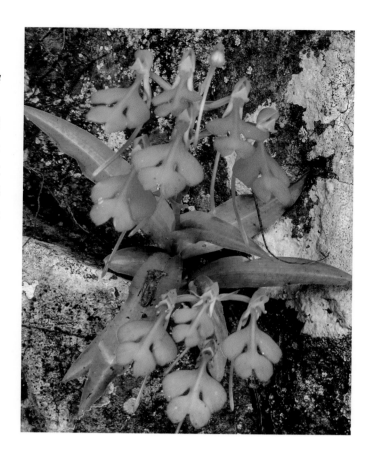

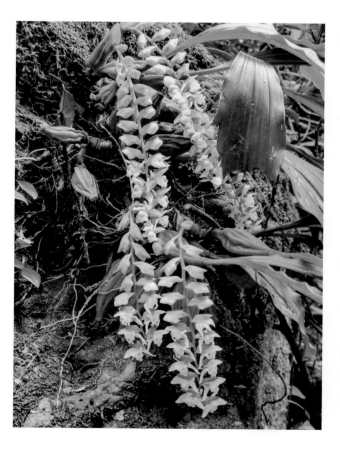

石仙桃

【基原】为兰科石仙桃*Pholidota chinensis* Lindl. 的全草。

【别名】蛙腿草。

【形态特征】附生兰。假鳞茎狭卵状长圆形，大小变化甚大。叶2片，生于假鳞茎顶端，长圆形或椭圆形。花葶生于幼嫩假鳞茎顶端，长12~38 cm；总状花序下弯，具数朵至20多朵花；花白色或带浅黄色。蒴果倒卵状椭圆形，具6棱。花期4~5月，果期9月至翌年1月。

【分布】附生于阔叶林树上、崖壁上或沟边石上。产于广西、广东、海南、浙江等地。

【性能主治】全草味甘、淡，性凉。有清热养阴、化痰止咳的作用。主治肺热咳嗽，肺结核咳血，淋巴结核，小儿疳积，胃及十二指肠溃疡；外用治慢性骨髓炎。

【采收加工】秋季采收，鲜用或晒干。

盘龙参

【基原】为兰科绶草*Spiranthes sinensis* (Pers.) Ames 的全草。

【别名】龙抱柱。

【形态特征】多年生草本。根数条，指状，肉质，簇生于茎基部。茎较短，近基部生2~5片叶。叶片宽线形或宽线状披针形。花茎直立，长10~25 cm；总状花序具多数密生的花；花小，紫红色、粉红色或白色，在花序轴上呈螺旋状排生。花期7~8月。

【分布】生于山坡林下、灌木丛中、草地或沟边草丛。产于全国各地。

【性能主治】全草味甘、苦，性平。有滋阴益气、凉血解毒的作用。主治病后体虚，神经衰弱，肺结核咯血，咽喉肿痛，小儿夏季热，糖尿病，白带异常；外用治毒蛇咬伤。

【采收加工】春、夏季采收，洗净，晒干。

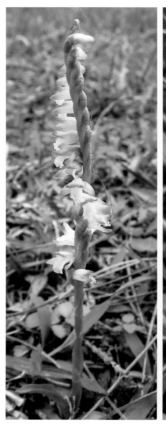
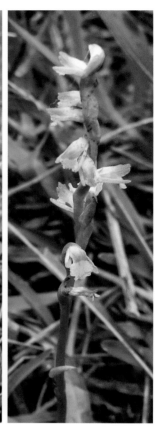

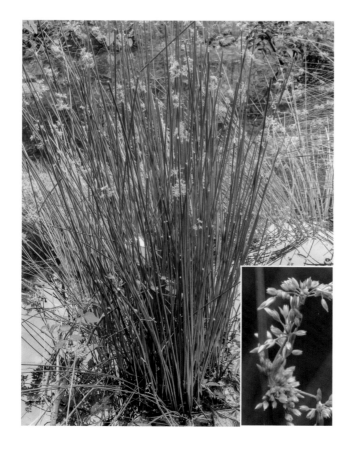

灯心草

【基原】为灯心草科灯心草*Juncus effusus* L. 的茎髓。

【形态特征】多年生草本。根状茎横走。茎丛生，圆柱形，淡绿色，有纵条纹，直径1.5~4 mm，茎内充满白色的髓心。叶鞘状，围生于茎基部，基部紫褐色至黑褐色；叶片退化呈刺芒状。聚伞花序假侧生；总苞片圆柱形，生于顶端，似茎的延伸，顶端尖锐。蒴果长圆形。花期4~7月，果期6~9月。

【分布】生于河边、池旁、田旁、草地或沼泽湿处。产于广西、广东、云南等地。

【性能主治】茎髓味甘、淡，性微寒。有清心火、利小便的作用。主治心烦失眠，尿少涩痛，口舌生疮。

【采收加工】夏末至秋季割取茎，除去杂质，晒干，取出茎髓，理直，扎成小把。

白茅根

【基原】为禾本科大白茅*Imperata cylindrica* (L.) Raeuschel var. *major* (Nees) C. E. Hubb. 的根状茎。

【别名】茅针、黄茅、茅根。

【形态特征】多年生草本。具横走多节被鳞片的长根状茎。秆高25~90 cm，节具长白柔毛。叶片线形或线状披针形。圆锥花序长5~20 cm；小穗圆柱状，基部生白色丝状毛，成对着生；颖长圆状披针形，第一颖有脉3~4条，第二颖有脉4~6条；柱头紫黑色。花果期5~8月。

【分布】生于河岸草地、山坡、疏林下。产于广西、海南、安徽、浙江、四川、河北等地。

【性能主治】根状茎味甘，性寒。有凉血止血、清热利尿的作用。主治血热吐血，尿血，热病烦渴，湿热黄疸，水肿尿少，热淋涩痛。

【采收加工】春、秋季采挖，洗净，晒干。

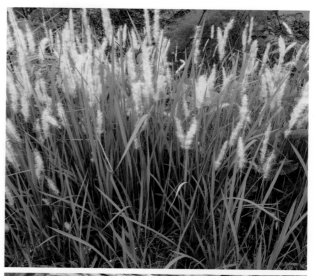

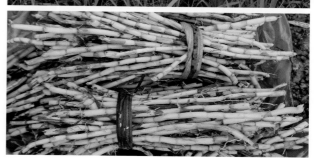

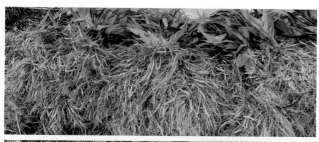

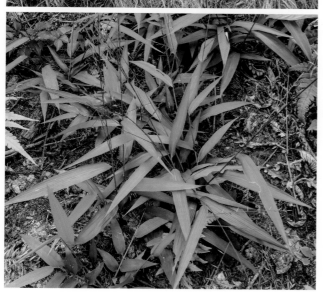

淡竹叶

【基原】为禾本科淡竹叶*Lophatherum gracile* Brongn. 的茎叶。

【别名】山鸡米、金竹叶。

【形态特征】多年生草本。具木质缩短的根状茎，须根中部可膨大为纺锤形小块根。秆高0.4~1 m。叶片披针形，有明显小横脉，有时被柔毛或疣基小刺毛，基部狭缩呈柄状；叶鞘平滑或外侧边缘具纤毛。圆锥花序；小穗线状披针形。颖果长椭圆形。花果期5~11月。

【分布】生于山坡林地或林缘荫蔽处。产于广西、广东、云南、四川、江西、福建等地。

【性能主治】茎叶味甘、淡，性寒。有清热泻火、除烦止渴、利尿通淋的作用。主治热病烦渴，小便短赤涩痛，口舌生疮。

【采收加工】夏季未抽穗前采收，晒干。

总名录

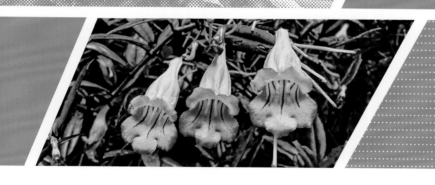

恭城县药用植物名录

真菌门 Eumycota

霜霉科 Peronosporaceae

禾生指梗霉

Sclerospora graminicola (Sacc.) J. Schröt.

功效来源：《广西中药资源名录》

丛赤壳科 Nectriaceae

藤仓赤霉

Gibberella fujikuroi (Saw.) Wollenw.

功效来源：《广西中药资源名录》

黑粉菌科 Ustilaginaceae

菰黑粉菌 茭白黑粉菌

Ustilago esculenta Henn.

功效来源：《广西中药资源名录》

玉黍蜀黑粉菌

Ustilago maydis (DC.) Corda

功效来源：《广西中药资源名录》

炭团菌科 Hypoxylaceae

黑轮层炭壳

Daldinia concentrica (Bolton) Ces.& De Not.

功效来源：《广西中药资源名录》

炭角菌科 Xylariaceae

黑柄炭角菌

Xylaria nigripes (Klotzsch) Cooke

功效来源：《菌物资源学》（李玉）

银耳科 Tremellaceae

茶色银耳

Tremella foliacea Pers.:Fr.

功效来源：《广西中药资源名录》

银耳

Tremella fuciformis Berk.

功效来源：《菌物资源学》（李玉）

木耳科 Auriculariaceae

皱木耳

Auricularia delicata (Mont.) Henn.

功效来源：《中国药用真菌图志》

毛木耳

Auricularia cornea Ehrenb.

功效来源：《广西中药资源名录》

花耳科 Dacrymycetaceae

匙盖假花耳

Dacryopinax spathularia (Schwein.) G.W.Martin

功效来源：《菌物资源学》（李玉）

裂褶菌科 Schizophyllaceae

裂褶菌

Schizophyllum commune Fr.

功效来源：《菌物资源学》（李玉）

猴头菌科 Hericiaceae

猴头菌

Hericium erinaceus (Bull.) Pers.

功效来源：《广西中药资源名录》

灵芝科 Ganodermataceae

假芝

Amauroderma rugosum (Blume et T. Nees) Torrend

功效来源：《中国药用真菌图志》

灵芝

Ganoderma lingzhi Sheng H.Wu et al.

功效来源：《菌物资源学》（李玉）

热带灵芝

Ganoderma tropicum (Jungh.) Bres.

功效来源：《菌物资源学》（李玉）

多孔菌科 Polyporaceae

红贝俄氏孔菌

Earliella scabrosa (Pers.) Gilb. et Ryvarden

功效来源：《菌物资源学》（李玉）

毛蜂窝菌

Hexagonia apiaria (Pers.) Fr.

功效来源：《菌物资源学》（李玉）

漏斗多孔菌

Polyporus arcularius (Batsch) Fr.

功效来源：《中国药用真菌图志》

雅致栓孔菌

Trametes elegans (Spereng.) Fr.

功效来源：《广西中药资源名录》

毛栓孔菌

Trametes hirsuta (Wulfen) Lloyd

功效来源：《菌物资源学》（李玉）

云芝
Trametes versicolor (L.) Lloyd
功效来源：《菌物资源学》（李玉）

茯苓
Wolfiporia cocos (Schwein.) Ryvarden et Gilb.
功效来源：《广西中药资源名录》

血朱栓菌
Pycnoporus sanguineus (L.) Murrill
功效来源：《广西中药资源名录》

红菇科 Russulaceae

松乳菇
Lactarius deliciosus (L.) Gray
功效来源：《广西中药资源名录》

红汁乳菇
Lactarius hatsudake Nobuj. Tanaka
功效来源：《广西中药资源名录》

口蘑科 Tricholomataceae

毛柄金钱菌 金针菇
Flammulina velutiper (Fr.) Sing
功效来源：《广西中药资源名录》

光茸菌科 Omphalotaceae

香菇
Lentinula edodes (Berk.) Pegler
功效来源：《广西中药资源名录》

侧耳科 Pleurotaceae

侧耳
Pleurotus ostreatus (Jacq.) P. Kumm.
功效来源：《菌物资源学》（李玉）

光柄菇科 Pluteaceae

草菇
Volvariella volvacea (Bull.) Singer
功效来源：《菌物资源学》（李玉）

伞菌科 Agaricaceae

双孢蘑菇
Agaricus bisporus (J.E. Lange) Imbach
功效来源：《广西中药资源名录》

网纹马勃
Lycoperdon perlatum Pers.
功效来源：《菌物资源学》（李玉）

虫草菌科 Cordycipitaceae

蝉花
Isaria cicadae Miq.
功效来源：《广西中药资源名录》

线虫草科 Ophiocordycipitaceae

下垂线虫草
Ophiocordyceps nutans (Pat.) G.H.Sung
功效来源：《中国药用真菌图志》

膨瑚菌科 Physalcriaceae

长根小奥德蘑
Oudemansiella radicata (Relhan) Singer
功效来源：《菌物资源学》（李玉）

小脆柄菇科 Psathyrellaceae

辐毛小鬼伞
Coprinellus radians (Desm.) Vilgalys
功效来源：《中国药用真菌图志》

锈革菌科 Hymenochaetaceae

淡黄木层孔菌
Phellinus gilvus (Schwein.) Pat.
功效来源：《菌物资源学》（李玉）

地衣门 Lichenes
石蕊科 Cladoniaceae

分枝石蕊
Cladonis furcata (Huds.) Schrad.
功效来源：《广西中药资源名录》

梅衣科 Parmeliaceae

粒芽斑叶
Cetrelia braunsiana (Mull. Arg.) W. Culb. et C. Culb.
功效来源：《广西中药资源名录》

苔藓植物门 Bryophyta
葫芦藓科 Funariaceae

葫芦藓
Funaria hygrometrica Hedw.
功效来源：《广西中药资源名录》

真藓科 Bryaceae

真藓
Bryum argenteum Hedw.
功效来源：《广西中药资源名录》

提灯藓科 Mniaceae

尖叶提灯藓

Mnium cuspidatum Hedw.
功效来源：《广西中药资源名录》

卷柏藓科 Racopilaceae
毛尖卷柏藓
Racopilum aristatun Mitt.
功效来源：《广西中药资源名录》

灰藓科 Hypnaceae
大灰藓
Hypnum plumaeforme Wils.
功效来源：《广西中药资源名录》

金发藓科 Polytrichaceae
东亚小金发藓
Pogonatum inflexum (Lindb.) Lac.
功效来源：《广西中药资源名录》

蛇苔科 Conocephalaceae
蛇苔
Conocephalum conicum (Linn.) Dum.
功效来源：《广西中药资源名录》

地钱科 Marchantiaceae
地钱
Marchantia polymorpha Linn.
功效来源：《广西中药资源名录》

蕨类植物门 Pteridophyta
F.1. 松叶蕨科 Psilotaceae
松叶蕨属 *Psilotum* Sw.
松叶蕨 石刷把
Psilotum nudum (L.) Beauv.
功效：全草，祛风湿、利关节、活血通经。
功效来源：《全国中草药汇编》
注：恭城端午药市。

F.2. 石杉科 Huperziaceae
石杉属 *Huperzia* Bernh.
蛇足石杉 千层塔
Huperzia serrata (Thunb.) Trevis.
凭证标本：恭城县普查队 450332151016036LY（IBK、CMMI）
功效：全草，散瘀消肿、解毒、止痛。
功效来源：《全国中草药汇编》

马尾杉属 *Phlegmariurus* (Herter) Holub
龙骨马尾杉
Phlegmariurus carinatus (Desv. ex Poir.) Ching

凭证标本：林春蕊等 YY161（IBK）
功效：全草，祛风湿。
功效来源：《广西药用植物名录》

有柄马尾杉
Phlegmariurus hamiltonii (Spreng.) L. Love et D. Love var. *petiolatus* (C. B. Clarke) Ching
凭证标本：恭城县普查队 450332150331051LY（IBK）
功效：全草，活血通络、利湿消肿。
功效来源：《中华本草》

F.3. 石松科 Lycopodiaceae
藤石松属 *Lycopodiastrum* Holub ex Dixit
藤石松 浸骨风
Lycopodiastrum casuarinoides (Spring) Holub
功效：地上部分，舒筋活血、祛风除湿。
功效来源：《中药大辞典》
注：恭城端午药市。

石松属 *Lycopodium* L.
石松 伸筋草、铺地松筋
Lycopodium japonicum Thunb.
凭证标本：恭城县调查队 6-5064（GXMI）
功效：全草，祛风除湿、舒筋活络。
功效来源：《中国药典》（2020年版）

垂穗石松属 *Palhinhaea* Franco et Vasc. ex Vasc. et Franco
垂穗石松
Palhinhaea cernua (L.) Franco et Vasc.
凭证标本：恭城县普查队 450332141116006LY（IBK、GXMG、CMMI）
功效：全草，祛风散寒、除湿消肿、舒筋活血。
功效来源：《中华本草》

F.4. 卷柏科 Selaginellaceae
卷柏属 *Selaginella* P. Beauv.
薄叶卷柏
Selaginella delicatula (Desv.) Alston
凭证标本：赵中荣 6090004（IBK）
功效：全草，活血调血、清热解毒。
功效来源：《全国中草药汇编》

深绿卷柏 石上柏
Selaginella doederleinii Hieron.
凭证标本：恭城县普查队 450332141115081LY（IBK、GXMG、CMMI）
功效：全草，清热解毒、抗癌、止血。
功效来源：《广西壮族自治区壮药质量标准 第二卷》（2011年版）

疏松卷柏

Selaginella effusa Alston

凭证标本：恭城县普查队 450332150617024LY（IBK、GXMG、CMMI）

功效：全草，清热利湿、解蟹毒。

功效来源：《中华本草》

异穗卷柏

Selaginella heterostachys Baker

凭证标本：恭城县普查队 450332150401036LY（IBK、GXMG、CMMI）

功效：全草，清热解毒、凉血止血。

功效来源：《中华本草》

兖州卷柏

Selaginella involvens (Sw.) Spring

凭证标本：恭城县普查队 450332150618039LY（IBK、GXMG、CMMI）

功效：全草，清热利湿、止咳、止血、解毒。

功效来源：《中药大辞典》

江南卷柏

Selaginella moellendorffii Hieron.

凭证标本：恭城县普查队 450332141117030LY（IBK、GXMG、CMMI）

功效：全草，清热利尿、活血消肿。

功效来源：《中药大辞典》

伏地卷柏 小地柏

Selaginella nipponica Franch.

凭证标本：恭城县普查队 450332150615010LY（IBK、GXMG、CMMI）

功效：全草，清热润肺。

功效来源：《全国中草药汇编》

卷柏

Selaginella tamariscina (Beauv.) Spring

凭证标本：盆甫通 6090094（IBK）

功效：全草，活血通经。

功效来源：《中国药典》（2020年版）

翠云草 肾草

Selaginella uncinata (Desv.) Spring

凭证标本：恭城县普查队 450332141117031LY（IBK、GXMG、CMMI）

功效：全草，清热利湿、解毒、止血。

功效来源：《广西壮族自治区壮药质量标准 第一卷》（2008年版）

F.6. 木贼科 Equisetaceae

木贼属 *Equisetum* L.

节节草 笔筒草

Equisetum ramosissimum (Desf.) Boerner subsp. *ramosissimum*

凭证标本：恭城县普查队 450332141117014LY（IBK）

功效：全草，祛风清热、除湿利尿。

功效来源：《中药大辞典》

笔管草

Equisetum ramosissimum (Desf.) Boerner subsp. *debile* (Roxb. ex Vauch.) Hauke

功效：地上部分，疏风散热、明目退翳、止血。

功效来源：《广西壮族自治区壮药质量标准 第二卷》（2011年版）

注：恭城端午药市。

F.8. 阴地蕨科 Botrychiaceae

阴地蕨属 *Botrychium* Sw.

阴地蕨

Botrychium ternatum (Thunb.) Sw.

凭证标本：恭城组 6090076（IBK）

功效：带根全草，平肝、清热、镇咳。

功效来源：《中药大辞典》

F.9. 瓶尔小草科 Ophioglossaceae

瓶尔小草属 *Ophioglossum* L.

瓶尔小草

Ophioglossum vulgatum L.

凭证标本：恭城县普查队 450332150409001LY（IBK、GXMG、CMMI）

功效：全草，清热解毒、消肿止痛。

功效来源：《全国中草药汇编》

F.11. 观音座莲科 Angiopteridaceae

观音座莲属 *Angiopteris* Hoffm.

福建观音座莲 马蹄蕨

Angiopteris fokiensis Hieron.

凭证标本：恭城县普查队 450332141115050LY（IBK、GXMG、CMMI）

功效：根状茎，清热凉血、祛瘀止血、镇痛安神。

功效来源：《广西壮族自治区壮药质量标准 第三卷》（2018年版）

F.13. 紫萁科 Osmundaceae

紫萁属 *Osmunda* L.

紫萁 紫萁贯众

Osmunda japonica Thunb.

功效：根状茎和叶柄残基，清热解毒、止血、杀虫。

功效来源：《中国药典》（2020年版）

注：《广西植物名录》有记载。

华南紫萁

Osmunda vachellii Hook.

凭证标本：恭城县普查队 450332150412022LY（IBK、GXMG、CMMI）

功效：根状茎及叶柄的髓部，祛湿舒筋、清热解毒、驱虫。

功效来源：《广西中药材标准 第一册》

F.14. 瘤足蕨科 Plagiogyriaceae

瘤足蕨属 *Plagiogyria* Mett.

瘤足蕨

Plagiogyria adnata (Blume) Bedd.

凭证标本：恭城县普查队 450332151015026LY（IBK）

功效：全草及根状茎，发表清热、祛风止痒、透疹。

功效来源：《中华本草》

F.15. 里白科 Gleicheniaceae

芒萁属 *Dicranopteris* Bernh.

芒萁

Dicranopteris pedata (Houtt.) Nakaike

凭证标本：恭城县普查队 450332150415013LY（IBK、GXMG、CMMI）

功效：幼叶、叶柄及根状茎，化瘀止血、清热利尿、解毒消肿。

功效来源：《中华本草》

里白属 *Diplopterygium* (Diels) Nakai

中华里白

Diplopterygium chinense (Rosenst.) De Vol

凭证标本：恭城县普查队 450332150415005LY（IBK、GXMG、CMMI）

功效：根状茎，止血、接骨。

功效来源：《中华本草》

F.17. 海金沙科 Lygodiaceae

海金沙属 *Lygodium* Sw.

曲轴海金沙 金沙藤

Lygodium flexuosum (L.) Sw.

凭证标本：恭城县普查队 450332141116058LY（IBK、GXMG、CMMI）

功效：地上部分，清热解毒、利水通淋。

功效来源：《广西壮族自治区壮药质量标准 第三卷》（2018年版）

海金沙

Lygodium japonicum (Thunb.) Sw.

凭证标本：恭城县普查队 450332141114023LY（IBK、GXMG、CMMI）

功效：成熟孢子及地上部分，清利湿热、通淋止痛。

功效来源：《中国药典》（2020年版）

小叶海金沙 金沙藤

Lygodium microphyllum (Cav.) R. Br.

功效：地上部分，清热解毒、利水通淋。

功效来源：《广西壮族自治区壮药质量标准 第三卷》（2018年版）

注：《广西植物名录》有记载。

F.18. 膜蕨科 Hymenophyllaceae

膜蕨属 *Hymenophyllum* Sm.

华东膜蕨

Hymenophyllum barbatum (Bosch) Copel.

凭证标本：恭城县普查队 450332151015059LY（IBK）

功效：全草，止血。

功效来源：《广西药用植物名录》

F.19. 蚌壳蕨科 Dicksoniaceae

金毛狗属 *Cibotium* Kaulf.

金毛狗脊 狗脊

Cibotium barometz (L.) J. Sm.

凭证标本：恭城县普查队 450332141115049LY（IBK、GXMG、CMMI）

功效：根状茎，祛风湿、补肝肾、强腰膝。

功效来源：《中国药典》（2020年版）

F.20. 桫椤科 Cyatheaceae

桫椤属 *Alsophila* R. Br.

桫椤 龙骨风

Alsophila spinulosa (Wall. ex Hook.) Tryon

凭证标本：莲花组 6–5029（IBK）

功效：茎干，清肺胃热、祛风除湿。

功效来源：《中华本草》

F.23. 鳞始蕨科 Lindsaeaceae

乌蕨属 *Sphenomeris* Maxon

乌蕨 金花草

Sphenomeris chinensis (L.) Maxon

凭证标本：恭城县普查队 450332150331011LY（IBK、GXMG、CMMI）

功效：全草，清热解毒、利湿。

功效来源：《全国中草药汇编》

F.26. 蕨科 Pteridiaceae

蕨属 *Pteridium* Scopoli

蕨

Pteridium aquilinum (L.) Kuhn var. *latiusculum* (Desv.) Underw. ex A. Heller

功效：根状茎或全草，清热利湿、消肿、安神。

功效来源：《全国中草药汇编》

注：《广西植物名录》有记载。

F.27. 凤尾蕨科 Pteridaceae

凤尾蕨属 *Pteris* L.

凤尾蕨 井口边草

Pteris cretica L. var. *intermedia* (Christ) C. Chr.

凭证标本：恭城县普查队 450332150820006LY（IBK、GXMG、CMMI）

功效：全草，清热利湿、止血生肌、解毒消肿。

功效来源：《中华本草》

刺齿半边旗

Pteris dispar Kunze

凭证标本：恭城县普查队 450332141118016LY（IBK、GXMG、CMMI）

功效：全草，清热解毒、祛瘀凉血。

功效来源：《中华本草》

疏羽半边旗 大半边旗

Pteris dissitifolia Baker

凭证标本：恭城县普查队 450332150615038LY（IBK）

功效：全草，凉血止痢、敛肺止咳、解毒。

功效来源：《中华本草》

剑叶凤尾蕨

Pteris ensiformis Burm. f.

凭证标本：李荫昆 402667（IBK）

功效：全草，清热解毒、利尿。

功效来源：《全国中草药汇编》

全缘凤尾蕨

Pteris insignis Mett. ex Kuhn

凭证标本：李荫昆 402845（IBK）

功效：全草，清热利湿、活血消肿。

功效来源：《中华本草》

井栏凤尾蕨 凤尾草

Pteris multifida Poir.

凭证标本：恭城县普查队 450332141114067LY（IBK、GXMG、CMMI）

功效：全草，清热利湿、凉血止血、解毒止痢。

功效来源：《全国中草药汇编》

半边旗

Pteris semipinnata L.

功效：全草，清热解毒、消肿止痛。

功效来源：《广西壮族自治区壮药质量标准 第二卷》（2011年版）

注：《广西植物名录》有记载。

蜈蚣草

Pteris vittata L.

功效：全草或根状茎，祛风活血、解毒杀虫。

功效来源：《全国中草药汇编》

注：《广西植物名录》有记载。

F.30. 中国蕨科 Sinopteridaceae

粉背蕨属 *Aleuritopteris* Fée

粉背蕨

Aleuritopteris anceps (Blanford) Panigrahi

凭证标本：恭城县普查队 450332150330018LY（IBK、GXMG、CMMI）

功效：全草，止咳化痰、健脾补虚、舒筋活络、活血祛瘀、利湿止痛。

功效来源：《药用植物辞典》

银粉背蕨 通经草

Aleuritopteris argentea (Gmel.) Fée

凭证标本：恭城县普查队 450332141117042LY（IBK、GXMG、CMMI）

功效：全草，解毒消肿、活血通经、利湿、祛痰止咳。

功效来源：《中华本草》

碎米蕨属 *Cheilosoria* Trev.

毛轴碎米蕨

Cheilosoria chusana (Hook.) Ching et K. H. Shing

凭证标本：恭城县普查队 450332150616025LY（IBK、GXMG、CMMI）

功效：全草，清热利湿、解毒。

功效来源：《中华本草》

隐囊蕨属 *Notholaena* R. Br.

中华隐囊蕨

Notholaena chinensis Baker

凭证标本：恭城县普查队 450332141117045LY（IBK）

功效：全草，止痢。

功效来源：《药用植物辞典》

金粉蕨属 *Onychium* Kaulf.

野雉尾金粉蕨 小叶金花草

Onychium japonicum (Thunb.) Kunze

凭证标本：恭城县普查队 450332150409011LY（IBK、GXMG、CMMI）

功效：全草，清热解毒、利湿、止血。

功效来源：《广西壮族自治区壮药质量标准 第三卷》（2018年版）

F.31. 铁线蕨科 Adiantaceae

铁线蕨属 *Adiantum* L.

铁线蕨

Adiantum capillus-veneris L. f. *capillus-veneris*

凭证标本：恭城县普查队 450332150401030LY（IBK、GXMG、CMMI）

功效：全草，清热解毒、利尿消肿。

功效来源：《全国中草药汇编》

条裂铁线蕨

Adiantum capillus-veneris L. f. *dissectum* (Mart. et Galeot.) Ching

凭证标本：恭城县普查队 450332141117046LY（IBK、GXMG、CMMI）

功效：全草，清热解毒、软坚。

功效来源：《药用植物辞典》

扇叶铁线蕨 铁线草

Adiantum flabellulatum L.

凭证标本：恭城县普查队 450332150820080LY（IBK、GXMG、CMMI）

功效：全草，清热解毒、利湿消肿。

功效来源：《广西中药材标准 第一册》

白垩铁线蕨

Adiantum gravesii Hance

凭证标本：恭城县普查队 450332141117019LY（IBK、GXMG、CMMI）

功效：全草，利水通淋、清热解毒。

功效来源：《中华本草》

假鞭叶铁线蕨

Adiantum malesianum Ghatak

凭证标本：恭城县普查队 450332141117018LY（IBK、GXMG、CMMI）

功效：全草，利水通淋、清热解毒。

功效来源：《中华本草》

F.33. 裸子蕨科 Hemionitidaceae
凤丫蕨属 *Coniogramme* Fée
凤丫蕨 凤丫草

Coniogramme japonica (Thunb.) Diels

凭证标本：蒋日红等 JRH299（IBK）

功效：根状茎、全草，祛风除湿、活血止痛、清热解毒。

功效来源：《全国中草药汇编》

F.35. 书带蕨科 Vittariaceae
书带蕨属 *Haplopteris* Presl
书带蕨

Haplopteris flexuosa (Fée) E. H. Crane.

凭证标本：恭城县普查队 450332151015050LY（IBK）

功效：全草，疏风清热、舒筋止痛、健脾消疳、止血。

功效来源：《中华本草》

F.36. 蹄盖蕨科 Athyriaceae
短肠蕨属 *Allantodia* R. Br. emend. Ching
中华短肠蕨

Allantodia chinensis (Baker) Ching

凭证标本：恭城县普查队 450332150821044LY（IBK）

功效：根状茎，清热、祛湿。

功效来源：《中华本草》

双盖蕨属 *Diplazium* Sw.
厚叶双盖蕨

Diplazium crassiusculum Ching

凭证标本：恭城县普查队 450332150412024LY（IBK）

功效：全株，清热凉血、利尿、通淋。

功效来源：《药用植物辞典》

单叶双盖蕨 水河剑

Diplazium subsinuatum (Wall. ex Hook. et Grev.) Tagawa

凭证标本：恭城县普查队 450332141116069LY（IBK）

功效：全草，凉血止血、利尿通淋。

功效来源：《广西中药材标准 第一册》

F.37. 肿足蕨科 Hypodematiaceae
肿足蕨属 *Hypodematium* Kunze
肿足蕨

Hypodematium crenatum (Forsk.) Kuhn

凭证标本：恭城县普查队 450332150409023LY（IBK、GXMG、CMMI）

功效：全草，祛风利湿、止血、解毒。

功效来源：《全国中草药汇编》

F.38. 金星蕨科 Thelypteridaceae
毛蕨属 *Cyclosorus* Link
渐尖毛蕨

Cyclosorus acuminatus (Houtt.) Nakai

凭证标本：恭城县普查队 450332141116017LY（IBK、GXMG、CMMI）

功效：根状茎，清热解毒、祛风除湿、健脾。

功效来源：《中华本草》

干旱毛蕨

Cyclosorus aridus (D. Don) Tagawa

凭证标本：恭城县普查队 450332150821048LY（IBK）

功效：全草，清热解毒、止痢。

功效来源：《中华本草》

圣蕨属 *Dictyocline* Moore
戟叶圣蕨

Dictyocline sagittifolia Ching

凭证标本：恭城县普查队 450332160512015LY（IBK）

功效：根状茎，用于小儿惊风、蛇咬伤。

功效来源：《广西中药资源名录》

新月蕨属 *Pronephrium* Presl

红色新月蕨

Pronephrium lakhimpurense (Rosenst.) Holttum

凭证标本：恭城县普查队 450332150412020LY（IBK、GXMG、CMMI）

功效：根状茎，清热解毒、祛瘀止血。

功效来源：《中华本草》

F.39. 铁角蕨科 Aspleniaceae

铁角蕨属 *Asplenium* L.

线裂铁角蕨

Asplenium coenobiale Hance

凭证标本：恭城县普查队 450332141118022LY（IBK、GXMG、CMMI）

功效：全草，用于风湿痹痛、小儿麻痹症、月经不调。

功效来源：《广西中药资源名录》

毛轴铁角蕨

Asplenium crinicaule Hance

凭证标本：恭城县普查队 450332141115130LY（IBK）

功效：全草，清热解毒、透疹。

功效来源：《中华本草》

倒挂铁角蕨 倒挂草

Asplenium normale D. Don

凭证标本：恭城县普查队 450332141115110LY（IBK、CMMI）

功效：全草，清热解毒、止血。

功效来源：《中华本草》

长叶铁角蕨 石上风

Asplenium prolongatum Hook.

功效：全草，活血化瘀、祛风湿、通关节。

功效来源：《广西壮族自治区瑶药材质量标准 第一卷》（2014年版）

注：恭城端午药市。

岭南铁角蕨

Asplenium sampsonii Hance

凭证标本：恭城县普查队 450332141118010LY（IBK、GXMG、CMMI）

功效：全草，清热解毒、止咳化痰、止血、消疳。

功效来源：《中华本草》

都匀铁角蕨

Asplenium toramanum Makino

凭证标本：恭城县普查队 450332150616039LY（IBK、GXMG、CMMI）

功效：全草，外用治跌打损伤。

功效来源：《广西中药资源名录》

狭翅铁角蕨

Asplenium wrightii A. A. Eaton ex Hook.

凭证标本：恭城县普查队 450332150410006LY（IBK、GXMG、CMMI）

功效：根状茎，外用治伤口不收。

功效来源：《广西中药资源名录》

巢蕨属 *Neottopteris* J. Sm.

狭翅巢蕨 斩妖剑

Neottopteris antrophyoides (Christ) Ching

凭证标本：恭城县普查队 450332150401009LY（IBK、GXMG、CMMI）

功效：全草，利尿通淋、解毒消肿。

功效来源：《中华本草》

F.42. 乌毛蕨科 Blechnaceae

乌毛蕨属 *Blechnum* L.

乌毛蕨 贯众

Blechnum orientale L.

凭证标本：李荫昆 403051（IBK）

功效：根状茎，清热解毒、凉血止血、杀虫。

功效来源：《广西中药材标准 第一册》

狗脊属 *Woodwardia* Smith

狗脊

Woodwardia japonica (L. f.) Sm.

凭证标本：黄增任 49369（GXMI）

功效：根状茎，用于虫积腹痛、流行性感冒、风湿痹痛、蛇咬伤。

功效来源：《广西中药资源名录》

F.45. 鳞毛蕨科 Dryopteridaceae

复叶耳蕨属 *Arachniodes* Blume

多羽复叶耳蕨

Arachniodes amoena (Ching) Ching

凭证标本：李荫昆 402975（IBK）

功效：根状茎及全草，祛风散寒。

功效来源：《药用植物辞典》

刺头复叶耳蕨 复叶耳蕨

Arachniodes exilis (Hance) Ching

凭证标本：恭城县普查队 450332150330043LY（IBK）

功效：根状茎，清热解毒、敛疮。

功效来源：《中华本草》

斜方复叶耳蕨

Arachniodes rhomboidea (Wall. ex Mett.) Ching

凭证标本：恭城县普查队 450332141116018LY（IBK）

功效：根状茎，祛风散寒。

功效来源：《药用植物辞典》

贯众属 *Cyrtomium* Presl

镰羽贯众

Cyrtomium balansae (Christ) C. Chr.

凭证标本：恭城县普查队 450332151015038LY（IBK、GXMG、CMMI）

功效：根状茎，清热解毒、驱虫。

功效来源：《中华本草》

披针贯众

Cyrtomium devexiscapulae (Koidz) Ching

凭证标本：恭城县普查队 450332141118011LY（IBK）

功效：根状茎，清热解毒、活血散瘀、利水通淋。

功效来源：《药用植物辞典》

贯众 小贯众

Cyrtomium fortunei J. Sm.

凭证标本：恭城县普查队 450332141116060LY（IBK、GXMG、CMMI）

功效：根状茎、叶柄残基，清热平肝、解毒杀虫、止血。

功效来源：《全国中草药汇编》

鳞毛蕨属 *Dryopteris* Adans.

阔鳞鳞毛蕨

Dryopteris championii (Benth.) C. Chr.

凭证标本：恭城县普查队 450332141116068LY（IBK、GXMG、CMMI）

功效：根状茎，敛疮、解毒。

功效来源：《全国中草药汇编》

无盖鳞毛蕨

Dryopteris scottii (Bedd.) Ching ex C. Chr.

凭证标本：李荫昆 402646（IBK）

功效：根状茎，消炎。

功效来源：《药用植物辞典》

稀羽鳞毛蕨

Dryopteris sparsa (Buch.-Ham. ex D. Don) Kuntze

凭证标本：恭城县普查队 450332150414009LY（IBK）

功效：根状茎，驱虫、解毒。

功效来源：《药用植物辞典》

耳蕨属 *Polystichum* Roth

尖齿耳蕨

Polystichum acutidens Christ

凭证标本：恭城县普查队 450332150329012LY（IBK、GXMG、CMMI）

功效：根状茎，平肝、和胃、止痛。

功效来源：《中华本草》

F.46. 叉蕨科 Tectariaceae

肋毛蕨属 *Ctenitis* (C. Chr.) C. Chr.

虹鳞肋毛蕨

Ctenitis membranifolia Ching et C. H. Wang

凭证标本：恭城县普查队 450332150401032LY（IBK、GXMG、CMMI）

功效：根状茎，用于风湿骨痛。

功效来源：《药用植物辞典》

F.49. 舌蕨科 Elapoglossaceae

舌蕨属 *Elaphoglossum* Schott

舌蕨

Elaphoglossum conforme (Sw.) Schott

凭证标本：蒋日红等 JRH304（IBK）

功效：全株，清热解毒。

功效来源：《药用植物辞典》

F.50. 肾蕨科 Nephrolepidaceae

肾蕨属 *Nephrolepis* Schott

肾蕨 天鹅抱蛋

Nephrolepis cordifolia (L.) C. Presl

凭证标本：恭城县普查队 450332150330026LY（IBK、GXMG、CMMI）

功效：根状茎，清热利湿、通淋止咳、消肿解毒。

功效来源：《广西壮族自治区壮药质量标准　第二卷》（2011年版）

F.52. 骨碎补科 Davalliaceae

骨碎补属 *Davallia* Sm.

阔叶骨碎补

Davallia solida (G. Forst.) Sw.

功效：根状茎，用于骨折、跌打损伤、风湿痹痛。

功效来源：《药用植物辞典》

注：恭城端午药市。

阴石蕨属 *Humata* Cav.

圆盖阴石蕨 白毛蛇

Humata tyermannii T. Moore

凭证标本：恭城县普查队 450332150330012LY（IBK、GXMG、CMMI）

功效：根状茎，祛风除湿、止血、利尿。

功效来源：《全国中草药汇编》

F.56. 水龙骨科 Polypodiaceae

节枝蕨属 *Arthromeris* (T. Moore) J. Sm.

龙头节肢蕨

Arthromeris lungtauensis Ching

凭证标本：蒋日红等 JRH280（IBK）

功效：根状茎，清热利尿、止痛。

功效来源：《全国中草药汇编》

线蕨属 *Colysis* C. Presl

长柄线蕨

Colysis elliptica (Thunb.) Ching var. *longipes* (Ching) L. Shi et X. C. Zhang

凭证标本：恭城县普查队 450332150617003LY（IBK、GXMG、CMMI）

功效：全草，活血散瘀、清热利尿。

功效来源：《药用植物辞典》

胄叶线蕨

Colysis hemitoma (Hance) Ching

凭证标本：恭城县普查队 450332171024008LY（IBK）

功效：全草，清热解毒。

功效来源：《中华本草》

伏石蕨属 *Lemmaphyllum* C. Presl

伏石蕨

Lemmaphyllum microphyllum C. Presl

凭证标本：恭城县普查队 450332141116021LY（IBK、GXMG、CMMI）

功效：全草，清热解毒、凉血止血、润肺止咳。

功效来源：《药用植物辞典》

骨牌蕨属 *Lepidogrammitis* Ching

披针骨牌蕨

Lepidogrammitis diversa (Rosenst.) Ching

凭证标本：蒋日红等 JRH278（IBK）

功效：全草，清热利湿、止痛、止血。

功效来源：《药用植物辞典》

抱石莲

Lepidogrammitis drymoglossoides (Baker) Ching

凭证标本：李元全 6090323（IBK）

功效：全草，清热解毒、祛风化痰、凉血祛瘀。

功效来源：《全国中草药汇编》

瓦韦属 *Lepisorus* (J. Sm.) Ching

庐山瓦韦

Lepisorus lewisii (Baker) Ching

凭证标本：恭城县普查队 450332141116057LY（IBK、GXMG、CMMI）

功效：全草，清热利湿、消肿止痛。

功效来源：《中华本草》

粤瓦韦

Lepisorus obscure-venulosus (Hayata) Ching

凭证标本：恭城县普查队 450332150820070LY（IBK、CMMI）

功效：全草，清热解毒、利尿消肿、止咳、止血。

功效来源：《药用植物辞典》

星蕨属 *Microsorum* Link

江南星蕨 大叶骨牌草

Microsorum fortunei (T. Moore) Ching

凭证标本：恭城县普查队 450332141116062LY（IBK、GXMG、CMMI）

功效：全草，清热利湿、凉血解毒。

功效来源：《中华本草》

假瘤蕨属 *Phymatopteris* Pic. Serm.

金鸡脚假瘤蕨 金鸡脚

Phymatopteris hastata (Thunb.) Pic. Serm.

功效：全草，祛风清热、利湿解毒。

功效来源：《全国中草药汇编》

注：恭城端午药市。

喙叶假瘤蕨

Phymatopteris rhynchophylla (Hook.) Pic. Serm.

凭证标本：蒋日红等 JRH274（IBK）

功效：全草，清热利尿。

功效来源：《药用植物辞典》

拟水龙骨属 *Polypodiastrum* Ching

尖齿拟水龙骨

Polypodiastrum argutum (Wall. ex Hook.) Ching

凭证标本：蒋日红等 JRH282（IBK）

功效：根状茎，活血散瘀、清热。

功效来源：《药用植物辞典》

水龙骨属 *Polypodiodes* Ching

中华水龙骨

Polypodiodes chinensis (Christ) S. G. Lu

凭证标本：蒋日红等 JRH279（IBK）

功效：根状茎，清热、祛痰、止咳。

功效来源：《药用植物辞典》

石韦属 *Pyrrosia* Mirbel

石蕨

Pyrrosia angustissima (Giesenh. ex Diels) Tagawa et K. Iwats.

凭证标本：恭城县普查队 450332160515008LY（IBK、CMMI）

功效：全草，清热利湿、凉血止血。

功效来源：《全国中草药汇编》

相近石韦

Pyrrosia assimilis (Baker) Ching

凭证标本：恭城县普查队 450332141117061LY（IBK、GXMG、CMMI）

功效：全草，镇静、镇痛、利尿、止血、止咳、调经。

功效来源：《药用植物辞典》

光石韦

Pyrrosia calvata (Baker) Ching

功效：全草，利尿通淋、清热止血。

功效来源：《广西壮族自治区壮药质量标准 第二卷》（2011年版）

注：恭城端午药市。

石韦

Pyrrosia lingua (Thunb.) Farwell

凭证标本：恭城县普查队 450332141116055LY（IBK、GXMG、CMMI）

功效：叶，利尿通淋、清肺止咳、凉血止血。

功效来源：《中国药典》（2020年版）

有柄石韦 石韦

Pyrrosia petiolosa (Christ) Ching

凭证标本：恭城县普查队 450332141117068LY（IBK、GXMG、CMMI）

功效：叶，利尿通淋、清肺止咳、凉血止血。

功效来源：《中国药典》（2020年版）

庐山石韦 石韦

Pyrrosia shearer (Baker) Ching

凭证标本：恭城县普查队 450332151015028LY（IBK、GXMG、CMMI）

功效：叶，利尿通淋、清肺止咳、凉血止血。

功效来源：《中国药典》（2020年版）

F.57. 槲蕨科 Drynariaceae

槲蕨属 *Drynaria* (Bory) J. Sm.

槲蕨 骨碎补

Drynaria roosii Nakaike

凭证标本：恭城县普查队 450332141117067LY（IBK、GXMG、CMMI）

功效：根状茎，疗伤止痛、补肾强骨、消风祛斑。

功效来源：《中国药典》（2020年版）

F.61. 蘋科 Marsileaceae

蘋属 *Marsilea* L.

蘋

Marsilea quadrifolia L.

功效：全草，清热解毒、消肿利湿、止血、安神。

功效来源：《新华本草纲要》

注：《广西植物名录》有记载。

F.62. 槐叶蘋科 Salviniaceae

槐叶蘋属 *Salvinia* Adans.

槐叶蘋

Salvinia natans (L.) All.

功效：全草，用于虚劳发热，外用治湿疹、疔疮。

功效来源：《广西中药资源名录》

注：《广西植物名录》有记载。

F.63. 满江红科 Azollaceae

满江红属 *Azolla* Lam.

满江红

Azolla pinnata R. Brown subsp. *asiatica* R. M. K. Saunders et K. Fowler

功效：全草，润肺止咳。

功效来源：《中华本草》

注：《广西植物名录》有记载。

种子植物门 Spermatophyta
裸子植物亚门 Gymnospermae

G.1. 苏铁科 Cycadaceae

苏铁属 *Cycas* L.

苏铁

Cycas revoluta Thunb.

功效：大孢子叶，收敛止血、解毒止痛。

功效来源：《全国中草药汇编》

注：常见栽培物种。

G.2. 银杏科 Ginkgoaceae

银杏属 *Ginkgo* L.

银杏

Ginkgo biloba L.

凭证标本：恭城县普查队 450332150414035LY（IBK、GXMG、CMMI）

功效：叶及成熟种子，活血化瘀、通络止痛、敛肺平喘、化浊降脂。

功效来源：《中国药典》（2020年版）

G.4. 松科 Pinaceae

油杉属 *Keteleeria* Carriere

铁坚油杉

Keteleeria davidiana (Bertrand) Beissn. var. *davidiana*

凭证标本：黄立铨等 7（IBK）

功效：种子，驱虫、消积、抗癌。根部精油及种子油，用于治疗皮肤病。

功效来源：《药用植物辞典》

黄枝油杉

Keteleeria davidiana (Bertrand) Beissn. var. *calcarea* (C. Y. Cheng et L. K. Fu) Silba

凭证标本：吴名川 川01（IBK）

功效：枝叶的精油，平喘。

功效来源：文献

江南油杉

Keteleeria fortunei (A. Murray) Carrière var. *cyclolepis* (Flous) Silba

凭证标本：李光照 12177（IBK）

功效：树皮，透疹、消肿、接骨。

功效来源：《药用植物辞典》

松属 *Pinus* L.

海南五针松

Pinus fenzeliana Hand.-Mazz.

功效：树皮，祛风通络、活血消肿。

功效来源：《药用植物辞典》

注：《恭城县志》有记载。

华南五针松 广东松

Pinus kwangtungensis Chun ex Tsiang

凭证标本：恭城县普查队 450332150617035LY（IBK、GXMG、CMMI）

功效：枝节，用于风湿骨痛、关节不利。

功效来源：《广西中药资源名录》

马尾松

Pinus massoniana Lamb.

凭证标本：恭城县普查队 450332150330019LY（IBK、GXMG、CMMI）

功效：叶，祛风燥湿、杀虫、止痒。成熟球果，祛痰、止咳、平喘。

功效来源：《中国药典》（2020年版）

铁杉属 *Tsuga* (Endl.) Carrière

长苞铁杉

Tsuga longibracteata W. C. Cheng

凭证标本：恭城调查队 1（IBK）

功效：树皮，用于接骨。

功效来源：《药用植物辞典》

G.5. 杉科 Taxodiaceae

柳杉属 *Cryptomeria* DC.

日本柳杉 柳杉

Cryptomeria japonica (Thunb. ex L. f.) D. Don

凭证标本：恭城县普查队 450332141115045LY（IBK、GXMG、CMMI）

功效：树皮，解毒杀虫、止痒。叶，清热解毒。

功效来源：《中华本草》

杉木属 *Cunninghamia* R. Br.

杉木

Cunninghamia lanceolata (Lamb.) Hook.

功效：叶或带叶嫩枝，祛风止痛、散瘀止血。

功效来源：《广西中药材标准 第一册》

注：民间常见栽培物种。

G.6. 柏科 Cupressaceae

柏木属 *Cupressus* L.

柏木 柏树

Cupressus funebris Endl.

功效：种子，祛风清热、安神、止血。叶，止血生肌。树脂，清热、燥湿、镇痛。

功效来源：《全国中草药汇编》

注：民间常见栽培物种。

福建柏属 *Fokienia* A. Henry et H. H. Thomas

福建柏

Fokienia hodginsii (Dunn) A. Henry et H. H. Thomas

凭证标本：恭城县普查队 450332151014030LY（IBK、GXMG、CMMI）

功效：心材，行气止痛、降逆止呕。

功效来源：《中华本草》

刺柏属 *Juniperus* L.

圆柏

Juniperus chinensis L.

凭证标本：恭城调查组 181（IBK）

功效：枝叶、树皮，祛风散寒、活血消肿、解毒利尿。

功效来源：《全国中草药汇编》

侧柏属 *Platycladus* Spach

侧柏

Platycladus orientalis (L.) Franco

功效：枝梢、叶和成熟种仁，凉血止血、化痰止咳、生发乌发。

功效来源：《中国药典》（2020年版）

注：民间常见栽培物种。

G.7. 罗汉松科 Podocarpaceae

竹柏属 *Nageia* Gaertn.

竹柏

Nageia nagi (Thunb.) Kuntze

凭证标本：恭城县普查队 450332141116070LY（IBK、GXMG、CMMI）

功效：叶，止血、接骨、消肿。树皮、根，祛风除湿。

功效来源：《药用植物辞典》

G.8. 三尖杉科 Cephalotaxaceae

三尖杉属 *Cephalotaxus* Sieb. et Zucc.

三尖杉

Cephalotaxus fortunei Hook.

凭证标本：恭城县普查队 450332151014014LY（IBK、GXMG、CMMI）

功效：种子及枝叶，驱虫、消积。

功效来源：《全国中草药汇编》

海南粗榧

Cephalotaxus mannii Hook. f.

凭证标本：李荫昆 402781（IBK）

功效：全株，可提取多种生物碱，用于急性白血病和淋巴肉瘤等。

功效来源：《广西中药资源名录》

粗榧

Cephalotaxus sinensis (Rehder et E. H. Wilson) H. L. Li

凭证标本：李荫昆 402923（IBK）

功效：枝叶，抗癌。根、树皮，祛风除湿。

功效来源：《中华本草》

G.9. 红豆杉科 Taxaceae

红豆杉属 *Taxus* L.

南方红豆杉

Taxus wallichiana Zucc. var. *mairei* (Lemée et H. Lév.) L. K. Fu et Nan Li

凭证标本：恭城县普查队 450332150415009LY（IBK、GXMG、CMMI）

功效：树皮，可提取紫杉醇，抗癌。种子，治食滞、虫积。

功效来源：《广西中药资源名录》

G.10. 买麻藤科 Gnetaceae

买麻藤属 *Gnetum* L.

买麻藤 麻骨钻

Gnetum montanum Markgr.

凭证标本：恭城县普查队 450332150619016LY（IBK、GXMG、CMMI）

功效：藤茎，祛风活血、消肿止痛、化痰止咳。

功效来源：《广西中药材标准 第二册》

小叶买麻藤 麻骨风

Gnetum parvifolium (Warb.) Chun

凭证标本：恭城县普查队 450332150615025LY（IBK、GXMG、CMMI）

功效：藤茎，祛风活血、消肿止痛、化痰止咳。

功效来源：《广西中药材标准 第二册》

被子植物亚门 Angiospermae

1. 木兰科 Magnoliaceae

厚朴属 *Houpoëa* N. H. Xia et C. Y. Wu

厚朴

Houpoëa officinalis (Rehder et E. H. Wilson) N. H. Xia et C. Y. Wu

凭证标本：张优道等 6090388（IBK）

功效：树皮及花蕾，燥湿消痰、下气除满。

功效来源：《中国药典》（2020年版）

长喙木兰属 *Lirianthe* Spach

夜香木兰

Lirianthe coco (Lour.) N. H. Xia et C. Y. Wu

凭证标本：恭城调查组 0397（IBK）

功效：花，疏肝理气、活血化瘀、驳骨、安五脏。

功效来源：《药用植物辞典》

鹅掌楸属 *Liriodendron* L.

鹅掌楸 凹朴皮

Liriodendron chinense (Hemsl.) Sarg.

凭证标本：恭城县普查队 450332151014045LY（IBK、GXMG、CMMI）

功效：树皮，祛风湿、散寒止咳。

功效来源：《中华本草》

木莲属 *Manglietia* Blume

木莲

Manglietia fordiana Oliver

凭证标本：蒋朔银 0003（IBK）

功效：果，通便、止咳。

功效来源：《中华本草》

含笑属 *Michelia* L.

白兰

Michelia alba DC.

功效：花，芳香化湿、利尿、止咳化痰。

功效来源：《全国中草药汇编》

注：民间常见栽培物种。

黄兰

Michelia champaca L.

凭证标本：李阴昆 402945（WUK）

功效：根，祛风湿、利咽喉。

功效来源：《全国中草药汇编》

乐昌含笑

Michelia chapensis Dandy

凭证标本：恭城县普查队 450332150822021LY（IBK）

功效：树皮、叶，清热解毒。

功效来源：《药用植物辞典》

含笑花

Michelia figo (Lour.) Spreng.

凭证标本：恭城调查组 0020（IBK）

功效：花，用于月经不调。叶，用于跌打损伤。

功效来源：《药用植物辞典》

金叶含笑

Michelia foveolata Merr. ex Dandy

凭证标本：何冀鲫等 5168（IBK）

功效：树皮，解毒、散热。

功效来源：《药用植物辞典》

深山含笑
Michelia maudiae Dunn
凭证标本：恭城普查组 0280（IBK）
功效：花，散风寒、通鼻窍、行气止痛。
功效来源：《药用植物辞典》

玉兰属 *Yulania* Spach
紫玉兰
Yulania liliiflora (Desr.) D. C. Fu
功效：花蕾，祛风散寒、镇痛消炎、通鼻窍。
功效来源：《药用植物辞典》
注：民间常见栽培物种。

2a. 八角科 Illiciaceae
八角属 *Illicium* L.
八角 八角茴香
Illicium verum Hook. f.
凭证标本：恭城县普查队 450332141115098LY（IBK、GXMG、CMMI）
功效：果实，温阳散寒、理气止痛。
功效来源：《中国药典》（2020年版）

3. 五味子科 Schisandraceae
南五味子属 *Kadsura* Juss.
黑老虎 大钻
Kadsura coccinea (Lem.) A. C. Sm.
凭证标本：恭城县普查队 450332150617044LY（IBK、GXMG、CMMI）
功效：根，行气活血、祛风止痛。
功效来源：《广西壮族自治区壮药质量标准 第二卷》（2011年版）

异形南五味子 大红钻
Kadsura heteroclita (Roxb.) Craib
凭证标本：恭城调查组 0142（IBK）
功效：藤茎，祛风散寒、行气止痛、舒筋活络。
功效来源：《广西壮族自治区瑶药材质量标准 第一卷》（2014年版）

日本南五味子
Kadsura japonica (L.) Dunal
凭证标本：赵文明 6-5139（GXMI）
功效：果实，行气止痛、活血化瘀、祛风通络。
功效来源：《药用植物辞典》

南五味子 小钻
Kadsura longipedunculata Finet et Gagnep.
凭证标本：恭城县普查队 450332150331002LY（IBK、GXMG、CMMI）

功效：根及茎，理气止痛、祛风通络、活血消肿。
功效来源：《广西壮族自治区壮药质量标准 第二卷》（2011年版）

仁昌南五味子 蓝钻
Kadsura renchangiana S. F. Lan
凭证标本：恭城县普查队 450332150401035LY（IBK、GXMG、CMMI）
功效：根状茎，祛风止痛、散瘀消肿。
功效来源：《中国本草图录》

五味子属 *Schisandra* Michx.
绿叶五味子 白钻
Schisandra arisanensis Hayata subsp. *viridis* (A. C. Sm.) R. M. K. Saunders
凭证标本：恭城调查组 306（IBK）
功效：藤茎或根，祛风活血、行气止痛。
功效来源：《广西壮族自治区瑶药材质量标准 第一卷》（2014年版）

翼梗五味子
Schisandra henryi C. B. Clarke subsp. *henryi*
凭证标本：恭城县普查队 450332151014038LY（IBK、GXMG、CMMI）
功效：藤茎和根，祛风除湿、行气止痛、活血止血。
功效来源：《中华本草》

东南五味子 黄钻
Schisandra henryi C. B. Clarke subsp. *marginalis* (A. C. Sm.) R. M. K. Saunders
凭证标本：恭城县普查队 450332160518006LY（IBK、GXMG、CMMI）
功效：地上部分，祛风除湿、行气止痛、活血止血。
功效来源：《广西壮族自治区壮药质量标准 第二卷》（2011年版）

8. 番荔枝科 Annonaceae
假鹰爪属 *Desmos* Lour.
假鹰爪 鸡爪风
Desmos chinensis Lour.
凭证标本：恭城县普查队 450332141115108LY（IBK、GXMG、CMMI）
功效：根及全株，祛风利湿、健脾理气、祛瘀止痛。
功效来源：《全国中草药汇编》

瓜馥木属 *Fissistigma* Griff.
瓜馥木 铁钻
Fissistigma oldhamii (Hemsl.) Merr.
凭证标本：恭城县普查队 450332141116001LY（IBK、GXMG、CMMI）
功效：根及藤茎，祛风镇痛、活血化瘀。

功效来源：《广西壮族自治区壮药质量标准 第二卷》（2011年版）

黑风藤 牛耳风

Fissistigma polyanthum (Hook. f. et Thomson) Merr.

功效：藤茎，祛风湿、强筋骨、活血止痛

功效来源：《广西壮族自治区瑶药材质量标准 第一卷》（2014年版）

注：恭城端午药市。

香港瓜馥木

Fissistigma uonicum (Dunn) Merr.

凭证标本：西岭调查队 6–5237（GXMI）

功效：茎，祛风活络、消肿止痛。

功效来源：《药用植物辞典》

野独活属 *Miliusa* Lesch. ex A. DC.

野独活

Miliusa chunii W. T. Wang

凭证标本：恭城县普查队 450332141115005LY（IBK、GXMG、CMMI）

功效：根、茎，用于心胃气痛、疝痛、肾虚腰痛、风湿痹痛、痛经。

功效来源：《广西中药资源名录》

11. 樟科 Lauraceae

无根藤属 *Cassytha* L.

无根藤

Cassytha filiformis L.

凭证标本：盆胜杰 6–5142（IBK）

功效：全草，清热解毒、消肿利湿、凉血止血。

功效来源：《药用植物辞典》

樟属 *Cinnamomum* Schaeff.

阴香

Cinnamomum burmannii (Nees et T. Nees) Blume

凭证标本：恭城县普查队 450332150412005LY（IBK、GXMG、CMMI）

功效：树皮，温中止痛、祛风散寒、解毒消肿。

功效来源：《广西壮族自治区壮药质量标准 第二卷》（2011年版）

樟 香樟

Cinnamomum camphora (L.) Presl

凭证标本：恭城县普查队 450332141114020LY（IBK、GXMG、CMMI）

功效：根和茎基部，祛风散寒、行气止痛。

功效来源：《广西壮族自治区壮药质量标准 第一卷》（2008年版）

肉桂

Cinnamomum cassia (L.) D. Don

功效：树皮、嫩枝，补火助阳、引火归元、散寒止痛、温通经脉。

功效来源：《中国药典》（2020年版）

注：民间常见栽培物种。

黄樟

Cinnamomum parthenoxylon (Jack) Meissn.

功效：根和茎基，祛风散寒、行气止痛。

功效来源：《广西壮族自治区壮药质量标准 第一卷》（2008年版）

注：《广西植物名录》有记载。

山胡椒属 *Lindera* Thunb.

乌药

Lindera aggregata (Sims) Kosterm.

功效：块根，行气止痛、温肾散寒。

功效来源：《中国药典》（2020年版）

注：《恭城县志》有记载。

香叶树

Lindera communis Hemsl.

凭证标本：恭城县普查队 450332150330044LY（IBK、GXMG、CMMI）

功效：枝叶或茎皮，解毒消肿、散瘀止痛。

功效来源：《中华本草》

山胡椒 假死风

Lindera glauca (Sieb. et Zucc.) Blume

凭证标本：恭城县普查队 450332150614016LY（IBK、CMMI）

功效：全株，解毒消疮、祛风止痛、止痒、止血。

功效来源：《广西壮族自治区瑶药材质量标准 第一卷》（2014年版）

黑壳楠

Lindera megaphylla Hemsl.

凭证标本：李阴昆 2910（WUK）

功效：枝、树皮，祛风除湿、消肿止痛。

功效来源：《全国中草药汇编》

香粉叶

Lindera pulcherrima (Nees) Hook. f. var. *attenuata* C. K. Allen

凭证标本：李荫昆 402921（IBK）

功效：树皮，清凉消食。

功效来源：《药用植物辞典》

山橿

Lindera reflexa Hemsl.

凭证标本：恭城县普查队 450332150401042LY（IBK、

GXMG、CMMI）

功效：根，祛风理气、止血、杀虫。

功效来源：《全国中草药汇编》

木姜子属 *Litsea* Lam.

山鸡椒 荜澄茄

Litsea cubeba (Lour.) Pers.

凭证标本：恭城县普查队 450332141115083LY（IBK、GXMG、CMMI）

功效：果实，温中散寒、行气止痛。

功效来源：《中国药典》（2020年版）

黄丹木姜子

Litsea elongata (Wall. ex Ness) Hook. f.

凭证标本：恭城县普查队 450332151016024LY（IBK、GXMG、CMMI）

功效：根，祛风除湿。

功效来源：《药用植物辞典》

轮叶木姜子

Litsea verticillata Hance

凭证标本：恭城县普查队 450332171024009LY（IBK、GXMG、CMMI）

功效：根、叶和树皮，祛风通络、活血消肿、止痛。

功效来源：《全国中草药汇编》

润楠属 *Machilus* Nees

绒毛润楠

Machilus velutina Champ. ex Benth.

凭证标本：李荫昆 402987（IBK）

功效：根、叶，化痰止咳、消肿止痛、收敛止血。

功效来源：《药用植物辞典》

新木姜子属 *Neolitsea* (Benth.) Merr.

新木姜子

Neolitsea aurata (Hay.) Koidz.

凭证标本：恭城县普查队 450332141116066LY（IBK、GXMG、CMMI）

功效：根、树皮，行气止痛、利水消肿。

功效来源：《中华本草》

锈叶新木姜子 大叶樟

Neolitsea cambodiana Lecomte

凭证标本：恭城调查队 0343（IBK）

功效：叶，清热解毒、祛湿止痒。

功效来源：《中华本草》

鸭公树

Neolitsea chui Merr.

凭证标本：李荫昆 402827（IBK）

功效：种子，行气止痛、利水消肿。

功效来源：《中华本草》

楠属 *Phoebe* Nees

石山楠

Phoebe calcarea S. K. Lee et F. N. Wei

功效：枝叶，用于风湿痹痛。

功效来源：《广西中药资源名录》

注：《广西植物名录》有记载。

白楠

Phoebe neurantha (Hemsl.) Gamble

凭证标本：何冀鲠等 5127（IBK）

功效：树皮、根皮，理气温中、利水消肿。

功效来源：《药用植物辞典》

紫楠

Phoebe sheareri (Hemsl.) Gamble

凭证标本：恭城县普查队 450332160512003LY（IBK、GXMG、CMMI）

功效：叶，顺气、暖胃、祛湿、散瘀。

功效来源：《中华本草》

檫木属 *Sassafras* J. Presl

檫木

Sassafras tzumu (Hemsl.) Hemsl.

凭证标本：恭城县普查队 450332150331015LY（IBK）

功效：树皮、叶，祛风逐湿、活血散瘀。

功效来源：《全国中草药汇编》

13a. 青藤科 Illigeraceae

青藤属 *Illigera* Blume

心叶青藤

Illigera cordata Dunn.

凭证标本：恭城县普查队 450332141115123LY（IBK、GXMG、CMMI）

功效：根、藤茎，祛风除湿、散瘀止痛、消肿破瘀、通经、驳骨。

功效来源：《药用植物辞典》

15. 毛茛科 Ranunculaceae

乌头属 *Aconitum* L.

乌头 川乌、附子

Aconitum carmichaelii Debeaux

功效：母根，祛风除湿、温经止痛。子根，回阳救逆、补火助阳、散寒止痛。

功效来源：《中国药典》（2020年版）

注：民间常见栽培物种。

银莲花属 *Anemone* L.

打破碗花花

Anemone hupehensis (Lemoine) Lemoine

凭证标本：张本能 050（IBK）

功效：全草，去湿、杀虫。

功效来源：《广西壮族自治区壮药质量标准 第二卷》（2011年版）

铁线莲属 *Clematis* L.
女萎 棉花藤
Clematis apiifolia DC. var. *apiifolia*
凭证标本：恭城县普查队 450332150616014LY（IBK、GXMG、CMMI）
功效：藤茎，消食止痢、利尿消肿、通经下乳。
功效来源：《中华本草》

钝齿铁线莲 川木通
Clematis apiifolia DC. var. *argentilucida* (H. Lév. et Vaniot) W. T. Wang
功效：藤茎，消食止痢、利尿消肿、通经下乳。
功效来源：《广西中药材标准 第一册》
注：恭城端午药市。

小木通 川木通
Clematis armandii Franch.
凭证标本：恭城县普查队 450332150330002LY（IBK、GXMG、CMMI）
功效：藤茎，清热利尿、通利通淋、清心除烦、通经下乳。
功效来源：《中国药典》（2020年版）

威灵仙 老虎须
Clematis chinensis Osbeck
凭证标本：恭城县普查队 450332141114071LY（IBK、GXMG、CMMI）
功效：根及根状茎，祛风除湿、通经络。
功效来源：《中国药典》（2020年版）

厚叶铁线莲
Clematis crassifolia Benth.
凭证标本：恭城县普查队 450332151014001LY（IBK、GXMG、CMMI）
功效：根，用于小儿惊风、咽喉肿痛、风湿痹痛。
功效来源：《广西中药资源名录》

绣毛铁线莲
Clematis leschenaultiana DC.
凭证标本：李荫昆 403104（IBK）
功效：全株，用于风湿痹痛、骨鲠痛，外用治骨折、蛇咬伤、疮疖。
功效来源：《广西中药资源名录》

丝铁线莲 紫木通
Clematis loureiriana DC.
凭证标本：恭城县普查队 450332150617046LY（IBK、GXMG、CMMI）

功效：全草，舒筋活络、利尿通淋、祛风解表。
功效来源：《中华本草》

毛柱铁线莲
Clematis meyeniana Walp.
凭证标本：恭城县普查队 450332150821019LY（IBK、GXMG、CMMI）
功效：根、根状茎，祛风湿、通经络。
功效来源：《广西壮族自治区壮药质量标准 第一卷》（2008年版）

扬子铁线莲
Clematis puberula Hook. f. et Thomson var. *ganpiniana* (H. Lév. et Vaniot) W. T. Wang
凭证标本：恭城县普查队 450332141117037LY（IBK、GXMG、CMMI）
功效：藤茎，清热利尿、舒筋活络、止痛。
功效来源：《药用植物辞典》

柱果铁线莲
Clematis uncinata Champ. ex Benth.
凭证标本：恭城县普查队 450332150618001LY（IBK、GXMG、CMMI）
功效：根及叶，祛风除湿、舒筋活络、镇痛。
功效来源：《全国中草药汇编》

黄连属 *Coptis* Salisb.
短萼黄连 鸡爪黄连
Coptis chinensis Franch. var. *brevisepala* W. T. Wang et P. G. Xiao
凭证标本：林春蕊 180209（IBK）
功效：根状茎，清热解毒、燥湿、泻火。
功效来源：《中国药典》（2020年版）

芍药属 *Paeonia*
芍药
Paeonia lactiflora Pall.
功效：根，养血调经、敛阴止汗、柔肝止痛、平抑肝阳。
功效来源：《中国药典》（2020年版）
注：民间常见栽培物种。

毛茛属 *Ranunculus* L.
禺毛茛
Ranunculus cantoniensis DC.
凭证标本：恭城县普查队 450332150615008LY（IBK、GXMG、CMMI）
功效：全草，清肝明目、除湿解毒、截疟。
功效来源：《中华本草》

毛茛

Ranunculus japonicus Thunb.

凭证标本：恭城县普查队 450332150401020LY（IBK、CMMI）

功效：全草，利湿、消肿、止痛、退翳、截疟、杀虫。

功效来源：《全国中草药汇编》

石龙芮

Ranunculus sceleratus L.

凭证标本：恭城县普查队 450332150402003LY（IBK、GXMG、CMMI）

功效：全草、果实，清热解毒、消肿散结、止痛、截疟。

功效来源：《中华本草》

扬子毛茛 鸭脚板草

Ranunculus sieboldii Miq.

凭证标本：恭城县普查队 450332150329004LY（IBK、GXMG、CMMI）

功效：全草，除痰截疟、解毒消肿。

功效来源：《中华本草》

猫爪草

Ranunculus ternatus Thunb.

功效：块根，化痰散结、解毒消肿。

功效来源：《中国药典》（2020年版）

注：《广西植物名录》有记载。

天葵属 *Semiaquilegia* Makino

天葵 天葵子

Semiaquilegia adoxoides (DC.) Makino

凭证标本：恭城县普查队 450332150331065LY（IBK、GXMG、CMMI）

功效：块根，清热解毒、消肿散结。

功效来源：《中国药典》（2020年版）

唐松草属 *Thalictrum* L.

盾叶唐松草

Thalictrum ichangense Lecoy. ex Oliv.

凭证标本：恭城县普查队 450332150329019LY（IBK、GXMG、CMMI）

功效：全草、根，清热解毒、除湿、通经、活血。

功效来源：《全国中草药汇编》

17. 金鱼藻科 Ceratophyllaceae

金鱼藻属 *Ceratophyllum* L.

金鱼藻

Ceratophyllum demersum L.

功效：全草，止血。

功效来源：《全国中草药汇编》

注：《广西植物名录》有记载。

18. 睡莲科 Nymphaeaceae

芡属 *Euryale* Salisb.

芡实

Euryale ferox Salisb. ex K. D. Koenig et Sims

功效：成熟种仁，益肾固精、补脾止泻、除湿止带。

功效来源：《中国药典》（2020年版）

注：民间常见栽培物种。

莲属 *Nelumbo* Adans.

莲 藕节

Nelumbo nucifera Gaertn.

功效：根状茎，收敛止血、化瘀。

功效来源：《中国药典》（2020年版）

注：民间常见栽培物种。

萍蓬草属 *Nuphar* Smith.

萍蓬草 冷骨风

Nuphar pumila (Timm) DC.

凭证标本：黄桂等 6–5218（IBK）

功效：根状茎，补脾健胃、凉血调经。

功效来源：《广西壮族自治区瑶药材质量标准 第一卷》（2014年版）

睡莲属 *Nymphaea* L.

睡莲

Nymphaea tetragona Georgi

功效：花，消暑、解酒、定惊。

功效来源：《中华本草》

注：民间常见栽培物种。

19. 小檗科 Berberidaceae

小檗属 *Berberis* L.

庐山小檗

Berberis virgetorum C. K. Schneid.

功效：茎、根，清热解毒。

功效来源：《中华本草》

注：恭城端午药市。

鬼臼属 *Dysosma* Woodson

六角莲

Dysosma pleiantha (Hance) Woodson

凭证标本：黄新标 6–5175（IBK）

功效：根状茎，清热解毒、活血化瘀。

功效来源：《全国中草药汇编》

八角莲

Dysosma versipellis (Hance) M. Cheng

凭证标本：赵中荣 6090016（IBK）

功效：根状茎，清热解毒、化痰散结、祛瘀消肿。

功效来源：《广西壮族自治区壮药质量标准　第一卷》（2008年版）

淫羊藿属 *Epimedium* L.

三枝九叶草 淫羊藿

Epimedium sagittatum (Sieb. et Zucc.) Maxim.

凭证标本：恭城县普查队 450332150412016LY（IBK）

功效：叶，补肾阳、强筋骨、祛风湿。

功效来源：《中国药典》（2020年版）

十大功劳属 *Mahonia* Nutt.

阔叶十大功劳 功劳木

Mahonia bealei (Fortune) Carrière

凭证标本：谢金保等 6090262（IBK）

功效：茎，清热燥湿、泻火解毒。

功效来源：《中国药典》（2020年版）

十大功劳 功劳木

Mahonia fortunei (Lindl.) Fedde

凭证标本：恭城县普查队 450332141118024LY（IBK、GXMG、CMMI）

功效：茎，清热燥湿、泻火解毒。

功效来源：《中国药典》（2020年版）

沈氏十大功劳 木黄连

Mahonia shenii Chun

凭证标本：林春蕊 180210（IBK）

功效：根及茎，清热、燥湿、解毒。

功效来源：《中华本草》

21. 木通科 Lardizabalaceae

木通属 *Akebia* Decne.

三叶木通 木通

Akebia trifoliata (Thunb.) Koidz. subsp. *trifoliata*

凭证标本：恭城县普查队 450332150330025LY（IBK、GXMG、CMMI）

功效：藤茎，利尿通淋、清心除烦、通经下乳。

功效来源：《中国药典》（2020年版）

白木通 木通

Akebia trifoliata (Thunb.) Koidz. subsp. *australis* (Diels) T. Shimizu

凭证标本：恭城县普查队 450332150820005LY（IBK、GXMG、CMMI）

功效：藤茎，利尿通淋、清心除烦、通经下乳。

功效来源：《中国药典》（2020年版）

野木瓜属 *Stauntonia* DC.

野木瓜

Stauntonia chinensis DC.

凭证标本：恭城县普查队 450332150822029LY（IBK）

功效：带叶茎枝，祛风止痛，舒筋活络。

功效来源：《广西壮族自治区壮药质量标准　第二卷》（2011年版）

22. 大血藤科 Sargentodoxaceae

大血藤属 *Sargentodoxa* Rehd. et Wils.

大血藤

Sargentodoxa cuneata (Oliv.) Rehder et E. H. Wilson

凭证标本：恭城县普查队 450332150821046LY（IBK、GXMG、CMMI）

功效：藤茎，清热解毒、活血、祛风止痛。

功效来源：《中国药典》（2020年版）

23. 防己科 Menispermaceae

木防己属 *Cocculus* DC.

樟叶木防己 衡州乌药

Cocculus laurifolius DC.

功效：根，顺气宽胸、祛风止痛。

功效来源：《中华本草》

注：《广西植物名录》有记载。

轮环藤属 *Cyclea* Arn. ex Wight

粉叶轮环藤 金线风、山豆根

Cyclea hypoglauca (Schauer) Diels

凭证标本：恭城县普查队 450332141116061LY（IBK）

功效：根，清热解毒、祛风止痛。

功效来源：《广西壮族自治区瑶药材质量标准　第一卷》（2014年版）

细圆藤属 *Pericampylus* Miers

细圆藤 黑风散

Pericampylus glaucus (Lam.) Merr.

凭证标本：恭城县普查队 450332141116046LY（IBK）

功效：藤茎或叶，清热解毒、息风止疫、祛风湿。

功效来源：《中华本草》

千金藤属 *Stephania* Lour.

金线吊乌龟 山乌龟

Stephania cephalantha Hayata

凭证标本：恭城县普查队 450332150402030LY（IBK）

功效：块根，清热解毒、祛风止痛、凉血止血。

功效来源：《中华本草》

血散薯

Stephania dielsiana Y. C. Wu

凭证标本：恭城调查组 0328（IBK）

功效：块根，清热解毒、散瘀止痛。

功效来源：《中华本草》

广西地不容 金不换
Stephania kwangsiensis H. S. Lo
凭证标本：恭城县普查队 450332150619008LY（IBK、GXMG、CMMI）
功效：块根，散瘀止痛、清热解毒。
功效来源：《广西壮族自治区壮药质量标准 第一卷》（2008年版）

粪箕笃
Stephania longa Lour.
功效：茎叶，清热解毒、利湿消肿、祛风活络。
功效来源：《广西壮族自治区壮药质量标准 第二卷》（2011年版）
注：《广西植物名录》有记载。

青牛胆属 *Tinospora* Miers
青牛胆 金果榄、山慈姑
Tinospora sagittata (Oliv.) Gagnep.
凭证标本：李元全 6090322（IBK）
功效：块根，清热解毒、利咽、止痛。
功效来源：《中国药典》（2020年版）

中华青牛胆 宽筋藤
Tinospora sinensis (Lour.) Merr.
凭证标本：恭城县普查队 450332151022002LY（IBK、GXMG、CMMI）
功效：藤茎，祛风止痛、舒筋活络。
功效来源：《广西壮族自治区壮药质量标准 第一卷》（2008年版）

24. 马兜铃科 Aristolochiaceae

马兜铃属 *Aristolochia* L.
马兜铃
Aristolochia debilis Sieb. et Zucc.
功效：果实，清肺降气、止咳平喘、清肠消痔。
功效来源：《中国药典》（2020年版）
注：恭城端午药市。

恭城马兜铃 天钻
Aristolochia gongchengensis Y. S. Huang, Y. D. Peng et C. R. Lin
凭证标本：黄俞淞等 Y3030（IBK）
功效：块根，理气止痛、清热解毒、止血。
功效来源：民间用药

管花马兜铃 一点血、天然草、五虎通城
Aristolochia tubiflora Dunn
凭证标本：恭城县普查队 450332160516008LY（IBK、CMMI）
功效：根、全草，清热解毒、行气止痛。
功效来源：《中华本草》

细辛属 *Asarum* L.
尾花细辛
Asarum caudigerum Hance
凭证标本：黄家 6090184（IBK）
功效：全草，温经散寒、消肿止痛、化痰止咳。
功效来源：《中华本草》

金耳环
Asarum insigne Diels
功效：全草，祛风散寒、消肿止痛、祛痰。
功效来源：《广西壮族自治区壮药质量标准 第二卷》（2011年版）
注：恭城端午药市。

祁阳细辛 大细辛
Asarum magnificum C. Y. Cheng et C. S. Yang
功效：带根全草，祛风散寒、止咳祛痰、解毒止痛。
功效来源：《中华本草》
注：恭城端午药市。

慈姑叶细辛 土金耳环
Asarum sagittarioides C. F. Liang
凭证标本：黄成先 6090228（IBK）
功效：全草，祛风散寒、解毒止痛。
功效来源：《中华本草》

五岭细辛
Asarum wulingense C. F. Liang
凭证标本：盆甫通 6090167（IBK）
功效：根状茎或全草，温经散寒、止咳化痰、消肿止痛。
功效来源：《中华本草》

28. 胡椒科 Piperaceae

草胡椒属 *Peperomia* Ruiz et Pavón
草胡椒
Peperomia pellucida (L.) Kunth
凭证标本：恭城县普查队 450332151021006LY（IBK、GXMG、CMMI）
功效：全草，散瘀止痛、清热解毒。
功效来源：《中华本草》

胡椒属 *Piper* L.
华南胡椒
Piper austrosinense Y. C. Tseng
功效：全草，消肿、止痛。
功效来源：《中华本草》
注：恭城端午药市。

蒌叶

Piper betle L.

功效：全株，祛风散寒、行气化痰、消肿止痒。

功效来源：《中华本草》

注：民间常见栽培物种。

山蒟 小肠风

Piper hancei Maxim.

凭证标本：恭城县普查队 450332141115059LY（IBK、GXMG、CMMI）

功效：全草，祛风湿、强腰膝、止喘咳。

功效来源：《广西壮族自治区瑶药材质量标准 第一卷》（2014年版）

毛蒟

Piper hongkongense C. DC.

凭证标本：恭城县普查队 450332150410014LY（IBK、GXMG、CMMI）

功效：带叶茎枝，祛风湿、强腰膝、止咳、止痛。

功效来源：《全国中草药汇编》

变叶胡椒

Piper mutabile C. DC.

凭证标本：恭城县普查队 450332141115074LY（IBK、GXMG、CMMI）

功效：全草，活血消肿、止痛。

功效来源：《中华本草》

假蒟

Piper sarmentosum Roxb.

功效：地上部分，温中散寒、祛风利湿、消肿止痛。

功效来源：《广西壮族自治区壮药质量标准 第二卷》（2011年版）

注：民间常见栽培物种。

石南藤

Piper wallichii (Miq.) Hand.-Mazz.

凭证标本：恭城县普查队 450332160512006LY（IBK、GXMG、CMMI）

功效：带叶茎枝，祛风湿、强腰膝、止咳、止痛。

功效来源：《全国中草药汇编》

29. 三白草科 Saururaceae

蕺菜属 *Houttuynia* Thunb.

蕺菜 鱼腥草

Houttuynia cordata Thunb.

凭证标本：恭城县普查队 450332160512010LY（IBK、GXMG、CMMI）

功效：全草或根状茎，清热解毒、消痈排脓、利尿通淋。

功效来源：《中国药典》（2020年版）

三白草属 *Saururus* L.

三白草

Saururus chinensis (Lour.) Baill.

凭证标本：恭城县普查队 450332150616043LY（IBK、GXMG、CMMI）

功效：根状茎，利尿消肿、清热解毒。

功效来源：《中国药典》（2020年版）

30. 金粟兰科 Chloranthaceae

金粟兰属 *Chloranthus* Sw.

丝穗金粟兰 四季风

Chloranthus fortunei (A. Gray) Solms

凭证标本：恭城县普查队 450332150329015LY（IBK、GXMG、CMMI）

功效：全株，祛风散寒、解毒消肿。

功效来源：《广西壮族自治区瑶药材质量标准 第一卷》（2014年版）

及己

Chloranthus serratus (Thunb.) Roem et Schult

凭证标本：盘胜杰 6–5097（GXMI）

功效：全株，活血散瘀、祛风止痛、解毒杀虫。

功效来源：《中华本草》

草珊瑚属 *Sarcandra* Gardn.

草珊瑚 肿节风、九节风

Sarcandra glabra (Thunb.) Nakai

凭证标本：恭城县普查队 450332141115031LY（IBK、GXMG、CMMI）

功效：全株，清热凉血、活血消斑、祛风通络。

功效来源：《中国药典》（2020年版）

32. 罂粟科 Papaveraceae

血水草属 *Eomecon* Hance

血水草

Eomecon chionantha Hance

凭证标本：恭城县调查队 6–5075（GXMI）

功效：根及根状茎，清热解毒、散瘀止痛。

功效来源：《中华本草》

博落回属 *Macleaya* R. Br.

博落回 炮筒杆

Macleaya cordata (Willd.) R. Br.

凭证标本：恭城县普查队 450332141116045LY（IBK、GXMG、CMMI）

功效：全草，清热解毒、活血散瘀、杀虫止痒。

功效来源：《中药大辞典》

33. 紫堇科 Fumariaceae

紫堇属 *Corydalis* DC.

北越紫堇

Corydalis balansae Prain

凭证标本：恭城县普查队 450332150820024LY（IBK、GXMG、CMMI）

功效：带根全草，清热解毒、消肿拔毒。

功效来源：《药用植物辞典》

小花黄堇

Corydalis racemosa (Thunb.) Pers.

凭证标本：恭城县普查队 450332150329011LY（IBK、GXMG、CMMI）

功效：全草，清热利尿、止痢、止血。

功效来源：《全国中草药汇编》

护心胆

Corydalis sheareri Hand.-Mazz.

凭证标本：恭城县普查队 450332150329016LY（IBK、GXMG、CMMI）

功效：全草或块茎，活血止痛、清热解毒。

功效来源：《中华本草》

36. 白花菜科 Capparidaceae

山柑属 *Capparis* L.

广州山柑

Capparis cantoniensis Lour.

凭证标本：恭城县普查队 450332141115090LY（IBK、GXMG、CMMI）

功效：茎叶，清热解毒、止咳、止痛。

功效来源：《中华本草》

小绿刺 尾叶山柑

Capparis urophylla F. Chun

凭证标本：恭城县普查队 450332141115096LY（IBK）

功效：叶，解毒消肿。

功效来源：《全国中草药汇编》

39. 十字花科 Brassicaceae

芸苔属 *Brassica* L.

芥菜 芥子

Brassica juncea (L.) Czern.

功效：种子，温肺豁痰、利气、散结通络、止痛。

功效来源：《中国药典》（2020年版）

注：民间常见栽培物种。

白花甘蓝

Brassica oleracea L. var. *albiflora* Kuntze

功效：叶，清热、止痛。

功效来源：《全国中草药汇编》

注：民间常见栽培物种。

白菜

Brassica rapa L. var. *glabra* Regel

功效：叶，消食下气、利肠胃、利尿。

功效来源：《药用植物辞典》

注：民间常见栽培物种。

芸苔

Brassica rapa L. var. *oleifera* DC.

功效：种子，行血散瘀、消肿散结。茎叶，散血消肿。

功效来源：《药用植物辞典》

注：民间常见栽培物种。

荠属 *Capsella* Medic.

荠

Capsella bursa-pastoris (L.) Medic.

功效：全草、种子，凉肝止血、平肝明目、清热利湿。

功效来源：《中华本草》

注：《广西植物名录》有记载。

碎米荠属 *Cardamine* L.

碎米荠

Cardamine hirsuta L.

凭证标本：恭城县普查队 450332141115054LY（IBK、GXMG、CMMI）

功效：全草，清热利湿、安神、止血。

功效来源：《中华本草》

独行菜属 *Lepidium* L.

北美独行菜 葶苈子

Lepidium virginicum L.

凭证标本：恭城县普查队 450332150615044LY（IBK、GXMG、CMMI）

功效：种子，泻肺降气、祛痰平喘、利水消肿、泄逐邪。全草，清热解毒、利尿、通淋。

功效来源：《中华本草》

萝卜属 *Raphanus* L.

萝卜 莱菔子

Raphanus sativus L. var. *sativus*

凭证标本：恭城县普查队 450332150411038LY（IBK、GXMG、CMMI）

功效：种子，消食除胀、降气化痰。全草，消食止渴、祛热解毒。根，行气消积、化痰、解渴、利水消肿、消食、下气、利尿。

功效来源：《中国药典》（2020年版）

注：民间常见栽培物种。

蔊菜属 *Rorippa* Scop.

蔊菜

Rorippa indica (L.) Hiern

凭证标本：恭城县普查队 450332141115053LY（IBK、GXMG、CMMI）

功效：全草，祛痰止咳、解表散寒、利湿退黄。

功效来源：《中华本草》

40. 堇菜科 Violaceae
堇菜属 *Viola* L.
如意草

Viola arcuata Blume

凭证标本：恭城县普查队 450332150331022LY（IBK、GXMG、CMMI）

功效：全草，清热解毒、散瘀止血。

功效来源：《中华本草》

七星莲 地白草

Viola diffusa Ging.

凭证标本：恭城县普查队 450332150617023LY（IBK、GXMG、CMMI）

功效：全草，清热解毒、散瘀消肿。

功效来源：《中华本草》

柔毛堇菜

Viola fargesii H. Boissieu

凭证标本：盆继香 6090160（IBK）

功效：全草，清热解毒、散结、祛瘀生新。

功效来源：《药用植物辞典》

长萼堇菜

Viola inconspicua Blume

凭证标本：恭城县普查队 450332150412015LY（IBK）

功效：全草或带根全草，清热解毒、散瘀消肿。

功效来源：《药用植物辞典》

萱乌蔗连

Viola moupinensis Franch.

凭证标本：恭城县普查队 450332150616037LY（IBK、GXMG、CMMI）

功效：全草或根状茎，清热解毒、活血止痛、止血。

功效来源：《中华本草》

紫花地丁

Viola philippica Sasaki

凭证标本：恭城县普查队 450332150412018LY（IBK、GXMG、CMMI）

功效：全草，清热解毒、凉血消肿。

功效来源：《中国药典》（2020年版）

三角叶堇菜

Viola triangulifolia W. Becker

凭证标本：恭城县普查队 450332150412027LY（IBK、

GXMG、CMMI）

功效：全草，清热解毒、利湿。

功效来源：《药用植物辞典》

42. 远志科 Polygalaceae
远志属 *Polygala* L.
华南远志 大金牛草

Polygala chinensis L.

凭证标本：恭城县普查队 450332141115032LY（IBK、GXMG、CMMI）

功效：全草，祛痰、消积、散瘀、解毒。

功效来源：《广西壮族自治区壮药质量标准　第二卷》（2011年版）

黄花倒水莲 黄花参

Polygala fallax Hemsl.

凭证标本：恭城县普查队 450332150617027LY（IBK、GXMG、CMMI）

功效：根，补益、强壮、祛湿、散瘀。

功效来源：《广西壮族自治区壮药质量标准　第二卷》（2011年版）

香港远志

Polygala hongkongensis Hemsl. var. *hongkongensis*

凭证标本：恭城县普查队 450332150413004LY（IBK、CMMI）

功效：全草，活血化瘀、解毒。

功效来源：《药用植物辞典》

狭叶香港远志

Polygala hongkongensis Hemsl. var. *stenophylla* (Hayata) Migo

凭证标本：恭城县普查队 450332160515018LY（IBK）

功效：全草，用于小儿疳积、咳嗽、肝炎。

功效来源：《广西中药资源名录》

瓜子金

Polygala japonica Houtt.

功效：全草，祛痰止咳、活血消肿、解毒止痛。

功效来源：《中国药典》（2020年版）

注：恭城端午药市。

曲江远志

Polygala koi Merr.

功效：全草，化痰止咳、活血调经。

功效来源：《中华本草》

注：《广西植物名录》有记载。

小花远志

Polygala polifolia Presl

凭证标本：恭城县普查队 450332150910001LY（IBK）

功效：全草，散瘀止血、化痰止咳、解毒消肿、破血。

功效来源：《药用植物辞典》

齿果草属 *Salomonia* Lour.
齿果草
Salomonia cantoniensis Lour.
凭证标本：恭城县普查队 450332150819010LY（IBK、GXMG、CMMI）
功效：全草，解毒消肿、散瘀止痛。
功效来源：《中华本草》

45. 景天科 Crassulaceae
落地生根属 *Bryophyllum* Salisb.
棒叶落地生根 洋吊钟
Bryophyllum delagoense (Eckl. et Zeyh.) Druce
凭证标本：恭城县普查队 450332141117051LY（IBK）
功效：全草，清热解毒、收敛生肌。
功效来源：《桂本草 第二卷》（上）

落地生根
Bryophyllum pinnatum (L. f.) Oken
功效：根及全草，解毒消肿、活血止痛、拔毒。
功效来源：《中华本草》
注：恭城端午药市。

伽蓝菜属 *Kalanchoe* Adans.
伽蓝菜
Kalanchoe ceratophylla Haw.
功效：全草，清热解毒、消肿、散瘀止痛。
功效来源：《药用植物辞典》
注：民间常见栽培物种。

景天属 *Sedum* L.
东南景天
Sedum alfredii Hance
凭证标本：恭城县普查队 450332150331026LY（IBK、GXMG、CMMI）
功效：全草，清热凉血、消肿解毒。
功效来源：《中华本草》

大叶火焰草 龙鳞草
Sedum drymarioides Hance
凭证标本：恭城县普查队 450332150402012LY（IBK、GXMG、CMMI）
功效：全草，清热解毒、消肿止痛。
功效来源：《全国中草药汇编》

凹叶景天
Sedum emarginatum Migo
凭证标本：恭城县普查队 450332150401002LY（IBK、GXMG、CMMI）
功效：全草，清热解毒、凉血止血、利湿。
功效来源：《中华本草》

佛甲草
Sedum lineare Thunb.
功效：茎叶，清热解毒、利湿、止血。
功效来源：《中华本草》
注：《广西植物名录》有记载。

47. 虎耳草科 Saxifragaceae
落新妇属 *Astilbe* Buch.-Ham. ex G. Don
落新妇
Astilbe chinensis (Maxim.) Franch. et Sav.
凭证标本：恭城县普查队 450332151016014LY（IBK、GXMG、CMMI）
功效：全草，祛风、清热、止咳。
功效来源：《中药大辞典》

华南落新妇 落新妇
Astilbe grandis Stapf ex E. H. Wilson
凭证标本：恭城县普查队 450332150617040LY（IBK、CMMI）
功效：全草，祛风、清热、止咳。
功效来源：《中药大辞典》

扯根菜属 *Penthorum* L.
扯根菜 赶黄草
Penthorum chinense Pursh
凭证标本：恭城县普查队 450332141114050LY（IBK、GXMG、CMMI）
功效：全草，利水除湿、祛瘀止痛。
功效来源：《全国中草药汇编》

虎耳草属 *Saxifraga* L.
蒙自虎耳草 大虎耳草
Saxifraga mengtzeana Engl. et Irmsch.
凭证标本：恭城县普查队 450332151016018LY（IBK、GXMG、CMMI）
功效：全草，清热解毒、活血止血。
功效来源：《中华本草》

虎耳草
Saxifraga stolonifera Curtis
功效：全草，疏风、清热、凉血解毒。
功效来源：《中华本草》
注：恭城端午药市。

48. 茅膏菜科 Droseraceae
茅膏菜属 *Drosera* L.
茅膏菜

Drosera peltata Sm. ex Willd.
功效：全草，祛风活络、活血止痛。
功效来源：《全国中草药汇编》
注：恭城端午药市。

53. 石竹科 Caryophyllaceae

无心菜属 *Arenaria* L.

无心菜
Arenaria serpyllifolia L.
凭证标本：恭城县普查队 450332150411006LY（IBK、GXMG、CMMI）
功效：全草，止咳、清热明目。
功效来源：《全国中草药汇编》

卷耳属 *Cerastium* L.

球序卷耳 婆婆指甲菜
Cerastium glomeratum Thuill.
凭证标本：恭城县普查队 450332150329033LY（IBK、GXMG、CMMI）
功效：全草，清热、利湿、凉血解毒。
功效来源：《中华本草》

荷莲豆草属 *Drymaria* Willd. ex Schult.

荷莲豆草
Drymaria cordata (L.) Willd. ex Schult.
凭证标本：恭城县普查队 450332141115114LY（IBK、GXMG、CMMI）
功效：全草，清热解毒、利湿、消食化痰。
功效来源：《广西壮族自治区壮药质量标准 第二卷》（2011年版）

剪秋罗属 *Lychnis* L.

剪红纱花
Lychnis senno Sieb. et Zucc.
凭证标本：恭城县普查队 450332151014009LY（IBK、GXMG、CMMI）
功效：全草，清热利尿、散瘀止痛。
功效来源：《中华本草》

鹅肠菜属 *Myosoton* Moench

鹅肠菜
Myosoton aquaticum (L.) Moench
凭证标本：李荫昆 402811（IBK）
功效：全草，清热解毒、散瘀消肿。
功效来源：《中华本草》

漆姑草属 *Sagina* L.

漆姑草
Sagina japonica (Sw.) Ohwi
凭证标本：恭城县普查队 450332150412011LY（IBK、GXMG、CMMI）

功效：全草，凉血解毒、杀虫止痒。
功效来源：《中华本草》

繁缕属 *Stellaria* L.

雀舌草
Stellaria alsine Grimm
凭证标本：恭城县普查队 450332150410015LY（IBK、GXMG、CMMI）
功效：全草，祛风散寒、续筋接骨、活血止痛、解毒。
功效来源：《全国中草药汇编》

中国繁缕
Stellaria chinensis Regel
凭证标本：恭城县普查队 450332150402014LY（IBK、GXMG、CMMI）
功效：全草，清热解毒、活血止痛。
功效来源：《中华本草》

繁缕
Stellaria media (L.) Vill.
功效：全草，清热解毒、化瘀止痛。
功效来源：《全国中草药汇编》
注：《广西植物名录》有记载。

54. 粟米草科 Molluginaceae

粟米草属 *Mollugo* L.

粟米草
Mollugo stricta L.
凭证标本：恭城县普查队 450332141115109LY（IBK、GXMG、CMMI）
功效：全草，清热化湿、解毒消肿。
功效来源：《中华本草》

56. 马齿苋科 Portulacaceae

马齿苋属 *Portulaca* L.

大花马齿苋 午时花
Portulaca grandiflora Hook.
功效：全草，散瘀止痛、解毒消肿。
功效来源：《全国中草药汇编》
注：民间常见栽培物种。

马齿苋
Portulaca oleracea L.
功效：地上部分，清热解毒、凉血止血、止痢。
功效来源：《中国药典》（2020年版）
注：《广西植物名录》有记载。

土人参属 *Talinum* Adans.

土人参
Talinum paniculatum (Jacq.) Gaertn.

凭证标本：恭城县普查队 450332141115024LY（IBK、GXMG、CMMI）

功效：根，补气润肺、止咳、调经。

功效来源：《中华本草》

57. 蓼科 Polygonaceae

金线草属 Antenoron Raf.

金线草 慢惊风

Antenoron filiforme (Thunb.) Roberty et Vautier

凭证标本：恭城县普查队 450332150619003LY（IBK、GXMG、CMMI）

功效：全草，凉血止血、清热利湿、散瘀止痛。

功效来源：《广西壮族自治区壮药质量标准 第二卷》（2011年版）

荞麦属 Fagopyrum Mill.

金荞麦

Fagopyrum dibotrys (D. Don) H. Hara

凭证标本：恭城县普查队 450332141115116LY（IBK、GXMG、CMMI）

功效：根状茎，清热解毒、排脓祛瘀。

功效来源：《中国药典》（2020年版）

何首乌属 Fallopia Adans.

何首乌

Fallopia multiflora (Thunb.) Haraldson

凭证标本：恭城县普查队 450332141114078LY（IBK、GXMG、CMMI）

功效：块根，解毒、消痈、截疟、润肠通便。

功效来源：《中国药典》（2020年版）

蓼属 Polygonum L.

褐鞘蓼 萹蓄

Polygonum aviculare L.

功效：地上部分，利尿通淋、杀虫止痒。

功效来源：《中国药典》（2020年版）

注：《广西植物名录》有记载。

头花蓼 石莽草

Polygonum capitatum Buch.-Ham. ex D. Don

凭证标本：恭城县普查队 450332150330008LY（IBK、GXMG、CMMI）

功效：全草，清热利湿、活血止痛。

功效来源：《中华本草》

火炭母

Polygonum chinense L. var. *chinense*

凭证标本：恭城县普查队 450332141115051LY（IBK、GXMG、CMMI）

功效：全草，清热解毒、利湿止痒、明目退翳。

功效来源：《广西壮族自治区壮药质量标准 第一卷》（2008年版）

硬毛火炭母 火炭母

Polygonum chinense L. var. *hispidum* Hook. f.

凭证标本：恭城县普查队 450332150330022LY（IBK、GXMG、CMMI）

功效：全草，清热解毒、利湿止痒、明目退翳。

功效来源：《广西壮族自治区壮药质量标准 第一卷》（2008年版）

蓼子草

Polygonum criopolitanum Hance

凭证标本：恭城县普查队 450332151021009LY（IBK、GXMG、CMMI）

功效：全草，祛风解表、清热解毒。

功效来源：《中华本草》

长箭叶蓼

Polygonum hastatosagittatum Makino

凭证标本：赵文明 6–5153（GXMI）

功效：全草，清热解毒、祛风除湿、活血止痛。

功效来源：《药用植物辞典》

水蓼 辣蓼

Polygonum hydropiper L.

功效：全草，除湿、化滞。

功效来源：《广西壮族自治区壮药质量标准 第二卷》（2011年版）

注：恭城端午药市。

愉悦蓼

Polygonum jucundum Meissn.

凭证标本：恭城县普查队 450332141114052LY（IBK、GXMG、CMMI）

功效：全草，外用治风湿肿痛、跌打、扭挫伤肿痛。

功效来源：《广西中药资源名录》

酸模叶蓼 大马蓼

Polygonum lapathifolium L.

凭证标本：恭城县普查队 450332141114003LY（IBK、GXMG、CMMI）

功效：全草，清热解毒、利湿止痒。

功效来源：《全国中草药汇编》

小蓼花

Polygonum muricatum Meissn.

凭证标本：恭城县普查队 450332150822014LY（IBK）

功效：全草，清热解毒、祛风除湿、活血止痛。

功效来源：《药用植物辞典》

尼泊尔蓼

Polygonum nepalense Meissn.

凭证标本：恭城县普查队 450332150414003LY（IBK、GXMG、CMMI）

功效：全草，收敛固肠。

功效来源：《全国中草药汇编》

草血竭

Polygonum paleaceum Wall. ex Hook. f.

功效：根状茎，散瘀止血、下气消积、解毒、利湿。

功效来源：《中华本草》

注：恭城端午药市。

杠板归

Polygonum perfoliatum L.

功效：地上部分，清热解毒、利水消肿、止咳。

功效来源：《中国药典》（2020年版）

注：《广西植物名录》有记载。

习见蓼 小萹蓄

Polygonum plebeium R. Br.

凭证标本：恭城县普查队 450332141114043LY（IBK、GXMG、CMMI）

功效：全草，清热解毒、通淋利尿、化湿杀虫。

功效来源：《中华本草》

丛枝蓼

Polygonum posumbu Buch.-Ham. ex D. Don

凭证标本：恭城县普查队 450332141117025LY（IBK、GXMG、CMMI）

功效：全草，清热解毒、凉血止血、散瘀止痛、祛风利湿、杀虫止痒。

功效来源：《药用植物辞典》

赤胫散

Polygonum runcinatum Buch.-Ham. ex D. Don var. *sinense* Hemsl.

凭证标本：恭城县普查队 450332151020001LY（IBK）

功效：全草，清热解毒、活血舒筋。

功效来源：《中华本草》

戟叶扛板归 大箭叶蓼

Polygonum sagittifolium Lév. et Vant.

凭证标本：恭城县普查队 450332150617001LY（IBK、GXMG、CMMI）

功效：全草，外用治毒蛇咬伤、血管瘤。

功效来源：《广西中药资源名录》

虎杖属 *Reynoutria* Houtt.

虎杖

Reynoutria japonica Houtt.

凭证标本：恭城县普查队 450332150331016LY（IBK）

功效：根状茎和根，消痰、软坚散结、利水消肿。

功效来源：《中国药典》（2020年版）

酸模属 *Rumex* L.

羊蹄 假菠菜

Rumex japonicus Houtt.

凭证标本：恭城县普查队 450332150614015LY（IBK、GXMG、CMMI）

功效：全草，清热凉血、解毒杀虫。

功效来源：《全国中草药汇编》

59. 商陆科 Phytolaccaceae

商陆属 *Phytolacca* L.

商陆

Phytolacca acinosa Roxb.

凭证标本：恭城县普查队 450332150401021LY（IBK）

功效：根，逐水消肿、通利二便。

功效来源：《中国药典》（2020年版）

垂序商陆 商陆

Phytolacca americana L.

凭证标本：恭城县普查队 450332141116043LY（IBK、GXMG、CMMI）

功效：根，逐水消肿、通利二便。

功效来源：《中国药典》（2020年版）

61. 藜科 Chenopodiaceae

甜菜属 *Beta* L.

莙荙菜 莙荙子

Beta vulgaris L. var. *cicla* L.

功效：果实，清热解毒、凉血止血。

功效来源：《中华本草》

注：民间常见栽培物种。

藜属 *Chenopodium* L.

藜

Chenopodium album L.

凭证标本：恭城县普查队 450332150402005LY（IBK、GXMG、CMMI）

功效：全草，清热祛湿、解毒消肿、杀虫止痒。果实或种子，清热祛湿、杀虫止痒。

功效来源：《中华本草》

细穗藜

Chenopodium gracilispicum H. W. Kung

凭证标本：恭城县普查队 450332150618026LY（IBK）

功效：全草，外用治皮肤过敏。

功效来源：《药用植物辞典》

刺藜属 *Dysphania* Pax

土荆芥

Dysphania ambrosioides (L.) Mosyakin et Clemants

凭证标本：恭城县普查队 450332141116015LY（IBK、GXMG、CMMI）

功效：全草，杀虫、祛风、通经、止痛。

功效来源：《广西壮族自治区壮药质量标准 第三卷》（2018年版）

菠菜属 *Spinacia* L.

菠菜

Spinacia oleracea L.

功效：全草，滋阴平肝、止咳润肠。

功效来源：《全国中草药汇编》

注：民间常见栽培物种。

63. 苋科 Amaranthaceae

牛膝属 *Achyranthes* L.

土牛膝 牛膝风

Achyranthes aspera L.

凭证标本：恭城县普查队 450332141114026LY（IBK、GXMG、CMMI）

功效：全草，解表清热、利湿。

功效来源：《广西壮族自治区壮药质量标准 第一卷》（2008年版）

牛膝

Achyranthes bidentata Blume

凭证标本：恭城县普查队 450332150821023LY（IBK、GXMG、CMMI）

功效：根，逐瘀通经、补肝肾、强筋骨、利尿通淋、引血下行。

功效来源：《中国药典》（2020年版）

柳叶牛膝 土牛膝

Achyranthes longifolia (Makino) Makino

凭证标本：恭城县普查队 450332151020002LY（IBK）

功效：根及根状茎，活血化瘀、泻火解毒、利尿通淋。

功效来源：《中华本草》

白花苋属 *Aerva* Forssk.

少毛白花苋

Aerva glabrata Hook. f.

凭证标本：恭城县普查队 450332150329013LY（IBK）

功效：根，散瘀止痛、消肿除湿、止咳、止痢。

功效来源：《药用植物辞典》

莲子草属 *Alternanthera* Forssk.

喜旱莲子草 空心苋

Alternanthera philoxeroides (Mart.) Griseb.

功效：全草，清热解毒、凉血止痛。

功效来源：《广西壮族自治区壮药质量标准 第三卷》（2018年版）

注：《广西植物名录》有记载。

莲子草 节节花

Alternanthera sessilis (L.) R. Br. ex DC.

凭证标本：恭城县普查队 450332141114051LY（IBK、GXMG、CMMI）

功效：全草，凉血散瘀、清热解毒、除湿通淋。

功效来源：《中华本草》

苋属 *Amaranthus* L.

繁穗苋

Amaranthus cruentus L.

凭证标本：恭城县普查队 450332151016043LY（IBK）

功效：根，滋补强壮。

功效来源：《全国中草药汇编》

刺苋

Amaranthus spinosus L.

凭证标本：恭城县普查队 450332141114056LY（IBK、GXMG、CMMI）

功效：全草，清热利湿、解毒消肿、凉血止血。

功效来源：《广西壮族自治区壮药质量标准 第三卷》（2018年版）

苋

Amaranthus tricolor L.

凭证标本：恭城县普查队 450332141114069LY（IBK、GXMG、CMMI）

功效：茎叶，清肝明目、通便利尿。

功效来源：《中华本草》

皱果苋 野苋菜

Amaranthus viridis L.

凭证标本：恭城县普查队 450332150614046LY（IBK、GXMG、CMMI）

功效：全草，清热利湿。

功效来源：《全国中草药汇编》

青葙属 *Celosia* L.

青葙 青葙子

Celosia argentea L.

凭证标本：恭城县普查队 450332141114004LY（IBK、GXMG、CMMI）

功效：成熟种子，清虚热、除骨蒸、解暑热、截疟、退黄。

功效来源：《中国药典》（2020年版）

鸡冠花

Celosia cristata L.

功效：花序，收敛止血、止带、止痢。

功效来源：《中国药典》（2020年版）

注：民间常见栽培物种。

千日红属 *Gomphrena* L.

千日红

Gomphrena globosa L.

功效：花序，止咳平喘、平肝明目。

功效来源：《全国中草药汇编》

注：民间常见栽培物种。

64. 落葵科 Basellaceae

落葵薯属 *Anredera* Juss.

落葵薯 藤三七

Anredera cordifolia (Ten.) Steenis

凭证标本：恭城县普查队 450332150820046LY（IBK、GXMG、CMMI）

功效：瘤块状珠芽，补肾强腰、散瘀消肿。

功效来源：《中华本草》

落葵属 *Basella* L.

落葵

Basella alba L.

功效：全草，润肠通便、清热利湿、凉血解毒、活血。

功效来源：《中华本草》

注：民间常见栽培物种。

65. 亚麻科 Linaceae

亚麻属 *Linum* L.

亚麻 亚麻子

Linum usitatissimum L.

功效：种子，润肠通便、养血祛风。

功效来源：《全国中草药汇编》

注：民间常见栽培物种。

67. 牻牛儿苗科 Geraniaceae

老鹳草属 *Geranium* L.

野老鹳草 老鹳草

Geranium carolinianum L.

凭证标本：恭城县普查队 450332150411002LY（IBK、GXMG、CMMI）

功效：地上部分，祛风湿、通经络、止泻。

功效来源：《中国药典》（2020年版）

天竺葵属 *Pelargonium* L'Her.

天竺葵

Pelargonium hortorum L. H. Bailey

功效：花，清热消炎。

功效来源：《全国中草药汇编》

注：民间常见栽培物种。

69. 酢浆草科 Oxalidaceae

酢浆草属 *Oxalis* L.

酢浆草

Oxalis corniculata L.

凭证标本：恭城县普查队 450332150331043LY（IBK、GXMG、CMMI）

功效：全草，清热利湿、消肿解毒。

功效来源：《广西壮族自治区壮药质量标准　第二卷》（2011年版）

红花酢浆草 铜锤草

Oxalis corymbosa DC.

凭证标本：恭城县普查队 450332150411008LY（IBK、GXMG、CMMI）

功效：全草，散瘀消肿、清热利湿、解毒。

功效来源：《中华本草》

70. 金莲花科 Tropaeolaceae

旱金莲属 *Tropaeolum* L.

旱金莲 旱莲花

Tropaeolum majus L.

功效：全草，清热解毒、凉血止血。

功效来源：《中华本草》

注：民间常见栽培物种。

71. 凤仙花科 Balsaminaceae

凤仙花属 *Impatiens* L.

凤仙花 急性子

Impatiens balsamina L.

功效：成熟种子，破血、软坚、消积。

功效来源：《中国药典》（2020年版）

注：民间常见栽培物种。

华凤仙

Impatiens chinensis L.

凭证标本：恭城县普查队 450332150822013LY（IBK、GXMG、CMMI）

功效：全草，清热解毒、活血散瘀、消肿拔脓。

功效来源：《广西壮族自治区壮药质量标准　第三卷》（2018年版）

棒凤仙花

Impatiens claviger Hook. f.

凭证标本：李荫昆 402766（IBSC）

功效：全草，清热解毒、清凉消肿。

功效来源：《药用植物辞典》

72. 千屈菜科 Lythraceae

紫薇属 *Lagerstroemia* L.

紫薇

Lagerstroemia indica L.

凭证标本：恭城县普查队 450332150823002LY（IBK、GXMG、CMMI）

功效：根、树皮，活血、止血、解毒、消肿。

功效来源：《全国中草药汇编》

节节菜属 Rotala L.
节节菜 水马齿苋

Rotala indica (Willd.) Koehne

功效：全草，清热解毒、止泻。

功效来源：《中华本草》

注：恭城端午药市。

圆叶节节菜 水苋菜

Rotala rotundifolia (Buch.-Ham. ex Roxb.) Koehne

凭证标本：恭城县普查队 450332150415012LY（IBK、GXMG、CMMI）

功效：全草，清热利湿、解毒。

功效来源：《全国中草药汇编》

75. 安石榴科 Punicaceae
石榴属 Punica L.
石榴

Punica granatum L.

凭证标本：恭城县普查队 450332151019006LY（IBK）

功效：果皮，涩肠止泻、止血、驱虫。

功效来源：《中国药典》（2020年版）

77. 柳叶菜科 Onagraceae
柳叶菜属 Epilobium L.
腺茎柳叶菜 广布柳叶菜

Epilobium brevifolium D. Don subsp. *trichoneurum* (Hausskn.) P. H. Raven

凭证标本：恭城县普查队 450332151015033LY（IBK、GXMG、CMMI）

功效：全草，化瘀、利水、降压、通便。

功效来源：《中华本草》

丁香蓼属 Ludwigia L.
水龙 过塘蛇

Ludwigia adscendens (L.) Hara

功效：全草，清热解毒、利尿消肿。

功效来源：《广西中药材标准 第一册》

注：《广西植物名录》有记载。

毛草龙

Ludwigia octovalvis (Jacq.) P. H. Raven

凭证标本：恭城县普查队 450332141114049LY（IBK、GXMG、CMMI）

功效：全草，清热利湿、解毒消肿。

功效来源：《中华本草》

78. 小二仙草科 Haloragaceae
小二仙草属 Gonocarpus Thunb.
小二仙草

Gonocarpus micrantha Thunb.

凭证标本：恭城县普查队 450332150617060LY（IBK、GXMG、CMMI）

功效：全草，止咳平喘、清热利湿、调经活血。

功效来源：《中华本草》

狐尾藻属 Myriophyllum L.
穗状狐尾藻

Myriophyllum spicatum L.

功效：全草，止痢，外用治烧烫伤。

功效来源：《广西中药资源名录》

注：《广西植物名录》有记载。

81. 瑞香科 Thymelaeaceae
瑞香属 Daphne L.
长柱瑞香

Daphne championii Benth.

凭证标本：恭城县普查队 450332150331005LY（IBK、GXMG、CMMI）

功效：根皮、茎皮，祛风除湿、解毒消肿、消疳散积。全株，消疳散积、消炎。

功效来源：《药用植物辞典》

白瑞香 软皮树

Daphne papyracea Wall. ex Steud.

凭证标本：恭城县普查队 450332151015001LY（IBK、GXMG、CMMI）

功效：根皮、茎皮或全株，祛风止痛、活血调经。

功效来源：《中华本草》

结香属 Edgeworthia Meisn.
结香 保暖风

Edgeworthia chrysantha Lindl.

功效：全株，舒筋络、益肝肾。

功效来源：《广西壮族自治区瑶药材质量标准 第一卷》（2014年版）

注：民间常见栽培物种。

荛花属 Wikstroemia Endl.
了哥王

Wikstroemia indica (L.) C. A. Mey.

凭证标本：恭城县普查队 450332141116064LY（IBK、GXMG、CMMI）

功效：茎叶，消热解毒、化痰散结、消肿止痛。

功效来源：《广西壮族自治区壮药质量标准 第一卷》（2008年版）

北江荛花

Wikstroemia monnula Hance

凭证标本：恭城县普查队 450332150414028LY（IBK、GXMG、CMMI）

功效：根，散结散瘀、清热消肿、通经逐水。

功效来源：《药用植物辞典》

83. 紫茉莉科 Nyctaginaceae

叶子花属 *Bougainvillea* Comm. ex Juss.

光叶子花 紫三角

Bougainvillea glabra Choisy

功效：花，调和气血。

功效来源：《全国中草药汇编》

注：民间常见栽培物种。

紫茉莉属 *Mirabilis* L.

紫茉莉

Mirabilis jalapa L.

凭证标本：恭城县普查队 450332141115026LY（IBK、GXMG、CMMI）

功效：叶、果实，清热解毒、祛风渗湿、活血。

功效来源：《中华本草》

84. 山龙眼科 Proteaceae

山龙眼属 *Helicia* Lour.

小果山龙眼

Helicia cochinchinensis Lour.

凭证标本：恭城县普查队 450332141116077LY（IBK、CMMI）

功效：叶，行气活血、祛瘀止痛。

功效来源：《药用植物辞典》

网脉山龙眼

Helicia reticulata W. T. Wang

功效：枝、叶，止血。

功效来源：《中华本草》

注：《广西植物名录》有记载。

88. 海桐花科 Pittosporaceae

海桐花属 *Pittosporum* Banks ex Sol.

短萼海桐

Pittosporum brevicalyx (Oliv.) Gagnep.

凭证标本：恭城县普查队 450332141115003LY（IBK、GXMG、CMMI）

功效：全株，祛风、消肿解毒、镇咳祛痰、平喘、消炎止痛。根皮，活血调经、化瘀生新。

功效来源：《药用植物辞典》

海金子

Pittosporum illicioides Makino

凭证标本：恭城县普查队 450332141115038LY（IBK、GXMG、CMMI）

功效：根，祛风活络、散瘀止痛。

功效来源：《全国中草药汇编》

薄萼海桐

Pittosporum leptosepalum Gowda

凭证标本：恭城县普查队 450332150409014LY（IBK、GXMG、CMMI）

功效：根皮，祛风湿。叶，止血。

功效来源：《药用植物辞典》

小果海桐

Pittosporum parvicapsulare H. T. Chang et S. Z. Yan

凭证标本：恭城县普查队 450332150410026LY（IBK、GXMG、CMMI）

功效：根、叶，消肿解毒、利湿、活血。

功效来源：《药用植物辞典》

少花海桐 上山虎

Pittosporum pauciflorum Hook. et Arn.

凭证标本：恭城县普查队 450332141116054LY（IBK、GXMG、CMMI）

功效：茎、枝，祛风活络、散寒止痛、镇静。

功效来源：《广西壮族自治区壮药质量标准　第二卷》（2011年版）

海桐

Pittosporum tobira (Thunb.) W. T. Aiton

凭证标本：恭城县普查队 450332141117020LY（IBK、GXMG、CMMI）

功效：枝、叶，杀虫、外用煎水洗疥疮。

功效来源：《全国中草药汇编》

93. 大风子科 Flacourtiaceae

山桂花属 *Bennettiodendron* Merr.

山桂花

Bennettiodendron leprosipes (Clos) Merr.

凭证标本：恭城县普查队 450332141115064LY（IBK、GXMG、CMMI）

功效：树皮、叶，清热解毒、消炎、止血生肌。

功效来源：《药用植物辞典》

山桐子属 *Idesia* Maxim.

山桐子

Idesia polycarpa Maxim.

凭证标本：李荫昆 403105（IBK）

功效：叶，清热凉血、散瘀消肿。种子油，杀虫。

功效来源：《药用植物辞典》

柞木属 *Xylosma* G. Forst.

柞木

Xylosma congesta (Lour.) Merr.

凭证标本：恭城调查组 0376（IBK）

功效：叶、茎皮，清热利湿、散瘀止血、消肿止痛。

功效来源：《全国中草药汇编》

南岭柞木

Xylosma controversa Clos

凭证标本：李荫昆 402818（IBK）

功效：根、叶，清热、凉血、散瘀消肿、止痛止血。

功效来源：《药用植物辞典》

94. 天料木科 Samydaceae

天料木属 *Homalium* Jacq.

天料木

Homalium cochinchinense (Lour.) Druce

凭证标本：恭城县普查队 450332160514001LY（IBK）

功效：根，收敛，为收敛剂。

功效来源：《药用植物辞典》

101. 西番莲科 Passifloraceae

西番莲属 *Passiflora* L.

广东西番莲

Passiflora kwangtungensis Merr.

凭证标本：恭城调查组 0179（IBK）

功效：根，用于痈疮肿毒、跌打肿痛。地上部分，用于咳嗽、小便不利。

功效来源：《广西中药资源名录》

103. 葫芦科 Cucurbitaceae

冬瓜属 *Benincasa* Savi

冬瓜 冬瓜皮

Benincasa hispida (Thunb.) Cogn.

功效：果皮，利尿消肿。

功效来源：《中国药典》（2020年版）

注：民间常见栽培物种。

西瓜属 *Citrullus* Schrad.

西瓜

Citrullus lanatus (Thunb.) Matsum. et Nakai

功效：果实与皮硝，清热泻火、消肿止痛。

功效来源：《中国药典》（2020年版）

注：民间常见栽培物种。

黄瓜属 *Cucumis* L.

甜瓜

Cucumis melo L. var. *melo*

功效：种子，清肺、润肠、化瘀、排脓、疗伤止痛。

功效来源：《中国药典》（2020年版）

注：民间常见栽培物种。

黄瓜

Cucumis sativus L.

功效：果实，清热利尿。藤，消炎、祛痰、镇痉。

功效来源：《全国中草药汇编》

注：民间常见栽培物种。

南瓜属 *Cucurbita* L.

南瓜

Cucurbita moschata (Duch. ex Lam.) Duch. ex Poir.

功效：成熟果实，补中益气、消炎止痛、解毒杀虫。

功效来源：《广西中药材标准 第一册》

注：民间常见栽培物种。

西葫芦

Cucurbita pepo L.

功效：果实，平喘、宁嗽。

功效来源：《全国中草药汇编》

注：民间常见栽培物种。

绞股蓝属 *Gynostemma* Blume

绞股蓝 盘王茶

Gynostemma pentaphyllum (Thunb.) Makino

凭证标本：恭城县普查队 450332141117058LY（IBK、GXMG、CMMI）

功效：全草，清热解毒、止咳祛痰、益气养阴、延缓衰老。

功效来源：《广西壮族自治区壮药质量标准 第三卷》（2018年版）

葫芦属 *Lagenaria* Ser.

瓠瓜 瓢瓜

Lagenaria siceraria (Molina) Standl. var. *depressa* (Ser.) Hara

功效：果皮，利湿消肿。

功效来源：《全国中草药汇编》

注：民间常见栽培物种。

丝瓜属 *Luffa* Mill.

广东丝瓜 丝瓜络

Luffa acutangula (L.) Roxb.

功效：果实的维管束，通络、活血、祛风。

功效来源：《广西中药材标准 第一册》

注：民间常见栽培物种。

丝瓜 丝瓜络

Luffa cylindrica Roem.

功效：果实的维管束，祛风、通络、活血、下乳。

功效来源：《中国药典》（2020年版）

注：民间常见栽培物种。

苦瓜属 *Momordica* L.

苦瓜

Momordica charantia L.

功效：果实，清暑涤热、明目、解毒。

功效来源：《广西壮族自治区壮药质量标准 第二卷》（2011年版）

注：民间常见栽培物种。

木鳖子

Momordica cochinchinensis (Lour.) Spreng.

凭证标本：恭城调查组 0251（IBK）

功效：成熟种子，散结消肿、攻毒疗疮。

功效来源：《中国药典》（2020年版）

凹萼木鳖

Momordica subangulata Blume

凭证标本：恭城县普查队 450332171023001LY（IBK、GXMG、CMMI）

功效：根，用于结膜炎、腮腺炎、喉咙肿痛、疮疡肿毒。

功效来源：《广西中药资源名录》

罗汉果属 *Siraitia* Merr.

罗汉果

Siraitia grosvenorii (Swingle) C. Jeffrey ex A. M. Lu et Z. Y. Zhang

凭证标本：恭城县普查队 450332150911002LY（IBK）

功效：果实，清热润肺、利咽开音、滑肠通便。

功效来源：《中国药典》（2020年版）

茅瓜属 *Solena* Lour.

茅瓜

Solena amplexicaulis (Lam.) Gandhi

凭证标本：恭城县普查队 450332150614032LY（IBK、GXMG、CMMI）

功效：块根，清热解毒、化瘀散结、化痰利湿。

功效来源：《中华本草》

赤瓟儿属 *Thladiantha* Bunge

球果赤瓟

Thladiantha globicarpa A. M. Lu et Z. Y. Zhang

凭证标本：恭城县普查队 450332141115082LY（IBK）

功效：全草，用于深部脓肿、化脓性感染。

功效来源：《广西中药资源名录》

三叶赤瓟

Thladiantha hookeri C. B. Clarke var. *palmatifolia* Chakr.

凭证标本：恭城县普查队 450332151016046LY（IBK、GXMG、CMMI）

功效：块根，清热、解毒、消肿、止痛。

功效来源：《药用植物辞典》

栝楼属 *Trichosanthes* L.

王瓜

Trichosanthes cucumeroides (Ser.) Maxim.

凭证标本：恭城县普查队 450332150820004LY（IBK、GXMG、CMMI）

功效：种子、果实，清热利湿、凉血止血。

功效来源：《中华本草》

全缘栝楼

Trichosanthes ovigera Blume

凭证标本：恭城县普查队 450332150617052LY（IBK、GXMG、CMMI）

功效：根，散瘀消肿、清热解毒。

功效来源：《中华本草》

两广栝楼

Trichosanthes reticulinervis C. Y. Wu ex S. K. Chen

凭证标本：恭城县普查队 450332150822027LY（IBK、GXMG、CMMI）

功效：根，用于热病烦渴、肺热燥咳、疮疡肿毒。

功效来源：《广西中药资源名录》

中华栝楼 双边栝楼、瓜蒌、天花粉

Trichosanthes rosthornii Harms var. *rosthornii*

凭证标本：恭城县普查队 450332151014046LY（IBK）

功效：果实，清热涤痰、宽胸散结、润燥滑肠。种子，润肺化痰、滑肠通便。根，清热泻火、生津止渴、消肿排脓。

功效来源：《中国药典》（2020年版）

多卷须栝楼

Trichosanthes rosthornii Harms var. *multicirrata* (C. Y. Cheng et C. H. Yueh) S. K. Chen

凭证标本：黄增任 49357（GXMI）

功效：等同于中华栝楼。

功效来源：《药用植物辞典》

马㼋儿属 *Zehneria* Endl.

马㼋儿 马交儿

Zehneria indica (Lour.) Keraudren

功效：根，清热解毒、消肿散结。

功效来源：《全国中草药汇编》

注：恭城端午药市。

钮子瓜

Zehneria maysorensis (Wight et Arn.) Arn.

凭证标本：恭城县普查队 450332150619056LY（IBK、GXMG、CMMI）

功效：全草或根，清热解毒、通淋。

功效来源：《中华本草》

104. 秋海棠科 Begoniaceae
秋海棠属 *Begonia* L.
周裂秋海棠
Begonia circumlobata Hance
凭证标本：恭城县普查队 450332150619024LY（IBK、GXMG、CMMI）
功效：带根状茎全草，散瘀消肿、消炎止咳。
功效来源：《中华本草》

槭叶秋海棠
Begonia digyna Irmsch.
凭证标本：王进 6090230（IBK）
功效：全草，清热解毒、祛风活血。
功效来源：《药用植物辞典》

紫背天葵 红天葵
Begonia fimbristipula Hance
凭证标本：恭城县普查队 450332150330021LY（IBK、GXMG、CMMI）
功效：块茎或全草，清热凉血、散瘀消肿、止咳化痰。
功效来源：《广西中药材标准 第一册》

癞叶秋海棠 团扇叶秋海棠
Begonia leprosa Hance
凭证标本：恭城县普查队 450332141118001LY（IBK）
功效：全草，用于咳血、吐血、跌打损伤。
功效来源：《广西中药资源名录》

粗喙秋海棠 大半边莲
Begonia longifolia Blume
凭证标本：恭城县普查队 450332150412032LY（IBK、GXMG、CMMI）
功效：根状茎，清热解毒、消肿止痛。
功效来源：《广西壮族自治区壮药质量标准 第二卷》（2011年版）

裂叶秋海棠 红孩儿
Begonia palmata D. Don
凭证标本：恭城县普查队 450332150410023LY（IBK）
功效：全草，清热解毒、化瘀消肿。
功效来源：《广西壮族自治区壮药质量标准 第二卷》（2011年版）

106. 番木瓜科 Caricaceae
番木瓜属 *Carica* L.
番木瓜
Carica papaya L.
功效：果实，健胃消食、滋补催乳、舒筋通络。
功效来源：《全国中草药汇编》
注：民间常见栽培物种。

107. 仙人掌科 Cactaceae
昙花属 *Epiphyllum* Haw.
昙花
Epiphyllum oxypetalum (DC.) Haw.
功效：花，清肺止咳、凉血止血、养心安神。茎，清热解毒。
功效来源：《中华本草》
注：民间常见栽培物种。

量天尺属 *Hylocereus* (A. Berger) Britton et Rose
量天尺
Hylocereus undatus (Haw.) Britton et Rose
功效：茎，舒筋活络、解毒消肿。
功效来源：《中华本草》
注：《广西植物名录》有记载。

仙人掌属 *Opuntia* Mill.
仙人掌
Opuntia stricta (Haw.) Haw. var. *dillenii* (Ker Gawl.) L. D. Benson
功效：地上部分，行气活血、清热解毒。
功效来源：《广西壮族自治区壮药质量标准 第二卷》（2011年版）
注：民间常见栽培物种。

108. 山茶科 Theaceae
杨桐属 *Adinandra* Jack
川杨桐
Adinandra bockiana E. Pritz. ex Diels
凭证标本：何冀鲤等 5022（IBK）
功效：叶，消炎、止血。
功效来源：《药用植物辞典》

杨桐
Adinandra millettii (Hook. et Arn.) Benth. et Hook. f. ex Hance
凭证标本：李荫昆 402941（IBK）
功效：根、嫩叶，凉血止血、消肿解毒。
功效来源：《药用植物辞典》

山茶属 *Camellia* L.
长尾毛蕊茶
Camellia caudata Wall.
凭证标本：李荫昆 402634（IBSC）
功效：茎、叶、花，活血止血、祛腐生新。
功效来源：《药用植物辞典》

连蕊茶
Camellia cuspidata (Kochs) Wright
凭证标本：恭城县普查队 450332151016004LY（IBK）
功效：根，健脾消食、补虚。

功效来源：《中华本草》

山茶
Camellia japonica L.
功效：根、花，收敛凉血、止血。
功效来源：《全国中草药汇编》
注：民间常见栽培物种。

油茶
Camellia oleifera Abel
凭证标本：恭城县普查队 450332141114011LY（IBK、GXMG、CMMI）
功效：根和茶子饼，清热解毒、活血散瘀、止痛。
功效来源：《全国中草药汇编》

茶 茶叶
Camellia sinensis (L.) O. Kuntze
凭证标本：恭城县普查队 450332141115041LY（IBK、GXMG、CMMI）
功效：嫩叶或嫩芽，清头目、除烦渴、消食化痰、利尿止泻。
功效来源：《广西壮族自治区壮药质量标准　第三卷》（2018年版）

红淡比属 *Cleyera* Thunb.
红淡比
Cleyera japonica Thunb.
凭证标本：许宋强 0015（IBK）
功效：花，凉血、止血、消肿。
功效来源：《药用植物辞典》

柃木属 *Eurya* Thunb.
尖萼毛柃
Eurya acutisepala Hu et L. K. Ling
凭证标本：何冀鲠等 5160（IBK）
功效：叶、果实，祛风除湿、活血祛瘀。
功效来源：《药用植物辞典》

翅柃
Eurya alata Kobuski
凭证标本：恭城县普查队 450332141116071LY（IBK）
功效：根皮，理气活血、消瘀止痛。枝叶，清热消肿。
功效来源：《药用植物辞典》

岗柃
Eurya groffii Merr.
功效：叶，豁痰镇咳、消肿止痛。
功效来源：《全国中草药汇编》
注：《广西植物名录》有记载。

微毛柃
Eurya hebeclados Ling
凭证标本：李荫昆 402821（IBSC）
功效：根、枝叶，截疟、祛风、消肿、止血、解毒。
功效来源：《药用植物辞典》

细枝柃
Eurya loquaiana Dunn
凭证标本：恭城县普查队 450332151015027LY（IBK、GXMG、CMMI）
功效：枝叶，祛风通络、活血止痛。
功效来源：《中华本草》

黑柃
Eurya macartneyi Champ.
凭证标本：恭城县普查队 450332150410030LY（IBK、GXMG、CMMI）
功效：枝叶，清热解毒。
功效来源：《药用植物辞典》

细齿叶柃
Eurya nitida Korth.
凭证标本：恭城县普查队 450332150401045LY（IBK、GXMG、CMMI）
功效：全株，祛风除湿、解毒敛疮、止血。
功效来源：《中华本草》

四角柃
Eurya tetragonoclada Merr. et Chun
凭证标本：恭城县普查队 450332150614013LY（IBK、GXMG、CMMI）
功效：根，消肿止痛。
功效来源：《药用植物辞典》

大头茶属 *Polyspora* Sweet ex G. Don
大头茶
Polyspora axillaris (Roxb. ex Ker Gawl.) Sweet
凭证标本：恭城调查组 0180（IBK）
功效：芽、叶、花，清热解毒。果实，清热止痒、活络止痛、温中止泻。
功效来源：《药用植物辞典》

木荷属 *Schima* Reinw. ex Blume
银木荷
Schima argentea E. Pritz.
凭证标本：恭城县普查队 450332151014003LY（IBK、GXMG、CMMI）
功效：茎皮或根皮，清热止痢、驱虫。
功效来源：《中华本草》

木荷

Schima superba Gardner et Champ.

凭证标本：恭城县普查队 450332141115121LY（IBK、GXMG、CMMI）

功效：叶，解毒疗疮。

功效来源：《中华本草》

厚皮香属 *Ternstroemia* Mutis ex L. f.

尖萼厚皮香

Ternstroemia luteoflora L. K. Ling

凭证标本：恭城县普查队 450332160515005LY（IBK）

功效：根、叶，清热解毒、舒筋活络、消肿止痛、止泻。

功效来源：《药用植物辞典》

112. 猕猴桃科 Actinidiaceae

猕猴桃属 *Actinidia* Lindl.

金花猕猴桃

Actinidia chrysantha C. F. Liang

凭证标本：恭城县普查队 450332150820016LY（IBK）

功效：根，清热利湿。

功效来源：《药用植物辞典》

毛花猕猴桃 毛冬瓜

Actinidia eriantha Benth.

凭证标本：恭城县普查队 450332150822019LY（IBK）

功效：根及叶，抗癌、解毒消肿、清热利湿。

功效来源：《全国中草药汇编》

条叶猕猴桃

Actinidia fortunatii Finet et Gagnep.

凭证标本：恭城县普查队 450332150415008LY（IBK、GXMG、CMMI）

功效：根，用于跌打损伤。

功效来源：《药用植物辞典》

阔叶猕猴桃 多花猕猴桃

Actinidia latifolia (Gardn. et Champ.) Merr.

凭证标本：恭城县普查队 450332141116072LY（IBK）

功效：茎、叶，清热解毒、消肿止痛、除湿。

功效来源：《中华本草》

美丽猕猴桃

Actinidia melliana Hand.-Mazz.

凭证标本：恭城县普查队 450332150415002LY（IBK、GXMG、CMMI）

功效：根，止血、消炎、祛风除湿、解毒接骨。

功效来源：《药用植物辞典》

118. 桃金娘科 Myrtaceae

桉属 *Eucalyptus* L'Her.

桉 大叶桉

Eucalyptus robusta Sm.

功效：叶，清热泻火、燥湿解毒。

功效来源：《广西壮族自治区壮药质量标准 第一卷》（2008年版）

注：民间常见栽培物种。

桃金娘属 *Rhodomyrtus* (DC.) Rchb.

桃金娘

Rhodomyrtus tomentosa (Aiton) Hassk.

凭证标本：恭城县普查队 450332160513006LY（IBK、GXMG、CMMI）

功效：果实，补血滋养、涩肠固精。根，理气止痛、利湿止泻、化瘀止血、益肾养血。

功效来源：《广西壮族自治区壮药质量标准 第一卷》（2008年版）

蒲桃属 *Syzygium* R. Br. ex Gaertn.

赤楠

Syzygium buxifolium Hook. et Arn.

凭证标本：恭城县普查队 450332141116028LY（IBK）

功效：根或根皮，健脾利湿、平喘、散瘀消肿。叶，清热解毒。

功效来源：《中华本草》

120. 野牡丹科 Melastomataceae

柏拉木属 *Blastus* Lour.

长瓣金花树

Blastus apricus (Hand.-Mazz.) H. L. Li var. *longiflorus* (Hand.-Mazz.) C. Chen

凭证标本：恭城县普查队 450332150617058LY（IBK）

功效：全株，外用治疥疮。

功效来源：《广西中药资源名录》

金花树

Blastus dunnianus H. Lév.

凭证标本：恭城县普查队 450332141116022LY（IBK、GXMG、CMMI）

功效：全株，祛风湿、止血。

功效来源：《药用植物辞典》

少花柏拉木

Blastus pauciflorus (Benth.) Merr.

凭证标本：李荫昆 402870（IBSC）

功效：根、叶，拔毒生肌。

功效来源：《药用植物辞典》

野海棠属 *Bredia* Blume

叶底红

Bredia fordii (Hance) Diels

凭证标本：恭城县普查队 450332150619043LY（IBK、

GXMG、CMMI）

功效：全株，养血调经。

功效来源：《中华本草》

短柄野海棠

Bredia sessilifolia H. L. Li

凭证标本：恭城县普查队 450332150617017LY（IBK）

功效：根，止咳。

功效来源：《药用植物辞典》

异药花属 *Fordiophyton* Stapf

肥肉草

Fordiophyton fordii (Oliv.) Krasser

凭证标本：蒋日红等 JRH295（IBK）

功效：全草，清热利湿、凉血消肿。

功效来源：《中华本草》

野牡丹属 *Melastoma* L.

地菍

Melastoma dodecandrum Lour.

凭证标本：恭城县普查队 450332150820057LY（IBK、GXMG、CMMI）

功效：全株，清热解毒、活血止血。

功效来源：《广西壮族自治区壮药质量标准　第三卷》（2018年版）

野牡丹

Melastoma candidum D. Don

凭证标本：恭城县普查队 450332141115087LY（IBK、GXMG、CMMI）

功效：根及茎，收敛止血、消食、清热解毒。

功效来源：《广西壮族自治区瑶药材质量标准　第一卷》（2014年版）

展毛野牡丹 野牡丹

Melastoma normale D. Don

凭证标本：恭城县普查队 450332150614023LY（IBK、GXMG、CMMI）

功效：根及茎，收敛止血、消食、清热解毒。

功效来源：《广西壮族自治区瑶药材质量标准　第一卷》（2014年版）

谷木属 *Memecylon* L.

谷木

Memecylon ligustrifolium Champ.

凭证标本：李荫昆 403090（IBK）

功效：枝、叶，活血祛瘀、止血。

功效来源：《药用植物辞典》

金锦香属 *Osbeckia* L.

金锦香 天香炉

Osbeckia chinensis L.

凭证标本：恭城县普查队 450332150820083LY（IBK）

功效：根，化痰利湿、祛瘀止血、解毒消肿。

功效来源：《中华本草》

假朝天罐 朝天罐

Osbeckia crinita Benth.

凭证标本：恭城县普查队 450332150820010LY（IBK、GXMG、CMMI）

功效：根，清肠、收敛止泻。

功效来源：《广西壮族自治区壮药质量标准　第三卷》（2018年版）

朝天罐 倒罐子根

Osbeckia opipara C. Y. Wu et C. Chen

凭证标本：李荫昆 402950（IBK）

功效：根，止血、解毒。

功效来源：《中华本草》

锦香草属 *Phyllagathis* Blume

锦香草

Phyllagathis cavaleriei (H. Lév. et Vaniot) Guillaumin var. *cavaleriei*

凭证标本：李荫昆 403018（IBK）

功效：全草，清热凉血、利湿。

功效来源：《中华本草》

肉穗草属 *Sarcopyramis* Wall.

楮头红

Sarcopyramis nepalensis Wall.

凭证标本：恭城县普查队 450332151015004LY（IBK、GXMG、CMMI）

功效：全草，清肺热、祛肝火。

功效来源：《药用植物辞典》

121. 使君子科 Combretaceae

风车子属 *Combretum* Loefl.

风车子

Combretum alfredii Hance

凭证标本：盆胜清 6090115（IBK）

功效：根，清热、利胆。叶，驱虫。

功效来源：《全国中草药汇编》

使君子属 *Quisqualis* L.

使君子

Quisqualis indica L.

凭证标本：林春蕊 180201（IBK）

功效：果实，杀虫消积。

功效来源：《中国药典》（2020年版）

123. 金丝桃科 Hypericaceae

金丝桃属 *Hypericum* L.

黄海棠

Hypericum ascyron L.

凭证标本：恭城调查组 0050（IBK）

功效：全草，清热解毒、平肝、止血凉血、消肿。

功效来源：《药用植物辞典》

挺茎遍地金 遍地金

Hypericum elodeoides Choisy

凭证标本：恭城县普查队 450332150617048LY（IBK、GXMG、CMMI）

功效：全草，清热解毒、通经活血。

功效来源：《全国中草药汇编》

地耳草 田基黄

Hypericum japonicum Thunb.

凭证标本：恭城县普查队 450332150614003LY（IBK、GXMG、CMMI）

功效：全草，清利湿热、散瘀消肿。

功效来源：《广西壮族自治区壮药质量标准 第二卷》（2011年版）

金丝桃

Hypericum monogynum L.

凭证标本：恭城县普查队 450332150618034LY（IBK、GXMG、CMMI）

功效：全株，清热解毒、散瘀止痛。

功效来源：《中华本草》

元宝草

Hypericum sampsonii Hance

功效：全草，凉血止血、清热解毒、活血调经、祛风通络。

功效来源：《中华本草》

注：恭城端午药市。

密腺小连翘

Hypericum seniawinii Maxim.

凭证标本：恭城县普查队 450332150820066LY（IBK、GXMG、CMMI）

功效：全草，收敛止血、镇痛、调经、消肿解毒。

功效来源：《药用植物辞典》

126. 藤黄科 Guttiferae

藤黄属 *Garcinia* L.

木竹子

Garcinia multiflora Champ. ex Benth.

凭证标本：恭城县普查队 450332141115072LY（IBK、GXMG、CMMI）

功效：树皮、果实，清热解毒、收敛生肌。

功效来源：《中华本草》

岭南山竹子 冬枇杷

Garcinia oblongifolia Champ. ex Benth.

功效：树皮，消炎止痛、收敛生肌。

功效来源：《全国中草药汇编》

注：民间常见栽培物种。

128. 椴树科 Tiliaceae

田麻属 *Corchoropsis* Sieb. et Zucc.

田麻

Corchoropsis crenata Sieb. et Zucc.

凭证标本：恭城县普查队 450332141117066LY（IBK、GXMG、CMMI）

功效：全草，平肝利湿、解毒、止血。

功效来源：《全国中草药汇编》

黄麻属 *Corchorus* L.

甜麻 野黄麻

Corchorus aestuans L.

凭证标本：恭城县普查队 450332150819034LY（IBK、GXMG、CMMI）

功效：全草，清热利湿、消肿拔毒。

功效来源：《全国中草药汇编》

长蒴黄麻 山麻

Corchorus olitorius L.

凭证标本：恭城县普查队 450332150823003LY（IBK、GXMG、CMMI）

功效：全草，疏风、止咳、利湿。

功效来源：《中华本草》

扁担杆属 *Grewia* L.

苘麻叶扁担杆

Grewia abutilifolia W. Vent. ex Juss.

凭证标本：恭城县普查队 450332150618010LY（IBK、GXMG、CMMI）

功效：根，用于肝炎。叶，止泻痢。

功效来源：《药用植物辞典》

扁担杆

Grewia biloba G. Don

凭证标本：恭城县普查队 450332150617012LY（IBK、GXMG、CMMI）

功效：根或全株，健脾益气、固精止带、祛风除湿。

功效来源：《全国中草药汇编》

刺蒴麻属 *Triumfetta* L.

单毛刺蒴麻

Triumfetta annua L.

凭证标本：高成芝等 49390（GXMI）

功效：叶，解毒、止血。根，祛风、活血、镇痛。

功效来源：《药用植物辞典》

长勾刺蒴麻 金纳香

Triumfetta pilosa Roth

凭证标本：恭城县普查队 450332141115089LY（IBK、GXMG、CMMI）

功效：根和叶，活血行气、散瘀消肿。

功效来源：《中华本草》

128a. 杜英科 Elaeocarpaceae

杜英属 *Elaeocarpus* L.

中华杜英

Elaeocarpus chinensis (Gardn. et Champ.) Hook. f. ex Benth.

凭证标本：恭城调查组 0139（IBK）

功效：根，散瘀、消肿。

功效来源：《中华本草》

杜英

Elaeocarpus decipiens Hemsl.

凭证标本：恭城县普查队 450332150619022LY（IBK、GXMG、CMMI）

功效：根，用于风湿、跌打损伤。

功效来源：《广西中药资源名录》

褐毛杜英

Elaeocarpus duclouxii Gagnep.

凭证标本：李荫昆 403028（IBSC）

功效：果实，理肺止咳、清热通淋、养胃消食。

功效来源：《药用植物辞典》

山杜英

Elaeocarpus sylvestris (Lour.) Poir.

凭证标本：恭城县普查队 450332141115086LY（IBK、GXMG、CMMI）

功效：根皮，散瘀、消肿。

功效来源：《药用植物辞典》

猴欢喜属 *Sloanea* L.

薄果猴欢喜

Sloanea leptocarpa Diels

凭证标本：恭城调查组 0266（IBK）

功效：根，消肿止痛、祛风除湿。

功效来源：《药用植物辞典》

猴欢喜

Sloanea sinensis (Hance) Hemsl.

凭证标本：林技班队 5121（IBK）

功效：根，健脾和胃、祛风、益肾、壮腰。

功效来源：《药用植物辞典》

130. 梧桐科 Sterculiaceae

梧桐属 *Firmiana* Marsili

梧桐

Firmiana simplex (L.) W. Wight

功效：种子，祛风除湿、调经止血、解毒疗疮。

功效来源：《中华本草》

注：《广西植物名录》有记载。

山芝麻属 *Helicteres* L.

山芝麻

Helicteres angustifolia L.

功效：根或全株，解表清热、消肿解毒。

功效来源：《广西壮族自治区壮药质量标准 第一卷》（2008年版）

注：恭城端午药市。

马松子属 *Melochia* L.

马松子 木达地黄

Melochia corchorifolia L.

凭证标本：恭城县普查队 450332150819033LY（IBK、GXMG、CMMI）

功效：茎、叶，清热利湿。

功效来源：《全国中草药汇编》

翅子树属 *Pterospermum* Schreb.

翻白叶树 半边风

Pterospermum heterophyllum Hance

凭证标本：恭城县普查队 450332150331052LY（IBK）

功效：全株，祛风除湿、舒筋活络。

功效来源：《广西壮族自治区瑶药材质量标准 第一卷》（2014年版）

132. 锦葵科 Malvaceae

秋葵属 *Abelmoschus* Medic.

咖啡黄葵 秋葵

Abelmoschus esculentus (L.) Moench

凭证标本：李荫昆 403005（IBSC）

功效：全草，利咽、通淋、下乳、调经。

功效来源：《中华本草》

黄蜀葵

Abelmoschus manihot (L.) Medic.

功效：花，清利湿热、消肿解毒。

功效来源：《中国药典》（2020年版）

注：《广西植物名录》有记载。

黄葵

Abelmoschus moschatus (L.) Medic.

凭证标本：恭城县普查队 450332150823014LY（IBK、GXMG、CMMI）

功效：根、叶、花，清热利湿、拔毒排脓。

功效来源：《全国中草药汇编》

蜀葵属 *Alcea* L.
蜀葵
Alcea rosea L.
功效：种子，利尿通淋、解毒排脓、润肠。花，活血止血、解毒散结。根，清热利湿、凉血止血、解毒排脓。
功效来源：《中华本草》
注：《广西植物名录》有记载。

棉属 *Gossypium* L.
陆地棉 棉花根
Gossypium hirsutum L.
功效：根，补气、止咳、平喘。种子，温肾、通乳、活血止血。
功效来源：《全国中草药汇编》
注：民间常见栽培物种。

木槿属 *Hibiscus* L.
木芙蓉
Hibiscus mutabilis L.
功效：叶，清肺凉血、解毒、消肿排脓。
功效来源：《中国药典》（2020年版）
注：民间常见栽培物种。

木槿
Hibiscus syriacus L.
凭证标本：张优道等 6090364（IBK）
功效：花，清湿热、凉血。
功效来源：《广西壮族自治区壮药质量标准　第一卷》（2008年版）

锦葵属 *Malva* L.
野葵 冬葵根
Malva verticillata L.
功效：根，清热利水、解毒。种子，利水通淋、滑肠通便、下乳。
功效来源：《中华本草》
注：《广西植物名录》有记载。

赛葵属 *Malvastrum* A. Gray
赛葵
Malvastrum coromandelianum (L.) Gürcke
凭证标本：恭城县普查队 450332141114035LY（IBK、GXMG、CMMI）
功效：全草，清热利湿、解毒消肿。
功效来源：《中华本草》

黄花稔属 *Sida* L.
桤叶黄花稔
Sida alnifolia L. var. *alnifolia*

凭证标本：盆继香 6-5092（GXMI）
功效：全株，清热利湿、排脓止痛。
功效来源：《全国中草药汇编》

白背黄花稔
Sida rhombifolia L.
凭证标本：恭城县普查队 450332141114057LY（IBK、GXMG、CMMI）
功效：全株，清热利湿、排脓止痛。
功效来源：《全国中草药汇编》

梵天花属 *Urena* L.
地桃花
Urena lobata L.
凭证标本：恭城县普查队 450332141117023LY（IBK、GXMG、CMMI）
功效：根或全草，祛风利湿、消热解毒、活血消肿。
功效来源：《广西壮族自治区壮药质量标准　第一卷》（2008年版）

梵天花
Urena procumbens L.
凭证标本：李荫昆 402776（IBK）
功效：全草，祛风利湿、消热解毒。
功效来源：《中华本草》

136. 大戟科 Euphorbiaceae
铁苋菜属 *Acalypha* L.
铁苋菜
Acalypha australis L.
凭证标本：恭城县普查队 450332141114040LY（IBK、GXMG、CMMI）
功效：地上部分，清热解毒、利湿、收敛止血。
功效来源：《广西壮族自治区壮药质量标准　第二卷》（2011年版）

山麻杆属 *Alchornea* Sw.
红背山麻杆 红背娘
Alchornea trewioides (Benth.) Müll. Arg. var. *trewioides*
凭证标本：恭城县普查队 450332150401004LY（IBK、GXMG、CMMI）
功效：全株，清热解毒、杀虫止痒。
功效来源：《广西壮族自治区壮药质量标准　第三卷》（2018年版）

绿背山麻杆
Alchornea trewioides (Benth.) Müll. Arg. var. *sinica* (Benth.) Müll. Arg.
功效：根，用于肾炎水肿。枝叶，用于外伤出血、疮疡肿毒。
功效来源：《广西中药资源名录》

注：《广西植物名录》有记载。

五月茶属 *Antidesma* L.
日本五月茶
Antidesma japonicum Sieb. et Zucc.

凭证标本：恭城县普查队 450332141116026LY（IBK、GXMG、CMMI）

功效：全株，祛风湿。叶、根，止泻、生津。

功效来源：《药用植物辞典》

秋枫属 *Bischofia* Blume
秋枫
Bischofia javanica Blume

功效：根及叶，行气活血、消肿解毒。

功效来源：《全国中草药汇编》

注：《恭城县志》有记载。

黑面神属 *Breynia* J. R. Forst. et G. Forst.
钝叶黑面神
Breynia retusa (Dennst.) Alston

功效：根，清热利湿、凉血解毒。叶，燥湿止痒、收敛止血。

功效来源：《中华本草》

注：恭城端午药市。

小叶黑面神
Breynia vitis-idaea (Burm.) C. E. C. Fisch.

凭证标本：恭城调查队 0393（IBK）

功效：根、叶，清热解毒、止血止痛。

功效来源：《全国中草药汇编》

棒柄花属 *Cleidion* Blume
棒柄花
Cleidion brevipetiolatum Pax et K. Hoffm.

凭证标本：恭城县普查队 450332150401001LY（IBK、GXMG、CMMI）

功效：叶，清热解毒、利湿退黄、通络止痛。

功效来源：《广西壮族自治区壮药质量标准 第一卷》（2008年版）

巴豆属 *Croton* L.
石山巴豆
Croton euryphyllus W. W. Sm.

凭证标本：恭城县普查队 450332150616030LY（IBK、GXMG、CMMI）

功效：根和叶，用于风湿骨痛。枝叶，民间作杀虫药。

功效来源：《全国中草药汇编》

毛果巴豆 小叶双眼龙
Croton lachynocarpus Benth.

凭证标本：恭城县普查队 450332150615036LY（IBK、GXMG、CMMI）

功效：根、叶，散寒除湿、祛风活血。

功效来源：《中华本草》

巴豆 八百力
Croton tiglium L.

功效：种子，泻下祛积、逐水消肿。根，温中散寒、祛风活络。叶，外用治冻疮，并可杀孑孓、蝇蛆。

功效来源：《中国药典》（2020年版）

注：恭城端午药市。

小巴豆
Croton xiaopadou (Y. T. Chang et S. Z. Huang) H. S. Kiu

功效：枝叶，果实，泻下祛积、逐水消肿。

功效来源：民间用药

注：恭城端午药市。

假奓包叶属 *Discocleidion* (Müll.-Arg.) Pax et K. Hoffm.
假奓包叶
Discocleidion rufescens (Franch.) Pax et K. Hoffm.

凭证标本：恭城县普查队 450332160511009LY（IBK）

功效：根皮，泄水消积。

功效来源：《药用植物辞典》

大戟属 *Euphorbia* L.
细齿大戟
Euphorbia bifida Hook. et Arn.

凭证标本：恭城县调查队 6-5340（GXMI）

功效：全草，有毒、解热。

功效来源：《药用植物辞典》

猩猩草
Euphorbia cyathophora Murray

功效：全草，调经、止血、止咳、接骨、消肿。

功效来源：《药用植物辞典》

注：民间常见栽培物种。

乳浆大戟 猫眼草
Euphorbia esula L.

凭证标本：恭城县普查队 450332150329001LY（IBK、GXMG、CMMI）

功效：全草，利尿消肿、拔毒止痒。

功效来源：《全国中草药汇编》

飞扬草
Euphorbia hirta L.

凭证标本：恭城县普查队 450332141116086LY（IBK、GXMG、CMMI）

功效：全草，清热解毒、止痒利湿、通乳。

功效来源：《中国药典》（2020年版）

通奶草
Euphorbia hypericifolia L.
凭证标本：李文全 6-5300（GXMI）
功效：全草，清热解毒、散血止血、利水、健脾通奶。茎叶，解热。
功效来源：《药用植物辞典》

续随子 千金子
Euphorbia lathyris L.
凭证标本：恭城县普查队 450332150615014LY（IBK、GXMG、CMMI）
功效：种子，泻下逐水、破血消癥。
功效来源：《中国药典》（2020年版）

铁海棠
Euphorbia milii Des Moul.
功效：花，止血。茎、叶，拔毒消肿。
功效来源：《全国中草药汇编》
注：民间常见栽培物种。

大戟 京大戟
Euphorbia pekinensis Rupr.
凭证标本：恭城县普查队 450332150402007LY（IBK、GXMG、CMMI）
功效：根，泻水逐饮、消肿散结。
功效来源：《中国药典》（2020年版）

一品红 猩猩木
Euphorbia pulcherrima Willd. ex Klotzsch
功效：全株，调经止血、接骨消肿。
功效来源：《全国中草药汇编》
注：民间常见栽培物种。

千根草 小飞扬草
Euphorbia thymifolia L.
凭证标本：恭城县普查队 450332150824006LY（IBK、GXMG、CMMI）
功效：全草，清热利湿、收敛止痒。
功效来源：《全国中草药汇编》

土沉香属 *Excoecaria* L.
红背桂花 红背桂
Excoecaria cochinchinensis Lour.
功效：全株，祛风除湿、通络止痛、活血。
功效来源：《广西壮族自治区壮药质量标准 第二卷》（2011年版）
注：民间常见栽培物种。

白饭树属 *Flueggea* Willd.
一叶萩
Flueggea suffruticosa (Pall.) Baill.
凭证标本：恭城县普查队 450332150615005LY（IBK、GXMG、CMMI）
功效：嫩枝叶及根，活血舒筋、健脾益肾。
功效来源：《药用植物辞典》

白饭树
Flueggea virosa (Roxb. ex Willd.) Voigt
凭证标本：恭城县普查队 450332141114029LY（IBK、GXMG、CMMI）
功效：全株，清热解毒、消肿止痛、止痒止血。
功效来源：《广西壮族自治区壮药质量标准 第三卷》（2018年版）

算盘子属 *Glochidion* J. R. Forst. et G. Forst.
毛果算盘子 漆大姑
Glochidion eriocarpum Champ. ex Benth.
凭证标本：恭城县普查队 450332141116008LY（IBK、GXMG、CMMI）
功效：地上部分，清热利湿、散瘀消肿、解毒止痒。
功效来源：《广西壮族自治区壮药质量标准 第一卷》（2008年版）

甜叶算盘子
Glochidion philippicum (Cav.) C. B. Rob.
凭证标本：恭城县普查队 450332151014028LY（IBK、GXMG、CMMI）
功效：叶，清热。
功效来源：《药用植物辞典》

算盘子 金骨风
Glochidion puberum (L.) Hutch.
凭证标本：恭城县普查队 450332150614024LY（IBK、GXMG、CMMI）
功效：全株，清热利湿、解毒消肿。
功效来源：《广西壮族自治区瑶药材质量标准 第一卷》（2014年版）

野桐属 *Mallotus* Lour.
白背叶 白背木
Mallotus apelta (Lour.) Müll. Arg.
凭证标本：恭城县普查队 450332141115091LY（IBK、GXMG、CMMI）
功效：叶，清热解毒、利湿、止痛、止血。
功效来源：《广西壮族自治区壮药质量标准 第一卷》（2008年版）

粗糠柴
Mallotus philippinensis (Lam.) Müll. Arg.
凭证标本：恭城县普查队 450332141118005LY（IBK、GXMG、CMMI）
功效：根，清热利湿，解毒消肿。
功效来源：《广西壮族自治区壮药质量标准 第一卷》（2008年版）

石岩枫 杠香藤

Mallotus repandus (Willd.) Müll. Arg.

凭证标本：恭城县普查队 450332150409013LY（IBK）

功效：全株，祛风除湿、活血通络、解毒消肿、驱虫止痒。

功效来源：《中华本草》

木薯属 *Manihot* Mill.

木薯

Manihot esculenta Crantz

功效：叶或根，解毒消肿。

功效来源：《中华本草》

注：民间常见栽培物种。

叶下珠属 *Phyllanthus* L.

落萼叶下珠

Phyllanthus flexuosus (Sieb. et Zucc.) Müll. Arg.

凭证标本：恭城县普查队 450332160518004LY（IBK）

功效：根，用于小儿疳积。茎、叶，用于风湿证。全株，用于过敏性皮疹、小儿夜啼。

功效来源：《药用植物辞典》

叶下珠

Phyllanthus urinaria L.

凭证标本：恭城县普查队 450332151021001LY（IBK、GXMG、CMMI）

功效：全草，平肝清热、利水解毒。

功效来源：《广西壮族自治区壮药质量标准 第二卷》（2011年版）

黄珠子草

Phyllanthus virgatus G. Forst.

凭证标本：恭城县普查队 450332150819029LY（IBK、GXMG、CMMI）

功效：全草，健脾消积、利尿通淋、清热解毒。

功效来源：《中华本草》

蓖麻属 *Ricinus* L.

蓖麻 蓖麻子

Ricinus communis L.

凭证标本：恭城县普查队 450332141115020LY（IBK、GXMG、CMMI）

功效：成熟种子，消肿拔毒、泻下通滞。

功效来源：《中国药典》（2020年版）

乌桕属 *Sapium* Jacq.

山乌桕

Sapium discolor (Champ. ex Benth.) Müll. Arg.

凭证标本：恭城县普查队 450332150411053LY（IBK、GXMG、CMMI）

功效：树皮及叶，泻下逐水、消肿散瘀。

功效来源：《全国中草药汇编》

圆叶乌桕

Sapium rotundifolium Hemsl.

凭证标本：恭城县普查队 450332150411041LY（IBK）

功效：叶或果实，解毒消肿、杀虫。

功效来源：《中华本草》

乌桕 乌桕根

Sapium sebiferum (L.) Roxb.

凭证标本：恭城县普查队 450332141114073LY（IBK、GXMG、CMMI）

功效：根，泻下逐水、消肿散结、解蛇虫毒。

功效来源：《广西壮族自治区壮药质量标准 第二卷》（2011年版）

守宫木属 *Sauropus* Blume

方枝守宫木

Sauropus quadrangularis (Willd.) Müll. Arg.

凭证标本：恭城县普查队 450332150820073LY（IBK）

功效：全草，用于毒蛇咬伤。

功效来源：《广西中药资源名录》

地构叶属 *Speranskia* Baill.

广东地构叶

Speranskia cantonensis (Hance) Pax et K. Hoffm.

凭证标本：恭城县普查队 450332141117039LY（IBK、GXMG、CMMI）

功效：全草，祛风湿、通经络、破瘀止痛。

功效来源：《中华本草》

油桐属 *Vernicia* Lour.

油桐

Vernicia fordii (Hemsl.) Airy Shaw

凭证标本：恭城县普查队 450332150331003LY（IBK、GXMG、CMMI）

功效：根、叶、种子油，下气消积、利水化痰、驱虫。

功效来源：《中华本草》

木油桐

Vernicia montana Lour.

凭证标本：恭城县普查队 450332141115103LY（IBK、GXMG、CMMI）

功效：根、叶、果实，杀虫止痒、拔毒生肌。

功效来源：《药用植物辞典》

136a. 虎皮楠科 Daphniphyllaceae

虎皮楠属 *Daphniphyllum* Blume

牛耳枫

Daphniphyllum calycinum Benth.

凭证标本：恭城县普查队 450332141116029LY（IBK）

功效：全株，清热解毒、活血化瘀。

功效来源：《广西壮族自治区壮药质量标准 第一卷》（2008年版）

交让木

Daphniphyllum macropodum Miq.

凭证标本：恭城县普查队 450332150617026LY（IBK、GXMG、CMMI）

功效：种子及叶，消肿拔毒、杀虫。

功效来源：《全国中草药汇编》

虎皮楠

Daphniphyllum oldhamii (Hemsl.) Rosenthal

凭证标本：恭城县普查队 450332141116033LY（IBK、GXMG、CMMI）

功效：根、叶，清热解毒、活血散瘀。

功效来源：《中华本草》

139a. 鼠刺科 Escalloniaceae

鼠刺属 *Itea* L.

鼠刺

Itea chinensis Hook. et Arn.

凭证标本：恭城县普查队 450332160513003LY（IBK）

功效：根、叶，活血、消肿、止痛。

功效来源：《药用植物辞典》

厚叶鼠刺

Itea coriacea Y. C. Wu

凭证标本：恭城县普查队 450332141115078LY（IBK）

功效：叶，用于刀伤出血。

功效来源：《药用植物辞典》

腺鼠刺

Itea glutinosa Hand.-Mazz.

凭证标本：李荫昆 402895（IBK）

功效：根、花，续筋接骨、强壮滋补、润肺止咳。

功效来源：《药用植物辞典》

毛鼠刺

Itea indochinensis Merr.

凭证标本：恭城调查组 0155（IBK）

功效：茎，用于风湿痹痛、跌打损伤。叶，外用治骨折。

功效来源：《广西中药资源名录》

142. 绣球花科 Hydrangeaceae

草绣球属 *Cardiandra* Sieb. et Zucc.

草绣球

Cardiandra moellendorffi (Hance) Migo

凭证标本：恭城县普查队 450332151016006LY（IBK、GXMG、CMMI）

功效：根状茎，祛瘀消肿。

功效来源：《中华本草》

常山属 *Dichroa* Lour.

常山

Dichroa febrifuga Lour.

凭证标本：恭城县普查队 450332150619019LY（IBK、GXMG、CMMI）

功效：根，涌吐痰涎、截疟。

功效来源：《中国药典》（2020年版）

罗蒙常山

Dichroa yaoshanensis Y. C. Wu

凭证标本：恭城调查组 0329（IBK）

功效：全株，用于喉痛、瘰疬。

功效来源：《广西中药资源名录》

绣球属 *Hydrangea* L.

中国绣球

Hydrangea chinensis Maxim.

凭证标本：李荫昆 402915（IBK）

功效：根，利尿、抗疟、祛瘀止痛、活血生新。

功效来源：《药用植物辞典》

临桂绣球

Hydrangea linkweiensis Chun

凭证标本：恭城县普查队 450332141116056LY（IBK）

功效：根、叶，祛风、解热、止痛、止咳、截疟。

功效来源：《药用植物辞典》

圆锥绣球　土常山

Hydrangea paniculata Sieb.

凭证标本：恭城调查组 0104（IBK）

功效：根，截疟退热、消积和中。

功效来源：《全国中草药汇编》

冠盖藤属 *Pileostegia* Hook. f. et Thomson

星毛冠盖藤

Pileostegia tomentella Hand.-Mazz.

功效：全株，祛风除湿、散瘀止痛、接骨。

功效来源：《全国中草药汇编》

注：恭城民间药用植物。

冠盖藤

Pileostegia viburnoides Hook. f. et Thoms.

功效：根，祛风除湿、散瘀止痛、消肿解毒。

功效来源：《中华本草》

注：恭城端午药市。

143. 蔷薇科 Rosaceae

龙芽草属 *Agrimonia* L.

龙芽草 仙鹤草

Agrimonia pilosa Ledeb.

功效：地上部分，收敛止血、截疟、止痢、解毒、补虚。

功效来源：《中国药典》（2020年版）

注：《广西植物名录》有记载。

桃属 *Amygdalus* L.

桃

Amygdalus persica L.

凭证标本：张优道等 6090361（IBK）

功效：种子，活血祛瘀、润肠通便、止咳平喘。枝，活血通络、解毒杀虫。

功效来源：《中国药典》（2020年版）

樱属 *Cerasus* Mill.

钟花樱桃

Cerasus campanulata (Maxim.) A. N. Vassiljeva

凭证标本：恭城县普查队 450332150414016LY（IBK）

功效：种仁，用于咳嗽、发热。

功效来源：文献

蛇莓属 *Duchesnea* Sm.

蛇莓

Duchesnea indica (Andrews) Focke

凭证标本：恭城县普查队 450332150401037LY（IBK、GXMG、CMMI）

功效：全草、根，清热解毒、散瘀消肿、凉血止血。

功效来源：《中华本草》

枇杷属 *Eriobotrya* Lindl.

枇杷

Eriobotrya japonica (Thunb.) Lindl.

凭证标本：恭城县普查队 450332150329034LY（IBK、GXMG、CMMI）

功效：叶，清肺止咳、降逆止呕。

功效来源：《中国药典》（2020年版）

桂樱属 *Laurocerasus* Duham.

腺叶桂樱

Laurocerasus phaeosticta (Hance) C. K. Schneid.

凭证标本：恭城县普查队 450332171020007LY（IBK）

功效：全株、种子，活血祛瘀、镇咳利尿、润燥滑肠。

功效来源：《药用植物辞典》

刺叶桂樱

Laurocerasus spinulosa (Sieb. et Zucc.) C. K. Schneid.

凭证标本：李荫昆 402906（IBSC）

功效：果实、种子，祛风除湿、消肿止血。

功效来源：《药用植物辞典》

大叶桂樱

Laurocerasus zippeliana (Miq.) T. T. Yü et L. T. Lu

凭证标本：李荫昆 402639（IBSC）

功效：根、叶，用于跌打损伤、镇咳祛痰、祛风解毒。

功效来源：《药用植物辞典》

苹果属 *Malus* Mill.

花红

Malus asiatica Nakai

凭证标本：潘世军等 6090393（IBK）

功效：根，杀虫、止渴。果，下气宽胸、生津止渴、和中止痛。叶，泻火明目、杀虫解毒。

功效来源：《中华本草》

台湾海棠 广山楂

Malus doumeri (Bois) A. Chev.

凭证标本：恭城县普查队 450332150907001LY（IBK、GXMG、CMMI）

功效：果实，消食健胃、行气散瘀。叶，开胃、消滞、祛湿。

功效来源：《广西壮族自治区壮药质量标准 第二卷》（2011年版）

石楠属 *Photinia* Lindl.

中华石楠

Photinia beauverdiana C. K. Schneid.

凭证标本：恭城县普查队 450332150617051LY（IBK、GXMG、CMMI）

功效：果，补肾强筋。根或叶，行气活血、祛风止痛。

功效来源：《中华本草》

小叶石楠

Photinia parvifolia (E. Pritz.) C. K. Schneid.

凭证标本：恭城县普查队 450332150820082LY（IBK）

功效：根，清热解毒、活血止痛。

功效来源：《中华本草》

桃叶石楠

Photinia prunifolia (Hook. et Arn.) Lindl.

凭证标本：恭城县普查队 450332141115071LY（IBK）

功效：叶，祛风、通络、益肾。

功效来源：《药用植物辞典》

委陵菜属 *Potentilla* L.

翻白草

Potentilla discolor Bunge

凭证标本：恭城县普查队 450332150331067LY（IBK、CMMI）

功效：全草，清热解毒、止痢、止血。

功效来源：《中国药典》（2020年版）

臀果木属 Pygeum Gaertn.

臀果木

Pygeum topengii Merr.

凭证标本：恭城县普查队 450332141115092LY（IBK）

功效：果实，抗病毒、镇痛、抗炎。

功效来源：文献

火棘属 Pyracantha M. Roem.

全缘火棘

Pyracantha atalantioides (Hance) Stapf

凭证标本：恭城县普查队 450332141114005LY（IBK、GXMG、CMMI）

功效：叶、果实，清热解毒、止血。

功效来源：《中华本草》

火棘

Pyracantha fortuneana (Maxim.) H. L. Li

凭证标本：恭城县普查队 450332141117038LY（IBK、GXMG、CMMI）

功效：叶、果实，清热解毒、止血。

功效来源：《中华本草》

梨属 Pyrus L.

豆梨

Pyrus calleryana Decne.

凭证标本：恭城县普查队 450332150414006LY（IBK、GXMG、CMMI）

功效：根皮、果，清热解毒、敛疮、健脾消食、涩肠止痢。

功效来源：《中华本草》

沙梨

Pyrus pyrifolia (Burm. f.) Nakai

功效：果实，生津、润燥、清热、化痰。

功效来源：《广西壮族自治区壮药质量标准 第三卷》（2018年版）

注：民间常见栽培物种。

石斑木属 Rhaphiolepis Lindl.

石斑木

Rhaphiolepis indica (L.) Lindl.

功效：根，活血祛风、止痛、消肿解毒。叶，清热解毒、散寒、消肿、止血。

功效来源：《药用植物辞典》

注：《广西植物名录》有记载。

蔷薇属 Rosa L.

月季花

Rosa chinensis Jacquem.

凭证标本：李荫昆 402930（IBK）

功效：花，活血调经、疏肝解郁。

功效来源：《中国药典》（2020年版）

小果蔷薇 金樱根

Rosa cymosa Tratt.

凭证标本：恭城县普查队 450332141114001LY（IBK、GXMG、CMMI）

功效：根及根状茎，清热解毒、利湿消肿、收敛止血、活血散瘀、固涩益肾。

功效来源：《广西壮族自治区瑶药材质量标准 第一卷》（2014年版）

软条七蔷薇

Rosa henryi Boulenger

凭证标本：恭城县普查队 450332150616001LY（IBK、GXMG、CMMI）

功效：根，祛风除湿、活血调经、化痰、止血。

功效来源：《药用植物辞典》

金樱子

Rosa laevigata Michx.

凭证标本：恭城县普查队 450332150331062LY（IBK、GXMG、CMMI）

功效：成熟果实，固精缩尿、固崩止带、涩肠止泻。

功效来源：《中国药典》（2020年版）

野蔷薇

Rosa multiflora Thunb. var. multiflora

凭证标本：恭城县普查队 450332150411001LY（IBK、GXMG、CMMI）

功效：根、果实，活血通络、收敛解毒。

功效来源：《药用植物辞典》

粉团蔷薇 金樱根

Rosa multiflora Thunb. var. cathayensis Rehder et E. H. Wilson

凭证标本：恭城县普查队 450332160516003LY（IBK）

功效：根及根状茎，清热解毒、利湿消肿、收敛止血、活血散瘀、固涩益肾。

功效来源：《广西壮族自治区瑶药材质量标准 第一卷》（2014年版）

玫瑰

Rosa rugosa Thunb.

功效：花蕾，行气解郁、和血、止痛。

功效来源：《中国药典》（2020年版）

注：民间常见栽培物种。

悬钩子属 *Rubus* L.

粗叶悬钩子
Rubus alceifolius Poir.
凭证标本：恭城县普查队 450332150619032LY（IBK、GXMG、CMMI）
功效：根、叶，清热利湿、止血、散瘀。
功效来源：《中华本草》

甜茶
Rubus chingii Hu var. *suavissimus* (S. Lee) L. T. Lu
功效：叶，清热、润肺、祛痰、止咳。
功效来源：《广西壮族自治区壮药质量标准 第一卷》（2008年版）
注：民间常见栽培物种。

小柱悬钩子
Rubus columellaris Tutcher
凭证标本：恭城县普查队 450332150412023LY（IBK、GXMG、CMMI）
功效：根，外用治跌打损伤。
功效来源：《药用植物辞典》

山莓
Rubus corchorifolius L. f.
凭证标本：恭城县普查队 450332150330033LY（IBK、GXMG、CMMI）
功效：根和叶，活血、止血、祛风利湿。
功效来源：《全国中草药汇编》

华南悬钩子
Rubus hanceanus Kuntze
凭证标本：恭城县普查队 450332160511004LY（IBK、GXMG、CMMI）
功效：根、叶，用于跌打肿痛、刀伤出血、月经不调、产后恶露不尽。
功效来源：《药用植物辞典》

高粱泡
Rubus lambertianus Ser.
凭证标本：恭城县普查队 450332150819005LY（IBK）
功效：叶，清热凉血、解毒疗疮。
功效来源：《中华本草》

茅莓
Rubus parvifolius L.
凭证标本：恭城县普查队 450332150330055LY（IBK）
功效：全株，清热解毒、散瘀止血、杀虫疗疮。
功效来源：《广西壮族自治区壮药质量标准 第一卷》（2008年版）

梨叶悬钩子 红簕钩
Rubus pirifolius Sm.
凭证标本：恭城县普查队 450332150414044LY（IBK、GXMG、CMMI）
功效：根，清肺凉血、解郁。
功效来源：《全国中草药汇编》

锈毛莓
Rubus reflexus Ker Gawl. var. *reflexus*
凭证标本：恭城县普查队 450332160515012LY（IBK、GXMG、CMMI）
功效：根，用于风湿疼痛。
功效来源：《广西中药资源名录》

深裂悬钩子 七爪风
Rubus reflexus Ker Gawl. var. *lanceolobus* F. P. Metcalf
凭证标本：恭城县普查队 450332150410024LY（IBK、GXMG、CMMI）
功效：根，祛风除湿、活血通络。
功效来源：《广西壮族自治区瑶药材质量标准 第一卷》（2014年版）

空心泡
Rubus rosifolius Sm.
凭证标本：恭城县普查队 450332150331008LY（IBK、GXMG、CMMI）
功效：根或嫩枝叶，清热解毒、止咳、止血、接骨。
功效来源：《中华本草》

川莓
Rubus setchuenensis Bureau et Franch.
凭证标本：恭城县普查队 450332141114064LY（IBK、GXMG、CMMI）
功效：根，祛风除湿、止呕、活血。
功效来源：《全国中草药汇编》

红腺悬钩子 牛奶莓
Rubus sumatranus Miq.
凭证标本：李荫昆 402954（IBK）
功效：根，清热解毒、开胃、利水。
功效来源：《中华本草》

灰白毛莓
Rubus tephrodes Hance
功效：果实、种子，补肝肾、缩小便、补气益精。叶，止血解毒。
功效来源：《药用植物辞典》
注：《广西植物名录》有记载。

三花悬钩子
Rubus trianthus Focke
凭证标本：张优道 6090333（IBK）
功效：全草，凉血止血、活血散瘀、调经、解毒。
功效来源：《药用植物辞典》

地榆属 *Sanguisorba* L.

地榆 马连鞍

Sanguisorba officinalis L.

功效：根，凉血止血、解毒敛疮。

功效来源：《中国药典》（2020年版）

注：恭城端午药市。

花楸属 *Sorbus* L.

毛序花楸

Sorbus keissleri (C. K. Schneid.) Rehder

凭证标本：恭城县普查队 450332150414032LY（IBK）

功效：花、叶，健胃、助消化。果实，恢复体力、治肌体疲乏无力。

功效来源：《药用植物辞典》

绣线菊属 *Spiraea* L.

绣球绣线菊 珍珠绣球

Spiraea blumei G. Don

凭证标本：恭城县普查队 450332150615006LY（IBK、GXMG、CMMI）

功效：根、果实，调气、止痛、散瘀利湿。

功效来源：《全国中草药汇编》

麻叶绣线菊

Spiraea cantoniensis Lour.

凭证标本：恭城县普查队 450332150329018LY（IBK、GXMG、CMMI）

功效：枝叶，外用治疮疥。

功效来源：《广西中药资源名录》

红果树属 *Stranvaesia* Lindl.

波叶红果树

Stranvaesia davidiana Decne. var. *undulata* (Decne.) Rehder et E. H. Wilson

凭证标本：恭城县普查队 450332151015010LY（IBK）

功效：根，活血止血、祛风利湿。叶，解毒消肿。

功效来源：《药用植物辞典》

145. 蜡梅科 Calycanthaceae

蜡梅属 *Chimonanthus* Lindl.

山蜡梅

Chimonanthus nitens Oliv.

凭证标本：恭城县普查队 450332141118014LY（IBK、GXMG、CMMI）

功效：根，解表祛风、清热解毒。

功效来源：《全国中草药汇编》

146. 含羞草科 Mimosaceae

猴耳环属 *Abarema* Pittier

围涎树

Abarema clypearia (Jack.) Kosterm.

凭证标本：恭城县普查队 450332141115127LY（IBK、GXMG、CMMI）

功效：枝叶，祛风消肿、凉血解毒、收敛生肌。

功效来源：《中华本草》

亮叶猴耳环

Abarema lucida (Benth.) Kosterm.

功效：枝、叶，消肿、祛风湿、凉血、消炎生肌。

功效来源：《药用植物辞典》

注：《广西植物名录》有记载。

金合欢属 *Acacia* Mill.

羽叶金合欢

Acacia pennata (L.) Willd.

凭证标本：何冀鲲等 5067（IBK）

功效：根、茎，祛风湿、强筋骨、活血止痛。

功效来源：《药用植物辞典》

合欢属 *Albizia* Durazz.

楹树

Albizia chinensis (Osbeck) Merr.

功效：树皮，固涩止泻、收敛生肌。

功效来源：《药用植物辞典》

注：《广西植物名录》有记载。

天香藤

Albizia corniculata (Lour.) Druce

凭证标本：恭城县普查队 450332150619006LY（IBK、GXMG、CMMI）

功效：根、树皮，用于风湿骨痛、小便不利。

功效来源：《广西中药资源名录》

山槐

Albizia kalkora (Roxb.) Prain

凭证标本：恭城调查组 115（IBK）

功效：树皮、花，舒筋活络、活血、消肿止痛、解郁安神。

功效来源：《药用植物辞典》

榼藤属 *Entada* Adans.

榼藤子 过岗龙

Entada phaseoloides (L.) Merr.

功效：成熟种子，补气补血、健胃消食、除风止痛、强筋硬骨。藤茎，祛风湿、活络行瘀。

功效来源：《中国药典》（2020年版）

注：恭城端午药市。

银合欢属 *Leucaena* Benth.

银合欢

Leucaena leucocephala (Lam.) de Wit

凭证标本：恭城县普查队 450332150411004LY（IBK、GXMG、CMMI）

功效：种子，驱虫及用于消渴。

功效来源：《药用植物辞典》

含羞草属 *Mimosa* L.

含羞草

Mimosa pudica L.

功效：全草，凉血解毒、清热利湿、镇静安神。

功效来源：《中华本草》

注：恭城端午药市。

147. 苏木科 Caesalpiniaceae

羊蹄甲属 *Bauhinia* L.

龙须藤 九龙钻

Bauhinia championii (Benth.) Benth.

凭证标本：恭城县普查队 450332141114062LY（IBK、GXMG、CMMI）

功效：藤茎，祛风除湿、活血止痛、健脾理气。

功效来源：《广西壮族自治区壮药质量标准 第一卷》（2008年版）

粉叶羊蹄甲

Bauhinia glauca (Wall. ex Benth.) Benth.

凭证标本：恭城县普查队 450332160518009LY（IBK、GXMG、CMMI）

功效：根，清热利湿、消肿止痛、收敛止血。

功效来源：《药用植物辞典》

云实属 *Caesalpinia* L.

云实

Caesalpinia decapetala (Roth) Alston

凭证标本：恭城县普查队 450332150402016LY（IBK、GXMG、CMMI）

功效：根或茎，解表散寒、祛风除湿。

功效来源：《广西中药材标准 第一册》

小叶云实

Caesalpinia millettii Hook. et Arn.

凭证标本：恭城调查组 325（IBK）

功效：根，祛风除湿、发表散寒。

功效来源：《药用植物辞典》

喙荚云实 南蛇风

Caesalpinia minax Hance

功效：茎，清热利湿、散瘀止痛。

功效来源：《广西壮族自治区壮药质量标准 第二卷》（2011年版）

注：恭城端午药市。

紫荆属 *Cercis* L.

紫荆

Cercis chinensis Bunge

凭证标本：恭城县普查队 450332150402015LY（IBK、GXMG、CMMI）

功效：树皮，活血通经、消肿止痛、解毒。

功效来源：《全国中草药汇编》

广西紫荆

Cercis chuniana F. P. Metcalf

凭证标本：恭城县普查队 450332150331031LY（IBK）

功效：树皮，活血通经、消肿解毒。

功效来源：《药用植物辞典》

矮含羞草属 *Chamaecrista* Moench

含羞草决明

Chamaecrista mimosoides (L.) Greene

凭证标本：恭城县普查队 450332141115129LY（IBK、GXMG、CMMI）

功效：全草，清热解毒、散瘀化积、利尿、通便。种子，利尿、健胃。

功效来源：《药用植物辞典》

短叶决明

Chamaecrista nictitans (L.) Moench subsp. *patellaris* var. *glabrata* (Vogel) H. S. Irwin et Barneby

凭证标本：恭城县普查队 450332150819023LY（IBK、GXMG、CMMI）

功效：种子，清热利湿、散瘀化积。根，清热解毒、平肝、安神、消肿排脓。全草，有泻下作用。

功效来源：《药用植物辞典》

皂荚属 *Gleditsia* L.

皂荚

Gleditsia sinensis Lam.

凭证标本：恭城调查组 371（IBK）

功效：棘刺，消肿托毒、排脓、杀虫。果实，祛痰开窍、散结消肿。

功效来源：《中国药典》（2020年版）

老虎刺属 *Pterolobium* R. Br. ex Wight et Arn.

老虎刺

Pterolobium punctatum Hemsl.

凭证标本：恭城县普查队 450332141117040LY（IBK、GXMG、CMMI）

功效：根，消炎、解热、止痛。

功效来源：《全国中草药汇编》

山扁豆属 *Senna* Mill.

望江南

Senna occidentalis (L.) Link

凭证标本：恭城县普查队 450332141114077LY（IBK、GXMG、CMMI）

功效：种子，清肝明目、健胃、通便、解毒。

功效来源：《广西中药材标准 第一册》

决明
Senna tora (L.) Roxb.
凭证标本：恭城县普查队 450332150819027LY（IBK）
功效：成熟种子，清热明目、润肠通便。
功效来源：《中国药典》（2020年版）

148. 蝶形花科 Papilionaceae
相思子属 *Abrus* Adans.
广东相思子 鸡骨草
Abrus cantoniensis Hance
功效：全株，清热解毒、舒肝止痛。
功效来源：《中国药典》（2020年版）
注：恭城端午药市。

泰豆属 *Afgekia* Craib
猪腰豆 黄皮血藤
Afgekia filipes (Dunn) R. Geesink
功效：藤茎，活血、祛瘀、消肿止痛。果实，滋养补肾。
功效来源：《广西中药材标准 第二册》
注：恭城端午药市。

链荚豆属 *Alysicarpus* Neck. ex Desv.
链荚豆
Alysicarpus vaginalis Chun
凭证标本：恭城县普查队 450332150819032LY（IBK、GXMG、CMMI）
功效：全草，活血通络、清热化湿、驳骨消肿、去腐生肌。
功效来源：《全国中草药汇编》

土圞儿属 *Apios* Fabr.
肉色土圞儿
Apios carnea (Wall.) Benth. ex Baker
凭证标本：恭城县普查队 450332150820052LY（IBK、GXMG、CMMI）
功效：根，用于肺燥咳嗽、劳伤咳血、消化不良。
功效来源：《广西中药资源名录》

黄芪属 *Astragalus* L.
紫云英 红花菜
Astragalus sinicus L.
功效：全草，清热解毒、祛风明目、凉血止血。
功效来源：《中华本草》
注：民间常见栽培物种。

木豆属 *Cajanus* Adans.
木豆
Cajanus cajan (L.) Huth

凭证标本：李荫昆 402989（IBK）
功效：根，利湿消肿、散瘀止痛。
功效来源：《全国中草药汇编》

昆明鸡血藤属 *Callerya* Endl.
绿花崖豆藤
Callerya championii (Benth.) X. Y. Zhu
凭证标本：恭城县普查队 450332150618006LY（IBK、GXMG、CMMI）
功效：根或根皮，凉血散瘀、祛风通络、消肿。
功效来源：《药用植物辞典》

灰毛崖豆藤
Callerya cinerea (Benth.) Schot
凭证标本：恭城县普查队 450332141116010LY（IBK、GXMG、CMMI）
功效：茎，用于风湿痹痛、跌打后遗关节不利。
功效来源：《广西中药资源名录》

喙果崖豆藤
Callerya cochinchinensis (Gagnep.) Schot
凭证标本：李荫昆 402753（IBK）
功效：藤茎，行血、补气、祛风、调经。
功效来源：《药用植物辞典》

宽序崖豆藤
Callerya eurybotrya (Drake) Schot
凭证标本：李荫昆 402806（IBK）
功效：全株、茎藤，祛风湿、解毒。
功效来源：《药用植物辞典》

亮叶崖豆藤
Callerya nitida (Benth.) R. Geesink var. *nitida*
凭证标本：恭城县普查队 450332141116012LY（IBK、GXMG、CMMI）
功效：根、藤茎，活血补血、通经活络、解热解毒、止痢。
功效来源：《药用植物辞典》

丰城崖豆藤
Callerya nitida (Benth.) R. Geesink var. *hirsutissima* (Z. Wei) X. Y. Zhu
凭证标本：恭城县普查队 450332150617053LY（IBK）
功效：根及茎，用于风湿骨痛、跌打损伤、肝炎、贫血。
功效来源：《药用植物辞典》

网脉崖豆藤
Callerya reticulata (Benth.) Schot
凭证标本：恭城县普查队 450332150821040LY（IBK、GXMG、CMMI）
功效：藤茎，补血、活血、通络。

功效来源：《全国中草药汇编》

美丽崖豆藤 牛大力
Callerya speciosa (Champ. ex Benth.) Schot
功效：根，补虚润肺、强筋活络。
功效来源：《广西壮族自治区壮药质量标准　第一卷》（2008年版）
注：民间常见栽培物种。

刀豆属 *Canavalia* Adans.
直生刀豆 刀豆
Canavalia ensiformis (L.) DC.
功效：种子，温中、下气、止呃。
功效来源：《中国药典》（2020年版）
注：民间常见栽培物种。

蝙蝠草属 *Christia* Moench
铺地蝙蝠草
Christia obcordata (Poir.) Bakh. f. ex Meeuwen
凭证标本：恭城县普查队 450332150823007LY（IBK、GXMG、CMMI）
功效：全株，利水通淋、散瘀止血、清热解毒。
功效来源：《中华本草》

舞草属 *Codariocalyx* Hassk.
小叶三点金
Codariocalyx microphyllus (Thunb.) H. Ohashi
凭证标本：赵中荣 6–5010（GXMI）
功效：根，清热利湿、止血、通络。
功效来源：《药用植物辞典》

舞草
Codariocalyx motorius (Houtt.) H. Ohashi
凭证标本：李荫昆 402873（IBK）
功效：全草，安神、镇静、祛瘀生新、活血消肿。
功效来源：《全国中草药汇编》

猪屎豆属 *Crotalaria* L.
响铃豆
Crotalaria albida B. Heyne ex Roth
凭证标本：恭城县普查队 450332141117002LY（IBK、GXMG、CMMI）
功效：根及全草，清热解毒、止咳平喘。
功效来源：《全国中草药汇编》

假地蓝 响铃草
Crotalaria ferruginea Graham ex Benth.
凭证标本：高成芝等 49420（GXMI）
功效：全草，敛肺气、补脾肾、利小便、消肿毒。
功效来源：《中药大辞典》

菽麻
Crotalaria juncea L.
凭证标本：屠治本等 13（IBK）
功效：根、种子，清热解毒、消肿止痛、利尿通淋、麻醉。
功效来源：《药用植物辞典》

线叶猪屎豆 条叶猪屎豆
Crotalaria linifolia L. f.
凭证标本：李荫昆 402858（IBK）
功效：根，清热解毒、理气消积。
功效来源：《全国中草药汇编》

野百合
Crotalaria sessiliflora L.
凭证标本：屠治本等 14（IBK）
功效：全草，清热、利湿、解毒，用于痢疾、疮疖、小儿疳积。
功效来源：《中药大辞典》

黄檀属 *Dalbergia* L. f.
藤黄檀
Dalbergia hancei Benth.
凭证标本：恭城县普查队 450332141115118LY（IBK、GXMG、CMMI）
功效：根，理气止痛、舒筋活络、强壮筋骨。
功效来源：《广西壮族自治区壮药质量标准　第二卷》（2011年版）

黄檀
Dalbergia hupeana Hance
凭证标本：恭城县普查队 450332141114075LY（IBK、GXMG、CMMI）
功效：根、根皮，清热解毒、止血消肿。
功效来源：《中华本草》

滇黔黄檀
Dalbergia yunnanensis Franch.
凭证标本：李荫昆 402779（IBK）
功效：根，理气发表、散寒、消积除胀、止血。
功效来源：《药用植物辞典》

鱼藤属 *Derris* Lour.
中南鱼藤 毒鱼藤
Derris fordii Oliv.
凭证标本：恭城调查组 336（IBK）
功效：茎、叶，解毒杀虫。
功效来源：《中华本草》

山蚂蝗属 *Desmodium* Desv.
大叶山蚂蝗

Desmodium gangeticum (L.) DC.

凭证标本：恭城县普查队 450332141118029LY（IBK、GXMG、CMMI）

功效：茎叶，祛瘀调经、解毒、止痛。

功效来源：《中华本草》

假地豆 山花生

Desmodium heterocarpon (L.) DC.

凭证标本：高成芝等 49399（GXMI）

功效：全草，清热解毒、消肿止痛。

功效来源：《全国中草药汇编》

异叶山蚂蝗

Desmodium heterophyllum (Willd.) DC.

凭证标本：尹九嶷等 5015（IBK）

功效：全草，清热解毒、利水通淋、散瘀消肿。根，健胃、祛痰止咳。叶，清热解毒。

功效来源：《药用植物辞典》

饿蚂蝗

Desmodium multiflorum DC.

功效：全株，活血止痛、解毒消肿。

功效来源：《中华本草》

注：恭城端午药市。

长波叶山蚂蝗

Desmodium sequax Wall.

凭证标本：高成芝等 49392（GXMI）

功效：根，润肺止咳、平喘、补虚、驱虫。果实，止血。全草，健脾补气。

功效来源：《药用植物辞典》

广东金钱草 广金钱草

Desmodium styracifolium (Osbeck) Merr.

功效：地上部分，利湿退黄、利尿通淋。

功效来源：《中国药典》（2020年版）

注：恭城端午药市。

三点金

Desmodium triflorum (L.) DC.

凭证标本：盆胜清 6-5118（IBK）

功效：全草，清热解毒、行气止痛、温经散寒、止血生肌。

功效来源：《药用植物辞典》

野扁豆属 *Dunbaria* Wight et Arn.

野扁豆

Dunbaria villosa (Thunb.) Makino

凭证标本：恭城县普查队 450332141116083LY（IBK）

功效：全草或种子，清热解毒、消肿止带。

功效来源：《中华本草》

鸡头薯属 *Eriosema* (DC.) D. Don

鸡头薯 猪仔笠

Eriosema chinense Vogel

凭证标本：恭城县普查队 450332150620001LY（IBK、GXMG、CMMI）

功效：块根，清肺化痰、生津止渴、消肿。

功效来源：《中华本草》

千斤拔属 *Flemingia* Roxb. ex W. T. Aiton

大叶千斤拔 千斤拔

Flemingia macrophylla (Willd.) Kuntze ex Prain

凭证标本：恭城县普查队 450332160603002LY（IBK）

功效：根，祛风湿、强腰膝。

功效来源：《广西中药材标准 第一册》

千斤拔 地钻

Flemingia prostrata Roxb. f. ex Roxb.

凭证标本：谢金保等 6090270（IBK）

功效：根，祛风利湿、强筋壮骨、消瘀解毒。

功效来源：《广西壮族自治区壮药质量标准 第一卷》（2008年版）

球穗千斤拔

Flemingia strobilifera (L.) R. Br.

凭证标本：盆胜杰 6090093（IBK）

功效：叶，止血、生肌收口驱虫。

功效来源：《药用植物辞典》

乳豆属 *Galactia* P. Browne

乳豆

Galactia tenuiflora (Klein ex Willd.) Wight et Arn.

凭证标本：恭城县普查队 450332150819022LY（IBK、GXMG、CMMI）

功效：全株，用于腹痛、吐泻、外用治骨折。

功效来源：《广西中药资源名录》

大豆属 *Glycine* Willd.

大豆 黄豆

Glycine max (L.) Merr.

功效：成熟种子，益精明目、养血祛风、利水、解毒。

功效来源：《中国药典》（2020年版）

注：民间常见栽培物种。

野大豆

Glycine soja Sieb. et Zucc.

凭证标本：恭城县普查队 450332150823009LY（IBK、GXMG、CMMI）

功效：种子，益肾、止汗。

功效来源：《全国中草药汇编》

长柄山蚂蝗属 *Hylodesmum* H. Ohashi et R. R. Mill

长柄山蚂蝗

Hylodesmum podocarpum (DC.) H. Ohashi et R. R. Mill subsp. *podocarpum*

凭证标本：恭城调查组 257（IBK）

功效：全草，发表散寒、止血、破瘀消肿、健脾化湿。

功效来源：《药用植物辞典》

宽卵叶长柄山蚂蝗

Hylodesmum podocarpum (DC.) H. Ohashi et R. R. Mill subsp. *fallax* (Schindl.) H. Ohashi et R. R. Mill

凭证标本：恭城县普查队 450332150820056LY（IBK、GXMG、CMMI）

功效：全草，清热解表、祛风活血、止痢。

功效来源：《药用植物辞典》

尖叶长柄山蚂蝗

Hylodesmum podocarpum (DC.) H. Ohashi et R. R. Mill subsp. *oxyphyllum* (DC.) H. Ohashi et R. R. Mill

凭证标本：恭城县普查队 450332150820037LY（IBK、GXMG、CMMI）

功效：根及全草，祛风活络、解毒消肿。

功效来源：《药用植物辞典》

木蓝属 *Indigofera* L.

深紫木蓝

Indigofera atropurpurea Buch.-Ham. ex Hornem.

凭证标本：恭城调查组 348（IBK）

功效：根，祛风、消炎、止痛、截疟。

功效来源：《全国中草药汇编》

庭藤　铜罗伞

Indigofera decora Lindl. var. *decora*

凭证标本：恭城县普查队 450332150617019LY（IBK、GXMG、CMMI）

功效：根或全草，续筋接骨、散瘀止痛。

功效来源：《中华本草》

宜昌木蓝

Indigofera decora Lindl. var. *ichangensis* (Craib) Y. Y. Fang et C. Z. Zheng

凭证标本：恭城县普查队 450332160511013LY（IBK）

功效：根，清热解毒、消肿、止痛。

功效来源：《药用植物辞典》

马棘

Indigofera pseudotinctoria Matsum.

凭证标本：恭城县普查队 450332141114059LY（IBK、GXMG、CMMI）

功效：根或全株，清热解毒、消肿散结。

功效来源：《全国中草药汇编》

野青树

Indigofera suffruticosa Mill.

凭证标本：李荫昆 402789（IBK）

功效：全株，凉血解毒、消炎止痛。茎叶及种子，清热解毒、凉血定惊、透疹。

功效来源：《药用植物辞典》

鸡眼草属 *Kummerowia* (A. K.) Schindl.

鸡眼草

Kummerowia striata (Thunb.) Schindl.

凭证标本：恭城县普查队 450332150819024LY（IBK、GXMG、CMMI）

功效：全草，清热解毒、健脾利湿、活血止血。

功效来源：《中华本草》

扁豆属 *Lablab* Adans.

扁豆　白扁豆

Lablab purpureus (L.) Sw.

凭证标本：李荫昆 407855（IBK）

功效：种子，健脾化湿、和中消暑。

功效来源：《中国药典》（2020年版）

胡枝子属 *Lespedeza* Michx.

中华胡枝子

Lespedeza chinensis G. Don

凭证标本：恭城调查组 382（IBK）

功效：根或全株，清热解毒、宣肺平喘、截疟、祛风除湿。

功效来源：《中华本草》

截叶铁扫帚　铁扫帚

Lespedeza cuneata (Dum. Cours.) G. Don

凭证标本：恭城县普查队 450332141114007LY（IBK、GXMG、CMMI）

功效：地上部分，补肝肾、益肺阴、散瘀消肿。

功效来源：《广西壮族自治区壮药质量标准　第一卷》（2008年版）

大叶胡枝子

Lespedeza davidii Franch.

凭证标本：恭城县普查队 450332151014035LY（IBK、GXMG、CMMI）

功效：根、叶，宣开毛窍、通经活络。

功效来源：《全国中草药汇编》

美丽胡枝子　马扫帚

Lespedeza formosa (Vogel) Koehne

凭证标本：恭城县普查队 450332150820022LY（IBK、

GXMG、CMMI）

功效：根和全株，清热凉血、消肿止痛。

功效来源：《全国中草药汇编》

草木犀属 *Melilotus* Mill.

草木犀

Melilotus officinalis (L.) Lam.

功效：根，清热解毒。全草，清热解毒、芳香化浊、利尿通淋、化湿、截疟、杀虫。

功效来源：《药用植物辞典》

注：民间常见栽培物种。

鸡血藤属 *Millettia* Wight et Arn.

厚果崖豆藤

Millettia pachycarpa Benth.

凭证标本：恭城调查组 379（IBK）

功效：根、叶及种子，散瘀消肿。

功效来源：《全国中草药汇编》

印度崖豆藤

Millettia pulchra (Benth.) Kurz var. *pulchra*

凭证标本：恭城县普查队 450332141114076LY（IBK）

功效：茎藤、根，活血止血、散瘀、止痛、消肿、宁神。

功效来源：《药用植物辞典》

疏叶崖豆 玉郎伞

Millettia pulchra (Benth.) Kurz var. *laxior* (Dunn) Z. Wei

凭证标本：恭城县普查队 450332150615032LY（IBK、GXMG、CMMI）

功效：块根，散瘀、消肿、止痛、宁神。

功效来源：《广西壮族自治区壮药质量标准 第一卷》（2008年版）

油麻藤属 *Mucuna* Adans.

褶皮黧豆

Mucuna lamellata Wilmot-Dear

功效：根，清热、活血散瘀、消肿止痛。

功效来源：《药用植物辞典》

注：恭城端午药市。

大井属 *Ohwia* H. Ohashi

小槐花

Ohwia caudata (Thunb.) Ohashi

凭证标本：恭城县普查队 450332141117012LY（IBK、GXMG、CMMI）

功效：根或全株，清热解毒、祛风利湿。

功效来源：《广西壮族自治区壮药质量标准 第一卷》（2008年版）

红豆树属 *Ormosia* Jacks.

苍叶红豆

Ormosia semicastrata Hance f. *pallida* F. C. How

凭证标本：李荫昆 403115（IBK）

功效：种子，用于跌打损伤。

功效来源：《广西中药资源名录》

木荚红豆

Ormosia xylocarpa Chun ex Merr. et L. Chen

凭证标本：李荫昆 402917（IBK）

功效：种子，理气、通经。根，清热解毒、镇虚气痛。

功效来源：《药用植物辞典》

排钱树属 *Phyllodium* Desv.

毛排钱树

Phyllodium elegans (Lour.) Desv.

功效：全草，开胃健脾、清热利湿。

功效来源：《药用植物辞典》

注：《广西植物名录》有记载。

排钱树 金钱风

Phyllodium pulchellum (L.) Desv.

凭证标本：恭城县普查队 450332141116080LY（IBK、GXMG、CMMI）

功效：全草，化瘀散癥、清热利水。

功效来源：《广西壮族自治区壮药质量标准 第一卷》（2008年版）

豌豆属 *Pisum* L.

豌豆

Pisum sativum L.

功效：种子，和中下气、强壮、利小便、解疮毒。花、叶，清热除湿、清凉解暑、消肿散结。

功效来源：《药用植物辞典》

注：民间常见栽培物种。

葛属 *Pueraria* DC.

食用葛

Pueraria edulis Pampan.

凭证标本：饶伟文 20110901（IBK）

功效：块根，升阳解肌、透疹止泻、除烦止渴。

功效来源：《药用植物辞典》

山葛藤

Pueraria montana (Lour.) Merr. var. *montana*

凭证标本：张优道 6090356（IBK）

功效：块根，用于感冒发热、头痛。

功效来源：《广西中药资源名录》

葛 葛根

Pueraria montana (Lour.) Merr. var. *lobata* (Willd.) Maesen et S. M. Almeida ex Sanjappa et Predeep

凭证标本：恭城县普查队 450332151022001LY（IBK）

功效：根，解肌退热、生津止渴、透疹、升阳止泻、通经活络、解酒毒。

功效来源：《中国药典》（2020年版）

鹿藿属 *Rhynchosia* Lour.

菱叶鹿藿

Rhynchosia dielsii Harms

凭证标本：李荫昆 402653（WUK）

功效：全草或根，祛风、解热。

功效来源：《全国中草药汇编》

鹿藿

Rhynchosia volubilis Lour.

凭证标本：恭城县普查队 450332141114012LY（IBK、GXMG、CMMI）

功效：根、茎叶，活血止痛、解毒、消积。

功效来源：《中华本草》

坡油甘属 *Smithia* Aiton

坡油甘

Smithia sensitiva Aiton

凭证标本：恭城县普查队 450332151014052LY（IBK）

功效：全草，解毒消肿、止咳。

功效来源：《中华本草》

槐属 *Sophora* L.

苦参

Sophora flavescens Aiton

凭证标本：恭城县普查队 450332160516005LY（IBK、GXMG、CMMI）

功效：根，清热燥湿、杀虫、利尿。

功效来源：《中国药典》（2020年版）

槐

Sophora japonica L.

凭证标本：恭城县普查队 450332141117053LY（IBK、GXMG、CMMI）

功效：花及花蕾、成熟果实，凉血止血、清肝泻火。

功效来源：《中国药典》（2020年版）

西南槐

Sophora prazeri Prain var. *mairei* (Pamp.) P.C.Tsoong

凭证标本：恭城县普查队 450332160517001LY（IBK、GXMG、CMMI）

功效：根，利湿止泻、散瘀止痛。

功效来源：《中华本草》

越南槐 山豆根

Sophora tonkinensis Gagnep.

功效：根及根状茎，清热解毒、消肿利咽。

功效来源：《中国药典》（2020年版）

注：民间常见栽培物种。

密花豆属 *Spatholobus* Hassk.

密花豆 鸡血藤

Spatholobus suberectus Dunn

凭证标本：李俊胜 001（IBK）

功效：藤茎，活血补血、调经止痛、舒筋活络。

功效来源：《中国药典》（2020年版）

葫芦茶属 *Tadehagi* H. Ohashi

蔓茎葫芦茶

Tadehagi pseudotriquetrum (DC.) H. Ohashi

凭证标本：盆胜请 6–5118（GXMI）

功效：根、全株，清热解毒、消积利湿、祛痰止咳、止呕、杀虫。

功效来源：《药用植物辞典》

葫芦茶

Tadehagi triquetrum (L.) H. Ohashi

凭证标本：俸运杏 6090251（IBK）

功效：根、枝叶，清热止咳、拔毒散结。

功效来源：《广西壮族自治区壮药质量标准 第一卷》（2008年版）

车轴草属 *Trifolium* L.

红车轴草

Trifolium pratense L.

功效：花序及带花枝叶，止咳、止喘、镇痉。

功效来源：《全国中草药汇编》

注：民间常见栽培物种。

白车轴草

Trifolium repens L.

凭证标本：恭城县普查队 450332151016016LY（IBK、CMMI）

功效：全草，清热、凉血、宁心。

功效来源：《全国中草药汇编》

狸尾豆属 *Uraria* Desv.

狸尾豆 狸尾草

Uraria lagopodioides (L.) Desv. ex DC.

凭证标本：恭城县普查队 450332150823011LY（IBK、GXMG、CMMI）

功效：全草，清热解毒、散结消肿。

功效来源：《全国中草药汇编》

山野豌豆属 *Vicia* L.

蚕豆

Vicia faba L.

功效：花，凉血止血、止带降压。豆，健脾利湿。豆荚，敛疮。梗，止血止泻。

功效来源：《全国中草药汇编》

注：民间常见栽培物种。

救荒野豌豆 野豌豆

Vicia sativa L.

凭证标本：恭城县普查队 450332150409012LY（IBK、GXMG、CMMI）

功效：全草，补肾调经、祛痰止咳。

功效来源：《全国中草药汇编》

豇豆属 *Vigna* Savi

赤豆 赤小豆

Vigna angularis (Willd.) Ohwi et H. Ohashi

凭证标本：恭城县普查队 450332150819019LY（IBK、GXMG、CMMI）

功效：种子，利水消肿、解毒排脓。

功效来源：《中国药典》（2020年版）

贼小豆

Vigna minima (Roxb.) Ohwi et H. Ohashi

凭证标本：何翼鲤、尹九颖 5017（IBK）

功效：种子，清热、利尿、消肿、行气、止痛。

功效来源：《药用植物辞典》

绿豆

Vigna radiata (L.) R. Wilczek

功效：种皮，清暑止渴、利尿解毒、退目翳。种子，清热、消暑、利水、解毒。

功效来源：《中华本草》

注：民间常见栽培物种。

豇豆

Vigna unguiculata (L.) Walp. subsp. *unguiculata*

功效：种子，健脾利湿、清热解毒、止血。

功效来源：《全国中草药汇编》

注：民间常见栽培物种。

云南野豇豆

Vigna vexillata (L.) A. Rich.

凭证标本：赵中英 6090019（IBK）

功效：根，清热解毒、消肿止痛、利咽。

功效来源：《药用植物辞典》

紫藤属 *Wisteria* Nutt.

紫藤

Wisteria sinensis (Sims) Sweet

功效：茎皮、花及种子，止痛、杀虫。

功效来源：《全国中草药汇编》

注：民间常见栽培物种。

150. 旌节花科 Stachyuraceae

旌节花属 *Stachyurus* Sieb. et Zucc.

西域旌节花 小通草

Stachyurus himalaicus Hook. f. et Thomson ex Benth.

凭证标本：恭城县普查队 450332150822005LY（IBK、GXMG、CMMI）

功效：茎髓，清热、利尿、下乳。

功效来源：《中国药典》（2020年版）

151. 金缕梅科 Hamamelidaceae

蕈树属 *Altingia* Noronha

蕈树 半边风

Altingia chinensis (Champ. ex Benth.) Oliv. ex Hance

凭证标本：恭城县普查队 450332160515006LY（IBK、GXMG、CMMI）

功效：根，祛风湿、通经络。

功效来源：《中华本草》

蚊母树属 *Distylium* Sieb. et Zucc.

杨梅蚊母树

Distylium myricoides Hemsl.

凭证标本：恭城调查组 31（IBK）

功效：根，通络、消肿。

功效来源：《药用植物辞典》

马蹄荷属 *Exbucklandia* R. W. Br.

大果马蹄荷

Exbucklandia tonkinensis (Lecomte) H. T. Chang

凭证标本：恭城县普查队 450332150415016LY（IBK）

功效：树皮、根，祛风湿、活血舒筋、止痛。

功效来源：《药用植物辞典》

枫香树属 *Liquidambar* L.

枫香树 路路通、枫香脂

Liquidambar formosana Hance

凭证标本：恭城县普查队 450332150411044LY（IBK、GXMG、CMMI）

功效：成熟果序，祛风活络、利水、通经。

功效来源：《中国药典》（2020年版）

檵木属 *Loropetalum* R. Br. ex Rchb.

檵木

Loropetalum chinense (R. Br.) Oliv.

凭证标本：恭城县普查队 450332150330038LY（IBK、GXMG、CMMI）

功效：花，清热、止血。

功效来源：《中药大辞典》

半枫荷属 *Semiliquidambar* H. T. Chang

半枫荷 半荷风

Semiliquidambar cathayensis H. T. Chang

凭证标本：恭城县普查队 450332160515017LY（IBK）

功效：全株，祛风湿、活血散瘀。

功效来源：《广西壮族自治区瑶药材质量标准 第一卷》（2014年版）

152. 杜仲科 Eucommiaceae

杜仲属 *Eucommia* Oliv.

杜仲

Eucommia ulmoides Oliv.

凭证标本：恭城县普查队 450332150907002LY（IBK）

功效：树皮、叶，强筋骨、补肝肾、安胎。

功效来源：《中国药典》（2020年版）

154. 黄杨科 Buxaceae

黄杨属 *Buxus* L.

匙叶黄杨 细叶黄杨

Buxus harlandii Hance

凭证标本：恭城县普查队 450332141117021LY（IBK、GXMG、CMMI）

功效：鲜叶，清热解毒。

功效来源：《全国中草药汇编》

大叶黄杨

Buxus megistophylla Lévl.

凭证标本：恭城县普查队 450332160517011LY（IBK、GXMG、CMMI）

功效：根及茎，祛风除湿、行气活血。

功效来源：《药用植物辞典》

黄杨

Buxus microphylla Sieb. et Zucc. subsp. *sinica* (Rehder et E. H. Wilson) Hatus.

凭证标本：恭城县普查队 450332151015015LY（IBK、GXMG、CMMI）

功效：果实，清暑热、解疮毒。

功效来源：《中华本草》

156. 杨柳科 Salicaceae

杨属 *Populus* L.

响叶杨

Populus adenopoda Maxim.

功效：根、叶、茎，散瘀活血、止痛。

功效来源：《全国中草药汇编》

注：民间常见栽培物种。

柳属 *Salix* L.

垂柳 柳枝

Salix babylonica L.

功效：枝条，祛风、利湿、止痛、消肿。

功效来源：《广西中药材标准 第一册》

注：民间常见栽培物种。

159. 杨梅科 Myricaceae

杨梅属 *Myrica* L.

杨梅

Myrica rubra (Lour.) Siebold et Zucc.

凭证标本：恭城县普查队 450332150331055LY（IBK）

功效：果，生津解烦、和中消食、解酒、止血。

功效来源：《中华本草》

163. 壳斗科 Fagaceae

栗属 *Castanea* Mill.

锥栗

Castanea henryi (Skan) Rehder et E. H. Wilson

凭证标本：何冀鲤等 5043（IBK）

功效：种子、种仁，补脾、健胃、补肾强腰、活血止血、收敛、祛湿。

功效来源：《药用植物辞典》

栗

Castanea mollissima Blume

功效：果实，滋阴补肾。花序，止泻。

功效来源：《全国中草药汇编》

注：《广西植物名录》有记载。

茅栗

Castanea seguinii Dode

凭证标本：恭城调查组 8（IBK）

功效：叶，消食健胃。种仁，安神。

功效来源：《中华本草》

锥属 *Castanopsis* (D. Don) Spach

米槠

Castanopsis carlesii (Hemsl.) Hayata

凭证标本：恭城县普查队 450332150414019LY（IBK）

功效：种仁，用于痢疾。

功效来源：《药用植物辞典》

锥 锥栗

Castanopsis chinensis (Spreng.) Hance

功效：种子，健胃补肾、除湿热。

功效来源：《全国中草药汇编》

注：《广西植物名录》有记载。

甜槠

Castanopsis eyrei (Champ. ex Benth.) Tutcher

凭证标本：恭城县普查队 450332150331012LY（IBK）

功效：种仁，健胃燥湿、催眠。

功效来源：《药用植物辞典》

罗浮锥

Castanopsis fabri Hance

凭证标本：恭城县普查队 450332150331037LY（IBK）

功效：种仁，滋养强壮、健胃、消食。

功效来源：《药用植物辞典》

栲

Castanopsis fargesii Franch.

凭证标本：恭城县普查队 450332141115106LY（IBK）

功效：总苞，清热、消炎、消肿止痛、止泻。

功效来源：《药用植物辞典》

黧蒴锥

Castanopsis fissa (Champ. ex Benth.) Rehder et E. H. Wilson

凭证标本：0024（IBK）

功效：叶，外用治跌打损伤、疮疖。果实，用于咽喉肿痛。

功效来源：《药用植物辞典》

红锥

Castanopsis hystrix Hook. f. et Thomson ex A. DC.

凭证标本：恭城县普查队 450332150415003LY（IBK）

功效：种仁，用于痢疾。

功效来源：《药用植物辞典》

鹿角锥

Castanopsis lamontii Hance

凭证标本：何冀鲠等 5135（IBK）

功效：种仁，用于痢疾。

功效来源：《药用植物辞典》

苦槠

Castanopsis sclerophylla (Lindl.) Schottky

功效：种仁，燥湿止泻、解毒、生津止渴。树皮及叶，止血、敛疮。

功效来源：《药用植物辞典》

注：《恭城县志》有记载。

钩锥 钩栗

Castanopsis tibetana Hance

凭证标本：何冀鲠等 5141（IBK）

功效：果实，厚肠、止痢。

功效来源：《中华本草》

青冈属 *Cyclobalanopsis* Oersted

青冈 槠子

Cyclobalanopsis glauca (Thunb.) Oerst.

凭证标本：恭城县普查队 450332141117052LY（IBK）

功效：种仁，涩肠止泻、生津止渴。

功效来源：《中华本草》

小叶青冈

Cyclobalanopsis myrsinifolia (Blume) Oerst.

凭证标本：恭城县普查队 450332150331040LY（IBK）

功效：种仁，止泻痢、消食、止渴、除恶血。树皮、叶，收敛、止血、敛疮。

功效来源：《药用植物辞典》

柯属 *Lithocarpus* Blume

柯

Lithocarpus glaber (Thunb.) Nakai

凭证标本：何冀鲠等 5156（IBK）

功效：树皮，行气、利水。

功效来源：《中华本草》

栎属 *Quercus* L.

白栎

Quercus fabri Hance

凭证标本：恭城县普查队 450332150414010LY（IBK、GXMG、CMMI）

功效：带有虫瘿的果实或根，理气消积、明目解毒。

功效来源：《中华本草》

165. 榆科 Ulmaceae

糙叶树属 *Aphananthe* Planch.

糙叶树

Aphananthe aspera (Thunb.) Planch.

凭证标本：恭城调查组 296（IBK）

功效：根皮、树皮，舒筋活络、止痛。

功效来源：《药用植物辞典》

朴属 *Celtis* L.

紫弹树

Celtis biondii Pamp.

凭证标本：恭城县普查队 450332150329040LY（IBK、GXMG、CMMI）

功效：全株，清热解毒、祛痰、利小便。

功效来源：《全国中草药汇编》

朴树

Celtis sinensis Pers.

凭证标本：恭城县普查队 450332150614018LY（IBK、GXMG、CMMI）

功效：树皮或根皮，调经。

功效来源：《药用植物辞典》

青檀属 *Pteroceltis* Maxim.

青檀

Pteroceltis tatarinowii Maxim.

凭证标本：恭城县普查队 450332150619001LY（IBK）

功效：茎、叶，祛风、止血、止痛。

功效来源：《药用植物辞典》

山黄麻属 *Trema* Lour.

光叶山黄麻
Trema cannabina Lour.
凭证标本：恭城县普查队 450332141115124LY（IBK、GXMG、CMMI）
功效：根皮全株，利水、解毒、活血祛瘀。
功效来源：《中华本草》

银毛叶山黄麻
Trema nitida C. J. Chen
凭证标本：恭城县普查队 450332141115037LY（IBK、GXMG、CMMI）
功效：叶，外用治外伤出血。
功效来源：《广西中药资源名录》

山黄麻
Trema tomentosa (Roxb.) H. Hara
功效：全株，清热解毒、止咳化痰、祛风止痒。
功效来源：《广西壮族自治区壮药质量标准 第三卷》（2018年版）
注：《广西植物名录》有记载。

榆属 *Ulmus* L.

榔榆
Ulmus parvifolia Jacquem.
凭证标本：恭城县普查队 450332141114008LY（IBK、GXMG、CMMI）
功效：叶，清热解毒、消肿止痛。
功效来源：《中华本草》

榉树属 *Zelkova* Spach

榉树
Zelkova schneideriana Hand.-Mazz.
功效：树皮，清热、利水。叶，用于肿烂恶疮。
功效来源：《药用植物辞典》
注：《广西植物名录》有记载。

167. 桑科 Moraceae

波罗蜜属 *Artocarpus* J. R. Forst. et G. Forst.

二色波罗蜜 红枫荷、红山梅
Artocarpus styracifolius Pierre
凭证标本：恭城县普查队 450332141115055LY（IBK、GXMG、CMMI）
功效：根，祛风除湿、舒筋活血。
功效来源：《药用植物辞典》

构属 *Broussonetia* L'Her. ex Vent.

藤构 蔓藤
Broussonetia kaempferi Sieb. var. *australis* T. Suzuki
凭证标本：恭城县普查队 450332150330042LY（IBK、GXMG、CMMI）
功效：全株，清热养阴、平肝、益肾。
功效来源：《中华本草》

小构树
Broussonetia kazinoki Sieb. et Zucc.
凭证标本：恭城县普查队 450332150331007LY（IBK、GXMG、CMMI）
功效：根，散瘀止痛。叶，解毒、杀虫。
功效来源：《全国中草药汇编》

构树 楮实子
Broussonetia papyrifera (L.) L' Her. ex Vent.
凭证标本：恭城县普查队 450332150329037LY（IBK、GXMG、CMMI）
功效：成熟果实，明目、补肾、强筋骨、利尿。
功效来源：《中国药典》（2020年版）

水蛇麻属 *Fatoua* Gaudich.

水蛇麻
Fatoua villosa (Thunb.) Nakai
凭证标本：恭城县普查队 450332150618025LY（IBK、GXMG、CMMI）
功效：根皮，清热解毒、凉血止血。全株，清热解毒。
功效来源：《药用植物辞典》

榕属 *Ficus* L.

石榕树
Ficus abelii Miq.
凭证标本：恭城县普查队 450332141114031LY（IBK、GXMG、CMMI）
功效：叶，清热解毒、消肿止痛、祛腐生新。根、茎，清热利尿、止痛。
功效来源：《药用植物辞典》

无花果
Ficus carica L.
功效：果，润肺止咳、清热润肠。
功效来源：《全国中草药汇编》
注：民间常见栽培物种。

雅榕 小叶榕
Ficus concinna (Miq.) Miq.
凭证标本：恭城调查组 358（IBK）
功效：根，祛风除湿、行气活血。
功效来源：《中华本草》

矮小天仙果 天仙果
Ficus erecta Thunb.
凭证标本：恭城县普查队 450332150331054LY（IBK）
功效：果，润肠通便、解毒消肿。茎、叶，补中健脾、祛风湿、活血通络。

功效来源：《中华本草》

台湾榕 奶汁树
Ficus formosana Maxim.
凭证标本：恭城县普查队 450332150401043LY（IBK、GXMG、CMMI）
功效：根、叶，活血补血、祛风利湿、清热解毒。
功效来源：《中华本草》

冠毛榕
Ficus gasparriniana Miq.
凭证标本：恭城调查组 144（IBK）
功效：根，清热解毒。
功效来源：《药用植物辞典》

异叶榕 奶浆果
Ficus heteromorpha Hemsl.
凭证标本：恭城县普查队 450332151015023LY（IBK、GXMG、CMMI）
功效：果，下乳补血。
功效来源：《全国中草药汇编》

粗叶榕 五爪风、五指牛奶、五指毛桃、三爪龙
Ficus hirta Vahl
凭证标本：恭城县普查队 450332141114019LY（IBK、GXMG、CMMI）
功效：根，健脾补肺、行气利湿、舒筋活络。茎叶，健脾化湿、祛瘀消肿、止咳。
功效来源：《广西壮族自治区壮药质量标准 第二卷》（2011年版）

榕树
Ficus microcarpa L. f.
凭证标本：恭城县普查队 450332141118012LY（IBK、GXMG、CMMI）
功效：叶，清热祛湿、化痰止咳、活血散瘀。气根，发汗、清热、透疹。
功效来源：《广西壮族自治区壮药质量标准 第二卷》（2011年版）

琴叶榕 五爪龙
Ficus pandurata Hance
凭证标本：恭城县普查队 450332150614040LY（IBK、GXMG、CMMI）
功效：全株，祛风除湿、解毒消肿、活血通经。
功效来源：《广西壮族自治区壮药质量标准 第三卷》（2018年版）

薜荔 追骨风
Ficus pumila L.
凭证标本：恭城县普查队 450332141114063LY（IBK、GXMG、CMMI）

功效：带叶茎枝，祛风除湿、活血通络、解毒消肿。
功效来源：《广西壮族自治区壮药质量标准 第一卷》（2008年版）

珍珠榕 珍珠莲
Ficus sarmentosa Buch.-Ham. ex Sm. var. *henryi* (King ex Oliv.) Corner
凭证标本：恭城县普查队 450332141116004LY（IBK、GXMG、CMMI）
功效：藤、根，祛风除湿、消肿解毒、杀虫。
功效来源：《全国中草药汇编》

薄叶爬藤榕
Ficus sarmentosa Buch.-Ham. ex Sm. var. *lacrymans* (Lév.) Corner
凭证标本：恭城县普查队 450332141117036LY（IBK、GXMG、CMMI）
功效：根、藤，清热解毒、祛风通络、舒筋活血。
功效来源：《药用植物辞典》

长柄匍茎榕
Ficus sarmentosa Buch.-Ham. ex Sm. var. *luducca* Corner
凭证标本：恭城县普查队 450332150410005LY（IBK）
功效：花托，用于内痔、便血。
功效来源：《药用植物辞典》

竹叶榕
Ficus stenophylla Hemsl.
凭证标本：恭城调查组 93（IBK）
功效：全株，祛痰止咳、行气活血、祛风除湿。
功效来源：《全国中草药汇编》

斜叶榕
Ficus tinctoria G. Forst. subsp. *gibbosa* (Blume) Corner
凭证标本：恭城县普查队 450332150819009LY（IBK）
功效：树皮，清热利湿、解毒。
功效来源：《中华本草》

岩木瓜
Ficus tsiangii Merr. ex Corner
凭证标本：恭城调查组 59（IBK）
功效：根，用于肝炎。
功效来源：《药用植物辞典》

变叶榕
Ficus variolosa Lindl. ex Benth.
凭证标本：恭城县普查队 450332150614005LY（IBK、GXMG、CMMI）
功效：根，祛风除湿、活血止痛。
功效来源：《中华本草》

黄葛树 雀榕叶

Ficus virens Aiton

凭证标本：恭城县普查队 450332141117059LY（IBK、GXMG、CMMI）

功效：叶，清热解毒、除湿止痒。根，清热解毒。

功效来源：《中华本草》

柘属 *Maclura* Nutt.

构棘 穿破石

Maclura cochinchinensis (Lour.) Corner

凭证标本：恭城县普查队 450332150616002LY（IBK、GXMG、CMMI）

功效：根，祛风通络、清热除湿、解毒消肿。

功效来源：《广西壮族自治区壮药质量标准 第三卷》（2018年版）

柘 穿破石

Maclura tricuspidata Carrière

凭证标本：恭城县普查队 450332150330030LY（IBK、GXMG、CMMI）

功效：根，祛风通络、清热除湿、解毒消肿。

功效来源：《广西壮族自治区壮药质量标准 第三卷》（2018年版）

桑属 *Morus* L.

桑 桑椹

Morus alba L.

凭证标本：恭城县普查队 450332150410018LY（IBK、GXMG、CMMI）

功效：果穗，补血滋阴、生津润燥。

功效来源：《中国药典》（2020年版）

鸡桑

Morus australis Poir.

功效：叶，清热解表、宣肺止咳。根或根皮，清肺、凉血、利湿。

功效来源：《中华本草》

注：民间常见栽培物种。

蒙桑

Morus mongolica (Bureau) C. K. Schneid

功效：叶，清热、清肺止咳、凉血明目。桑根白皮，利尿消肿、止咳平喘。果实，益肠胃、补肝肾、养血。

功效来源：《药用植物辞典》

注：民间常见栽培物种。

169. 荨麻科 Urticaceae

苎麻属 *Boehmeria* Jacq.

野线麻 水禾麻

Boehmeria japonica (L. f.) Miq.

凭证标本：恭城县普查队 450332141114021LY（IBK、GXMG、CMMI）

功效：全草，祛风除湿、接骨、解表寒。

功效来源：《中药大辞典》

苎麻 苎麻根

Boehmeria nivea (L.) Gaudich.

凭证标本：恭城县普查队 450332141114036LY（IBK、GXMG、CMMI）

功效：根及根状茎，清热毒、凉血止血。

功效来源：《广西壮族自治区壮药质量标准 第一卷》（2008年版）

楼梯草属 *Elatostema* J. R. Forst. et G. Forst.

狭叶楼梯草

Elatostema lineolatum Wight

凭证标本：恭城县普查队 450332150331033LY（IBK、GXMG、CMMI）

功效：全草，活血通络、消肿止痛、清热解毒。

功效来源：《中华本草》

条叶楼梯草

Elatostema sublineare W. T. Wang

凭证标本：恭城县普查队 450332150401024LY（IBK、GXMG、CMMI）

功效：全草，接骨消肿、清肝解毒、利湿。

功效来源：《中华本草》

糯米团属 *Gonostegia* Turcz.

糯米团 糯米藤

Gonostegia hirta (Blume ex Hassk.) Miq.

凭证标本：恭城县普查队 450332150619034LY（IBK、GXMG、CMMI）

功效：全草，清热解毒、止血、健脾。

功效来源：《中华本草》

花点草属 *Nanocnide* Blume

毛花点草

Nanocnide lobata Wedd.

凭证标本：恭城县普查队 450332150329023LY（IBK、GXMG、CMMI）

功效：全草，通经活血。

功效来源：《中华本草》

紫麻属 *Oreocnide* Miq.

紫麻

Oreocnide frutescens (Thunb.) Miq.

凭证标本：恭城县普查队 450332141116031LY（IBK、GXMG、CMMI）

功效：全株，行气、活血。

功效来源：《中华本草》

赤车属 *Pellionia* Gaudich.

赤车

Pellionia radicans (Sieb. et Zucc.) Wedd.

凭证标本：恭城县普查队 450332150414030LY（IBK、GXMG、CMMI）

功效：根或全草，祛瘀、消肿、解毒、止痛。

功效来源：《全国中草药汇编》

蔓赤车

Pellionia scabra Benth.

凭证标本：恭城县普查队 450332141116024LY（IBK、GXMG、CMMI）

功效：全草，清热解毒、散瘀消肿、凉血止血。

功效来源：《中华本草》

冷水花属 *Pilea* Lindl.

石油菜 波缘冷水花

Pilea cavaleriei H. Lévl. subsp. *cavaleriei*

凭证标本：恭城县普查队 450332141115011LY（IBK、GXMG、CMMI）

功效：全草，清热解毒、润肺止咳、消肿止痛。

功效来源：《全国中草药汇编》

圆齿石油菜

Pilea cavaleriei H. Lévl. subsp. *crenata* C. J. Chen

功效：全草，清肺止咳、解毒消肿。

功效来源：《中华本草》

注：恭城端午药市。

长茎冷水花

Pilea longicaulis Hand.-Mazz.

凭证标本：恭城县普查队 450332141117057LY（IBK、GXMG、CMMI）

功效：全草，散瘀消肿、解毒敛疮。

功效来源：《中华本草》

冷水花

Pilea notata C. H. Wright

凭证标本：恭城县普查队 450332150822011LY（IBK、GXMG、CMMI）

功效：全草，清热利湿。

功效来源：《全国中草药汇编》

盾叶冷水花 背花疮

Pilea peltata Hance

功效：全草，清热解毒、祛痰化瘀。

功效来源：《中华本草》

注：恭城端午药市。

玻璃草 三角叶冷水花

Pilea swinglei Merr.

凭证标本：李荫昆 402998（IBK）

功效：全草，清热解毒、祛瘀止痛。

功效来源：《中华本草》

雾水葛属 *Pouzolzia* Gaudich.

雾水葛

Pouzolzia zeylanica (L.) Benn. et R. Br. var. *zeylanica*

凭证标本：恭城县普查队 450332151021011LY（IBK、GXMG、CMMI）

功效：全草，清热利湿、解毒排脓。

功效来源：《全国中草药汇编》

多枝雾水葛

Pouzolzia zeylanica (L.) Benn. et R. Br. var. *microphylla* (Wedd.) W. T. Wang

凭证标本：恭城县普查队 450332150618030LY（IBK、GXMG、CMMI）

功效：全草，解毒消肿、接骨。

功效来源：《中华本草》

170. 大麻科 Cannabinaceae

大麻属 *Cannabis* L.

大麻 火麻仁

Cannabis sativa L.

功效：果实，润肠通便。

功效来源：《中国药典》（2020年版）

注：民间常见栽培物种。

葎草属 *Humulus* L.

葎草

Humulus scandens (Lour.) Merr.

凭证标本：恭城县普查队 450332141118008LY（IBK、GXMG、CMMI）

功效：全草，清热解毒、利尿消肿。

功效来源：《全国中草药汇编》

171. 冬青科 Aquifoliaceae

冬青属 *Ilex* L.

满树星

Ilex aculeolata Nakai

凭证标本：恭城县普查队 450332150414034LY（IBK、GXMG、CMMI）

功效：根皮，清热解毒、止咳化痰。

功效来源：《全国中草药汇编》

梅叶冬青 百解木

Ilex asprella (Hook. et Arn.) Champ. ex Benth.

功效：根，清热解毒、生津利咽、散瘀止痛

功效来源：《全国中草药汇编》

注：恭城端午药市。

冬青 四季青
Ilex chinensis Sims
凭证标本：李荫昆 403083（IBK）
功效：根皮、叶，清热解毒、生肌敛疮、活血止血。
功效来源：《全国中草药汇编》

榕叶冬青
Ilex ficoidea Hemsl.
凭证标本：何冀鲠等 5165（IBK）
功效：根，清热解毒、活血止痛。
功效来源：《中华本草》

海南冬青 山绿茶
Ilex hainanensis Merr.
功效：叶，清热平肝、消肿止痛、活血通脉。
功效来源：《广西壮族自治区壮药质量标准 第一卷》（2008年版）
注：《广西植物名录》有记载。

广东冬青
Ilex kwangtungensis Merr.
凭证标本：恭城县普查队 450332171024003LY（IBK、GXMG、CMMI）
功效：根、叶，清热解毒、消肿止痛、消炎。
功效来源：《药用植物辞典》

矮冬青
Ilex lohfauensis Merr.
凭证标本：何冀鲠等 5167（IBK）
功效：根，清热解毒、凉血、通脉止痛、消肿消炎。叶，清热解毒、止痛、消炎。
功效来源：《药用植物辞典》

小果冬青
Ilex micrococca Maxim.
凭证标本：恭城调查组 231（IBK）
功效：根、叶，清热解毒、消炎、消肿止痛。
功效来源：《药用植物辞典》

毛冬青
Ilex pubescens Hook. et Arn.
凭证标本：恭城县普查队 450332141115122LY（IBK、GXMG、CMMI）
功效：根，清热解毒、活血通脉、消肿止痛。
功效来源：《广西壮族自治区壮药质量标准 第二卷》（2011年版）

铁冬青 救必应、熊胆木
Ilex rotunda Thunb.
凭证标本：恭城县普查队 450332141115075LY（IBK、GXMG、CMMI）
功效：树皮，清热解毒、利湿止痛。

功效来源：《中国药典》（2020年版）

三花冬青 小冬青
Ilex triflora Blume
凭证标本：恭城县普查队 450332150822022LY（IBK、GXMG、CMMI）
功效：根，清热解毒。
功效来源：《桂本草 第二卷》（上）

紫果冬青
Ilex tsoii Merr.et Chun
凭证标本：许宋强 46（IBK）
功效：根、叶，消炎、解毒。
功效来源：《药用植物辞典》

173. 卫矛科 Celastraceae
南蛇藤属 *Celastrus* L.
过山枫 过山风
Celastrus aculeatus Merr.
凭证标本：恭城县普查队 450332150414008LY（IBK、GXMG、CMMI）
功效：藤茎，清热解毒、祛风除湿。
功效来源：《广西壮族自治区瑶药材质量标准 第一卷》（2014年版）

大芽南蛇藤
Celastrus gemmatus Loes.
凭证标本：盆甫通 6-5124（GXMI）
功效：根，舒筋活血、化瘀消肿、止血生肌。
功效来源：《全国中草药汇编》

显柱南蛇藤 无毛南蛇藤
Celastrus stylosus Wall.
凭证标本：恭城调查组 126（IBK）
功效：茎，祛风消肿、解毒消炎。
功效来源：《全国中草药汇编》

卫矛属 *Euonymus* L.
软刺卫矛 小千金
Euonymus aculeatus Hemsl.
凭证标本：恭城县普查队 450332141115002LY（IBK）
功效：根，祛风除湿、舒筋活络。
功效来源：《全国中草药汇编》

百齿卫矛
Euonymus centidens H. Lév.
凭证标本：恭城县普查队 450332160515001LY（IBK、GXMG、CMMI）
功效：根、茎皮、果实，活血化瘀、强筋壮骨。
功效来源：《药用植物辞典》

裂果卫矛

Euonymus dielsianus Loes. et Diels

凭证标本：李荫昆 402942（IBSC）

功效：茎皮、根，活血化瘀、强筋健骨。

功效来源：《药用植物辞典》

扶芳藤

Euonymus fortunei (Turcz.) Hand.-Mazz.

凭证标本：恭城县普查队 450332150330013LY（IBK、GXMG、CMMI）

功效：地上部分，益气血、补肝肾、舒筋活络。

功效来源：《广西壮族自治区壮药质量标准 第一卷》（2008年版）

冬青卫矛 扶芳藤

Euonymus japonicus Thunb.

功效：地上部分，益气血、补肝肾、舒筋活络。

功效来源：《广西中药材标准 第一册》

注：《广西植物名录》有记载。

疏花卫矛 山杜仲

Euonymus laxiflorus Champ. ex Benth.

凭证标本：恭城县普查队 450332141115077LY（IBK）

功效：根皮、树皮，祛风湿、强筋骨。

功效来源：《全国中草药汇编》

大果卫矛

Euonymus myrianthus Hemsl.

凭证标本：恭城县普查队 450332141115007LY（IBK、GXMG、CMMI）

功效：根、茎，益肾壮腰、化瘀利湿。

功效来源：《中华本草》

中华卫矛

Euonymus nitidus Benth.

凭证标本：恭城县普查队 450332141116075LY（IBK）

功效：全株，舒筋活络、强筋健骨。

功效来源：《药用植物辞典》

游藤卫矛

Euonymus vagans Wall. ex Roxb.

凭证标本：恭城县普查队 450332150820051LY（IBK、GXMG、CMMI）

功效：茎皮，祛风除湿、补肾、接骨、止血。

功效来源：《药用植物辞典》

178. 翅子藤科 Hippocrateaceae

五层龙属 *Salacia* L.

无柄五层龙

Salacia sessiliflora Hand.-Mazz.

凭证标本：恭城县普查队 450332141118018LY（IBK、GXMG、CMMI）

功效：果实，用于胃痛。

功效来源：《药用植物辞典》

179. 茶茱萸科 Icacinaceae

定心藤属 *Mappianthus* Hand.-Mazz.

定心藤 铜钻

Mappianthus iodoides Hand.-Mazz.

功效：根、藤茎，活血调经、祛风除湿。

功效来源：《广西壮族自治区瑶药材质量标准 第一卷》（2014年版）

注：恭城端午药市。

182. 铁青树科 Olacaceae

青皮木属 *Schoepfia* Schreb.

华南青皮木

Schoepfia chinensis Gardner et Champ.

凭证标本：恭城县普查队 450332150330045LY（IBK、GXMG、CMMI）

功效：根、枝叶，清热利湿、活血止痛。

功效来源：《中华本草》

185. 桑寄生科 Loranthaceae

离瓣寄生属 *Helixanthera* Lour.

离瓣寄生 五瓣寄生

Helixanthera parasitica Lour.

凭证标本：恭城县普查队 450332150619055LY（IBK、GXMG、CMMI）

功效：带叶茎枝，祛风湿、止咳、止痢。

功效来源：《广西药用植物名录》

鞘花属 *Macrosolen* (Blume) Rchb.

双花鞘花

Macrosolen bibracteolatus (Hance) Danser

凭证标本：李荫昆 402798（IBK）

功效：带叶茎枝，祛风湿。

功效来源：《中华本草》

鞘花 杉寄生

Macrosolen cochinchinensis (Lour.) Tiegh.

功效：枝叶，祛风湿、补肝肾、活血止痛、止咳。

功效来源：《中华本草》

注：恭城端午药市。

梨果寄生属 *Scurrula* L.

卵叶梨果寄生 卵叶寄生

Scurrula chingii (W. C. Cheng) H. S. Kiu

功效：带叶茎枝，祛风除湿、化痰止咳、解毒。

功效来源：《中华本草》

注：恭城端午药市。

红花寄生

Scurrula parasitica L.

凭证标本：恭城县普查队 450332150823013LY（IBK、GXMG、CMMI）

功效：枝叶，祛风湿、强筋骨、活血解毒。

功效来源：《中华本草》

钝果寄生属 *Taxillus* Tiegh.

木兰寄生

Taxillus limprichtii (Grüning) H. S. Kiu

凭证标本：李荫昆 403067（IBSC）

功效：茎枝，补肝肾、祛风湿、安胎。

功效来源：《中华本草》

桑寄生

Taxillus sutchuenensis (Lecomte) Danser

功效：带叶茎枝，补肝肾、强筋骨、祛风湿、安胎。

功效来源：《广西壮族自治区壮药质量标准 第二卷》（2011年版）

注：恭城端午药市。

大苞寄生属 *Tolypanthus* (Blume) Blume

大苞寄生

Tolypanthus maclurei (Merr.) Danser

凭证标本：恭城县普查队 450332150820028LY（IBK、GXMG、CMMI）

功效：带叶茎枝，补肝肾、强筋骨、祛风除湿。

功效来源：《中华本草》

槲寄生属 *Viscum* L.

扁枝槲寄生 枫香寄生

Viscum articulatum Burm. f.

功效：全株，祛风利湿、舒筋活络、止血。

功效来源：《中华本草》

注：恭城端午药市。

棱枝槲寄生 柿寄生

Viscum diospyrosicola Hayata

凭证标本：恭城县普查队 450332160518010LY（IBK、CMMI）

功效：带叶茎枝，祛风湿、强筋骨、止咳、降压。

功效来源：《中华本草》

枫香槲寄生 枫香寄生

Viscum liquidambaricola Hayata

功效：带叶茎枝，祛风除湿、舒筋活血。

功效来源：《中华本草》

注：恭城端午药市。

189. 蛇菰科 Balanophoraceae

蛇菰属 *Balanophora* J. R. Forst. et G. Forst.

拟日本蛇菰

Balanophora parajonica R. X. Yu, S. Y. Zhou & Y. Q. Li

凭证标本：恭城县普查队 450332151015056LY（IBK）

功效：全草，用于淋浊、白带异常。

功效来源：《广西中药资源名录》

190. 鼠李科 Rhamnaceae

勾儿茶属 *Berchemia* Neck. ex DC.

多花勾儿茶 黄骨风

Berchemia floribunda (Wall.) Brongn.

凭证标本：恭城县普查队 450332141117035LY（IBK、GXMG、CMMI）

功效：全株，清热、凉血、利尿、解毒

功效来源：《广西壮族自治区瑶药材质量标准 第一卷》（2014年版）

枳椇属 *Hovenia* Thunb.

枳椇 拐枣

Hovenia acerba Lindl.

凭证标本：恭城县普查队 450332150824009LY（IBK、GXMG、CMMI）

功效：带果序轴的果实，止渴除烦、解酒毒、利尿通便。

功效来源：《广西壮族自治区壮药质量标准 第二卷》（2011年版）

马甲子属 *Paliurus* Mill.

铜钱树

Paliurus hemsleyanus Rehder

凭证标本：恭城县普查队 450332141116090LY（IBK、GXMG、CMMI）

功效：根，补气。

功效来源：《中华本草》

马甲子 铁篱笆

Paliurus ramosissimus (Lour.) Poir.

功效：刺、花及叶，清热解毒。

功效来源：《中华本草》

注：民间常见栽培物种。

鼠李属 *Rhamnus* L.

长叶冻绿 苦李根

Rhamnus crenata Sieb. et Zucc.

凭证标本：恭城调查组 0101（IBK）

功效：根或根皮，清热解毒、杀虫利湿。

功效来源：《中华本草》

黄鼠李

Rhamnus fulvotincta Metcalf

凭证标本：恭城县普查队 450332150411017LY（IBK、GXMG、CMMI）

功效：全株，解毒、祛风湿、清肝明目。

功效来源：《药用植物辞典》

钩齿鼠李

Rhamnus lamprophylla C. K. Schneid.

凭证标本：恭城县普查队 450332150414021LY（IBK）

功效：根，用于肺热咳嗽。果，用于腹胀便秘。

功效来源：《药用植物辞典》

薄叶鼠李

Rhamnus leptophylla C. K. Schneid.

凭证标本：恭城县普查队 450332141117027LY（IBK、GXMG、CMMI）

功效：根和果实，消食顺气、活血祛瘀。

功效来源：《全国中草药汇编》

尼泊尔鼠李

Rhamnus napalensis (Wall.) Lawson

凭证标本：恭城县普查队 450332171020004LY（IBK、GXMG、CMMI）

功效：叶、根、果实，祛风除湿、利水消肿。

功效来源：《药用植物辞典》

冻绿

Rhamnus utilis Decne.

凭证标本：恭城县普查队 450332150413009LY（IBK）

功效：叶、果实，止痛、消食。

功效来源：《中华本草》

雀梅藤属 *Sageretia* Brongn.

钩刺雀梅藤

Sageretia hamosa (Wall.) Brongn.

凭证标本：恭城县普查队 450332150330053LY（IBK）

功效：根，用于风湿痹痛、跌打损伤。

功效来源：《广西药用植物名录》

皱叶雀梅藤

Sageretia rugosa Hance

凭证标本：恭城县普查队 450332141114068LY（IBK、GXMG、CMMI）

功效：根，舒筋活络。

功效来源：《药用植物辞典》

翼核果属 *Ventilago* Gaertn.

翼核果 血风藤、紫九牛

Ventilago leiocarpa Benth. var. *leiocarpa*

凭证标本：恭城县普查队 450332160603001LY（IBK）

功效：根和根状茎，补气血、强筋骨、舒经络。

功效来源：《广西壮族自治区壮药质量标准 第二卷》（2011年版）

枣属 *Ziziphus* Mill.

印度枣

Ziziphus incurva Roxb.

凭证标本：李荫昆 403102（IBSC）

功效：根，外用治跌打损伤。

功效来源：《广西中药资源名录》

枣 大枣

Ziziphus jujuba Mill.

凭证标本：恭城调查组 0065（IBK）

功效：果实，补中益气、养血安神。

功效来源：《中国药典》（2020年版）

191. 胡颓子科 Elaeagnaceae

胡颓子属 *Elaeagnus* L.

蔓胡颓子

Elaeagnus glabra Thunb.

凭证标本：恭城县普查队 450332141117041LY（IBK、GXMG、CMMI）

功效：果实，收敛止泻、健脾消食、止咳平喘、止血。

功效来源：《中华本草》

193. 葡萄科 Vitaceae

蛇葡萄属 *Ampelopsis* Mich.

蓝果蛇葡萄

Ampelopsis bodinieri (H. Lév. et Vaniot) Rehder

凭证标本：恭城县普查队 450332150616008LY（IBK、GXMG、CMMI）

功效：根皮，消肿解毒、止痛、排脓生肌、祛风湿。

功效来源：《全国中草药汇编》

广东蛇葡萄 甜茶藤

Ampelopsis cantoniensis (Hook. et Arn.) K. Koch

凭证标本：恭城县普查队 450332150822008LY（IBK、GXMG、CMMI）

功效：茎叶或根，清热解毒、利湿消肿。

功效来源：《中华本草》

三裂蛇葡萄

Ampelopsis delavayana Planch. ex Franch.

凭证标本：恭城县普查队 450332150411015LY（IBK、GXMG、CMMI）

功效：根、茎藤，清热利湿、活血通络、止血生肌、解毒消肿。

功效来源：《中华本草》

蛇葡萄 蝙蝠葛

Ampelopsis glandulosa (Wall.) Momiy. var. *glandulosa*

凭证标本：恭城县普查队 450332150617002LY（IBK、GXMG、CMMI）

功效：根或根状茎，利尿、消炎、止血。叶，清热解毒、消肿止痛。

功效来源：《广西壮族自治区壮药质量标准 第三卷》（2018年版）

异叶蛇葡萄

Ampelopsis glandulosa (Wall.) Momiy. var. *heterophylla* (Thunb.) Momiy.

凭证标本：何冀鲠等 5011（IBK）

功效：根、根皮，清热解毒、祛风活络。茎叶，利尿、消炎、止血。

功效来源：《药用植物辞典》

显齿蛇葡萄 藤茶

Ampelopsis grossedentata (Hand.-Mazz.) W. T. Wang

凭证标本：恭城县普查队 450332150619053LY（IBK、GXMG、CMMI）

功效：地上部分，利湿退黄、疏风清热。

功效来源：《广西壮族自治区壮药质量标准 第一卷》（2008年版）

白蔹

Ampelopsis japonica (Thunb.) Makino

凭证标本：恭城县普查队 450332160511015LY（IBK、CMMI）

功效：根，清热解毒、消痈散结、敛疮生肌。

功效来源：《中国药典》（2020年版）

毛枝蛇葡萄

Ampelopsis rubifolia (Wall.) Planch.

凭证标本：恭城县普查队 450332150820003LY（IBK、GXMG、CMMI）

功效：根皮，活血散瘀、解毒生肌长骨、祛风除湿。

功效来源：《药用植物辞典》

乌蔹莓属 *Cayratia* Juss.

乌蔹莓

Cayratia japonica (Thunb.) Gagnep.

凭证标本：恭城县普查队 450332141118009LY（IBK、GXMG、CMMI）

功效：全草，解毒消肿、清热利湿。

功效来源：《中华本草》

白粉藤属 *Cissus* L.

苦郎藤 红背丝绸

Cissus assamica (M. A. Lawson) Craib

凭证标本：谢全来等 6-5317（IBK）

功效：根，清热解毒、拔脓消肿、散瘀止痛、强壮补血。

功效来源：《药用植物辞典》

翼茎白粉藤 四方藤

Cissus pteroclada Hayata

功效：藤茎，祛风除湿、活血通络。

功效来源：《广西壮族自治区壮药质量标准 第二卷》（2011年版）

注：恭城端午药市。

地锦属 *Parthenocissus* Planch.

异叶地锦 异叶爬山虎

Parthenocissus dalzielii Gagnep.

凭证标本：恭城县普查队 450332150415001LY（IBK）

功效：带叶藤茎，祛风除湿、散瘀止痛、解毒消肿。

功效来源：《广西壮族自治区壮药质量标准 第三卷》（2018年版）

地锦 爬山虎

Parthenocissus tricuspidata (Sieb. et Zucc.) Planch.

凭证标本：恭城县普查队 450332150615016LY（IBK、GXMG、CMMI）

功效：根和茎，祛风通络、活血解毒。

功效来源：《全国中草药汇编》

崖爬藤属 *Tetrastigma* (Miq.) Planch.

三叶崖爬藤 三叶青

Tetrastigma hemsleyanum Diels et Gilg

凭证标本：恭城县普查队 450332150415018LY（IBK）

功效：块根，清热解毒、祛风化痰、活血止痛。

功效来源：《广西壮族自治区壮药质量标准 第三卷》（2018年版）

扁担藤 扁骨风

Tetrastigma planicaule (Hook. f.) Gagnep.

凭证标本：西岭组 6-5242（IBK）

功效：藤茎，祛风除湿、舒筋活络。

功效来源：《广西壮族自治区壮药质量标准 第二卷》（2011年版）

葡萄属 *Vitis* L.

蘡薁

Vitis bryoniifolia Bunge

凭证标本：恭城县普查队 450332150614011LY（IBK、GXMG、CMMI）

功效：根，用于慢性肝炎、风湿关节痛。

功效来源：《广西中药资源名录》

葛藟葡萄

Vitis flexuosa Thunb.

功效：根、茎、果实，补五脏、续筋骨、长肌肉；果实可食。

功效来源：《全国中草药汇编》

注：恭城端午药市。

毛葡萄

Vitis heyneana Roem. et Schult.

凭证标本：恭城调查组 183（IBK）

功效：根皮，调经活血、补虚止带、清热解毒。

功效来源：《药用植物辞典》

鸡足葡萄

Vitis lanceolatifoliosa C. L. Li

凭证标本：恭城县普查队 450332160511005LY（IBK、GXMG、CMMI）

功效：叶，止血、清热解暑。

功效来源：《中华本草》

葡萄

Vitis vinifera L.

功效：果，解表透疹、利尿、安胎。根、藤，祛风湿、利尿。

功效来源：《全国中草药汇编》

注：民间常见栽培物种。

194. 芸香科 Rutaceae

石椒草属 *Boenninghausenia* Rchb. ex Meisn.

臭节草 岩椒草

Boenninghausenia albiflora (Hook.) Rchb. ex Meisn.

凭证标本：恭城县普查队 450332150617034LY（IBK）

功效：全草，解表截疟、活血散瘀。

功效来源：《中华本草》

柑橘属 *Citrus* L.

酸橙 枳壳

Citrus aurantium L.

凭证标本：张优道等 6090360（IBK）

功效：果皮，理气宽中、行滞消胀。

功效来源：《中国药典》（2020年版）

宜昌橙

Citrus ichangensis Swingle

功效：果实，化痰止咳、生津健胃、止血消炎、祛瘀止痛。

功效来源：《药用植物辞典》

注：民间常见栽培物种。

黎檬 柠檬

Citrus limonia Osbeck

凭证标本：恭城调查组 33（IBK）

功效：果，化痰止咳、生津健胃。根，行气止痛、止咳平喘。

功效来源：《全国中草药汇编》

柚 橘红

Citrus maxima (Burm.) Merr.

功效：外层果皮，理气宽中、燥湿化痰。叶，行气止痛、解毒消肿。花蕾或开放的花，行气、化痰、镇痛。

功效来源：《中国药典》（2020年版）

注：民间常见栽培物种。

香橼

Citrus medica L. var. *medica*

凭证标本：葛家骐等 49381（GXMI）

功效：果实，疏肝理气、宽中、化痰。

功效来源：《中国药典》（2020年版）

佛手

Citrus medica L. var. *sarcodactylis* Swingle

功效：果实，疏肝理气、和胃止痛、燥湿化痰。

功效来源：《中国药典》（2020年版）

注：民间常见栽培物种。

柑橘 青皮

Citrus reticulata Blanco

凭证标本：恭城县普查队 450332141116034LY（IBK、GXMG、CMMI）

功效：幼果或未成熟果实的果皮，疏肝破气、消积化滞。

功效来源：《中国药典》（2020年版）

甜橙 枳实

Citrus sinensis (L.) Osbeck

凭证标本：恭城县普查队 450332141117044LY（IBK、GXMG、CMMI）

功效：幼果，破气消积、化痰散痞。

功效来源：《中国药典》（2020年版）

黄皮属 *Clausena* Burm. f.

齿叶黄皮 野黄皮

Clausena dunniana H. Lév.

功效：叶、根，疏风解表、除湿消肿、行气散瘀。

功效来源：《中华本草》

注：恭城端午药市。

黄皮

Clausena lansium (Lour.) Skeels

凭证标本：恭城县普查队 450332150402017LY（IBK、GXMG、CMMI）

功效：叶，疏风解表、除痰行气。成熟种子，理气、消滞、散结、止痛。

功效来源：《广西壮族自治区壮药质量标准 第一卷》（2008年版）

光滑黄皮

Clausena lenis Drake

凭证标本：恭城县普查队 450332150329003LY（IBK、GXMG、CMMI）

功效：叶，解表散热、顺气化痰。

功效来源：《药用植物辞典》

金橘属 *Fortunella* Swingle

山橘

Fortunella hindsii (Champ. ex Benth.) Swingle

功效：根，醒脾行气。果，宽中、化痰、下气。

功效来源：《全国中草药汇编》

注：民间常见栽培物种。

蜜茱萸属 *Melicope* J. R. Forst. et G. Forst.

三桠苦 三叉苦

Melicope pteleifolia (Champ. ex Benth.) Hartley

凭证标本：恭城县普查队 450332150331035LY（IBK、GXMG、CMMI）

功效：茎，清热解毒、祛风除湿、消肿止痛。

功效来源：《广西壮族自治区壮药质量标准 第一卷》（2008年版）

小芸木属 *Micromelum* Blume

大管

Micromelum falcatum (Lour.) Tanaka

凭证标本：恭城县普查队 450332141115008LY（IBK、GXMG、CMMI）

功效：根、根皮、叶，活血散瘀、行气止痛、祛风除湿。

功效来源：《药用植物辞典》

小芸木

Micromelum integerrimum (Buch.-Ham. ex Colebr.) M. Roem.

凭证标本：李荫昆 403107（IBK）

功效：根、树皮或叶，疏风解表、温中行气、散瘀消肿。

功效来源：《中华本草》

九里香属 *Murraya* J. König ex L.

千里香 九里香

Murraya paniculata (L.) Jack.

凭证标本：恭城县普查队 450332141115016LY（IBK、GXMG、CMMI）

功效：叶和带叶嫩枝，行气止痛、活血散瘀。

功效来源：《中国药典》（2020年版）

黄檗属 *Phellodendron* Rupr.

秃叶黄檗 川黄柏

Phellodendron chinense C. K. Schneid. var. *glabriusculum* C. K. Schneid

功效：树皮，清热燥湿、泻火除蒸、解毒疗疮。

功效来源：《广西壮族自治区壮药质量标准 第二卷》（2011年版）

注：恭城端午药市。

枳属 *Poncirus* Raf.

枳

Poncirus trifoliata (L.) Raf.

凭证标本：恭城县普查队 450332150819037LY（IBK）

功效：果，健胃消食、理气止痛。叶，行气消食、止呕。

功效来源：《全国中草药汇编》

茵芋属 *Skimmia* Thunb.

茵芋

Skimmia reevesiana (Fortune) Fortune

凭证标本：恭城县普查队 450332151015003LY（IBK、GXMG、CMMI）

功效：茎叶，祛风胜湿。

功效来源：《中华本草》

吴茱萸属 *Tetradium* Lour.

华南吴萸

Tetradium austrosinense (Hand.-Mazz.) Hartley

凭证标本：恭城县普查队 450332141115046LY（IBK、GXMG、CMMI）

功效：果实，温中散寒、行气止痛。

功效来源：《药用植物辞典》

棣叶吴萸

Tetradium glabrifolium (Champ. ex Benth.) Hartley

凭证标本：恭城县普查队 450332141116036LY（IBK、GXMG、CMMI）

功效：全株，温中散寒、理气止痛、暖胃。根、叶，清热化痰、止咳。

功效来源：《药用植物辞典》

吴茱萸

Tetradium ruticarpum (A. Juss.) Hartley

功效：成熟果实，散寒止痛、降逆止呕、助阳止泻。

功效来源：《中国药典》（2020年版）

注：恭城端午药市。

飞龙掌血属 *Toddalia* Juss.

飞龙掌血 走血风

Toddalia asiatica (L.) Lam.

凭证标本：恭城县普查队 450332141116032LY（IBK、GXMG、CMMI）

功效：根，祛风止痛、散瘀止血。

功效来源：《广西壮族自治区壮药质量标准 第二卷》（2011年版）

花椒属 *Zanthoxylum* L.

椿叶花椒 浙桐皮

Zanthoxylum ailanthoides Sieb. et Zucc.
凭证标本：恭城县普查队 450332151014055LY（IBK）
功效：树皮，祛风湿、通经络。
功效来源：《中药大辞典》

竹叶花椒
Zanthoxylum armatum DC.
凭证标本：恭城县普查队 450332141117043LY（IBK、GXMG、CMMI）
功效：成熟果实，散寒、止痛、驱蛔。
功效来源：《广西中药材标准 第一册》

岭南花椒 搜山虎
Zanthoxylum austrosinense C. C. Huang
功效：根，祛风解表、行气活血、消肿止痛。
功效来源：《中华本草》
注：恭城端午药市。

簕欓花椒
Zanthoxylum avicennae (Lam.) DC.
功效：根，祛风、化湿、消肿、通络。
功效来源：《药用植物辞典》
注：恭城端午药市。

花椒
Zanthoxylum bungeanum Maxim.
功效：果皮，温中散寒、除湿止痛、杀虫、解鱼腥毒。
功效来源：《药用植物辞典》
注：《广西植物名录》有记载。

蚬壳花椒 大叶花椒
Zanthoxylum dissitum Hemsl.
功效：茎叶、果实或种子，消食助运、行气止痛。
功效来源：《中华本草》
注：恭城端午药市。

刺壳花椒 单面针
Zanthoxylum echinocarpum Hemsl.
功效：根、根皮、茎或叶，消食助运、行气止痛。
功效来源：《中华本草》
注：《广西植物名录》有记载。

大叶臭花椒
Zanthoxylum myriacanthum Wall. ex Hooker f.
凭证标本：许宋强 80（IBK）
功效：根、叶，祛风除湿、消肿止痛、止血。
功效来源：《药用植物辞典》

异叶花椒
Zanthoxylum ovalifolium Wight
功效：枝叶，散寒燥湿。
功效来源：《中华本草》
注：《广西植物名录》有记载。

花椒簕
Zanthoxylum scandens Blume
凭证标本：恭城县普查队 450332150820048LY（IBK、GXMG、CMMI）
功效：根及果实，活血化瘀、镇痛、清热解毒、祛风行气。
功效来源：《药用植物辞典》

野花椒
Zanthoxylum simulans Hance
凭证标本：恭城县普查队 450332150414027LY（IBK、GXMG、CMMI）
功效：果实，温中止痛，驱虫健胃。根，祛风湿、止痛。
功效来源：《全国中草药汇编》

195. 苦木科 Simaroubaceae
臭椿属 *Ailanthus* Desf.
臭椿 椿皮
Ailanthus altissima (Mill.) Swingle
功效：根皮或干皮，清热燥湿、收涩止带、止泻、止血。
功效来源：《中国药典》（2020年版）
注：《恭城县志》有记载。

苦树属 *Picrasma* Blume
苦树 苦木
Picrasma quassioides (D. Don) Benn.
凭证标本：王进 6-5229（IBK）
功效：枝和叶，清热解毒、祛湿。
功效来源：《中国药典》（2020年版）

197. 楝科 Meliaceae
麻楝属 *Chukrasia* A. Juss.
麻楝
Chukrasia tabularis A. Juss.
凭证标本：恭城县普查队 450332150618027LY（IBK、GXMG、CMMI）
功效：树皮，退热、祛风止痒。根，清热润肺、止咳。
功效来源：《药用植物辞典》

浆果楝属 *Cipadessa* Blume
灰毛浆果楝 野茶辣
Cipadessa baccifera (Roth) Miq.
凭证标本：恭城县普查队 450332141118017LY（IBK、GXMG、CMMI）
功效：根、叶，祛风化湿、行气止痛。

功效来源：《中华本草》

鹧鸪花属 *Heynea* Roxb. ex Sims
鹧鸪花
Heynea trijuga Roxb.
功效：根，清热解毒、祛风湿、利咽喉。
功效来源：《药用植物辞典》
注：《广西植物名录》有记载。

楝属 *Melia* L.
楝　苦楝皮
Melia azedarach L.
功效：树皮和根皮，杀虫、疗癣。成熟果实，疏肝泄热、行气止痛、杀虫。
功效来源：《中国药典》（2020年版）
注：《广西植物名录》有记载。

香椿属 *Toona* (Endl.) M. Roem.
红椿
Toona ciliata M. Roem.
凭证标本：黄甫昭等 039-毛红椿-01-01（IBK）
功效：根皮，祛风利湿、止血止痛、涩肠、杀虫。
功效来源：《药用植物辞典》

香椿
Toona sinensis (Juss.) Roem.
凭证标本：恭城调查组 120（IBK）
功效：果实、树皮或根皮韧皮部、花、树干流出的液汁，祛风、散寒、止痛。
功效来源：《中华本草》

198. 无患子科 Sapindaceae
黄梨木属 *Boniodendron* Gagnep.
黄梨木
Boniodendron minius (Hemsl.) T. C. Chen
凭证标本：恭城县普查队 450332150618020LY（IBK、GXMG、CMMI）
功效：花、果实，外用治目赤、眼皮溃烂。
功效来源：《广西中药资源名录》

倒地铃属 *Cardiospermum* L.
倒地铃　三角泡
Cardiospermum halicacabum L.
功效：全草，清热利湿、凉血解毒。
功效来源：《广西壮族自治区壮药质量标准　第二卷》（2011年版）
注：《广西植物名录》有记载。

车桑子属 *Dodonaea* Mill.
车桑子
Dodonaea viscosa Jacquem.

功效：根，消肿解毒。叶，清热解毒、祛瘀消肿、消炎镇咳、祛风湿。
功效来源：《药用植物辞典》
注：《广西植物名录》有记载。

伞花木属 *Eurycorymbus* Hand.-Mazz.
伞花木
Eurycorymbus cavaleriei (H. Lév.) Rehder et Hand.-Mazz.
凭证标本：恭城县普查队 450332160514004LY（IBK、GXMG、CMMI）
功效：茎，抗氧化。
功效来源：文献

栾树属 *Koelreuteria* Laxm.
复羽叶栾树
Koelreuteria bipinnata Franch.
凭证标本：恭城县普查队 450332150823010LY（IBK、GXMG、CMMI）
功效：根，消肿止痛、活血、驱虫。花，清肝明目、清热止咳。
功效来源：《药用植物辞典》

无患子属 *Sapindus* L.
无患子
Sapindus saponaria L.
凭证标本：李荫昆 402982（IBK）
功效：种子，清热、祛痰、消积、杀虫。
功效来源：《广西壮族自治区壮药质量标准　第一卷》（2008年版）

200. 槭树科 Aceraceae
槭属 *Acer* L.
青榨槭
Acer davidii Franch.
凭证标本：恭城县普查队 450332150617059LY（IBK、GXMG、CMMI）
功效：根、根皮、树皮，消炎、止痛、止血、祛风除湿、活血化瘀。枝叶，清热解毒、行气止痛。
功效来源：《药用植物辞典》

罗浮槭　蝴蝶果
Acer fabri Hance
凭证标本：何冀鲲等 5124（IBK）
功效：果实，清热、利咽喉。
功效来源：《广西中药材标准　第一册》

中华槭
Acer sinense Pax
凭证标本：恭城县普查队 450332150617057LY（IBK、GXMG、CMMI）

功效：根、根皮，接骨、利关节、止疼痛。

功效来源：《药用植物辞典》

201. 清风藤科 Sabiaceae
泡花树属 *Meliosma* Blume
香皮树

Meliosma fordii Hemsl.

凭证标本：许宋强等 108（IBK）

功效：树皮、叶，滑肠通便。

功效来源：《药用植物辞典》

清风藤属 *Sabia* Colebr.
灰背清风藤 大散骨风

Sabia discolor Dunn

凭证标本：恭城县普查队 450332150415004LY（IBK、GXMG、CMMI）

功效：藤茎，祛风除湿、活血止痛。

功效来源：《广西壮族自治区瑶药材质量标准 第一卷》（2014年版）

清风藤

Sabia japonica Maxim.

凭证标本：恭城县普查队 450332150401047LY（IBK、GXMG、CMMI）

功效：茎、叶、根，祛风利湿、活血解毒。

功效来源：《中华本草》

尖叶清风藤

Sabia swinhoei Hemsl.

凭证标本：恭城县普查队 450332171022004LY（IBK、CMMI）

功效：根、茎、叶，祛风止痛。

功效来源：《药用植物辞典》

204. 省沽油科 Staphyleaceae
野鸦椿属 *Euscaphis* Sieb. et Zucc.
野鸦椿

Euscaphis japonica (Thunb.) Dippel

凭证标本：恭城县普查队 450332151015018LY（IBK、GXMG、CMMI）

功效：根、果实、花，清热解表、利湿。

功效来源：《中华本草》

山香圆属 *Turpinia* Vent.
锐尖山香圆 山香圆叶

Turpinia arguta Seem.

凭证标本：恭城县普查队 450332141115028LY（IBK、GXMG、CMMI）

功效：叶，清热解毒、消肿止痛。

功效来源：《中国药典》（2020年版）

山香圆

Turpinia montana (Blume) Kurz

凭证标本：何冀鲠等 5164（IBK）

功效：根，主治慢性咽喉炎。枝叶，主治肺炎、支气管炎。

功效来源：《广西中药资源名录》

205. 漆树科 Anacardiaceae
南酸枣属 *Choerospondias* Burtt et A. W. Hill
南酸枣 广枣

Choerospondias axillaris (Roxb.) B. L. Burtt et A. W. Hill

凭证标本：恭城县普查队 450332150401023LY（IBK、GXMG、CMMI）

功效：果实，行气活血、养心安神。

功效来源：《中国药典》（2020年版）

黄连木属 *Pistacia* L.
黄连木 黄楝树

Pistacia chinensis Bunge

凭证标本：恭城县普查队 450332141114080LY（IBK、GXMG、CMMI）

功效：叶芽、叶、根、树皮，清热解毒、生津。

功效来源：《中华本草》

盐肤木属 *Rhus* L.
盐肤木 五倍子

Rhus chinensis Mill.

凭证标本：恭城县普查队 450332150820021LY（IBK、GXMG、CMMI）

功效：虫瘿，敛肺降火、涩肠止泻、敛汗止血、收湿敛疮。

功效来源：《中国药典》（2020年版）

漆属 *Toxicodendron* Mill.
野漆 野漆树

Toxicodendron succedaneum (L.) Kuntze

凭证标本：恭城县普查队 450332150618011LY（IBK、GXMG、CMMI）

功效：叶，散瘀止血、解毒。

功效来源：《中华本草》

山漆树

Toxicodendron sylvestre (Sieb. et Zucc.) Kuntze

凭证标本：恭城县普查队 450332150330041LY（IBK、GXMG、CMMI）

功效：根，祛瘀、止痛、止血。

功效来源：《中华本草》

207. 胡桃科 Juglandaceae
黄杞属 *Engelhardia* Lesch. ex Bl.
黄杞 罗汉茶

Engelhardia roxburghiana Wall.

凭证标本：恭城调查组 224（IBK）

功效：叶，清热解毒、生津解渴、解暑利湿。

功效来源：《广西壮族自治区壮药质量标准 第二卷》（2011年版）

化香树属 *Platycarya* Sieb. et Zucc.

圆果化香树 化香树叶

Platycarya longipes Y. C. Wu

凭证标本：恭城县普查队 450332150411012LY（IBK、GXMG、CMMI）

功效：叶，解毒疗疮、杀虫止痒。

功效来源：《中华本草》

化香树

Platycarya strobilacea Sieb. et Zucc.

凭证标本：恭城县普查队 450332150820061LY（IBK、GXMG、CMMI）

功效：果实，顺气祛风、消肿止痛、燥湿杀虫。叶，理气、解毒、消肿止痛、杀虫止痒。

功效来源：《药用植物辞典》

枫杨属 *Pterocarya* Kunth

枫杨

Pterocarya stenoptera C. DC.

凭证标本：恭城县普查队 450332150412012LY（IBK、GXMG、CMMI）

功效：树皮，解毒、杀虫止痒、祛风止痛。

功效来源：《药用植物辞典》

209. 山茱萸科 Cornaceae

山茱萸属 *Cornus* L.

灯台树

Cornus controversa Hemsl.

凭证标本：恭城县普查队 450332150330037LY（IBK、GXMG、CMMI）

功效：树皮或根皮、叶，清热、消肿止痛。

功效来源：《中华本草》

香港四照花

Cornus hongkongensis Hemsl.

凭证标本：恭城县普查队 450332150617020LY（IBK、GXMG、CMMI）

功效：叶、花，收敛止血。

功效来源：《中华本草》

光皮梾木 狗骨木

Cornus wilsoniana Wangerin

功效：果实果油，提高肌肉耐力、消除肌肉痉挛。

功效来源：文献

注：《恭城县志》有记载。

210. 八角枫科 Alangiaceae

八角枫属 *Alangium* Lam.

八角枫 八角风

Alangium chinense (Lour.) Harms

凭证标本：恭城县普查队 450332150409019LY（IBK）

功效：细根及须根，祛风除湿、舒筋活络、散瘀止痛。

功效来源：《广西壮族自治区壮药质量标准 第一卷》（2008年版）

小花八角枫

Alangium faberi Oliv.

凭证标本：恭城县普查队 450332150619052LY（IBK、GXMG、CMMI）

功效：根，理气活血、祛风除湿。

功效来源：《中华本草》

阔叶八角枫

Alangium faberi Oliv. var. *platyphyllum* Chun et F. C. How

凭证标本：陈盛昌 6–5189（IBK）

功效：根，行气除湿，用于小儿疳积、风湿骨痛。

功效来源：《药用植物辞典》

211. 珙桐科 Nyssaceae

喜树属 *Camptotheca* Decne.

喜树

Camptotheca acuminata Decne.

凭证标本：恭城县普查队 450332141118028LY（IBK、GXMG、CMMI）

功效：成熟果实，抗癌、散结、破血化瘀。

功效来源：《广西壮族自治区壮药质量标准 第一卷》（2008年版）

蓝果树属 *Nyssa* Gronov. ex L.

蓝果树

Nyssa sinensis Oliver

凭证标本：恭城调查组 290（IBK）

功效：根，抗癌。

功效来源：《药用植物辞典》

212. 五加科 Araliaceae

楤木属 *Aralia* L.

台湾毛楤木 鸟不企

Aralia decaisneana Hance

凭证标本：李荫昆 403086（IBK）

功效：根，祛风除湿、活血通经、解毒消肿。

功效来源：《广西壮族自治区壮药质量标准 第二卷》（2011年版）

长刺楤木

Aralia spinifolia Merr.

凭证标本：恭城县普查队 450332150819036LY（IBK）

功效：根，祛风除湿、活血止血。

功效来源：《中华本草》

罗伞属 *Brassaiopsis* Decne. et Planch.

罗伞

Brassaiopsis glomerulata (Blume) Regel

凭证标本：恭城县普查队 450332141115065LY（IBK、GXMG、CMMI）

功效：根、树皮或叶，祛风除湿、散瘀止痛。

功效来源：《中华本草》

树参属 *Dendropanax* Decne. et Planch.

大果树参

Dendropanax chevalieri (R.Vig.) Merr.

功效：根皮，祛风除湿、活血散瘀、消肿止痛。

功效来源：《药用植物辞典》

注：恭城端午药市。

挤果树参

Dendropanax confertus H. L. Li

凭证标本：李全来 6–5254（GXMI）

功效：根、树皮，用于风湿痹痛、肾虚腰痛、半身不遂。

功效来源：《广西中药资源名录》

树参 阴阳风

Dendropanax dentigerus (Harms) Merr.

凭证标本：何冀鲤等 5173（IBK）

功效：茎枝，祛风除湿、活血消肿。

功效来源：《广西壮族自治区瑶药材质量标准 第一卷》（2014年版）

变叶树参

Dendropanax proteus (Champ. ex Benth.) Benth.

凭证标本：恭城县普查队 450332151015002LY（IBK、GXMG、CMMI）

功效：根、茎、树皮，祛风除湿、活血消肿。

功效来源：《中华本草》

刺五加属 *Eleutherococcus* Maxim.

细柱五加 五加皮

Eleutherococcus nodiflorus (Dunn) S. Y. Hu

凭证标本：恭城县普查队 450332151016007LY（IBK）

功效：根皮，祛风湿、补肝肾、强筋骨。

功效来源：《中国药典》（2020年版）

白簕 九季风

Eleutherococcus trifoliatus (L.) S. Y. Hu

凭证标本：恭城县普查队 450332141114016LY（IBK、GXMG、CMMI）

功效：根及茎，清热解毒、祛风利湿、舒筋活血。

功效来源：《广西壮族自治区瑶药材质量标准 第一卷》（2014年版）

常春藤属 *Hedera* L.

常春藤 三角风

Hedera sinensis (Tobler) Hand.-Mazz.

凭证标本：恭城县普查队 450332141116003LY（IBK、GXMG、CMMI）

功效：全株，舒筋散风、清热解毒、消肿止痛、强腰膝。

功效来源：《广西壮族自治区瑶药材质量标准 第一卷》（2014年版）

幌伞枫属 *Heteropanax* Seem.

短梗幌伞枫

Heteropanax brevipedicellatus H. L. Li

凭证标本：李荫昆 403017（IBK）

功效：根、树皮，外用治跌打损伤、烧烫伤、痈疮肿痛。

功效来源：《广西中药资源名录》

人参属 *Panax* L.

竹节参

Panax japonicus (T. Nees) C. A. Mey.

凭证标本：恭城调查队 6–5189（IBK）

功效：根状茎，滋补强壮、止血祛痰。

功效来源：《中国药典》（2020年版）

田七 三七

Panax notoginseng (Burkill) F. H. Chen ex C. Chow et W. G. Huang

功效：根和块根，散瘀止血、消肿定痛。

功效来源：《中国药典》（2020年版）

注：民间常见栽培物种。

鹅掌柴属 *Schefflera* J. R. Forst. et G. Forst.

穗序鹅掌柴

Schefflera delavayi (Franch.) Harms

凭证标本：恭城县普查队 450332151014041LY（IBK、GXMG、CMMI）

功效：树皮，用于风湿麻木、关节肿痛、跌打瘀痛、腰膝酸痛、胃痛。叶，用于皮炎、湿疹、风疹。

功效来源：《全国中草药汇编》

鹅掌柴 鸭脚风

Schefflera heptaphylla (L.) Frodin

凭证标本：恭城县普查队 450332141115085LY（IBK、GXMG、CMMI）

功效：根皮、树皮，发汗解表、祛风除湿、舒筋活络、消肿止痛。

功效来源：《广西壮族自治区壮药质量标准 第二卷》（2011年版）

球序鹅掌柴

Schefflera pauciflora R. Vig.

功效：根或树皮，祛风活络、散瘀止痛、消症利水。

功效来源：《中华本草》

注：《广西植物名录》有记载。

通脱木属 *Tetrapanax* (K. Koch) K. Koch

通脱木 鹞鹰风

Tetrapanax papyrifer (Hook.) K. Koch

凭证标本：李荫昆 402880（IBSC）

功效：根和茎枝，清热利水、活血下乳。

功效来源：《广西壮族自治区瑶药材质量标准 第一卷》（2014年版）

213. 伞形科 Apiaceae

莳萝属 *Anethum* L.

莳萝

Anethum graveolens L.

功效：全草，行气利膈、降逆止呕、化痰止咳。

功效来源：《中华本草》

注：民间常见栽培物种。

当归属 *Angelica* L.

紫花前胡 前胡

Angelica decursiva (Miq.) Franch. et Sav.

凭证标本：恭城县普查队 450332150821043LY（IBK）

功效：根，降气化痰、散风清热。

功效来源：《中国药典》（2020年版）

芹属 *Apium* L.

旱芹

Apium graveolens L.

功效：全草，平肝、清热、祛风、利水、止血、解毒。

功效来源：《桂本草 第一卷》（上）

注：民间常见栽培物种。

柴胡属 *Bupleurum* L.

竹叶柴胡

Bupleurum marginatum Wall. ex DC.

凭证标本：恭城县普查队 450332160511014LY（IBK）

功效：全草，疏风退热、疏肝、升阳。

功效来源：《药用植物辞典》

积雪草属 *Centella* L.

积雪草

Centella asiatica (L.) Urb.

功效：全草，清热利湿、解毒消肿。

功效来源：《中国药典》（2020年版）

注：恭城端午药市。

芫荽属 *Coriandrum* L.

芫荽 胡荽

Coriandrum sativum L.

凭证标本：恭城县普查队 450332150412010LY（IBK、CMMI）

功效：全草，发表透疹、消食开胃、止痛解毒。

功效来源：《中华本草》

鸭儿芹属 *Cryptotaenia* DC.

鸭儿芹

Cryptotaenia japonica Hassk.

凭证标本：恭城县普查队 450332150821017LY（IBK、GXMG、CMMI）

功效：茎叶，祛风止咳、活血祛瘀。

功效来源：《中华本草》

茴香属 *Foeniculum* Mill.

茴香 小茴香

Foeniculum vulgare Mill.

功效：果实，散寒止痛、理气和胃。

功效来源：《中国药典》（2020年版）

注：民间常见栽培物种。

天胡荽属 *Hydrocotyle* L.

红马蹄草

Hydrocotyle nepalensis Hook.

凭证标本：恭城县普查队 450332150619050LY（IBK、GXMG、CMMI）

功效：全草，清肺止咳、止血活血。

功效来源：《中华本草》

天胡荽 鹅不食草

Hydrocotyle sibthorpioides Lam. var. *sibthorpioides*

凭证标本：黄增任 49350（GXMI）

功效：全草，清热利尿、解毒消肿、祛痰止咳。

功效来源：《广西壮族自治区壮药质量标准 第一卷》（2008年版）

破铜钱

Hydrocotyle sibthorpioides Lam. var. *batrachaum* (Hance) Hand.-Mazz. ex Shan

功效：全草，清热利湿、解毒消肿。

功效来源：《广西中药材标准 第一册》

注：恭城端午药市。

水芹属 *Oenanthe* L.

水芹

Oenanthe javanica (Blume) DC. subsp. *javanica*

凭证标本：恭城县普查队 4503321510016001LY（IBK、GXMG、CMMI）

功效：根及全草，清热利湿、止血、降血压。

功效来源：《全国中草药汇编》

卵叶水芹

Oenanthe javanica (Blume) DC. subsp. *rosthornii* (Diels) F. T. Pu

凭证标本：恭城县普查队 450332150821030LY（IBK、GXMG、CMMI）

功效：全草，清热、利水、止血。

功效来源：《药用植物辞典》

山芹属 *Ostericum* Hoffm.

香白芷 隔山香

Ostericum citriodorum (Hance) C. Q. Yuan et R. H. Shan

凭证标本：恭城县普查队 450332150614052LY（IBK）

功效：根或全草，疏风清热、祛痰止咳、消肿止痛。

功效来源：《中华本草》

前胡属 *Peucedanum* L.

南岭前胡

Peucedanum longshengense R. H. Shan et M. L. Sheh

凭证标本：恭城县普查队 450332151015053LY（IBK）

功效：根，用于风热咳嗽痰多、咳热喘满、咯痰黄稠。

功效来源：《广西中药资源名录》

茴芹属 *Pimpinella* L.

杏叶茴芹 杏叶防风

Pimpinella candolleana Wight et Arn.

功效：根或全草，温中散寒、行气止痛、解毒消肿。

功效来源：《中华本草》

注：恭城端午药市。

变豆菜属 *Sanicula* L.

变豆菜

Sanicula chinensis Bunge

凭证标本：恭城县普查队 450332150921002LY（IBK、GXMG、CMMI）

功效：全草，解毒、止血。

功效来源：《中华本草》

薄片变豆菜

Sanicula lamelligera Hance

凭证标本：恭城县普查队 450332150401027LY（IBK、GXMG、CMMI）

功效：全草，祛风发表、化痰止咳、活血调经。

功效来源：《中华本草》

野鹅脚板

Sanicula orthacantha S. Moore

凭证标本：恭城县普查队 450332160517009LY（IBK）

功效：全草，清热、解毒。

功效来源：《全国中草药汇编》

窃衣属 *Torilis* Adans.

小窃衣 窃衣

Torilis japonica (Houtt.) DC.

凭证标本：恭城县普查队 450332150616040LY（IBK、GXMG、CMMI）

功效：果实、全草，杀虫止泻、收湿止痒。

功效来源：《中华本草》

窃衣

Torilis scabra (Thunb.) DC.

凭证标本：恭城县普查队 450332150329038LY（IBK、GXMG、CMMI）

功效：果实、全草，杀虫止泻、收湿止痒。

功效来源：《中华本草》

214. 桤叶树科 Clethraceae

山柳属 *Clethra* L.

贵州桤叶树

Clethra kaipoensis H. Lév.

凭证标本：恭城县普查队 450332150617029LY（IBK、GXMG、CMMI）

功效：根、叶，祛风镇痛。

功效来源：《药用植物辞典》

215. 杜鹃花科 Ericaceae

吊钟花属 *Enkianthus* Lour.

灯笼吊钟花

Enkianthus chinensis Franch.

凭证标本：恭城县普查队 450332150617038LY（IBK）

功效：花，清热、止血、调经。

功效来源：《药用植物辞典》

白珠树属 *Gaultheria* Kalm ex L.

滇白珠 下山虎

Gaultheria leucocarpa Blume var. *yunnanensis* (Franch.) T. Z. Hsu et R. C. Fang

凭证标本：恭城县普查队 450332160512020LY（IBK）

功效：全株，祛风除湿、散寒止痛、活血通络、化痰止咳。

功效来源：《广西壮族自治区壮药质量标准 第二卷》（2011年版）

珍珠花属 *Lyonia* Nutt.
珍珠花 南烛
Lyonia ovalifolia (Wall.) Drude
凭证标本：恭城县普查队 450332150617030LY（IBK、GXMG、CMMI）
功效：茎叶、果，活血、祛瘀、止痛。
功效来源：《全国中草药汇编》

马醉木属 *Pieris* D. Don
美丽马醉木
Pieris formosa (Wall.) D. Don
凭证标本：李荫昆 402980（IBK）
功效：鲜叶汁，疗疮、杀虫。全草，消炎止痛、舒筋活络。
功效来源：《药用植物辞典》

杜鹃花属 *Rhododendron* L.
刺毛杜鹃
Rhododendron championiae Hook.
凭证标本：李光照 12173（IBK）
功效：根、茎，祛风解表、活血止痛。
功效来源：《药用植物辞典》

云锦杜鹃
Rhododendron fortunei Lindl.
凭证标本：恭城县普查队 450332150617037LY（IBK、GXMG、CMMI）
功效：花、叶，清热解毒、敛疮。
功效来源：《全国中草药汇编》

西施花 鹿角杜鹃
Rhododendron latoucheae Franch.
功效：花、叶，清热解毒、疏风行气、止咳祛痰、活血化瘀。根，镇痛。
功效来源：《药用植物辞典》
注：《广西植物名录》有记载。

百合花杜鹃
Rhododendron liliiflorum H. Lév.
凭证标本：恭城县普查队 450332151015031LY（IBK）
功效：全株，清热利湿、活血止血。
功效来源：《药用植物辞典》

岭南杜鹃
Rhododendron mariae Hance
凭证标本：李荫昆 402937（IBK）
功效：叶，镇咳、祛痰、平喘。
功效来源：《全国中草药汇编》

亮毛杜鹃 酒瓶花
Rhododendron microphyton Franch.
凭证标本：恭城县普查队 450332150410001LY（IBK）

功效：根，清热解表、利尿。
功效来源：《全国中草药汇编》

羊踯躅 毛老虎、闹羊花、三钱三
Rhododendron molle (Blume) G. Don
功效：花、根，祛风除湿、散瘀定痛。
功效来源：《中国药典》（2020年版）
注：恭城端午药市。

马银花
Rhododendron ovatum (Lindl.) Planch. ex Maxim.
凭证标本：恭城县普查队 450332150330032LY（IBK、GXMG、CMMI）
功效：根，清热利湿。
功效来源：《全国中草药汇编》

杜鹃
Rhododendron simsii Planch.
凭证标本：恭城县普查队 450332150331041LY（IBK、GXMG、CMMI）
功效：根及根状茎，祛风湿、活血去瘀、止血。
功效来源：《广西中药材标准 第一册》

长蕊杜鹃
Rhododendron stamineum Franch.
凭证标本：恭城县普查队 450332150331014LY（IBK）
功效：根、枝、叶、花，用于狂犬病。
功效来源：《药用植物辞典》

216. 乌饭树科 Vacciniaceae
越桔属 *Vaccinium* L.
南烛 南烛根
Vaccinium bracteatum Thunb.
凭证标本：恭城县普查队 450332150614010LY（IBK、GXMG、CMMI）
功效：根，散瘀、止痛。
功效来源：《中华本草》

黄背越桔
Vaccinium iteophyllum Hance
凭证标本：恭城县普查队 450332150615024LY（IBK、GXMG、CMMI）
功效：全株，祛风除湿、利尿消肿、舒筋活络、散炎止痛。
功效来源：《药用植物辞典》

广西越桔
Vaccinium sinicum Sleumer
凭证标本：恭城县普查队 450332151015012LY（IBK）
功效：果实，强筋益气。
功效来源：民间用药

221. 柿科 Ebenaceae

柿属 *Diospyros* L.

乌材

Diospyros eriantha Champ. ex Benth.

凭证标本：恭城县普查队 450332150619029LY（IBK、GXMG、CMMI）

功效：叶，外敷治创伤。

功效来源：《药用植物辞典》

山柿

Diospyros japonica Sieb. et Zucc.

凭证标本：恭城县普查队 450332150820030LY（IBK）

功效：树皮提取物，抑制艾氏腹水癌生长。叶提取物，抗炎、解热、镇痛、解痉和中枢抑制作用。

功效来源：《药用植物辞典》

柿

Diospyros kaki Thunb. var. *kaki*

功效：宿萼，降逆止呃。叶，止咳定喘、生津止渴、活血止血。

功效来源：《中国药典》（2020年版）

注：民间常见栽培物种。

野柿

Diospyros kaki Thunb. var. *silvestris* Makino

凭证标本：恭城县普查队 450332150415010LY（IBK、GXMG、CMMI）

功效：果实，润肺止咳、生津、润肠。

功效来源：《药用植物辞典》

君迁子

Diospyros lotus L.

凭证标本：恭城县普查队 450332151014005LY（IBK、GXMG、CMMI）

功效：果实，止渴、除痰。

功效来源：《全国中草药汇编》

罗浮柿

Diospyros morrisiana Hance

凭证标本：许家强 67（IBK）

功效：叶、茎皮，解毒消炎、收敛止泻。

功效来源：《中华本草》

油柿

Diospyros oleifera Cheng

凭证标本：恭城县普查队 450332150411031LY（IBK、GXMG、CMMI）

功效：果实，清热、润肺。

功效来源：《药用植物辞典》

223. 紫金牛科 Myrsinaceae

紫金牛属 *Ardisia* Sw.

少年红

Ardisia alyxiaefolia Tsiang ex C. Chen

凭证标本：恭城组 6090176（IBK）

功效：全株，止咳平喘、活血化瘀。

功效来源：《中华本草》

九管血 血党

Ardisia brevicaulis Diels

凭证标本：恭城县普查队 450332141116049LY（IBK、GXMG、CMMI）

功效：全株，祛风湿、活血调经、消肿止痛。

功效来源：《广西壮族自治区壮药质量标准 第二卷》（2011年版）

小紫金牛

Ardisia chinensis Benth.

凭证标本：恭城县普查队 450332141115004LY（IBK、GXMG、CMMI）

功效：全株，活血止血、散瘀止痛、清热利湿。

功效来源：《中华本草》

朱砂根

Ardisia crenata Sims

凭证标本：恭城县普查队 450332141114015LY（IBK、GXMG、CMMI）

功效：根，行血祛风、解毒消肿。

功效来源：《中国药典》（2020年版）

百两金 竹叶风

Ardisia crispa (Thunb.) A. DC

功效：根及根状茎，清热利咽、祛痰利湿、活血解毒。

功效来源：《广西壮族自治区瑶药材质量标准 第一卷》（2014年版）

注：恭城端午药市。

剑叶紫金牛

Ardisia ensifolia E. Walker

凭证标本：恭城县普查队 450332150410036LY（IBK、CMMI）

功效：全株，镇咳祛痰、活血、利尿、解毒。

功效来源：《药用植物辞典》

走马胎 血风

Ardisia gigantifolia Stapf

功效：根及根状茎，祛风湿、壮筋骨、活血祛瘀。

功效来源：《广西壮族自治区壮药质量标准 第一卷》（2008年版）

注：恭城端午药市。

郎伞树 凉伞盖珍珠

Ardisia hanceana Mez

凭证标本：恭城县普查队 450332150615047LY（IBK）

功效：根，活血止痛。

功效来源：《中华本草》

紫金牛 矮地茶、不出林

Ardisia japonica (Thunb.) Blume

凭证标本：恭城县普查队 450332141116065LY（IBK）

功效：全株，化痰止咳、清利湿热、活血化瘀。

功效来源：《中国药典》（2020年版）

虎舌红 红毛走马胎

Ardisia mamillata Hance

凭证标本：恭城县普查队 450332141116052LY（IBK、GXMG、CMMI）

功效：全株，散瘀止血、清热利湿、去腐生肌。

功效来源：《中华本草》

莲座紫金牛 铺地罗伞

Ardisia primulifolia Gardner et Champ.

凭证标本：黄桂等 6090177（IBK）

功效：全株，祛风通络、散瘀止血、解毒消痈。

功效来源：《中华本草》

九节龙

Ardisia pusilla A. DC.

凭证标本：恭城县普查队 450332150414042LY（IBK）

功效：全株或叶，清热利湿、活血消肿。

功效来源：《中华本草》

罗伞树 大罗伞树

Ardisia quinquegona Blume

凭证标本：恭城县普查队 450332141115115LY（IBK、GXMG、CMMI）

功效：地上部分，止咳化痰、祛风解毒、活血止痛。

功效来源：《广西壮族自治区壮药质量标准 第三卷》（2018年版）

南方紫金牛

Ardisia thyrsiflora D. Don

凭证标本：恭城县普查队 450332150615040LY（IBK）

功效：嫩叶，清热解毒、止渴。

功效来源：《药用植物辞典》

酸藤子属 *Embelia* Burm. f.

酸藤子 酸吉风

Embelia laeta (L.) Mez

凭证标本：恭城县普查队 450332141115100LY（IBK）

功效：根，清热解毒、散瘀止血。

功效来源：《广西壮族自治区瑶药材质量标准 第一卷》（2014年版）

当归藤

Embelia parviflora Wall. ex A. DC.

凭证标本：恭城县普查队 450332160514006LY（IBK）

功效：地上部分，补血调经、强腰膝。

功效来源：《广西壮族自治区壮药质量标准 第一卷》（2008年版）

网脉酸藤子

Embelia rudis Hand.-Mazz.

凭证标本：恭城县普查队 450332141116013LY（IBK、GXMG、CMMI）

功效：根、茎，活血通经。

功效来源：《中华本草》

平叶酸藤子

Embelia undulata (Wall.) Mez

凭证标本：李荫昆 403101（IBK）

功效：全株，利湿散瘀。

功效来源：文献

杜茎山属 *Maesa* Forssk.

杜茎山

Maesa japonica (Thunb.) Moritzi et Zoll.

凭证标本：恭城县普查队 450332150410004LY（IBK、GXMG、CMMI）

功效：根、茎叶，祛风邪、解疫毒、消肿胀。

功效来源：《中华本草》

金珠柳

Maesa montana A. DC.

凭证标本：恭城县普查队 450332141115093LY（IBK、GXMG、CMMI）

功效：叶、根，清湿热。

功效来源：《中华本草》

鲫鱼胆

Maesa perlarius (Lour.) Merr.

凭证标本：恭城县普查队 450332150411057LY（IBK、GXMG、CMMI）

功效：全株，接骨消肿、生肌祛腐。

功效来源：《全国中草药汇编》

铁仔属 *Myrsine* L.

密花树

Myrsine seguinii H. Lév.

凭证标本：李荫昆 402820（IBK）

功效：根皮、叶，清热解毒、凉血、祛湿。

功效来源：《药用植物辞典》

224. 安息香科 Styracaceae

赤杨叶属 *Alniphyllum* Matsum.

赤杨叶 豆渣树
Alniphyllum fortunei (Hemsl.) Makino
凭证标本：何冀鲠等 s.n.（IBK）
功效：根、叶，祛风除湿、利水消肿。
功效来源：《中华本草》

安息香属 *Styrax* L.
赛山梅
Styrax confusus Hemsl.
凭证标本：恭城县普查队 450332151014002LY（IBK、GXMG、CMMI）
功效：果实，清热解毒、消痈散结。全株，止泻、止痒。
功效来源：《药用植物辞典》

白花龙
Styrax faberi Perkins
凭证标本：恭城县普查队 450332150331064LY（IBK、GXMG、CMMI）
功效：全株，止泻、止痒。叶，止血、生肌、消肿。
功效来源：《药用植物辞典》

栓叶安息香 红皮
Styrax suberifolius Hook. et Arn.
凭证标本：何冀鲠等 5175（IBK）
功效：叶、根，祛风湿、理气止痛。
功效来源：《中华本草》

225. 山矾科 Symplocaceae
山矾属 *Symplocos* Jacq.
越南山矾
Symplocos cochinchinensis (Lour.) S. Moore
凭证标本：恭城调查组 275（IBK）
功效：根，用于咳嗽、腹痛、泄泻。
功效来源：《广西中药资源名录》

光叶山矾 刀灰树
Symplocos lancifolia Sieb. et Zucc.
凭证标本：恭城调查组 151（IBK）
功效：全株，和肝健脾、止血生肌。
功效来源：《全国中草药汇编》

白檀 华山矾
Symplocos paniculata (Thunb.) Miq.
凭证标本：恭城县普查队 450332150614028LY（IBK、GXMG、CMMI）
功效：枝叶，清热解毒、化痰截疟、通络止痛。
功效来源：《广西壮族自治区壮药质量标准 第三卷》（2018年版）

南岭山矾
Symplocos pendula Wight var. *hirtistylis* (C. B. Clarke) Noot.
凭证标本：恭城县普查队 450332151016021LY（IBK）
功效：叶，清热利湿、理气化痰。
功效来源：《药用植物辞典》

山矾
Symplocos sumuntia Buch.-Ham. ex D. Don
凭证标本：恭城县普查队 450332150617016LY（IBK）
功效：花，化痰解郁、生津止渴。根，清热利湿、凉血止血、祛风止痛。叶，清热解毒、收敛止血。
功效来源：《中华本草》

微毛山矾
Symplocos wikstroemiifolia Hayata
凭证标本：李荫昆 403070（IBSC）
功效：根、叶，解表祛湿、解毒、除烦止血。
功效来源：《药用植物辞典》

228. 马钱科 Loganiaceae
醉鱼草属 *Buddleja* L.
白背枫 白鱼尾
Buddleja asiatica Lour.
凭证标本：恭城县普查队 450332141118007LY（IBK、GXMG、CMMI）
功效：全株，祛风利湿、行气活血。
功效来源：《中华本草》

大叶醉鱼草 酒药花
Buddleja davidii Franch.
凭证标本：李荫昆 402627（IBSC）
功效：枝叶，祛风散寒、活血止痛、解毒杀虫。
功效来源：《中华本草》

醉鱼草
Buddleja lindleyana Fortune
凭证标本：恭城县普查队 450332141114022LY（IBK）
功效：茎叶，祛风湿、壮筋骨、活血祛瘀。
功效来源：《中华本草》

钩吻属 *Gelsemium* Juss.
钩吻 断肠草
Gelsemium elegans (Gardn. et Champ.) Benth.
凭证标本：恭城县普查队 450332141115030LY（IBK、GXMG、CMMI）
功效：根和茎，祛风、攻毒、止痛。
功效来源：《广西壮族自治区壮药质量标准 第一卷》（2008年版）

229. 木犀科 Oleaceae

梣属 *Fraxinus* L.

苦枥木
Fraxinus insularis Hemsl.
凭证标本：恭城县普查队 450332171022003LY（IBK、GXMG、CMMI）
功效：枝叶，外用治风湿痹痛。
功效来源：《广西中药资源名录》

素馨属 *Jasminum* L.

白萼素馨
Jasminum albicalyx Kobuski
凭证标本：恭城县普查队 450332150411027LY（IBK、GXMG、CMMI）
功效：根，驱虫。叶、全株，生肌。
功效来源：《药用植物辞典》

扭肚藤
Jasminum elongatum (Bergius) Willd.
凭证标本：恭城县普查队 450332150330005LY（IBK、GXMG、CMMI）
功效：枝叶，清热利湿、解毒、消滞。
功效来源：《中华本草》

清香藤 破骨风
Jasminum lanceolaria Roxb.
功效：全株，活血破瘀、理气止痛。
功效来源：《广西壮族自治区瑶药材质量标准　第一卷》（2014年版）
注：恭城端午药市。

小萼素馨
Jasminum microcalyx Hance
凭证标本：恭城县普查队 450332150615003LY（IBK）
功效：茎、叶、花，清湿热、拔脓生肌。
功效来源：文献

茉莉花
Jasminum sambac (L.) Aiton
功效：花蕾及初开的花，理气止痛、辟秽开郁。
功效来源：《广西壮族自治区壮药质量标准　第二卷》（2011年版）
注：民间常见栽培物种。

华素馨 华清香藤
Jasminum sinense Hemsl.
凭证标本：恭城县普查队 450332150411052LY（IBK、GXMG、CMMI）
功效：全株，清热解毒。
功效来源：《中华本草》

川素馨
Jasminum urophyllum Hemsl.
凭证标本：恭城县普查队 450332151015037LY（IBK、GXMG、CMMI）
功效：全株，祛风除湿。
功效来源：《中华本草》

女贞属 *Ligustrum* L.

日本女贞 苦茶叶
Ligustrum japonicum Thunb.
凭证标本：恭城县普查队 450332151014008LY（IBK、GXMG、CMMI）
功效：叶，清肝火、解热毒。
功效来源：《中华本草》

女贞 女贞子
Ligustrum lucidum W. T. Aiton
凭证标本：恭城县普查队 450332150908003LY（IBK、GXMG、CMMI）
功效：果实，滋补肝肾、明目乌发。
功效来源：《中国药典》（2020年版）

小蜡
Ligustrum sinense Lour. var. *sinense*
凭证标本：恭城县普查队 450332141114024LY（IBK、GXMG、CMMI）
功效：叶，清热利湿、解毒消肿。
功效来源：《广西壮族自治区壮药质量标准　第二卷》（2011年版）

光萼小蜡 毛女贞
Ligustrum sinense Lour. var. *myrianthum* (Diels) Hoefker
凭证标本：恭城县普查队 450332150411050LY（IBK、GXMG、CMMI）
功效：枝、叶，泻火解毒。
功效来源：《中华本草》

木犀属 *Osmanthus* Lour.

桂花
Osmanthus fragrans (Thunb.) Lour.
凭证标本：李荫昆 403064（IBK）
功效：花，散寒破结、化痰止咳。果，暖胃、平肝、散寒。根，祛风湿、散寒。
功效来源：《全国中草药汇编》

厚边木犀
Osmanthus marginatus (Champ. ex Benth.) Hemsl.
凭证标本：恭城调查组 28（IBK）
功效：花，提神、醒脑。
功效来源：《药用植物辞典》

230. 夹竹桃科 Apocynaceae

黄蝉属 *Allamanda* L.
黄蝉

Allamanda schottii Pohl

功效：全株，外用于杀虫、灭孑孓。

功效来源：《药用植物辞典》

注：民间常见栽培物种。

链珠藤属 *Alyxia* Banks ex R. Br.
筋藤 透骨香

Alyxia levinei Merr.

凭证标本：恭城县普查队 450332141115001LY（IBK、GXMG、CMMI）

功效：藤茎，祛风除湿、活血止痛。

功效来源：《广西壮族自治区壮药质量标准 第三卷》（2018年版）

长春花属 *Catharanthus* G. Don
长春花

Catharanthus roseus (L.) G. Don

功效：全草，抗癌、降血压。

功效来源：《全国中草药汇编》

注：民间常见栽培物种。

腰骨藤属 *Ichnocarpus* R. Br.
腰骨藤

Ichnocarpus frutescens (L.) W. T. Aiton

凭证标本：恭城县普查队 450332150820029LY（IBK、GXMG、CMMI）

功效：种子，祛风除湿、通络止痛。

功效来源：《中华本草》

夹竹桃属 *Nerium* L.
夹竹桃

Nerium oleander L.

功效：叶，强心利尿、祛痰杀虫。

功效来源：《全国中草药汇编》

注：民间常见栽培物种。

萝芙木属 *Rauvolfia* L.
萝芙木

Rauvolfia verticillata (Lour.) Baill.

功效：根和茎，清热、降压、宁神。

功效来源：《广西壮族自治区壮药质量标准 第一卷》（2008年版）

注：《广西植物名录》有记载。

羊角拗属 *Strophanthus* DC.
羊角拗 羊角风

Strophanthus divaricatus (Lour.) Hook. et Arn.

凭证标本：恭城县普查队 450332141116079LY（IBK、GXMG、CMMI）

功效：全株，祛风湿、通经络、杀虫。

功效来源：《广西壮族自治区瑶药材质量标准 第一卷》（2014年版）

络石属 *Trachelospermum* Lem.
紫花络石

Trachelospermum axillare Hook. f.

凭证标本：恭城县普查队 450332141115012LY（IBK、GXMG、CMMI）

功效：全株，解表发汗、通经活络、止痛。

功效来源：《全国中草药汇编》

短柱络石

Trachelospermum brevistylum Hand.-Mazz.

凭证标本：恭城县普查队 450332150411054LY（IBK、GXMG、CMMI）

功效：茎，用于风湿痹痛。

功效来源：《广西中药资源名录》

络石

Trachelospermum jasminoides (Lindl.) Lem.

凭证标本：恭城县普查队 450332141114065LY（IBK、GXMG、CMMI）

功效：带叶藤茎，凉血消肿、祛风通络。

功效来源：《中国药典》（2020年版）

水壶藤属 *Urceola* Roxb.
毛杜仲藤 红九牛

Urceola huaitingii (Chun et Tsiang) D. J. Middleton

凭证标本：恭城县普查队 450332141116002LY（IBK、GXMG、CMMI）

功效：树皮，祛风活络、壮腰膝、强筋骨、消肿。

功效来源：《广西中药材标准 第一册》

杜仲藤 红九牛

Urceola micrantha (Wall. ex G. Don) D. J. Middleton

功效：树皮，祛风活络、壮腰膝、强筋骨、消肿。

功效来源：《广西中药材标准 第一册》

注：恭城端午药市。

231. 萝藦科 Asclepiadaceae

鹅绒藤属 *Cynanchum* L.
白薇

Cynanchum atratum Bunge

凭证标本：恭城县普查队 450332150409009LY（IBK、GXMG、CMMI）

功效：根及根状茎，清热凉血、利尿通淋、解毒疗疮。

功效来源：《中国药典》（2020年版）

刺瓜

Cynanchum corymbosum Wight

凭证标本：恭城县普查队 450332141116076LY（IBK、GXMG、CMMI）

功效：全草，益气、催乳、解毒。

功效来源：《全国中草药汇编》

徐长卿 了刁竹

Cynanchum paniculatum (Bunge) Kitag.

功效：根，祛风、化湿、止痛、止痒。

功效来源：《中国药典》（2020年版）

注：民间常见栽培物种。

柳叶白前 白前

Cynanchum stauntonii (Decne.) Schltr. ex H. Lév.

凭证标本：恭城县普查队 450332150630002LY（IBK、GXMG、CMMI）

功效：根状茎及根，降气、消痰、止咳。

功效来源：《中国药典》（2020年版）

眼树莲属 *Dischidia* R. Br.

眼树莲 石瓜子

Dischidia chinensis Champ. ex Benth.

功效：全草，清肺热、化痰、凉血解毒。

功效来源：《全国中草药汇编》

注：恭城端午药市。

球兰属 *Hoya* R. Br.

球兰 大白背风

Hoya carnosa (L. f.) R. Br.

功效：地上部分，清热解毒、消肿止痛。

功效来源：《广西壮族自治区瑶药材质量标准 第一卷》（2014年版）

注：恭城端午药市。

牛奶菜属 *Marsdenia* R. Br.

蓝叶藤

Marsdenia tinctoria R. Br.

凭证标本：恭城县普查队 450332171024002LY（IBK、GXMG、CMMI）

功效：果，祛风除湿、化瘀散结。

功效来源：《中华本草》

鲫鱼藤属 *Secamone* R. Br.

鲫鱼藤

Secamone elliptica R. Br.

凭证标本：恭城县普查队 450332141114061LY（IBK、GXMG、CMMI）

功效：根，用于乳汁不足、风湿骨痛、跌打损伤。

功效来源：《广西药用植物名录》

吊山桃

Secamone sinica Hand.-Mazz.

凭证标本：恭城县普查队 450332150618005LY（IBK、GXMG、CMMI）

功效：叶，强筋壮骨、补精催奶。

功效来源：《全国中草药汇编》

娃儿藤属 *Tylophora* R. Br.

多花娃儿藤 双飞蝴蝶

Tylophora floribunda Miq.

凭证标本：恭城县普查队 450332150614004LY（IBK、GXMG、CMMI）

功效：根，祛风化痰、通经散瘀。

功效来源：《全国中草药汇编》

娃儿藤

Tylophora ovata (Lindl.) Hook. ex Steud.

凭证标本：恭城组 6090072（IBK）

功效：根，祛风化痰、解毒散瘀。

功效来源：《中药大辞典》

232. 茜草科 Rubiaceae

水团花属 *Adina* Salisb.

水团花

Adina pilulifera (Lam.) Franch. ex Drake

凭证标本：恭城县普查队 450332150614027LY（IBK、GXMG、CMMI）

功效：根、枝叶、花果，清热利湿、解毒消肿。

功效来源：《中华本草》

细叶水团花 水杨梅

Adina rubella Hance

凭证标本：恭城县普查队 450332141114027LY（IBK）

功效：带花的果序，清热利湿、解毒消肿。

功效来源：《广西壮族自治区壮药质量标准 第三卷》（2018年版）

茜树属 *Aidia* Lour.

香楠

Aidia canthioides (Champ. ex Benth.) Masam.

凭证标本：恭城县普查队 450332141116035LY（IBK）

功效：根，用于胃痛、风湿骨痛、跌打损伤。

功效来源：《广西中药资源名录》

茜树

Aidia cochinchinensis Lour.

凭证标本：恭城县普查队 450332141115105LY（IBK）

功效：根，清热利湿、润肺止咳。全株，清热解毒、利湿消肿、润肺止咳。

功效来源：《药用植物辞典》

丰花草属 *Borreria* G. Mey.

阔叶丰花草

Borreria latifolia (Aubl.) K. Schum.

凭证标本：恭城县普查队450332141115035LY（IBK）

功效：全草，用于疟疾发热。

功效来源：《药用植物辞典》

鱼骨木属 *Canthium* Lam.

鱼骨木

Canthium dicoccum (Gaertn.) Merr.

凭证标本：恭城县普查队450332141118019LY（IBK、GXMG、CMMI）

功效：树皮，解热。

功效来源：《广西药用植物名录》

风箱树属 *Cephalanthus* L.

风箱树 水浸风

Cephalanthus tetrandrus (Roxb.) Ridsdale et Bakh. f.

功效：根和藤茎，清热利湿、散瘀消肿。

功效来源：《广西壮族自治区瑶药材质量标准　第一卷》（2014年版）

注：恭城端午药市。

流苏子属 *Coptosapelta* Korth.

流苏子

Coptosapelta diffusa (Champ. ex Benth.) Steenis

凭证标本：恭城县普查队450332171020009LY（IBK、GXMG、CMMI）

功效：根，祛风除湿、止痒。

功效来源：《中华本草》

虎刺属 *Damnacanthus* Gaertn. f.

短刺虎刺 串连珠

Damnacanthus giganteus (Makino) Nakai

凭证标本：黄桂6-5177（GXMI）

功效：根，养血、止血、除湿、舒筋。

功效来源：《中华本草》

虎刺 绣花针

Damnacanthus indicus C. F. Gaertn.

凭证标本：黄福秀6-5079（IBK）

功效：全株，益气补血、收敛止血。

功效来源：《中华本草》

狗骨柴属 *Diplospora* DC.

狗骨柴

Diplospora dubia (Lindl.) Masam.

凭证标本：恭城调查组268（IBK）

功效：根，消肿散结、解毒排脓。

功效来源：《药用植物辞典》

毛狗骨柴

Diplospora fruticosa Hemsl.

凭证标本：李阴昆403109（IBSC）

功效：根，益气养血、收敛止血。

功效来源：《药用植物辞典》

拉拉藤属 *Galium* L.

拉拉藤

Galium aparine L. var. *echinospermum* (Wallr.) Farw.

凭证标本：恭城县普查队450332150329007LY（IBK、GXMG、CMMI）

功效：全草，清热解毒、消肿止痛、散瘀止血、利尿通淋。

功效来源：《药用植物辞典》

四叶葎

Galium bungei Steud.

凭证标本：恭城县普查队450332150411009LY（IBK、GXMG、CMMI）

功效：全草，清热解毒、利尿、止血、消食。

功效来源：《全国中草药汇编》

栀子属 *Gardenia* J. Ellis

栀子

Gardenia jasminoides J. Ellis

凭证标本：恭城县普查队450332141115029LY（IBK）

功效：成熟果实，泻火除烦、清热利湿、凉血解毒、消肿止痛。

功效来源：《中国药典》（2020年版）

耳草属 *Hedyotis* L.

纤花耳草

Hedyotis angustifolia Cham. et Schltdl.

凭证标本：恭城县普查队450332150614053LY（IBK、GXMG、CMMI）

功效：全草，清热解毒、消肿止痛。

功效来源：《全国中草药汇编》

剑叶耳草 观音茶

Hedyotis caudatifolia Merr. et F. P. Metcalf

凭证标本：恭城县普查队450332150331029LY（IBK、GXMG、CMMI）

功效：全草，润肺止咳、消积、止血。

功效来源：《全国中草药汇编》

拟金草

Hedyotis consanguinea Hance

凭证标本：李荫昆402893（IBSC）

功效：全草，疏风退热、润肺止咳、消积、止血、止泻，外用于跌打肿痛、外伤出血。

功效来源：《药用植物辞典》

伞房花耳草 水线草

Hedyotis corymbosa (L.) Lam.

凭证标本：恭城县普查队 450332151021003LY（IBK、GXMG、CMMI）

功效：全草，清热解毒、利尿消肿、活血止痛。

功效来源：《中药大辞典》

白花蛇舌草

Hedyotis diffusa Willd.

凭证标本：恭城县普查队 450332151021013LY（IBK）

功效：全草，清热解毒、利湿消肿。

功效来源：《广西壮族自治区壮药质量标准　第一卷》（2008年版）

牛白藤

Hedyotis hedyotidea (DC.) Merr.

凭证标本：恭城县普查队 450332141115040LY（IBK、GXMG、CMMI）

功效：全草，消肿止血、祛风活络。

功效来源：《广西壮族自治区壮药质量标准　第一卷》（2008年版）

粗毛耳草 卷毛耳草

Hedyotis mellii Tutcher

凭证标本：恭城组 6090051（IBK）

功效：全草及根，祛风、清热、消食、止血、解毒。

功效来源：《全国中草药汇编》

粗叶木属 *Lasianthus* Jack

日本粗叶木

Lasianthus japonicus Miq.

凭证标本：恭城县普查队 450332150331001LY（IBK）

功效：全株，抗炎、抗菌。

功效来源：文献

巴戟天属 *Morinda* L.

羊角藤

Morinda umbellata L. subsp. *obovata* Y. Z. Ruan

凭证标本：恭城县普查队 450332141115079LY（IBK、GXMG、CMMI）

功效：根及全株，止痛止血、祛风除湿。

功效来源：《全国中草药汇编》

玉叶金花属 *Mussaenda* L.

展枝玉叶金花

Mussaenda divaricata Hutch.

凭证标本：恭城县普查队 450332150619054LY（IBK）

功效：根，解热抗疟。

功效来源：《中华本草》

楠藤

Mussaenda erosa Champ. ex Benth.

凭证标本：恭城县普查队 450332150822003LY（IBK、GXMG、CMMI）

功效：茎叶，清热解毒。

功效来源：《中华本草》

大叶玉叶金花

Mussaenda macrophylla Wall.

凭证标本：何冀鲤等 5043（IBK）

功效：叶，敷黄水疮、皮肤溃疡处。

功效来源：《药用植物辞典》

玉叶金花 白纸扇

Mussaenda pubescens W. T. Aiton

凭证标本：恭城县普查队 450332141114017LY（IBK、GXMG、CMMI）

功效：茎和根，清热利湿、解毒消肿。

功效来源：《广西壮族自治区壮药质量标准　第一卷》（2008年版）

密脉木属 *Myrioneuron* R. Br. ex Hook.

密脉木

Myrioneuron faberi Hemsl.

凭证标本：恭城县普查队 450332141115057LY（IBK、GXMG、CMMI）

功效：全株，用于跌打损伤。

功效来源：《药用植物辞典》

蛇根草属 *Ophiorrhiza* L.

广州蛇根草

Ophiorrhiza cantoniensis Hance

凭证标本：恭城县普查队 450332150402013LY（IBK、GXMG、CMMI）

功效：根状茎，清热止咳、镇静安神、消肿止痛。

功效来源：《中华本草》

日本蛇根草

Ophiorrhiza japonica Blume

凭证标本：恭城县普查队 450332141116051LY（IBK、GXMG、CMMI）

功效：全草，止渴祛痰、活血调经。

功效来源：《全国中草药汇编》

鸡矢藤属 *Paederia* L.

白毛鸡矢藤

Paederia pertomentosa Merr. ex H. L. Li

凭证标本：恭城县普查队 450332150617042LY（IBK、GXMG、CMMI）

功效：根、叶，平肝息风、健脾消食、壮肾固涩、祛风湿。

功效来源：《药用植物辞典》

鸡矢藤

Paederia scandens (Lour.) Merr. var. *scandens*

凭证标本：恭城县普查队 450332141114070LY（IBK、GXMG、CMMI）

功效：根或全草，祛风利湿、消食化积、止咳、止痛。

功效来源：《广西壮族自治区壮药质量标准 第一卷》（2008年版）

毛鸡矢藤

Paederia scandens (Lour.) Merr. var. *tomentosa* (Blume) Hand.-Mazz.

凭证标本：恭城县普查队 450332150616020LY（IBK、GXMG、CMMI）

功效：根或全草，祛风利湿、消食化积、止咳、止痛。

功效来源：《全国中草药汇编》

大沙叶属 *Pavetta* L.
香港大沙叶 大沙叶

Pavetta hongkongensis Bremek.

凭证标本：恭城县普查队 450332150330001LY（IBK、GXMG、CMMI）

功效：全株，清热解暑、活血祛瘀。

功效来源：《全国中草药汇编》

九节属 *Psychotria* L.
假九节

Psychotria tutcheri Dunn

凭证标本：恭城县普查队 450332141115048LY（IBK、GXMG、CMMI）

功效：全株，消肿、止痛、祛风。

功效来源：《广西药用植物名录》

茜草属 *Rubia* L.
金剑草

Rubia alata Roxb.

凭证标本：李荫昆 402904（IBK）

功效：根及根状茎，用于月经不调、风湿痹痛。

功效来源：《广西中药资源名录》

东南茜草

Rubia argyi (H. Lév. et Vant) Hara ex Lauener

凭证标本：恭城县普查队 450332150824007LY（IBK、GXMG、CMMI）

功效：根及根状茎，用于吐血、鼻出血、崩漏下血、外伤出血、经闭瘀阻、关节痹痛、跌打肿痛。

功效来源：《广西中药资源名录》

茜草

Rubia cordifolia L.

凭证标本：赵文明 6090143（IBK）

功效：根和根状茎，凉血、祛瘀、止血、通经。

功效来源：《中国药典》（2020年版）

白马骨属 *Serissa* Comm. ex Juss.
六月雪

Serissa japonica (Thunb.) Thunb.

功效：全株，祛风、利湿、清热、解毒。

功效来源：《中华本草》

注：民间常见栽培物种。

白马骨 急惊风

Serissa serissoides (DC.) Druce

凭证标本：恭城调查组 240（IBK）

功效：全草，祛风利湿、清热解毒。

功效来源：《全国中草药汇编》

乌口树属 *Tarenna* Gaertn.
白皮乌口树

Tarenna depauperata Hutch.

凭证标本：恭城县普查队 450332141115006LY（IBK、GXMG、CMMI）

功效：叶，用于痈疽溃疡。

功效来源：《广西药用植物名录》

钩藤属 *Uncaria* Schreb.
毛钩藤

Uncaria hirsuta Havil.

凭证标本：恭城县普查队 450332150619039LY（IBK、GXMG、CMMI）

功效：带钩茎枝，清热平肝、息风定惊。

功效来源：《中国药典》（2020年版）

钩藤

Uncaria rhynchophylla (Miq.) Miq. ex Havil.

凭证标本：恭城县普查队 450332150331009LY（IBK）

功效：带钩茎枝，清热平肝、息风定惊。

功效来源：《中国药典》（2020年版）

水锦树属 *Wendlandia* Bartl. ex DC.
水锦树

Wendlandia uvariifolia Hance

功效：根、叶，祛风除湿、散瘀消肿、止血生肌。

功效来源：《全国中草药汇编》

注：《广西植物名录》有记载。

233. 忍冬科 Caprifoliaceae
忍冬属 *Lonicera* L.
华南忍冬 山银花

Lonicera confusa (Sweet) DC.

凭证标本：恭城县普查队 450332150331059LY（IBK、GXMG、CMMI）

功效：花蕾、嫩枝，清热解毒、凉散风热。

功效来源：《中国药典》（2020年版）

菰腺忍冬 山银花

Lonicera hypoglauca Miq.

凭证标本：恭城县普查队 450332171020003LY（IBK、GXMG、CMMI）

功效：花蕾或带初开的花，清热解毒、疏散风热。

功效来源：《中国药典》（2020年版）

灰毡毛忍冬 山银花

Lonicera macranthoides Hand.-Mazz.

凭证标本：恭城县普查队 450332141116047LY（IBK、GXMG、CMMI）

功效：花蕾或带初开的花，清热解毒、疏散风热。

功效来源：《中国药典》（2020年版）

短柄忍冬

Lonicera pampaninii H. Lév.

凭证标本：张优道等 6090381（IBK）

功效：花蕾，清热解毒、舒筋通络、凉血止血、止痢、截疟。

功效来源：《药用植物辞典》

皱叶忍冬

Lonicera rhytidophylla Hand.-Mazz.

凭证标本：恭城县普查队 450332141118003LY（IBK、GXMG、CMMI）

功效：花蕾，清热解毒、凉血、止痢。

功效来源：《药用植物辞典》

接骨木属 *Sambucus* L.

接骨草 黑节风

Sambucus javanica Reinw. ex Blume

凭证标本：恭城县普查队 450332150615042LY（IBK、GXMG、CMMI）

功效：全株，活血消肿、祛风除湿。

功效来源：《广西壮族自治区壮药质量标准 第一卷》（2008年版）

接骨木

Sambucus williamsii Hance

功效：茎枝或全株，祛风、利湿、活血、止痛、接骨续筋。

功效来源：《药用植物辞典》

注：恭城端午药市。

荚蒾属 *Viburnum* L.

水红木

Viburnum cylindricum Buch.-Ham. ex D. Don

凭证标本：恭城调查组 74（IBK）

功效：根、叶及花，清热解毒。

功效来源：《全国中草药汇编》

南方荚蒾 满山红

Viburnum fordiae Hance

凭证标本：恭城县普查队 450332150410017LY（IBK、GXMG、CMMI）

功效：根，祛风清热、散瘀活血。

功效来源：《广西壮族自治区壮药质量标准 第二卷》（2011年版）

巴东荚蒾

Viburnum henryi Hemsl.

凭证标本：恭城县普查队 450332150331017LY（IBK）

功效：根，清热解毒。

功效来源：《药用植物辞典》

珊瑚树

Viburnum odoratissimum Ker-Gawl.

凭证标本：恭城县普查队 450332150822024LY（IBK、GXMG、CMMI）

功效：叶、树皮及根，祛风除湿、通经活络。

功效来源：《中华本草》

常绿荚蒾

Viburnum sempervirens K. Koch

功效：叶，活血散瘀、续伤止痛。

功效来源：《中华本草》

注：恭城端午药市。

台东荚蒾 对叶油麻根

Viburnum taitoense Hayata

凭证标本：恭城县普查队 450332150329035LY（IBK、GXMG、CMMI）

功效：茎、叶，散瘀止痛、通便。

功效来源：《中华本草》

三脉叶荚蒾

Viburnum triplinerve Hand.-Mazz.

凭证标本：恭城县普查队 450332160511007LY（IBK、GXMG、CMMI）

功效：全株，止血、消肿止痛、接骨续筋。

功效来源：《药用植物辞典》

锦带花属 *Weigela* Thunb.

日本锦带花 水马桑

Weigela japonica Thunb. var. *sinica* (Rehder) Bailey

凭证标本：恭城县普查队 450332150820009LY（IBK、GXMG、CMMI）

功效：根，补虚弱。

功效来源：《全国中草药汇编》

235. 败酱科 Valerianaceae

败酱属 *Patrinia* Juss.

少蕊败酱

Patrinia monandra C. B. Clarke

凭证标本：恭城县普查队 450332150821052LY（IBK、GXMG、CMMI）

功效：全草，清热解毒、消肿消炎、宁心安神、利湿祛瘀、排脓、止血止痛。

功效来源：《药用植物辞典》

斑花败酱

Patrinia punctiflora P. S. Hsu et H. J. Wang

凭证标本：恭城县普查队 450332141115056LY（IBK、GXMG、CMMI）

功效：全草，清热解毒、利湿排脓、活血化瘀、安神。

功效来源：《药用植物辞典》

败酱

Patrinia scabiosifolia Fisch. ex Trevir.

凭证标本：恭城调查组 391（IBK）

功效：全草，清热解毒、活血排脓。

功效来源：《中华本草》

白花败酱 败酱草、攀倒甑

Patrinia villosa (Thunb.) Juss.

凭证标本：恭城县普查队 450332150410016LY（IBK、GXMG、CMMI）

功效：根状茎、根和全草，清热解毒、消痈排脓、活血行瘀。

功效来源：《全国中草药汇编》

236. 川续断科 Dipsacaceae

川续断属 *Dipsacus* L.

川续断 续断

Dipsacus asper Wall.

凭证标本：恭城县普查队 450332150821036LY（IBK、GXMG、CMMI）

功效：根，补肝肾、强筋骨、续折伤、止崩漏。

功效来源：《全国中草药汇编》

238. 菊科 Asteraceae

下田菊属 *Adenostemma* J. R. Forst. et G. Forst.

下田菊

Adenostemma lavenia (L.) Kuntze

凭证标本：恭城县普查队 450332151014011LY（IBK、GXMG、CMMI）

功效：全草，清热解毒、利湿、消肿。

功效来源：《全国中草药汇编》

藿香蓟属 *Ageratum* L.

藿香蓟 胜红蓟

Ageratum conyzoides L.

凭证标本：恭城县普查队 450332141117024LY（IBK、GXMG、CMMI）

功效：全草，清热解毒、利咽消肿。

功效来源：《广西壮族自治区壮药质量标准 第三卷》（2018年版）

兔儿风属 *Ainsliaea* DC.

杏香兔儿风 金边兔耳

Ainsliaea fragrans Champ. ex Benth.

凭证标本：恭城县普查队 450332141116019LY（IBK、GXMG、CMMI）

功效：全草，清热补虚、凉血止血、利湿解毒。

功效来源：《中华本草》

纤枝兔儿风

Ainsliaea gracilis Franch.

凭证标本：苏福香 6-5125（GXMI）

功效：全草，用于咳血、无名肿毒、跌打损伤。

功效来源：《广西药用植物名录》

长穗兔儿风

Ainsliaea henryi Diels

功效：全草，散瘀清热、止咳平喘。

功效来源：《中华本草》

注：《广西植物名录》有记载。

灯台兔儿风 铁灯兔耳风

Ainsliaea macroclinidioides Hayata

凭证标本：恭城县普查队 450332151015036LY（IBK）

功效：全草，清热解毒。

功效来源：《全国中草药汇编》

香青属 *Anaphalis* DC.

珠光香青 山萩

Anaphalis margaritacea (L.) Benth. et Hook. f. var. *margaritacea*

凭证标本：恭城县普查队 450332151014050LY（IBK）

功效：全草或根，清热解毒、祛风通络、驱虫。

功效来源：《全国中草药汇编》

线叶珠光香青

Anaphalis margaritacea (L.) Benth. et Hook. f. var. *japonica* (Sch. Bip.) Makino

凭证标本：恭城县普查队 450332151016027LY（IBK、GXMG、CMMI）

功效：全草，清热化痰、补虚止痛、润肺止咳。

功效来源：《药用植物辞典》

香青

Anaphalis sinica Hance

凭证标本：李荫昆 402889（IBK）

功效：全草，解表祛风、消肿止痛、消炎祛痰、镇咳平喘。

功效来源：《药用植物辞典》

山黄菊属 *Anisopappus* Hook. et Arn.

山黄菊

Anisopappus chinensis (L.) Hook. et Arn.

功效：花，清热化痰。

功效来源：《广西中药材标准 第一册》

注：《广西植物名录》有记载。

蒿属 *Artemisia* L.

黄花蒿 青蒿

Artemisia annua L.

凭证标本：恭城县普查队 450332150615031LY（IBK、GXMG、CMMI）

功效：地上部分，清虚热、除骨蒸、解暑热、截疟、退黄。

功效来源：《中国药典》（2020年版）

奇蒿 刘寄奴

Artemisia anomala S. Moore

凭证标本：恭城县普查队 450332151014022LY（IBK、GXMG、CMMI）

功效：全草，活血通经、消肿止痛。

功效来源：《广西壮族自治区壮药质量标准 第二卷》（2011年版）

艾

Artemisia argyi H. Lév. et Vaniot

凭证标本：恭城县普查队 450332141114046LY（IBK、GXMG、CMMI）

功效：叶，温经止血、散寒止痛。

功效来源：《中国药典》（2020年版）

茵陈蒿 茵陈

Artemisia capillaris Thunb.

凭证标本：恭城县普查队 450332141114055LY（IBK、GXMG、CMMI）

功效：地上部分，清利湿热、利胆退黄。

功效来源：《中国药典》（2020年版）

五月艾

Artemisia indica Willd.

凭证标本：李荫昆 402752（IBK）

功效：全草，理气血、逐寒湿、止血通经、安胎、温经。

功效来源：《药用植物辞典》

白苞蒿 刘寄奴

Artemisia lactiflora Wall. ex DC.

凭证标本：恭城县普查队 450332141115058LY（IBK、GXMG、CMMI）

功效：全草，活血散瘀、通经止痛、利湿消肿、消积除胀。

功效来源：《广西中药材标准 第一册》

灰莲蒿

Artemisia sacrorum Ledeb. var. *incana* (Bess.) Y. R. Ling

凭证标本：恭城县普查队 450332150402022LY（IBK）

功效：全草，清热解毒、凉血止痛。

功效来源：《药用植物辞典》

紫菀属 *Aster* L.

三脉紫菀 山白菊

Aster ageratoides Turcz.

凭证标本：恭城县普查队 450332141114018LY（IBK、GXMG、CMMI）

功效：全草、根，清热解毒、祛痰镇咳、凉血止血。

功效来源：《中华本草》

圆耳紫菀

Aster sphaerotus Ling

凭证标本：蒋日红等 JRH291（IBK）

功效：全草，用于胃痛、肺寒喘咳。

功效来源：《广西药用植物名录》

钻叶紫菀 瑞连草

Aster subulatus Michx.

凭证标本：恭城县普查队 450332141114014LY（IBK、GXMG、CMMI）

功效：全草，清热解毒。

功效来源：《全国中草药汇编》

鬼针草属 *Bidens* L.

白花鬼针草

Bidens alba (L.) DC.

功效：全草，疏表清热、解毒、散瘀。

功效来源：《广西壮族自治区壮药质量标准 第二卷》（2011年版）

注：《广西植物名录》有记载。

鬼针草

Bidens pilosa L.

凭证标本：恭城县普查队 450332141117006LY（IBK、GXMG、CMMI）

功效：全草，疏表清热、解毒、散瘀。

功效来源：《广西壮族自治区壮药质量标准 第二卷》（2011年版）

百能葳属 *Blainvillea* Cass.

百能葳

Blainvillea acmella (L.) Philipson

凭证标本：欧克善 6-5187（GXMI）

功效：全草，疏风清热、止咳。

功效来源：《中华本草》

艾纳香属 *Blumea* DC.

六耳铃

Blumea laciniata (Roxb.) DC.

凭证标本：恭城县普查队 450332141115022LY（IBK、GXMG、CMMI）

功效：全草或叶，祛风除湿、通经活络。

功效来源：《全国中草药汇编》

东风草

Blumea megacephala (Randeria) C. C. Chang et Y. Q. Tseng

凭证标本：恭城县普查队 450332141115084LY（IBK、GXMG、CMMI）

功效：全草，清热明目、祛风止痒、解毒消肿。

功效来源：《中华本草》

金盏花属 *Calendula* L.

金盏花

Calendula officinalis L.

功效：根，活血散瘀、行气利尿。花，凉血、止血。

功效来源：《全国中草药汇编》

注：民间常见栽培物种。

天名精属 *Carpesium* L.

天名精 鹤虱

Carpesium abrotanoides L.

凭证标本：恭城县调查队 6-5036（GXMI）

功效：成熟果实，杀虫消积。

功效来源：《中国药典》（2020年版）

金挖耳

Carpesium divaricatum Sieb. et Zucc.

凭证标本：恭城县普查队 450332150820019LY（IBK、GXMG、CMMI）

功效：全草，清热解毒、消肿止痛。根，止痛、解毒。

功效来源：《中华本草》

石胡荽属 *Centipeda* Lour.

石胡荽 鹅不食草

Centipeda minima (L.) A. Braun et Asch.

凭证标本：恭城县普查队 450332150331048LY（IBK、GXMG、CMMI）

功效：全草，发散风寒、通鼻窍、止咳。

功效来源：《中国药典》（2020年版）

茼蒿属 *Chrysanthemum* L.

野菊

Chrysanthemum indicum L.

凭证标本：恭城县普查队 450332141114047LY（IBK、GXMG、CMMI）

功效：头状花序，清热解毒、泻火平肝。

功效来源：《中国药典》（2020年版）

菊花

Chrysanthemum morifolium Ramat.

功效：花，散风清热、平肝明目、清热解毒。

功效来源：《中国药典》（2020年版）

注：民间常见栽培物种。

蓟属 *Cirsium* Mill.

大蓟

Cirsium japonicum (Thunb.) Fisch. ex DC.

凭证标本：恭城县普查队 450332160512013LY（IBK、CMMI）

功效：地上部分或根，凉血止血、祛瘀消肿。

功效来源：《中华本草》

白酒草属 *Conyza* Less.

香丝草

Conyza bonariensis (L.) Cronq.

凭证标本：何冀敏等 5083（IBK）

功效：全草，清热去湿、行气止痛。

功效来源：《全国中草药汇编》

小蓬草 小飞蓬

Conyza canadensis (L.) Cronq.

凭证标本：恭城县普查队 450332150412006LY（IBK、GXMG、CMMI）

功效：全草，清热利湿、散瘀消肿。

功效来源：《中华本草》

金鸡菊属 *Coreopsis* L.

两色金鸡菊 波斯菊

Coreopsis tinctoria Nutt.

功效：全草，清热解毒、化湿。

功效来源：《全国中草药汇编》

注：民间常见栽培物种。

野茼蒿属 *Crassocephalum* Moench

野茼蒿 假茼蒿

Crassocephalum crepidioides (Benth.) S. Moore

凭证标本：恭城县普查队 450332141115099LY（IBK、GXMG、CMMI）

功效：全草，清热解毒、健脾利湿。

功效来源：《广西壮族自治区壮药质量标准　第三卷》（2018年版）

芙蓉菊属 *Crossostephium* Less.
芙蓉菊
Crossostephium chinense (L.) Makino
功效：根、叶，祛风除湿、解毒消肿、止咳化痰。
功效来源：《全国中草药汇编》
注：民间常见栽培物种。

大丽花属 *Dahlia* Cav.
大丽花
Dahlia pinnata Cav.
功效：块根，清热解毒、消炎去肿、止痛。
功效来源：《药用植物辞典》
注：民间常见栽培物种。

鱼眼草属 *Dichrocephala* L'Her. ex DC.
鱼眼草 蚯疽草
Dichrocephala auriculata (Thunb.) Druce
凭证标本：恭城县普查队 450332141115094LY（IBK、GXMG、CMMI）
功效：全草，活血调经、消肿解毒。
功效来源：《中华本草》

小鱼眼草
Dichrocephala benthamii C. B. Clarke
凭证标本：恭城县普查队 450332151014048LY（IBK）
功效：全草，清热解毒、祛风明目。
功效来源：《全国中草药汇编》

东风菜属 *Doellingeria* Nees
短冠东风菜
Doellingeria marchandii (H. Lév.) Ling
凭证标本：盆胜杰 6090098（IBK）
功效：全草及根，清热解毒、祛风止痛。
功效来源：《全国中草药汇编》

东风菜
Doellingeria scabra (Thunb.) Nees
凭证标本：恭城县调查队 6-5042（GXMI）
功效：根状茎及全草，清热解毒、明目、利咽。
功效来源：《中华本草》

鳢肠属 *Eclipta* L.
鳢肠 墨旱莲
Eclipta prostrata (L.) L.
凭证标本：恭城县普查队 450332150821016LY（IBK、GXMG、CMMI）
功效：地上部分，滋补肝肾、凉血止血。
功效来源：《中国药典》（2020年版）

地胆草属 *Elephantopus* L.
地胆草
Elephantopus scaber L.
凭证标本：恭城县普查队 450332141115033LY（IBK、GXMG、CMMI）
功效：全草，清热泻火、凉血解毒。
功效来源：《广西壮族自治区壮药质量标准　第一卷》（2008年版）

一点红属 *Emilia* (Cass.) Cass.
小一点红
Emilia prenanthoidea DC.
凭证标本：恭城县普查队 450332141115095LY（IBK、GXMG、CMMI）
功效：带根全草，清热解毒、消肿止痛、利水、凉血。
功效来源：《药用植物辞典》

一点红
Emilia sonchifolia DC.
凭证标本：恭城县普查队 450332150614045LY（IBK、GXMG、CMMI）
功效：全草，清热解毒、散瘀消肿。
功效来源：《广西壮族自治区壮药质量标准　第一卷》（2008年版）

菊芹属 *Erechtites* Rafin
败酱叶菊芹
Erechtites valeianifolia (Link ex Wolf) Less. ex DC.
凭证标本：恭城县普查队 450332141115052LY（IBK）
功效：全草，凉血、利尿。
功效来源：《药用植物辞典》

飞蓬属 *Erigeron* L.
一年蓬
Erigeron annuus Pers.
凭证标本：恭城县普查队 450332150330052LY（IBK、GXMG、CMMI）
功效：根、全草，清热解毒、助消化、抗疟。
功效来源：《药用植物辞典》

泽兰属 *Eupatorium* L.
假臭草
Eupatorium catarium Veldkamp
凭证标本：恭城县普查队 450332141116082LY（IBK）
功效：全草，抗炎、抑菌、抗氧化。
功效来源：文献

多须公 华泽兰
Eupatorium chinense L.
凭证标本：恭城县普查队 450332150820047LY（IBK、

GXMG、CMMI）

功效：根，清热解毒、凉血利咽。

功效来源：《广西中药材标准 第一册》

佩兰

Eupatorium fortunei Turcz.

功效：地上部分，芳香化湿、醒脾开胃、发表解暑。

功效来源：《中国药典》（2020年版）

注：恭城端午药市。

白头婆 山佩兰

Eupatorium japonicum Thunb.

功效：全草，祛暑发表、化湿和中、理气活血、解毒。

功效来源：《中华本草》

注：《广西植物名录》有记载。

林泽兰

Eupatorium lindleyanum DC.

凭证标本：恭城县普查队 450332150617021LY（IBK、GXMG、CMMI）

功效：全草，甬肺止咳、化痰平喘、降血压。

功效来源：《中华本草》

牛膝菊属 *Galinsoga* Ruiz et Pav.

牛膝菊 辣子草

Galinsoga parviflora Cav.

凭证标本：恭城县普查队 450332151021012LY（IBK、GXMG、CMMI）

功效：全草，止血、消炎。

功效来源：《全国中草药汇编》

大丁草属 *Gerbera* L.

大丁草

Gerbera anandria (L.) Sch. Bip.

凭证标本：黄桂生 6–5017（GXMI）

功效：全草，清热利湿、解毒消肿、止咳、止血。

功效来源：《全国中草药汇编》

毛大丁草

Gerbera piloselloides (L.) Cass.

功效：全草，清热解毒、润肺止咳、活血化瘀。

功效来源：《广西中药材标准 第一册》

注：恭城端午药市。

鼠麴草属 *Gnaphalium* L.

宽叶鼠麴草

Gnaphalium adnatum (Wall. ex DC.) Kitam.

凭证标本：黄福杰 6090108（IBK）

功效：叶，消炎、散肿、止血。

功效来源：《全国中草药汇编》

鼠麴草

Gnaphalium affine D. Don

凭证标本：恭城县普查队 450332150331050LY（IBK、GXMG、CMMI）

功效：全草，化痰止咳、祛风除湿、解毒。

功效来源：《中华本草》

细叶鼠麴草

Gnaphalium japonicum Thunb.

凭证标本：恭城县普查队 450332150402029LY（IBK）

功效：全草，用于结膜炎、角膜白斑、白喉。

功效来源：《广西药用植物名录》

匙叶鼠麴草

Gnaphalium pensylvanicum Willd.

凭证标本：恭城县普查队 450332150331044LY（IBK、GXMG、CMMI）

功效：全草，清热解毒、宣肺平喘。

功效来源：《药用植物辞典》

菊三七属 *Gynura* Cass.

红凤菜

Gynura bicolor (Roxb. ex Willd.) DC.

凭证标本：恭城县普查队 450332151020003LY（IBK）

功效：根，行气、活血、截疟。全草，清热解毒、凉血止血、活血消肿。

功效来源：《药用植物辞典》

平卧菊三七

Gynura procumbens (Lour.) Merr.

凭证标本：恭城县普查队 450332141115088LY（IBK、GXMG、CMMI）

功效：全草，散瘀、消肿、清热止咳。

功效来源：《中华本草》

向日葵属 *Helianthus* L.

菊芋

Helianthus tuberosus L.

功效：块茎，清热凉血、活血消肿、利尿、接骨。

功效来源：《药用植物辞典》

注：民间常见栽培物种。

泥胡菜属 *Hemistepta* Bunge

泥胡菜

Hemistepta lyrata (Bunge) Bunge

凭证标本：恭城县普查队 450332150401010LY（IBK）

功效：全草，清热解毒、利尿、消肿祛瘀、止咳。

功效来源：《药用植物辞典》

旋覆花属 *Inula* L.

羊耳菊 白面风

Inula cappa (Buch.-Ham. ex D. Don) DC.

凭证标本：恭城县普查队 450332150821004LY（IBK、GXMG、CMMI）

功效：地上部分，祛风、利湿、行气化滞。

功效来源：《广西壮族自治区壮药质量标准　第一卷》（2008年版）

旋覆花

Inula japonica Thunb.

功效：头状花序，降气、消痰、行水、止呕。

功效来源：《广西壮族自治区壮药质量标准　第二卷》（2011年版）

注：《恭城县志》有记载。

苦荬菜属 *Ixeris* (Cass.) Cass.

苦荬菜

Ixeris polycephala Cass.

凭证标本：恭城县普查队 450332150331049LY（IBK、GXMG、CMMI）

功效：全草，清热解毒、利湿消痞，外用消炎退肿。

功效来源：《全国中草药汇编》

马兰属 *Kalimeris* (Cass.) Cass.

马兰 路边菊

Kalimeris indica (L.) Sch. Bip.

凭证标本：恭城县普查队 450332141114032LY（IBK、GXMG、CMMI）

功效：全草，健脾利湿、解毒止血。

功效来源：《广西壮族自治区壮药质量标准　第二卷》（2011年版）

莴苣属 *Lactuca* L.

莴苣

Lactuca sativa L.

功效：种子，通乳汁、利小便、活血行瘀。

功效来源：《中华本草》

注：民间常见栽培物种。

六棱菊属 *Laggera* Sch. Bip. ex Benth.

六棱菊

Laggera alata (D. Don) Sch.-Bip. ex Oliv.

凭证标本：恭城县普查队 450332150620006LY（IBK）

功效：全草，祛风利湿、活血解毒。

功效来源：《广西中药材标准　第一册》

稻槎菜属 *Lapsanastrum* J. H. Pak et K. Bremer

稻槎菜

Lapsanastrum apogonoides (Maxim.) J. H. Pak et Bremer

凭证标本：恭城县普查队 450332150331045LY（IBK、GXMG、CMMI）

功效：全草，清热凉血、止血、疏风透表、消痈解毒。

功效来源：《药用植物辞典》

橐吾属 *Ligularia* Cass.

大头橐吾

Ligularia japonica (Thunb.) Less.

功效：根，舒筋活血、解毒消肿。

功效来源：《全国中草药汇编》

注：恭城端午药市。

离舌橐吾 大盘石莲

Ligularia veitchiana (Hemsl.) Greenm.

功效：根，温肺化痰、平喘止咳、活血祛瘀、舒筋活络。

功效来源：《药用植物辞典》

注：恭城端午药市。

紫菊属 *Notoseris* C. Shih

多裂紫菊 三角草

Notoseris henryi (Dunn) C. Shih

凭证标本：恭城县普查队 450332160518007LY（IBK、GXMG、CMMI）

功效：全草，清热解毒、散瘀止血。

功效来源：《中华本草》

黄瓜菜属 *Paraixeris* Nakai

黄瓜菜 野苦荬菜

Paraixeris denticulata (Houtt.) Nakai

凭证标本：恭城县普查队 450332141115076LY（IBK、GXMG、CMMI）

功效：全草，清热解毒、散瘀止痛、止血、止带。

功效来源：《中华本草》

银胶菊属 *Parthenium* L.

银胶菊

Parthenium hysterophorus L.

凭证标本：恭城县普查队 450332150411007LY（IBK、GXMG、CMMI）

功效：全草，强壮、解热、通经、镇痛。

功效来源：《药用植物辞典》

翅果菊属 *Pterocypsela* C. Shih

翅果菊

Pterocypsela indica (L.) C. Shih

凭证标本：李荫昆 403041（IBK）

功效：全草，清热解毒、活血祛瘀、利湿排脓。

功效来源：《药用植物辞典》

秋分草属 *Rhynchospermum* Reinw.

秋分草

Rhynchospermum verticillatum Reinw.

凭证标本：恭城调查队 0286（IBK）

功效：全草，清热解毒、消炎、利水除湿、止血。

功效来源：《药用植物辞典》

金光菊属 *Rudbeckia* L.
金光菊

Rudbeckia laciniata L.

功效：根、叶，清热解毒。

功效来源：《药用植物辞典》

注：民间常见栽培物种。

风毛菊属 *Saussurea* DC.
三角叶风毛菊

Saussurea deltoidea (DC.) Sch.-Bip.

凭证标本：恭城县普查队 450332151014042LY（IBK、GXMG、CMMI）

功效：根，祛风湿、通经络、健脾消疳。

功效来源：《中华本草》

千里光属 *Senecio* L.
千里光

Senecio scandens Buch.-Ham. ex D. Don

凭证标本：林春蕊 180203（IBK）

功效：地上部分，清热解毒、明目、利湿。

功效来源：《中国药典》（2020年版）

豨莶属 *Siegesbeckia* L.
豨莶

Siegesbeckia orientalis L.

功效：地上部分，祛风湿、通经络、清热解毒。

功效来源：《中国药典》（2020年版）

注：《广西植物名录》有记载。

腺梗豨莶

Siegesbeckia pubescens Makino

凭证标本：恭城县普查队 450332141114006LY（IBK、GXMG、CMMI）

功效：地上部分，祛风湿、通经络、清热解毒。

功效来源：《中华本草》

蒲儿根属 *Sinosenecio* B. Nord.
广西蒲儿根

Sinosenecio guangxiensis C. Jeffrey et Y. L. Chen

凭证标本：恭城县普查队 450332151015058LY（IBK）

功效：全草，用于风湿关节痛。

功效来源：《药用植物辞典》

蒲儿根

Sinosenecio oldhamianus (Maxim.) B. Nord.

凭证标本：恭城县普查队 450332150330035LY（IBK、GXMG、CMMI）

功效：全草，清热解毒、利湿、活血。

功效来源：《中华本草》

一枝黄花属 *Solidago* L.
一枝黄花

Solidago decurrens Lour.

功效：全草，清热解毒、疏散风热。

功效来源：《中国药典》（2020年版）

注：《广西植物名录》有记载。

裸柱菊属 *Soliva* Ruiz et Pavón
裸柱菊

Soliva anthemifolia (Juss.) R. Br.

凭证标本：恭城县普查队 450332150402011LY（IBK、GXMG、CMMI）

功效：全草，化气散结、消肿、清热解毒，有小毒。

功效来源：《药用植物辞典》

苦苣菜属 *Sonchus* L.
苣荬菜

Sonchus arvensis L.

凭证标本：李荫昆 403034（IBK）

功效：全草，清热解毒、凉血利湿。

功效来源：《全国中草药汇编》

花叶滇苦菜

Sonchus asper (L.) Hill

功效：全草，清热解毒、消炎止血、消肿止痛、祛瘀。

功效来源：《药用植物辞典》

注：《广西植物名录》有记载。

苦苣菜 滇苦菜

Sonchus oleraceus L.

功效：全草，清热解毒、凉血止血。

功效来源：《全国中草药汇编》

注：《广西植物名录》有记载。

金纽扣属 *Spilanthes* Jacq.
金纽扣

Spilanthes paniculata Wall. ex DC.

凭证标本：恭城县普查队 450332151019003LY（IBK、GXMG、CMMI）

功效：全草，清热解毒、消肿止痛、祛风除湿、止咳定喘。

功效来源：《广西壮族自治区壮药质量标准 第三卷》（2018年版）

合耳菊属 *Synotis* (C. B. Clarke) C. Jeffrey et Y. L. Chen
锯叶合耳菊

Synotis nagensium (C. B. Clarke) C. Jeffrey et Y. L. Chen

凭证标本：恭城县普查队 450332141116042LY（IBK、GXMG、CMMI）

功效：全草，散风热、定喘咳、利水湿。

功效来源：《中华本草》

兔儿伞属 *Syneilesis* Maxim.

兔儿伞

Syneilesis aconitifolia (Bge.) Maxim.

功效：根或全草，祛风湿、舒筋活血、止痛。

功效来源：《药用植物辞典》

注：恭城端午药市。

蒲公英属 *Taraxacum* F. H. Wigg.

蒲公英

Taraxacum mongolicum Hand.-Mazz.

功效：全草，清热解毒、消肿散结、利尿通淋。

功效来源：《中国药典》（2020年版）

注：《广西植物名录》有记载。

斑鸠菊属 *Vernonia* Schreb.

糙叶斑鸠菊

Vernonia aspera (Roxb.) Buch.-Ham.

凭证标本：恭城县普查队 450332151014019LY（IBK、GXMG、CMMI）

功效：茎叶，祛风解表、提气健脾。

功效来源：《药用植物辞典》

夜香牛 伤寒草

Vernonia cinerea (L.) Less.

凭证标本：恭城县普查队 450332141115039LY（IBK、GXMG、CMMI）

功效：全草，疏风清热、凉血解毒、安神。

功效来源：《广西壮族自治区壮药质量标准 第三卷》（2018年版）

毒根斑鸠菊

Vernonia cumingiana Benth.

凭证标本：恭城县普查队 450332141115080LY（IBK、GXMG、CMMI）

功效：藤茎或根，祛风解表、舒筋活络。

功效来源：《中华本草》

咸虾花 狗仔花

Vernonia patula (Dryand.) Merr.

凭证标本：恭城县普查队 450332141114081LY（IBK）

功效：全草，发表散寒、凉血解毒、清热止泻。

功效来源：《广西壮族自治区壮药质量标准 第三卷》（2018年版）

折苞斑鸠菊

Vernonia spirei Gand.

凭证标本：盆甫清 6–5149（GXMI）

功效：根和叶，祛邪截疟。

功效来源：《药用植物辞典》

蟛蜞菊属 *Wedelia* Jacq.

麻叶蟛蜞菊

Wedelia urticifolia DC.

凭证标本：恭城县普查队 450332150819028LY（IBK、GXMG、CMMI）

功效：根，补肾、养血、通络。

功效来源：《中华本草》

苍耳属 *Xanthium* L.

北美苍耳 苍耳子

Xanthium chinense Mill.

凭证标本：恭城调查组 381（IBK）

功效：成熟带总苞的果实，散风寒、通鼻窍、祛风湿。

功效来源：民间用药

黄鹌菜属 *Youngia* Cass.

异叶黄鹌菜

Youngia heterophylla (Hemsl.) Babc. et Stebbins

凭证标本：恭城县普查队 450332150401019LY（IBK）

功效：全株，消炎镇痛。

功效来源：《药用植物辞典》

黄鹌菜

Youngia japonica (L.) DC.

凭证标本：恭城县普查队 450332141115128LY（IBK、GXMG、CMMI）

功效：全草或根，清热解毒、利尿消肿、止痛。

功效来源：《全国中草药汇编》

百日菊属 *Zinnia* L.

百日菊

Zinnia elegans Jacq.

功效：全草，清热利尿。

功效来源：《全国中草药汇编》

注：民间常见栽培物种。

239. 龙胆科 Gentianaceae

穿心草属 *Canscora* Lam.

穿心草

Canscora lucidissima (H. Lév. et Vaniot) Hand.-Mazz.

功效：全草，清热解毒、理气活血。

功效来源：《中华本草》

注：恭城端午药市。

龙胆属 *Gentiana* L.

五岭龙胆

Gentiana davidii Franch.

凭证标本：恭城县普查队 450332151015047LY（IBK、GXMG、CMMI）

功效：带花全草，清热解毒、利湿。

功效来源：《中华本草》

华南龙胆 龙胆地丁

Gentiana loureirii (G. Don) Griseb.

凭证标本：恭城县普查队 450332150402028LY（IBK）

功效：带根全草，清热利湿、解毒消痈。

功效来源：《中华本草》

獐牙菜属 *Swertia* L.

獐牙菜

Swertia bimaculata (Sieb. et Zucc.) Hook. f. et Thomson ex C. B. Clarke

凭证标本：恭城县普查队 450332151016034LY（IBK、GXMG、CMMI）

功效：全草，清热解毒、利湿、疏肝利胆。

功效来源：《中华本草》

云南獐牙菜

Swertia yunnanensis Burk.

凭证标本：恭城县调查队 6–5127（GXMI）

功效：全草，清肝利胆、清热消炎、利湿。

功效来源：《药用植物辞典》

双蝴蝶属 *Tripterospermum* Blume

湖北双蝴蝶

Tripterospermum discoideum (Marq.) H. Smith

凭证标本：恭城县普查队 450332151016002LY（IBK）

功效：全草，用于疔疮疖肿、乳腺炎、外伤出血等。

功效来源：文献

香港双蝴蝶

Tripterospermum nienkui (C. Marquand) C. J. Wu

凭证标本：恭城县普查队 450332151014026LY（IBK、GXMG、CMMI）

功效：根、全草，清热、调经。

功效来源：《药用植物辞典》

240. 报春花科 Primulaceae

珍珠菜属 *Lysimachia* L.

广西过路黄

Lysimachia alfredii Hance

凭证标本：恭城县普查队 450332150330020LY（IBK）

功效：全草，清热利湿、排石通淋。

功效来源：《中华本草》

石山细梗香草 香排草

Lysimachia capillipes Hemsl. var. *cavaleriei* (H. Lév.) Hand.-Mazz.

凭证标本：恭城县普查队 450332141117013LY（IBK、GXMG、CMMI）

功效：全草，祛风除湿、行气止痛、调经、解毒。

功效来源：《中华本草》

四川金钱草 金钱草

Lysimachia christiniae Hance

凭证标本：恭城县普查队 450332150620002LY（IBK、GXMG、CMMI）

功效：全草，利湿退黄、利尿通淋、解毒消肿。

功效来源：《中国药典》（2020年版）

临时救

Lysimachia congestiflora Hemsl.

凭证标本：恭城县普查队 450332160515014LY（IBK、GXMG、CMMI）

功效：全草，祛风散寒、止咳化痰、消积解毒。

功效来源：《中华本草》

五岭管茎过路黄

Lysimachia fistulosa Hand. -Mazz. var. *wulingensis* F. H. Chen et C. M. Hu

凭证标本：恭城县普查队 450332150410035LY（IBK）

功效：全草，用于淋浊，外用治毒蛇咬伤。

功效来源：《广西药用植物名录》

灵香草

Lysimachia foenum-graecum Hance

功效：地上部分，祛风寒、辟秽浊。

功效来源：《广西壮族自治区壮药质量标准 第二卷》（2011年版）

注：恭城端午药市。

星宿菜 大田基黄

Lysimachia fortunei Maxim.

凭证标本：恭城县普查队 450332150614007LY（IBK、GXMG、CMMI）

功效：全草或根，清热利湿、凉血活血、解毒消肿。

功效来源：《中华本草》

山萝过路黄

Lysimachia melampyroides R. Knuth

凭证标本：恭城县普查队 450332150617049LY（IBK、GXMG、CMMI）

功效：全草，用于梅毒。

功效来源：《广西药用植物名录》

落地梅

Lysimachia paridiformis Franch var. *paridiformis*

凭证标本：恭城县普查队 450332150414025LY（IBK、GXMG、CMMI）

功效：根，祛风除湿、活血止痛、止咳、解毒。

功效来源：《中华本草》

狭叶落地梅 追风伞

Lysimachia paridiformis Franch. var. *stenophylla* Franch.

凭证标本：恭城县普查队 450332150331004LY（IBK、GXMG、CMMI）

功效：全草或根，祛风通络、活血止痛。

功效来源：《中华本草》

阔叶假排草

Lysimachia petelotii Merr.

凭证标本：恭城县普查队 450332150820055LY（IBK、CMMI）

功效：全草，用于乳痈。

功效来源：《药用植物辞典》

假婆婆纳属 *Stimpsonia* C. Wright ex A. Gray

假婆婆纳

Stimpsonia chamaedryoides Wright ex A. Gray

凭证标本：恭城县普查队 450332160515009LY（IBK）

功效：全草，清热解毒、活血、消肿止痛。

功效来源：《药用植物辞典》

241. 白花丹科 Plumbaginaceae

白花丹属 *Plumbago* L.

白花丹 猛老虎

Plumbago zeylanica L.

凭证标本：恭城县普查队 450332411115014LY（IBK、GXMG、CMMI）

功效：全草，祛风、散瘀、解毒、杀虫。

功效来源：《广西壮族自治区壮药质量标准 第一卷》（2008年版）

242. 车前科 Plantaginaceae

车前属 *Plantago* L.

车前

Plantago asiatica L.

凭证标本：恭城县普查队 450332150331018LY（IBK、GXMG、CMMI）

功效：全草，清热利尿、通淋、祛痰、凉血、解毒。种子，清热利尿、渗湿通淋、明目、祛痰。

功效来源：《中国药典》（2020年版）

大车前

Plantago major L.

凭证标本：恭城县普查队 450332411115102LY（IBK、GXMG、CMMI）

功效：成熟种子，清热利尿、渗湿止泻、明目、

祛痰。

功效来源：《中华本草》

243. 桔梗科 Campanulaceae

沙参属 *Adenophora* Fisch.

杏叶沙参

Adenophora petiolata Pax et Hoffm. subsp. *hunanensis* (Nannf.) D. Y. Hong et S. Ge

凭证标本：恭城县普查队 450332151014051LY（IBK）

功效：根，养阴清热、润肺化痰、益胃生津。

功效来源：《中华本草》

沙参

Adenophora stricta Miq. subsp. *stricta*

凭证标本：三江组 6-5085（GXMI）

功效：根，清热养阴、益气润肺、化痰止咳。

功效来源：《药用植物辞典》

无柄沙参

Adenophora stricta Miq. subsp. *sessilifolia* D. Y. Hong

功效：根，养阴清肺、化痰、益气。

功效来源：《药用植物辞典》

注：《广西植物名录》有记载。

金钱豹属 *Campanumoea* Blume

桂党参 土党参

Campanumoea javanica Blume

凭证标本：恭城县普查队 450332150821021LY（IBK、GXMG、CMMI）

功效：根，补中益气、润肺生津。

功效来源：《全国中草药汇编》

党参属 *Codonopsis* Wall.

羊乳 山海螺

Codonopsis lanceolata (Sieb. et Zucc.) Benth. et Hook. f.

凭证标本：恭城县普查队 450332150821013LY（IBK、GXMG、CMMI）

功效：根，益气养阴、解毒消肿、排脓、通乳。

功效来源：《中华本草》

党参

Codonopsis pilosula (Franch.) Nannf.

凭证标本：恭城县普查队 450332411115044LY（IBK、GXMG、CMMI）

功效：根，健脾补肺、益气生津。

功效来源：《中华本草》

土党参属 *Cyclocodon* Griff.

长叶轮钟草 红果参

Cyclocodon lancifolius (Roxb.) Kurz

凭证标本：恭城县普查队 450332411115042LY（IBK、

GXMG、CMMI）

功效：根，益气、祛瘀、止痛。

功效来源：《中华本草》

桔梗属 Platycodon A. DC.

桔梗

Platycodon grandiflorus (Jacq.) A. DC.

凭证标本：谢金保 6-5312（GXMI）

功效：根，宣肺、利咽、祛痰、排脓。

功效来源：《中国药典》（2020年版）

蓝花参属 Wahlenbergia Schrad. ex Roth

蓝花参

Wahlenbergia marginata (Thunb.) A. DC.

凭证标本：恭城县普查队 450332150331046LY（IBK、GXMG、CMMI）

功效：根或全草，益气补虚、祛痰、截疟。

功效来源：《全国中草药汇编》

244. 半边莲科 Lobeliaceae

半边莲属 Lobelia L.

铜锤玉带草

Lobelia angulata Forst.

凭证标本：恭城县普查队 450332141115070LY（IBK、GXMG、CMMI）

功效：全草，祛风利湿、活血散瘀。

功效来源：《广西壮族自治区壮药质量标准　第三卷》（2018年版）

半边莲

Lobelia chinensis Lour.

凭证标本：恭城县普查队 450332150615011LY（IBK、GXMG、CMMI）

功效：全草，利尿消肿、清热解毒。

功效来源：《中国药典》（2020年版）

卵叶半边莲 肉半边莲

Lobelia zeylanica L.

功效：根状茎和全草，清热解毒、消肿止痛。

功效来源：《全国中草药汇编》

注：《广西植物名录》有记载。

249. 紫草科 Boraginaceae

斑种草属 Bothriospermum Bunge

柔弱斑种草

Bothriospermum zeylanicum (J. Jacq.) Druce

凭证标本：恭城县普查队 450332150331042LY（IBK、GXMG、CMMI）

功效：全草，止咳、止血。

功效来源：《中华本草》

厚壳树属 Ehretia P. Browne

厚壳树

Ehretia acuminata (DC.) R. Br.

凭证标本：恭城县普查队 450332150329031LY（IBK、GXMG、CMMI）

功效：叶，清热解暑、去腐生肌。

功效来源：《全国中草药汇编》

紫草属 Lithospermum L.

紫草

Lithospermum erythrorhizon Sieb. et Zucc.

功效：根，凉血、活血、透疹、解毒。

功效来源：《中华本草》

注：《广西植物名录》有记载。

盾果草属 Thyrocarpus Hance

盾果草

Thyrocarpus sampsonii Hance

凭证标本：恭城县普查队 450332150329014LY（IBK、GXMG、CMMI）

功效：全草，清热解毒、消肿。

功效来源：《全国中草药汇编》

附地菜属 Trigonotis Steven

附地菜

Trigonotis peduncularis (Trevis.) Benth. ex Baker et S. Moore

凭证标本：恭城县普查队 450332150329030LY（IBK、GXMG、CMMI）

功效：全草，温中健胃、消肿止痛、止血。

功效来源：《全国中草药汇编》

250. 茄科 Solanaceae

番茉莉属 Brunfelsia L.

鸳鸯茉莉

Brunfelsia acuminata Benth.

功效：叶，清热消肿。

功效来源：《药用植物辞典》

注：民间常见栽培物种。

辣椒属 Capsicum L.

辣椒

Capsicum annuum L. var. *annuum*

功效：成熟果实，温中散寒、开胃消食。

功效来源：《中国药典》（2020年版）

注：民间常见栽培物种。

夜香树属 Cestrum L.

夜香树

Cestrum nocturnum L.

凭证标本：恭城县普查队 450332141114041LY（IBK、GXMG、CMMI）

功效：叶，清热消肿。花，行气止痛、散寒。

功效来源：《药用植物辞典》

曼陀罗属 *Datura* L.

曼陀罗

Datura stramonium L.

功效：叶，麻醉、镇痛平喘、止咳。

功效来源：《广西壮族自治区壮药质量标准　第二卷》（2011年版）

注：民间常见栽培物种。

红丝线属 *Lycianthes* (Dunal) Hassl.

红丝线

Lycianthes biflora (Lour.) Bitter

凭证标本：恭城县普查队 450332141115043LY（IBK、GXMG、CMMI）

功效：全株，清热解毒、祛痰止咳。

功效来源：《中华本草》

枸杞属 *Lycium* L.

枸杞 地骨皮

Lycium chinense Mill.

凭证标本：恭城县普查队 450332141115027LY（IBK、GXMG、CMMI）

功效：根皮，凉血除蒸、清肺降火。

功效来源：《中国药典》（2020年版）

番茄属 *Lycopersicon* Mill.

番茄 西红柿

Lycopersicon esculentum Mill.

功效：果实，生津止渴、健胃消食。

功效来源：《中华本草》

注：民间常见栽培物种。

烟草属 *Nicotiana* L.

烟草

Nicotiana tabacum L.

凭证标本：李荫昆 402899（IBK）

功效：全草，消肿解毒、杀虫。

功效来源：《全国中草药汇编》

碧冬茄属 *Petunia* Juss.

碧冬茄

Petunia hybrida (Hook.) Vilm.

功效：种子，舒气、杀虫。

功效来源：《药用植物辞典》

注：民间常见栽培物种。

酸浆属 *Physalis* L.

苦蘵

Physalis angulata L.

凭证标本：恭城县普查队 450332141115111LY（IBK、GXMG）

功效：全草，清热利尿、解毒消肿。

功效来源：《中华本草》

小酸浆 灯笼泡

Physalis minima L.

功效：全草或果实，渗湿、杀虫。

功效来源：《药用植物辞典》

注：恭城端午药市。

茄属 *Solanum* L.

喀西茄

Solanum aculeatissimum Jacquem.

功效：全株，镇咳平喘、散瘀止痛。

功效来源：《中华本草》

注：恭城端午药市。

少花龙葵

Solanum americanum Mill.

功效：全草，清热解毒、利湿消肿。

功效来源：《中华本草》

注：民间常见栽培物种。

假烟叶树 野烟叶

Solanum erianthum D. Don

凭证标本：恭城县普查队 450332141115023LY（IBK、GXMG、CMMI）

功效：全株，清热解毒、祛风止痛。

功效来源：《广西壮族自治区壮药质量标准　第三卷》（2018年版）

白英

Solanum lyratum Thunb.

凭证标本：恭城县普查队 450332150614020LY（IBK）

功效：全草，清热利湿、解毒消肿。

功效来源：《广西壮族自治区壮药质量标准　第二卷》（2011年版）

乳茄 五指茄

Solanum mammosum L.

凭证标本：恭城县普查队 450332151110001LY（IBK、GXMG、CMMI）

功效：果实，散瘀消肿。

功效来源：《全国中草药汇编》

茄

Solanum melongena L.

功效：叶，散血消肿。

功效来源：《中华本草》

注：民间常见栽培物种。

龙葵

Solanum nigrum L.

凭证标本：恭城县普查队 450332141114039LY（IBK、GXMG、CMMI）

功效：地上部分，清热解毒、活血消肿、消炎利尿。

功效来源：《广西壮族自治区壮药质量标准　第三卷》（2018年版）

珊瑚樱

Solanum pseudocapsicum L. var. *pseudocapsicum*

功效：根，活血止痛。

功效来源：《中华本草》

注：民间常见栽培物种。

马铃薯

Solanum tuberosum L.

功效：块茎，补气、健脾、消炎。

功效来源：《药用植物辞典》

注：民间常见栽培物种。

龙珠属 *Tubocapsicum* (Wettst.) Makino

龙珠

Tubocapsicum anomalum (Franch. et Sav.) Makino

凭证标本：恭城县普查队 450332150820025LY（IBK、GXMG、CMMI）

功效：果实，清热解毒、除烦热。

功效来源：《全国中草药汇编》

251. 旋花科 Convolvulaceae

银背藤属 *Argyreia* Lour.

东京银背藤

Argyreia pierreana Boiss.

凭证标本：恭城县普查队 450332150820074LY（IBK、GXMG、CMMI）

功效：根状茎，用于咳嗽。茎、叶，用于风湿骨痛、乳腺炎。

功效来源：《广西药用植物名录》

菟丝子属 *Cuscuta* L.

南方菟丝子

Cuscuta australis R. Br.

凭证标本：恭城县普查队 450332150617013LY（IBK、GXMG、CMMI）

功效：种子，补益肝肾、固精缩尿、安胎、明目、止泻。

功效来源：《中国药典》（2020年版）

金灯藤

Cuscuta japonica Choisy

凭证标本：恭城县普查队 450332141115021LY（IBK、GXMG、CMMI）

功效：全草，清热解毒、凉血止血、健脾利湿。

功效来源：《中华本草》

马蹄金属 *Dichondra* J. R. Forst. et G. Forst.

马蹄金

Dichondra micrantha Urb.

功效：全草，清热解毒、利湿通淋、散瘀消肿。

功效来源：《广西壮族自治区壮药质量标准　第一卷》（2008年版）

注：恭城端午药市。

番薯属 *Ipomoea* L.

月光花

Ipomoea alba L.

功效：种子，活血散瘀、消肿止痛。

功效来源：《中华本草》

注：《广西植物名录》有记载。

蕹菜

Ipomoea aquatica Forssk.

功效：全草及根，清热解毒、利尿、止血。

功效来源：《全国中草药汇编》

注：民间常见栽培物种。

番薯 甘薯

Ipomoea batatas (L.) Lam.

功效：根，补中、生津、止血、排脓。

功效来源：《全国中草药汇编》

注：民间常见栽培物种。

牵牛 牵牛子

Ipomoea nil (L.) Roth

功效：成熟种子，泻水通便、消痰涤饮、杀虫攻积。

功效来源：《中国药典》（2020年版）

注：民间常见栽培物种。

圆叶牵牛 牵牛子

Ipomoea purpurea (L.) Roth

功效：成熟种子，泻水通便、消痰涤饮、杀虫攻积。

功效来源：《中国药典》（2020年版）

注：民间常见栽培物种。

华佗豆

Ipomoea turbinata Lag.

凭证标本：恭城调查队 398（IBK）

功效：成熟种子，活血散瘀、泻下通便、解蛇毒。

功效来源：《广西壮族自治区瑶药材质量标准　第一卷》（2014年版）

鱼黄草属 *Merremia* Dennst. ex Endl.

篱栏网

Merremia hederacea (Burm. f.) Hallier f.

凭证标本：恭城县普查队 450332141115019LY（IBK、GXMG、CMMI）

功效：地上部分，清热解毒、利咽喉。

功效来源：《广西壮族自治区壮药质量标准 第一卷》（2008年版）

三翅藤属 *Tridynamia*

大果三翅藤 美飞蛾藤

Tridynamia sinensis (Hemsl.) Staples

凭证标本：恭城县普查队 450332150820035LY（IBK）

功效：全株，用于子宫脱垂、跌打损伤。

功效来源：《广西药用植物名录》

252. 玄参科 Scrophulariaceae

毛麝香属 *Adenosma* R. Br.

毛麝香 黑头茶

Adenosma glutinosum (L.) Druce

凭证标本：赵文明 6-5109（GXMI）

功效：全草，祛风止痛、散瘀消肿、解毒止痒。

功效来源：《广西中药材标准 第二册》

球花毛麝香 大头陈

Adenosma indianum (Lour.) Merr.

凭证标本：黄福秀 6-5111（GXMI）

功效：全草，疏风解表、化湿消滞。

功效来源：《广西壮族自治区壮药质量标准 第一卷》（2008年版）

胡麻草属 *Centranthera* R. Br.

胡麻草

Centranthera cochinchinensis (Lour.) Merr.

凭证标本：黄桂等 6090194（IBK）

功效：全草，消肿散瘀、止血止痛。

功效来源：《全国中草药汇编》

母草属 *Lindernia* All.

泥花母草 水虾子草

Lindernia antipoda (L.) Alston

凭证标本：恭城县普查队 450332151021010LY（IBK、GXMG、CMMI）

功效：全草，清热、解毒、消肿。

功效来源：《全国中草药汇编》

母草

Lindernia crustacea (L.) F. Muell.

凭证标本：恭城县普查队 450332141117008LY（IBK、GXMG、CMMI）

功效：全草，清热利湿、活血止痛。

功效来源：《中华本草》

旱田草

Lindernia ruellioides (Colsm.) Pennell

凭证标本：恭城县普查队 450332150616028LY（IBK、GXMG、CMMI）

功效：全草，理气活血、消肿止痛。

功效来源：《广西壮族自治区壮药质量标准 第三卷》（2018年版）

通泉草属 *Mazus* Lour.

通泉草

Mazus pumilus (Burm. f.) Steenis

凭证标本：恭城县普查队 450332150331047LY（IBK、GXMG、CMMI）

功效：全草，清热解毒、消炎消肿、利尿、止痛、健胃消积。

功效来源：《药用植物辞典》

弹刀子菜

Mazus stachydifolius (Turcz.) Maxim.

凭证标本：恭城县普查队 450332150402010LY（IBK）

功效：全草，解蛇毒。

功效来源：《中华本草》

沟酸浆属 *Mimulus* L.

尼泊尔沟酸浆

Mimulus tenellus Bunge var. *nepalensis* (Benth.) P. C. Tsoong

凭证标本：恭城县普查队 450332150402009LY（IBK、GXMG、CMMI）

功效：全草，清热解毒、利湿。

功效来源：《药用植物辞典》

泡桐属 *Paulownia* Sieb. et Zucc.

白花泡桐 泡桐叶

Paulownia fortunei (Seem.) Hemsl.

凭证标本：恭城调查组 233（IBK）

功效：叶，清热解毒、止血消肿。

功效来源：《中华本草》

台湾泡桐

Paulownia kawakamii T. Ito

凭证标本：恭城县普查队 450332150331023LY（IBK、GXMG、CMMI）

功效：树皮，解毒消肿、止血。

功效来源：《中华本草》

马先蒿属 *Pedicularis* L.

粗茎返顾马先蒿

Pedicularis resupinata L. subsp. *crassicaulis* (Vaniot ex

Bonati) P. C. Tsoong

凭证标本：蒋日红等 JRH1288（IBK）

功效：根，行气、止痛。

功效来源：《药用植物辞典》

玄参属 *Scrophularia* L.

玄参

Scrophularia ningpoensis Hemsl.

凭证标本：黄增任 49353（GXMI）

功效：根，凉血滋阴、泻火解毒。

功效来源：《全国中草药汇编》

阴行草属 *Siphonostegia* Benth.

阴行草 北刘寄奴

Siphonostegia chinensis Benth.

凭证标本：恭城县普查队 450332150618002LY（IBK、GXMG、CMMI）

功效：全草，活血祛瘀、通经止痛、凉血、止血、清热利湿。

功效来源：《中国药典》（2020年版）

独脚金属 *Striga* Lour.

独脚金

Striga asiatica (L.) Kuntze

凭证标本：盆甫通 6-5090（IBK）

功效：全草，清肝、健脾、消积、杀虫。

功效来源：《广西中药材标准 第一册》

蝴蝶草属 *Torenia* L.

光叶蝴蝶草

Torenia asiatica L.

凭证标本：恭城县普查队 450332150819017LY（IBK、GXMG、CMMI）

功效：全株，清热利湿、解毒、散瘀。

功效来源：《中华本草》

毛叶蝴蝶草

Torenia benthamiana Hance

凭证标本：谢金保 6-5315（GXMI）

功效：全草，活血消肿。

功效来源：《药用植物辞典》

紫萼蝴蝶草

Torenia violacea (Azaola ex Blanco) Pennell

凭证标本：恭城县普查队 450332141115034LY（IBK、GXMG、CMMI）

功效：全草，清热解毒、利湿止咳、化痰。

功效来源：《药用植物辞典》

婆婆纳属 *Veronica* L.

直立婆婆纳

Veronica arvensis L.

凭证标本：恭城县普查队 450332150411003LY（IBK）

功效：全草，清热、除疟。

功效来源：《全国中草药汇编》

多枝婆婆纳

Veronica javanica Blume

功效：全草，祛风散热、解毒消肿。

功效来源：《全国中草药汇编》

注：《广西植物名录》有记载。

阿拉伯婆婆纳

Veronica persica Poir.

凭证标本：恭城县普查队 450332150330040LY（IBK、GXMG、CMMI）

功效：全草，解热毒。

功效来源：《全国中草药汇编》

腹水草属 *Veronicastrum* Heist. ex Fabr.

四方麻

Veronicastrum caulopterum (Hance) T. Yamaz.

凭证标本：恭城县普查队 450332141114013LY（IBK、GXMG、CMMI）

功效：全草，清热解毒、消肿止痛。

功效来源：《全国中草药汇编》

腹水草

Veronicastrum stenostachyum T. Yamaz. subsp. *plukenetii* (T. Yamaz.) D. Y. Hong

凭证标本：恭城队 6-5346（GXMI）

功效：全草，利尿消肿、散瘀解毒。

功效来源：《药用植物辞典》

253. 列当科 Orobanchaceae

野菰属 *Aeginetia* L.

野菰

Aeginetia indica L.

凭证标本：恭城县普查队 450332150821051LY（IBK、GXMG、CMMI）

功效：全草，解毒消肿、清热凉血。

功效来源：《全国中草药汇编》

254. 狸藻科 Lentibulariaceae

狸藻属 *Utricularia* L.

圆叶挖耳草

Utricularia striatula Sm.

凭证标本：恭城县普查队 450332150619020LY（IBK、GXMG、CMMI）

功效：全草，用于中耳炎。

功效来源：民间用药

256. 苦苣苔科 Gesneriaceae

报春苣苔属 *Primulina* Hance

牛耳朵 牛耳岩白菜

Primulina eburnea (Hance) Yin Z. Wang

凭证标本：恭城县普查队 450332141117064LY（IBK、GXMG、CMMI）

功效：根状茎及全草，清肺止咳、凉血上血、解毒消痈。

功效来源：《中华本草》

蚂蟥七 石蜈蚣

Primulina fimbrisepala (Hand.-Mazz.) Yin Z. Wang

凭证标本：恭城县普查队 450332150331013LY（IBK、GXMG、CMMI）

功效：根状茎或全草，清热利湿、行滞消积、止血活血、解毒消肿。

功效来源：《中华本草》

药用报春苣苔

Primulina medica (D. Fang ex W. T. Wang) Yin Z. Wang

凭证标本：恭城县普查队 450332150402026LY（IBK、GXMG、CMMI）

功效：根状茎，用于痢疾。

功效来源：《药用植物辞典》

羽裂报春苣苔

Primulina pinnatifida (Hand.-Mazz.) Yin Z. Wang

凭证标本：恭城县普查队 450332151016019LY（IBK、CMMI）

功效：全草，用于痢疾、跌打损伤。

功效来源：《广西药用植物名录》

桂林小花苣苔

Primulina subulata var. *guilinensis* (W. T. Wang) W. B. Xu & K. F. Chung

凭证标本：恭城县普查队 450332141117047LY（IBK）

功效：全草，用于肺结核。

功效来源：《广西中药资源名录》

长蒴苣苔属 *Didymocarpus* Wall. ex Buch.-Ham.

东南长蒴苣苔

Didymocarpus hancei Hemsl.

凭证标本：恭城县普查队 450332150329021LY（IBK、GXMG、CMMI）

功效：全草，散风热、解毒。

功效来源：《中华本草》

半蒴苣苔属 *Hemiboea* C. B. Clarke

贵州半蒴苣苔

Hemiboea cavaleriei H. Lév.

凭证标本：恭城县普查队 450332141115063LY（IBK、GXMG、CMMI）

功效：全草，清热解毒、利水除湿。

功效来源：《药用植物辞典》

华南半蒴苣苔

Hemiboea follicularis C. B. Clarke

凭证标本：恭城县普查队 450332160512007LY（IBK）

功效：全草，用于咳嗽、肺炎、骨折。

功效来源：《广西药用植物名录》

纤细半蒴苣苔

Hemiboea gracilis Franch.

凭证标本：恭城县普查队 450332150821022LY（IBK）

功效：全草，用于疔疮肿毒、烫伤。

功效来源：《药用植物辞典》

半蒴苣苔 降龙草

Hemiboea subcapitata C. B. Clarke

凭证标本：恭城县普查队 450332141115104LY（IBK、GXMG、CMMI）

功效：全草，清暑、利湿、解毒。

功效来源：《中华本草》

吊石苣苔属 *Lysionotus* D. Don

吊石苣苔 石吊兰

Lysionotus pauciflorus Maxim.

凭证标本：恭城县普查队 450332141116020LY（IBK、GXMG、CMMI）

功效：全株，清热利湿、祛痰止咳、活血调经。

功效来源：《中国药典》（2020年版）

马铃苣苔属 *Oreocharis* Benth.

大叶石上莲

Oreocharis benthamii C. B. Clarke var. *benthamii*

凭证标本：恭城调查组 0042（IBK）

功效：全草，用于跌打损伤、咳嗽。

功效来源：《广西药用植物名录》

石上莲

Oreocharis benthamii C. B. Clarke var. *reticulata* Dunn

凭证标本：恭城县普查队 450332150415019LY（IBK）

功效：叶，外用治湿疹。

功效来源：《广西药用植物名录》

石山苣苔属 *Petrocodon* Hance

石山苣苔

Petrocodon dealbatus Hance

凭证标本：恭城县普查队 450332150401005LY（IBK、GXMG、CMMI）

功效：全草，用于肺热咳嗽、吐血、肿痛、出血。

功效来源：《药用植物辞典》

257. 紫葳科 Bignoniaceae
凌霄属 Campsis Lour.
凌霄 红花倒水莲

Campsis grandiflora (Thunb.) K. Schum.

凭证标本：恭城县普查队 450332150618016LY（IBK、GXMG、CMMI）

功效：花，活血通经、凉血祛风。根，活血散瘀、解毒消肿。

功效来源：《中国药典》（2020年版）

炮仗藤属 Pyrostegia Presl
炮仗花

Pyrostegia venusta (Ker-Gawl.) Miers

功效：花，清热利咽、润肺止咳。茎叶，清热利咽。

功效来源：《药用植物辞典》

注：民间常见栽培物种。

菜豆树属 Radermachera Zoll. et Moritzi
菜豆树

Radermachera sinica (Hance) Hemsl.

凭证标本：恭城县普查队 450332141117056LY（IBK、GXMG、CMMI）

功效：根、叶或果实，清暑解毒、散瘀消肿。

功效来源：《中华本草》

258. 胡麻科 Pedaliaceae
胡麻属 Sesamum L.
芝麻 黑芝麻

Sesamum indicum L.

凭证标本：恭城县普查队 450332141114053LY（IBK、GXMG、CMMI）

功效：种子，补益肝肾、养血益精、润肠通便。

功效来源：《中华本草》

259. 爵床科 Acanthaceae
穿心莲属 Andrographis Wall. ex Nees
穿心莲

Andrographis paniculata (Burm. f.) Nees

功效：地上部分，清热解毒、凉血、消肿。

功效来源：《中国药典》（2020年版）

注：民间常见栽培物种。

白接骨属 Asystasiella Lindau
白接骨

Asystasiella neesiana (Wall.) Lindau

凭证标本：恭城县普查队 450332150821031LY（IBK、GXMG、CMMI）

功效：全草，化瘀止血、续筋接骨、利尿消肿、清热解毒。

功效来源：《中华本草》

狗肝菜属 Dicliptera Juss.
狗肝菜

Dicliptera chinensis (L.) Juss.

功效：全草，清热、凉血、利湿、解毒。

功效来源：《广西壮族自治区壮药质量标准 第一卷》（2008年版）

注：恭城端午药市。

喜花草属 Eranthemum L.
喜花草

Eranthemum pulchellum Andrews

功效：叶，清热解毒、散瘀消肿。

功效来源：《药用植物辞典》

注：民间常见栽培物种。

水蓑衣属 Hygrophila R. Br.
水蓑衣

Hygrophila salicifolia (Vahl) Nees

凭证标本：恭城县普查队 450332141115113LY（IBK、GXMG、CMMI）

功效：种子，清热解毒、消肿止痛。全草，清热解毒、散瘀消肿。

功效来源：《中华本草》

爵床属 Justicia L.
鸭嘴花

Justicia adhatoda L.

功效：全株，祛风活血、散瘀止痛、接骨。

功效来源：《全国中草药汇编》

注：民间常见栽培物种。

小驳骨

Justicia gendarussa L. f.

功效：地上部分，祛瘀止痛、续筋接骨。

功效来源：《中国药典》（2020年版）

注：民间常见栽培物种。

广西爵床

Justicia kwangsiensis (H. S. Lo) H. S. Lo

凭证标本：恭城县普查队 450332150615015LY（IBK、GXMG、CMMI）

功效：全株，用于流行性感冒、子宫脱垂。

功效来源：《广西中药资源名录》

爵床

Justicia procumbens L.

凭证标本：恭城县普查队 450332141117022LY（IBK、GXMG、CMMI）

功效：全草，清热解毒、利湿消积、活血止痛。

功效来源：《中华本草》

黑叶小驳骨 大接骨风
Justicia ventricosa Wall. ex Sims.
功效：地上部分，续筋接骨、祛风湿。
功效来源：《广西壮族自治区瑶药材质量标准 第一卷》（2014年版）
注：恭城端午药市。

观音草属 *Peristrophe* Nees
九头狮子草
Peristrophe japonica (Thunb.) Bremek.
凭证标本：恭城组 6-5348（IBK）
功效：全草，发汗解表、清热解毒、镇痉。
功效来源：《全国中草药汇编》

紫云菜属 *Strobilanthes* Blume
板蓝 南板蓝根
Strobilanthes cusia (Nees) Kuntze
功效：根或根状茎，清热解毒、凉血。
功效来源：《中国药典》（2020年版）
注：民间常见栽培物种。

四子马蓝
Strobilanthes tetrasperma (Champ. ex Benth.) Druce
凭证标本：盆甫通 6-5099（GXMI）
功效：全草，清热解表、消肿、解毒疗疮。
功效来源：《药用植物辞典》

山牵牛属 *Thunbergia* Retz.
山牵牛 老鸦嘴
Thunbergia grandiflora Roxb.
功效：全株，舒筋活络、散瘀消肿。
功效来源：《广西壮族自治区壮药质量标准 第一卷》（2008年版）
注：民间常见栽培物种。

263. 马鞭草科 Verbenaceae
紫珠属 *Callicarpa* L.
紫珠
Callicarpa bodinieri H. Lév.
凭证标本：恭城县普查队 450332141116039LY（IBK、GXMG、CMMI）
功效：果实，发表散寒。
功效来源：《中华本草》

白棠子树 紫珠
Callicarpa dichotoma (Lour.) K. Koch
凭证标本：恭城县普查队 450332150615001LY（IBK、GXMG、CMMI）
功效：叶，收敛止血、清热解毒。
功效来源：《中华本草》

老鸦糊 紫珠
Callicarpa giraldii Hesse ex Rehder
凭证标本：恭城县普查队 450332150616005LY（IBK、GXMG、CMMI）
功效：叶，收敛止血、清热解毒。
功效来源：《中华本草》

藤紫珠
Callicarpa integerrima Champ. var. *chinensis* (C. P'ei) S. L. Chen
凭证标本：恭城县普查队 450332150619026LY（IBK、GXMG、CMMI）
功效：全株，用于泄泻、感冒发热、风湿痛。
功效来源：《药用植物辞典》

枇杷叶紫珠
Callicarpa kochiana Makino
凭证标本：恭城县普查队 450332141116016LY（IBK、GXMG）
功效：根、茎、叶，祛风除湿、活血止血。
功效来源：《中华本草》

广东紫珠 金刀菜
Callicarpa kwangtungensis Chun
凭证标本：恭城县普查队 450332151015029LY（IBK、GXMG、CMMI）
功效：茎叶，止血止痛。
功效来源：《中国药典》（2020年版）

尖萼紫珠
Callicarpa loboapiculata F. P. Metcalf
凭证标本：恭城调查组 316（IBK）
功效：叶，外用治体癣。
功效来源：《广西中药资源名录》

大叶紫珠
Callicarpa macrophylla Vahl
功效：叶或带叶嫩枝，散瘀止血、消肿止痛。
功效来源：《中国药典》（2020年版）
注：《广西植物名录》有记载。

钩毛紫珠
Callicarpa peichieniana Chun et S. L. Chen
凭证标本：恭城调查组 46（IBK）
功效：叶，用于感冒，外用治刀伤。
功效来源：《广西中药资源名录》

红紫珠
Callicarpa rubella Lindl. f. *rubella*
凭证标本：恭城县普查队 450332150614008LY（IBK、GXMG、CMMI）
功效：叶及嫩枝，解毒消肿、凉血止血。

功效来源：《中华本草》

莸属 Caryopteris Bunge

兰香草

Caryopteris incana (Thunb. ex Houtt.) Miq.

凭证标本：恭城县普查队 450332141114060LY（IBK、GXMG、CMMI）

功效：全草，疏风解表、祛痰止咳、散瘀止痛。

功效来源：《药用植物辞典》

大青属 Clerodendrum L.

臭牡丹

Clerodendrum bungei Steud.

功效：茎叶，解毒消肿、祛风湿、降血压。

功效来源：《中华本草》

注：恭城端午药市。

灰毛大青 大叶白花灯笼

Clerodendrum canescens Wall. ex Walp.

凭证标本：恭城县普查队 450332150614006LY（IBK、GXMG、CMMI）

功效：全株，清热解毒、凉血止血。

功效来源：《中华本草》

臭茉莉 过墙风

Clerodendrum chinense (Osbeck) Mabb. var. simplex (Moldenke) S. L. Chen

功效：全株，祛风湿、强筋骨、活血消肿。

功效来源：《广西壮族自治区瑶药材质量标准 第一卷》（2014年版）

注：恭城端午药市。

腺茉莉

Clerodendrum colebrookianum Walp.

凭证标本：黄福香 6–5081（GXMI）

功效：根，清热解毒、凉血利尿、泻火。

功效来源：《药用植物辞典》

大青 路边青

Clerodendrum cyrtophyllum Turcz.

凭证标本：恭城县普查队 450332150820040LY（IBK、GXMG、CMMI）

功效：全株，清热解毒、凉血、利湿。

功效来源：《广西壮族自治区壮药质量标准 第二卷》（2011年版）

白花灯笼

Clerodendrum fortunatum L.

功效：根或全株，清热解毒、止咳定痛。

功效来源：《全国中草药汇编》

注：《广西植物名录》有记载。

赪桐

Clerodendrum japonicum (Thunb.) Sweet

功效：地上部分，清肺热、散瘀肿、凉血止血、利小便。

功效来源：《广西壮族自治区壮药质量标准 第二卷》（2011年版）

注：恭城端午药市。

广东大青

Clerodendrum kwangtungense Hand.-Mazz.

凭证标本：恭城县普查队 450332141116053LY（IBK、GXMG、CMMI）

功效：根，清热利湿、祛风止咳、壮腰健胃。

功效来源：《药用植物辞典》

尖齿臭茉莉 过墙风

Clerodendrum lindleyi Decne. ex Planch.

凭证标本：恭城县普查队 450332141115025LY（IBK、GXMG、CMMI）

功效：全株，祛风除湿、活血消肿。

功效来源：《中华本草》

假连翘属 Duranta L.

假连翘

Duranta erecta L.

凭证标本：恭城县普查队 450332141118006LY（IBK、GXMG、CMMI）

功效：叶、果，散热透邪、行血祛瘀、止痛杀虫、消肿解毒。

功效来源：《全国中草药汇编》

马缨丹属 Lantana L.

马缨丹 五色梅

Lantana camara L.

凭证标本：恭城县普查队 450332141118015LY（IBK、GXMG、CMMI）

功效：根、全株，清热解毒、散结止痛。

功效来源：《全国中草药汇编》

过江藤属 Phyla Lour.

过江藤

Phyla nodiflora (L.) E. L. Greene

功效：全草，清热解毒、散瘀消肿。

功效来源：《全国中草药汇编》

注：恭城端午药市。

豆腐柴属 Premna L.

豆腐柴 腐婢根

Premna microphylla Turcz.

凭证标本：恭城县普查队 450332150614039LY（IBK、GXMG、CMMI）

功效：根，清热解毒。

功效来源：《中药大辞典》

马鞭草属 *Verbena* L.

马鞭草

Verbena officinalis L.

凭证标本：恭城县普查队 450332160511008LY（IBK、GXMG、CMMI）

功效：地上部分，活血散瘀、解毒、利水、退黄、截疟。

功效来源：《中国药典》（2020年版）

牡荆属 *Vitex* L.

黄荆 五指柑、五指风

Vitex negundo L. var. *negundo*

凭证标本：恭城调查组 111（IBK）

功效：全株，祛风解表、止咳化痰、理气止痛。

功效来源：《广西壮族自治区壮药质量标准 第一卷》（2008年版）

牡荆 牡荆叶

Vitex negundo L. var. *cannabifolia* (Sieb. et Zucc.) Hand.-Mazz.

功效：叶，祛痰、止咳、平喘。

功效来源：《中国药典》（2020年版）

注：恭城端午药市。

264. 唇形科 Labiatae

藿香属 *Agastache* Clayton ex Gronov.

藿香

Agastache rugosa (Fisch. et C. A. Mey.) Kuntze

凭证标本：李荫昆 403049（IBK）

功效：地上部分，祛暑解表、化湿和中、理气开胃。

功效来源：《药用植物辞典》

筋骨草属 *Ajuga* L.

金疮小草 筋骨草

Ajuga decumbens Thunb.

凭证标本：恭城县普查队 450332150329027LY（IBK、GXMG、CMMI）

功效：全草，清热、凉血、消肿。

功效来源：《中国药典》（2020年版）

广防风属 *Anisomeles* R. Br.

广防风

Anisomeles indica (L.) Kuntze

凭证标本：恭城县普查队 450332141115036LY（IBK、GXMG、CMMI）

功效：全草，祛风解表、理气止痛。

功效来源：《药用植物辞典》

风轮菜属 *Clinopodium* L.

风轮菜 断血流

Clinopodium chinense (Benth.) Kuntze

凭证标本：何冀鲲等 5080（IBK）

功效：全草，收敛止血。

功效来源：《中国药典》（2020年版）

细风轮菜

Clinopodium gracile (Benth.) Matsum.

凭证标本：恭城县普查队 450332150401029LY（IBK、GXMG、CMMI）

功效：全草，清热解毒、消肿止痛、凉血止痢、祛风止痒、止血。

功效来源：《药用植物辞典》

灯笼草 断血流

Clinopodium polycephalum (Vaniot) C. Y. Wu et S. J. Hsuan

凭证标本：恭城县普查队 450332150821005LY（IBK、GXMG、CMMI）

功效：地上部分，收敛止血。

功效来源：《中国药典》（2020年版）

鞘蕊花属 *Coleus* Lour.

肉叶鞘蕊花

Coleus carnosifolius (Hemsl.) Dunn

凭证标本：恭城县普查队 450332141117055LY（IBK、GXMG、CMMI）

功效：全草，清热解毒、消疳杀虫。

功效来源：《中华本草》

水蜡烛属 *Dysophylla* Blume

齿叶水蜡烛

Dysophylla sampsonii Hance

凭证标本：恭城县普查队 450332141114034LY（IBK、GXMG、CMMI）

功效：全草，外用治湿疹、跌打肿痛、毒蛇咬伤。

功效来源：《广西中药资源名录》

香薷属 *Elsholtzia* Willd.

紫花香薷

Elsholtzia argyi H. Lév.

凭证标本：恭城县普查队 450332141116037LY（IBK、GXMG、CMMI）

功效：全草，祛风、散寒解表、解暑、利尿、止咳。

功效来源：《药用植物辞典》

水香薷

Elsholtzia kachinensis Prain

凭证标本：恭城县普查队 450332141117034LY（IBK、GXMG、CMMI）

功效：全草，消食健胃。

功效来源：《药用植物辞典》

小野芝麻属 *Galeobdolon* Adans.

小野芝麻 地绵绵

Galeobdolon chinense (Benth.) C. Y. Wu

凭证标本：恭城县普查队 450332150402021LY（IBK）

功效：块根，外伤止血。

功效来源：《全国中草药汇编》

活血丹属 *Glechoma* L.

活血丹 连钱草

Glechoma longituba (Nakai) Kuprian

凭证标本：林春蕊 180202（IBK）

功效：地上部分，利湿通淋、清热解毒、散瘀消肿。

功效来源：《中国药典》（2020年版）

锥花属 *Gomphostemma* Wall. ex Benth.

中华锥花 老虎耳

Gomphostemma chinense Oliv.

凭证标本：李荫昆 403013（IBK）

功效：全草，祛风湿、益气血、通经络、消肿毒。

功效来源：《中华本草》

香茶菜属 *Isodon* (Schrad. ex Benth.) Spach

溪黄草

Isodon serra (Maxin.) Kudo

凭证标本：恭城县普查队 450332151014040LY（IBK、GXMG、CMMI）

功效：地上部分，清热利湿、活血散瘀、解毒消肿。

功效来源：《中华本草》

益母草属 *Leonurus* L.

益母草

Leonurus japonicus Houtt.

凭证标本：恭城县普查队 450332141115010LY（IBK、GXMG、CMMI）

功效：地上部分，活血调经、利尿消肿、清热解毒。

功效来源：《中国药典》（2020年版）

薄荷属 *Mentha* L.

薄荷

Mentha canadensis L.

凭证标本：恭城县普查队 450332141114045LY（IBK、GXMG、CMMI）

功效：地上部分，疏散风热、清利头目、利咽、透疹、疏肝行气。

功效来源：《中国药典》（2020年版）

石荠苎属 *Mosla* (Benth.) Buch.-Ham. ex Maxim.

石香薷 香薷

Mosla chinensis Maxim.

凭证标本：恭城县普查队 450332151015021LY（IBK、GXMG、CMMI）

功效：地上部分，发汗解表、和中利湿。

功效来源：《中国药典》（2020年版）

石荠苎 小鱼仙草

Mosla scabra (Thunb.) C. Y. Wu et H. W. Li

凭证标本：李荫昆 402758（IBK）

功效：全草，疏风解表、清暑除湿、解毒止痒。

功效来源：《广西中药材标准 第一册》

罗勒属 *Ocimum* L.

罗勒 九层塔

Ocimum basilicum L. var. *basilicum*

凭证标本：恭城县普查队 450332151112001LY（IBK、GXMG、CMMI）

功效：全草，疏风解表、化湿、行气活血、解毒消肿。

功效来源：《广西中药材标准 第一册》

疏柔毛罗勒

Ocimum basilicum L. var. *pilosum* (Willd.) Benth.

凭证标本：恭城县普查队 450332141115017LY（IBK、GXMG、CMMI）

功效：全草，发汗解表、祛风利湿、散瘀止痛。

功效来源：《药用植物辞典》

假糙苏属 *Paraphlomis* Prain

假糙苏

Paraphlomis javanica (Blume) Prain var. *javanica*

凭证标本：恭城调查组 342（IBK）

功效：全草，清肝、发表、滋阴润燥、润肺止咳。

功效来源：《药用植物辞典》

狭叶假糙苏

Paraphlomis javanica (Blume) Prain var. *angustifolia* (C. Y. Wu) C. Y. Wu et H. W. Li

凭证标本：恭城县普查队 450332141116030LY（IBK）

功效：全草，润肺止咳、补血调经。

功效来源：《药用植物辞典》

小叶假糙苏

Paraphlomis javanica (Blume) Prain var. *coronata* (Vaniot) C. Y. Wu et H. W. Li

凭证标本：恭城县普查队 450332150821039LY（IBK、GXMG、CMMI）

功效：全草或根，滋阴润燥、止咳、调经补血。

功效来源：《药用植物辞典》

紫苏属 *Perilla* L.
紫苏
Perilla frutescens (L.) Britton var. *frutescens*
凭证标本：恭城县普查队 450332141114058LY（IBK、GXMG、CMMI）
功效：果实，降气化痰、止咳平喘、润肠通便。梗，理气宽中、止痛、安胎。叶，解表散寒，行气和胃。
功效来源：《中国药典》（2020年版）

回回苏
Perilla frutescens (L.) Britton var. *crispa* (Benth.) Deane ex Bailey
功效：药用与紫苏相似。
功效来源：《药用植物辞典》
注：民间常见栽培物种。

野生紫苏
Perilla frutescens (L.) Britton var. *purpurascens* (Hayata) H. W. Li
凭证标本：恭城县普查队 450332151014036LY（IBK、GXMG、CMMI）
功效：根及近根老茎，除风散寒、祛痰降气。茎，理气宽中。
功效来源：《药用植物辞典》

刺蕊草属 *Pogostemon* Desf.
广藿香
Pogostemon cablin (Blanco) Benth.
功效：地上部分，芳香化浊、开胃止呕、发表解暑。
功效来源：《中国药典》（2020年版）
注：《广西植物名录》有记载。

刺蕊草 鸡排骨草
Pogostemon glaber Benth.
凭证标本：李荫昆 402750（IBK）
功效：全草，清热解毒、凉血止血。
功效来源：《全国中草药汇编》

夏枯草属 *Prunella* L.
夏枯草
Prunella vulgaris L.
凭证标本：恭城县普查队 450332150413012LY（IBK、GXMG、CMMI）
功效：果穗，清肝泻火、明目、散结消肿。
功效来源：《中国药典》（2020年版）

鼠尾草属 *Salvia* L.
华鼠尾草
Salvia chinensis Benth.
凭证标本：恭城县普查队 450332150821008LY（IBK、GXMG、CMMI）
功效：全草，活血化瘀、清热利湿、散结消肿。
功效来源：《中华本草》

鼠尾草
Salvia japonica Thunb.
凭证标本：恭城县普查队 450332150331021LY（IBK、GXMG、CMMI）
功效：全草，清热利湿、活血调经、解毒消肿。
功效来源：《中华本草》

丹参
Salvia miltiorrhiza Bunge
功效：根及根状茎，活血祛瘀、通经止痛、清心除烦、凉血消痈。
功效来源：《中国药典》（2020年版）
注：民间常见栽培物种。

荔枝草
Salvia plebeia R. Br.
凭证标本：恭城县普查队 450332141117048LY（IBK、GXMG、CMMI）
功效：全草，清热解毒、利水消肿。
功效来源：《中华本草》

红根草
Salvia prionitis Hance
功效：全草，疏风清热、利湿、止血、安胎。
功效来源：《广西壮族自治区壮药质量标准 第二卷》（2011年版）
注：《广西植物名录》有记载。

地梗鼠尾草
Salvia scapiformis Hance var. *scapiformis*
凭证标本：恭城县普查队 450332150410031LY（IBK、GXMG、CMMI）
功效：全草，强筋壮骨、补虚益损。
功效来源：《全国中草药汇编》

黄芩属 *Scutellaria* L.
半枝莲
Scutellaria barbata D. Don
功效：全草，清热解毒、化瘀利尿。
功效来源：《中国药典》（2020年版）
注：《广西植物名录》有记载。

韩信草
Scutellaria indica L.
凭证标本：恭城县普查队 450332150331027LY（IBK、GXMG、CMMI）
功效：全草，祛风活血、解毒止痛。
功效来源：《中药大辞典》

筒冠花属 *Siphocranion* Kudo

光柄筒冠花

Siphocranion nudipes (Hemsl.) Kudo

凭证标本：恭城县普查队 450332151016005LY（IBK）

功效：茎叶，外用治痈疮肿毒。

功效来源：《药用植物辞典》

水苏属 *Stachys* L.

地蚕

Stachys geobombycis C. Y. Wu

功效：根状茎、全草，益肾润肺、补血消疳。

功效来源：《中华本草》

注：恭城端午药市。

香科科属 *Teucrium* L.

庐山香科科

Teucrium pernyi Franch.

凭证标本：恭城县普查队 450332150412001LY（IBK、GXMG、CMMI）

功效：全草，清热解毒、凉肝活血。

功效来源：《中华本草》

铁轴草

Teucrium quadrifarium Buch.-Ham. ex D. Don

功效：全草，利湿消肿、祛风解暑、凉血解毒。

功效来源：《中华本草》

注：恭城端午药市。

血见愁

Teucrium viscidum Blume

凭证标本：恭城县普查队 450332150615013LY（IBK、GXMG、CMMI）

功效：全草，消肿解毒、凉血止血。

功效来源：《中华本草》

266. 水鳖科 Hydrocharitaceae

苦草属 *Vallisneria* L.

苦草

Vallisneria natans (Lour.) H. Hara

凭证标本：恭城县普查队 450332141114033LY（IBK、GXMG、CMMI）

功效：全草，燥湿止带、行气活血。

功效来源：《中华本草》

267. 泽泻科 Alismataceae

慈姑属 *Sagittaria* L.

野慈姑

Sagittaria trifolia L. var. *trifolia*

功效：全草，清热解毒、凉血消肿。

功效来源：《药用植物辞典》

注：《广西植物名录》有记载。

慈姑

Sagittaria trifolia L. var. *sinensis* Sims

功效：球茎，活血凉血、止咳通淋、散结解毒。

功效来源：《中华本草》

注：民间常见栽培物种。

280. 鸭跖草科 Commelinaceae

穿鞘花属 *Amischotolype* Hassk.

穿鞘花

Amischotolype hispida (A. Rich.) D. Y. Hong

凭证标本：恭城县普查队 450332141115066LY（IBK、GXMG、CMMI）

功效：全株，清热利尿、解毒。

功效来源：《中华本草》

鸭跖草属 *Commelina* L.

饭包草

Commelina benghalensis L.

凭证标本：恭城县普查队 450332150619009LY（IBK、GXMG、CMMI）

功效：全草，清热解毒、利湿消肿。

功效来源：《全国中草药汇编》

鸭跖草

Commelina communis L.

凭证标本：恭城县普查队 450332150820041LY（IBK、GXMG、CMMI）

功效：地上部分，清热泻火、解毒、利水消肿。

功效来源：《中国药典》（2020年版）

大苞鸭跖草

Commelina paludosa Blume

凭证标本：恭城县普查队 450332141115061LY（IBK、GXMG、CMMI）

功效：全草，利水消肿、清热解毒、凉血止血。

功效来源：《中华本草》

聚花草属 *Floscopa* Lour.

聚花草

Floscopa scandens Lour.

凭证标本：恭城县普查队 450332151023002LY（IBK、GXMG、CMMI）

功效：全草，清热解毒、利水。

功效来源：《中华本草》

水竹叶属 *Murdannia* Royle

裸花水竹叶

Murdannia nudiflora (L.) Brenan

凭证标本：恭城县普查队 450332150820084LY（IBK）

功效：全草，清肺止咳、凉血止血。

功效来源：《全国中草药汇编》

杜若属 *Pollia* Thunb.

杜若

Pollia japonica Thunb.

凭证标本：恭城县普查队 450332150821002LY（IBK、GXMG、CMMI）

功效：根状茎或全草，清热利尿、解毒消肿。

功效来源：《中华本草》

竹叶子属 *Streptolirion* Edgew.

竹叶子

Streptolirion volubile Edgeworth

凭证标本：恭城县普查队 450332150619040LY（IBK、GXMG、CMMI）

功效：全草，祛风除湿、养阴、清热解毒、利尿。

功效来源：《药用植物辞典》

紫万年青属 *Tradescantia* L.

紫背万年青

Tradescantia spathacea Sw.

功效：花叶，清热化痰、凉血止痢。

功效来源：《全国中草药汇编》

注：民间常见栽培物种。

吊竹梅

Tradescantia zebrina Bosse

凭证标本：恭城县普查队 450332150411028LY（IBK、GXMG、CMMI）

功效：全草，清热解毒、凉血、利尿、止咳。

功效来源：《药用植物辞典》

287. 芭蕉科 Musaceae

芭蕉属 *Musa* L.

大蕉

Musa × paradisiaca L.

功效：果实，止渴、润肺、解酒、清脾滑肠。

功效来源：《药用植物辞典》

注：民间常见栽培物种。

芭蕉

Musa basjoo Siebold

功效：叶，清热利尿。种子，生食可止渴、润肺。果仁，通血脉、填精髓。茎液汁，止渴、解毒。

功效来源：《药用植物辞典》

注：民间常见栽培物种。

290. 姜科 Zingiberaceae

山姜属 *Alpinia* Roxb.

山姜 来角风

Alpinia japonica (Thunb.) Miq.

凭证标本：恭城县普查队 450332150410029LY（IBK、GXMG、CMMI）

功效：根状茎，温经健脾、祛风散寒、消肿止痛。

功效来源：《广西壮族自治区瑶药材质量标准　第一卷》（2014年版）

华山姜 来角风

Alpinia oblongifolia Hayata

凭证标本：恭城县普查队 450332150615019LY（IBK、GXMG、CMMI）

功效：根状茎，温经健脾、祛风散寒、消肿止痛。

功效来源：《广西壮族自治区瑶药材质量标准　第一卷》（2014年版）

益智

Alpinia oxyphylla Miq.

功效：果实，暖肾固精缩尿、温脾止泻摄唾。

功效来源：《中国药典》（2020年版）

注：民间常见栽培物种。

箭秆风

Alpinia sichuanensis Z. Y. Zhu

凭证标本：恭城县普查队 450332141115125LY（IBK、GXMG、CMMI）

功效：根状茎，除湿消肿、行气止痛。

功效来源：《中药大辞典》

豆蔻属 *Amomum* Roxb.

三叶豆蔻

Amomum austrosinense D. Fang

凭证标本：恭城县普查队 450332160512004LY（IBK、GXMG、CMMI）

功效：果实，用于胸腹胀痛、食积不消。

功效来源：《广西中药资源名录》

闭鞘姜属 *Costus* L.

闭鞘姜 樟柳头

Costus speciosus (Koen.) Sm.

凭证标本：恭城县普查队 450332150824008LY（IBK、GXMG、CMMI）

功效：根状茎，利水消肿、解毒止痒。

功效来源：《中华本草》

姜黄属 *Curcuma* L.

姜黄

Curcuma longa L.

功效：块根，破血行气、通经止痛。

功效来源：《中国药典》（2020年版）

注：民间常见栽培物种。

莪术 郁金

Curcuma phaeocaulis Valeton

功效：块根，活血止痛、行气解郁、清心凉血、利胆退黄。

功效来源：《中国药典》（2020年版）

注：恭城端午药市。

舞花姜属 *Globba* L.

舞花姜

Globba racemosa Sm.

功效：果实，健胃消食。

功效来源：《中华本草》

注：恭城端午药市。

土田七属 *Stahlianthus* Kuntze

土田七 三七姜

Stahlianthus involucratus (King ex Baker) R. M. Smith

功效：块根和根状茎，活血散瘀、消肿止痛。

功效来源：《广西壮族自治区壮药质量标准 第二卷》（2011年版）

注：民间常见栽培物种。

姜属 *Zingiber* Mill.

姜 生姜

Zingiber officinale Roscoe

功效：根状茎，解表散寒、温中止呕、化痰止咳、解鱼蟹毒。

功效来源：《中国药典》（2020年版）

注：民间常见栽培物种。

阳荷

Zingiber striolatum Diels

凭证标本：恭城县普查队 450332141115062LY（IBK、GXMG、CMMI）

功效：花、嫩茎叶，用于温疟寒热、酸嘶邪气。

功效来源：《药用植物辞典》

291. 美人蕉科 Cannaceae

美人蕉属 *Canna* L.

美人蕉

Canna indica L.

凭证标本：李荫昆 402865（IBK）

功效：根状茎、花，清热利湿、安神降压。

功效来源：《全国中草药汇编》

292. 竹芋科 Marantaceae

竹芋属 *Maranta* L.

竹芋

Maranta arundinacea L.

功效：块茎，清肺、利尿。

功效来源：《全国中草药汇编》

注：民间常见栽培物种。

花叶竹芋

Maranta bicolor Ker Gawl.

功效：根、块茎，清热消肿。

功效来源：《全国中草药汇编》

注：民间常见栽培物种。

293. 百合科 Liliaceae

粉条儿菜属 *Aletris* L.

粉条儿菜 粉条菜

Aletris spicata (Thunb.) Franch.

功效：根或全草，润肺止咳、养心安神、消积、驱蛔。

功效来源：《药用植物辞典》

注：恭城端午药市。

葱属 *Allium* L.

薤头 薤白

Allium chinense G. Don

凭证标本：恭城县普查队 450332141116089LY（IBK、GXMG、CMMI）

功效：鳞茎，通阳散结、行气导滞。

功效来源：《中国药典》（2020年版）

薤白

Allium macrostemon Bunge

凭证标本：恭城县普查队 450332150402004LY（IBK、GXMG、CMMI）

功效：鳞茎，通阳散结、行气导滞。

功效来源：《中国药典》（2020年版）

蒜 大蒜

Allium sativum L.

功效：鳞茎，解毒消肿、杀虫、止痢。

功效来源：《中国药典》（2020年版）

注：民间常见栽培物种。

韭 韭菜

Allium tuberosum Rottler ex Spreng.

功效：种子，温补肝肾、壮阳固精。根，补肾、温中行气、解毒散瘀。

功效来源：《中国药典》（2020年版）

注：民间常见栽培物种。

芦荟属 *Aloe* L.

芦荟

Aloe vera (L.) Burm. f.

功效：叶的汁液浓缩物，泻下通便、清肝泻火、杀虫疗疳。

功效来源：《中国药典》（2020年版）

注：民间常见栽培物种。

天门冬属 *Asparagus* L.

天门冬 天冬

Asparagus cochinchinensis (Lour.) Merr.

凭证标本：恭城县普查队 450332150329006LY（IBK、GXMG、CMMI）

功效：块根，清肺生津、养阴润燥。

功效来源：《中国药典》（2020年版）

蜘蛛抱蛋属 *Aspidistra* Ker Gawl.

蜘蛛抱蛋

Aspidistra elatior Blume

功效：根状茎，活血散瘀、补虚止咳。

功效来源：《全国中草药汇编》

注：民间常见栽培物种。

小花蜘蛛抱蛋 过山蜈蚣

Aspidistra minutiflora Stapf

功效：根状茎，活血通淋、泄热通络。

功效来源：《药用植物辞典》

注：恭城端午药市。

广西蜘蛛抱蛋 过山蜈蚣

Aspidistra retusa K. Y. Lang et S. Z. Huang

功效：根状茎，用于跌打损伤。

功效来源：《药用植物辞典》

注：恭城端午药市。

带叶蜘蛛抱蛋

Aspidistra fasciaria G. Z. Li

凭证标本：林春蕊 1094（IBK）

功效：根状茎，活血通淋、跌打扭伤。

功效来源：文献

开口箭属 *Campylandra* Baker

弯蕊开口箭

Campylandra wattii C. B. Clarke

凭证标本：恭城县普查队 450332151016040LY（IBK）

功效：根状茎，清热解毒、散瘀止血、消肿止痛。

功效来源：《中华本草》

吊兰属 *Chlorophytum* Ker Gawl.

吊兰

Chlorophytum comosum (Thunb.) Baker.

功效：全草，养阴清热、润肺止咳。

功效来源：《全国中草药汇编》

注：民间常见栽培物种。

朱蕉属 *Cordyline* Comm. ex R. Br.

朱蕉

Cordyline fruticosa (L.) A. Chev.

功效：花，清热化痰、凉血止血。叶或根，凉血止血、散瘀定痛。

功效来源：《中华本草》

注：民间常见栽培物种。

山菅属 *Dianella* Lam.

山菅

Dianella ensifolia (L.) DC.

功效：根状茎或全草，拔毒消肿、散瘀止痛。

功效来源：《中华本草》

注：《广西植物名录》有记载。

万寿竹属 *Disporum* Salisb. ex D. Don

短蕊万寿竹

Disporum bodinieri (H. Lévl. et Vaniot) F. T. Wang et T. Tang

凭证标本：罗永佩 6090002（IBK）

功效：根，消肿、利尿、驱虫。

功效来源：《药用植物辞典》

万寿竹 竹叶参

Disporum cantoniense (Lour.) Merr.

凭证标本：恭城县普查队 450332150821027LY（IBK、GXMG、CMMI）

功效：根状茎，祛风湿、舒筋活血、清热、祛痰止咳。

功效来源：《中华本草》

萱草属 *Hemerocallis* L.

黄花菜 金针菜

Hemerocallis citrina Baroni

凭证标本：恭城县普查队 450332160518005LY（IBK）

功效：花蕾，清热利湿、宽胸解郁、凉血解毒。

功效来源：《中华本草》

萱草

Hemerocallis fulva (L.) L.

凭证标本：恭城县普查队 450332150819001LY（IBK、GXMG、CMMI）

功效：根，清热利尿、凉血止血。

功效来源：《中华本草》

玉簪属 *Hosta* Tratt.

玉簪

Hosta plantaginea (Lam.) Aschers

凭证标本：赵文明 6-5119（GXMI）

功效：叶或全草，清热解毒、散结消肿。

功效来源：《中华本草》

紫萼 紫玉簪

Hosta ventricosa (Salisb.) Stearn

凭证标本：恭城县普查队 450332150617022LY（IBK、

GXMG、CMMI）

功效：全草或根，散瘀止痛、解毒。

功效来源：《中华本草》

百合属 *Lilium* L.

野百合 百合

Lilium brownii F. E. Br. ex Miellez var. *brownii*

凭证标本：恭城县普查队 450332150618003LY（IBK、GXMG、CMMI）

功效：肉质鳞茎，清心安神、养阴润肺。

功效来源：《中国药典》（2020年版）

百合

Lilium brownii F. E. Br. ex Miellez var. *viridulum* Baker

功效：鳞叶，养阴润肺、清心安神。

功效来源：《中国药典》（2020年版）

注：民间常见栽培物种。

渥丹

Lilium concolor Salisb.

凭证标本：恭城县普查队 450332160511001LY（IBK）

功效：鳞茎，除烦热、润肺、止咳、安神。花，活血。

功效来源：《药用植物辞典》

山麦冬属 *Liriope* Lour.

禾叶山麦冬

Liriope graminifolia (L.) Baker

凭证标本：李荫昆 403114（WUK）

功效：块根，养阴润肺、清心除烦、益胃、生津、止咳。

功效来源：《药用植物辞典》

矮小山麦冬

Liriope minor (Maxim.) Makino

凭证标本：恭城县普查队 450332150821026LY（IBK、GXMG、CMMI）

功效：块根，养阴生津、润肺、清心。

功效来源：《药用植物辞典》

山麦冬 土麦冬

Liriope spicata (Thunb.) Lour.

凭证标本：恭城县普查队 450332150330039LY（IBK、GXMG、CMMI）

功效：块根，养阴生津。

功效来源：《中华本草》

沿阶草属 *Ophiopogon* Ker Gawl.

沿阶草

Ophiopogon bodinieri H. Lév.

凭证标本：恭城县普查队 450332150412004LY（IBK、GXMG、CMMI）

功效：块根，滋阴润肺、益胃生津、清心除烦。

功效来源：《中华本草》

间型沿阶草

Ophiopogon intermedius D. Don

凭证标本：恭城县普查队 450332141117060LY（IBK、GXMG、CMMI）

功效：块根，清热润肺、养阴生津、止咳。

功效来源：《药用植物辞典》

麦冬

Ophiopogon japonicus (L. f.) Ker-Gawl.

凭证标本：林荣 42858（IBK）

功效：块根，养阴生津、润肺清心。

功效来源：《中国药典》（2020年版）

狭叶沿阶草

Ophiopogon stenophyllus (Merr.) L. Rodr.

凭证标本：恭城县普查队 450332141115013LY（IBK、GXMG、CMMI）

功效：全草，滋阴补气、和中健胃、清热润肺、养阴生津、清心除烦。

功效来源：《药用植物辞典》

球子草属 *Peliosanthes* Andrews

簇花球子草

Peliosanthes teta Andrews

凭证标本：恭城县调查队 65122a（GXMI）

功效：根及根状茎，祛痰止咳、舒肝止痛。

功效来源：《药用植物辞典》

黄精属 *Polygonatum* Mill.

多花黄精 黄精

Polygonatum cyrtonema Hua

凭证标本：恭城县普查队 450332150411039LY（IBK、GXMG、CMMI）

功效：根状茎，补气养阴、健脾润肺、益肾。

功效来源：《中国药典》（2020年版）

玉竹

Polygonatum odoratum (Mill.) Druce

凭证标本：恭城县普查队 450332150329036LY（IBK、GXMG、CMMI）

功效：根状茎，养阴润燥、生津止渴。

功效来源：《中国药典》（2020年版）

吉祥草属 *Reineckea* Kunth

吉祥草

Reineckea carnea (Andrews) Kunth

功效：全草，清肺止咳、解毒利咽、凉血止血。

功效来源：《中华本草》

注：民间常见栽培物种。

油点草属 *Tricyrtis* Wall.

油点草

Tricyrtis macropoda Miq.

凭证标本：恭城县普查队 450332150617056LY（IBK、GXMG、CMMI）

功效：全草或根，补虚止咳。

功效来源：《药用植物辞典》

藜芦属 *Veratrum* L.

牯岭藜芦 藜芦

Veratrum schindleri Loes.

凭证标本：恭城县普查队 450332150617039LY（IBK、GXMG、CMMI）

功效：根及根状茎，涌吐风痰、杀虫。

功效来源：《中华本草》

295. 延龄草科 Trilliaceae

重楼属 *Paris* L.

具柄重楼 重楼

Paris fargegii Franch. var. *petiolata* (Baker ex C. H. Wright) Wang et Tang

凭证标本：盆付彪 6090164（IBK）

功效：根状茎，清热解毒、消肿止痛。

功效来源：《全国中草药汇编》

华重楼 重楼

Paris chinensis Franch.

凭证标本：盆付彪 6-5164（GXMI）

功效：根状茎，清热解毒、消肿止痛、凉肝定惊。

功效来源：《中国药典》（2020年版）

296. 雨久花科 Pontederiaceae

雨久花属 *Monochoria* C. Presl

鸭舌草

Monochoria vaginalis (Burm. f.) C. Presl ex Kunth

凭证标本：高成芝等 49416（GXMI）

功效：全草，清热解毒。

功效来源：《全国中草药汇编》

297. 菝葜科 Smilacaceae

菝葜属 *Smilax* L.

尖叶菝葜

Smilax arisanensis Hayata

凭证标本：恭城县普查队 450332141118002LY（IBK、GXMG、CMMI）

功效：根状茎，清热利湿、活血。

功效来源：《药用植物辞典》

圆锥菝葜

Smilax bracteata C. Presl

凭证标本：恭城县普查队 450332141115068LY（IBK、GXMG、CMMI）

功效：根状茎，祛风除湿、消肿止痛。

功效来源：《药用植物辞典》

菝葜 金刚刺、金刚兜

Smilax china L.

凭证标本：恭城县普查队 450332150819015LY（IBK、GXMG、CMMI）

功效：根状茎，利湿去浊、祛风除痹、解毒散瘀。

功效来源：《中国药典》（2020年版）

柔毛菝葜

Smilax chingii F. T. Wang et T. Tang

凭证标本：恭城调查队 127（IBK）

功效：根状茎，清热解毒、消肿散结。

功效来源：《药用植物辞典》

土茯苓

Smilax glabra Roxb.

凭证标本：恭城县普查队 450332151023004LY（IBK）

功效：根状茎，除湿、解毒、通利关节。

功效来源：《中国药典》（2020年版）

黑果菝葜

Smilax glaucochina Warb.

凭证标本：恭城县普查队 450332150329022LY（IBK、GXMG、CMMI）

功效：根状茎或嫩叶，祛风、清热、利湿、解毒。

功效来源：《中华本草》

马甲菝葜

Smilax lanceifolia Roxb.

凭证标本：恭城县普查队 450332141116067LY（IBK、GXMG、CMMI）

功效：根状茎，用于腰膝疼痛、水肿、腹胀。

功效来源：《广西中药资源名录》

白背牛尾菜

Smilax nipponica Miq.

功效：根及根状茎，舒筋活血、通络止痛。叶，解毒消肿。

功效来源：《药用植物辞典》

注：恭城端午药市。

抱茎菝葜

Smilax ocreata A. DC.

凭证标本：恭城县普查队 450332141116005LY（IBK、GXMG、CMMI）

功效：根状茎，健脾胃、强筋骨。

功效来源：《中华本草》

红果菝葜
Smilax polycolea Warb.
凭证标本：李荫昆 402655（IBK）
功效：根状茎，解毒、消肿、利湿。
功效来源：《药用植物辞典》

牛尾菜
Smilax riparia A. DC.
凭证标本：恭城县普查队 450332150412019LY（IBK、
GXMG、CMMI）
功效：根及根状茎或全草，补气活血、舒筋通络、祛
痰止咳。
功效来源：《广西壮族自治区壮药质量标准 第一
卷》（2008年版）

鞘柄菝葜
Smilax stans Maxim.
凭证标本：恭城县普查队 450332151015054LY（IBK）
功效：根、根状茎，祛风除湿、活血通络、解毒散
结。
功效来源：《中华本草》

302. 天南星科 Araceae
菖蒲属 *Acorus* L.
菖蒲
Acorus calamus L.
功效：根状茎，温胃、消炎止痛。
功效来源：《中国药典》（2020年版）
注：民间常见栽培物种。

金钱蒲
Acorus gramineus Soland.
凭证标本：恭城县普查队 450332151019005LY（IBK）
功效：根状茎，化湿开胃、开窍豁痰、醒神益智。
功效来源：《药用植物辞典》

茴香菖蒲
Acorus macrospadiceus F. N. Wei et Y. K. Li
功效：根状茎，化湿、和胃。
功效来源：《药用植物辞典》
注：恭城端午药市。

石菖蒲
Acorus tatarinowii Schott
凭证标本：恭城县普查队 450332160512008LY（IBK）
功效：根状茎，醒神益智、化湿开胃、开窍豁痰。
功效来源：《中国药典》（2020年版）

海芋属 *Alocasia* (Schott) G. Don
尖尾芋 卜芥
Alocasia cucullata (Lour.) Schott
功效：根状茎，清热解毒、散结止痛。
功效来源：《中华本草》
注：恭城端午药市。

海芋 广狼毒
Alocasia odora (Roxb.) K. Koch
凭证标本：恭城县普查队 450332150619005LY（IBK、
GXMG、CMMI）
功效：根状茎或茎，清热解毒、行气止痛、散结消
肿。
功效来源：《广西中药材标准 第一册》

磨芋属 *Amorphophallus* Blume
南蛇棒
Amorphophallus dunnii Tutcher
凭证标本：恭城县普查队 450332150401015LY（IBK、
CMMI）
功效：块茎，外用治小儿麻痹后遗症。
功效来源：《广西中药资源名录》

磨芋 蒟蒻
Amorphophallus konjac K. Koch
功效：块茎，化痰散积、行瘀消肿。
功效来源：《中药大辞典》
注：民间常见栽培物种。

野磨芋 磨芋叶
Amorphophallus variabilis Blume
凭证标本：何冀鲠等 5058（IBK）
功效：叶，止泻、敛汗、消肿、解毒。
功效来源：《广西壮族自治区壮药质量标准 第三
卷》（2018年版）

雷公连属 *Amydrium* Schott
穿心藤 穿心风
Amydrium hainanense (Ting et C. Y. Wu) H. Li
凭证标本：恭城县普查队 450332150630001LY（IBK）
功效：全株，清热解毒、消肿止痛、祛风除湿。
功效来源：《广西壮族自治区瑶药材质量标准 第一
卷》（2014年版）

雷公连
Amydrium sinense (Engl.) H. Li
凭证标本：恭城县普查队 450332150620003LY（IBK）
功效：全株，舒筋活络、祛瘀止痛。
功效来源：《中华本草》

天南星属 *Arisaema* Mart.

一把伞南星 天南星

Arisaema erubescens (Wall.) Schott

凭证标本：恭城县普查队 450332151015052LY（IBK）

功效：块茎，散结消肿。

功效来源：《中国药典》（2020年版）

天南星

Arisaema heterophyllum Blume

凭证标本：恭城县普查队 450332150330034LY（IBK、GXMG、CMMI）

功效：块茎，散结消肿、燥湿化痰、祛风止痉。

功效来源：《中国药典》（2020年版）

芋属 *Colocasia* Schott

芋 芋头

Colocasia esculenta (L.) Schott

功效：花序，理气止痛、散瘀止血。根状茎，健脾补虚、散结解毒。

功效来源：《中华本草》

注：民间常见栽培物种。

半夏属 *Pinellia* Ten.

滴水珠

Pinellia cordata N. E. Brown

凭证标本：恭城县普查队 450332150329008LY（IBK、GXMG、CMMI）

功效：块茎，解表止痛、散结消肿。

功效来源：《全国中草药汇编》

半夏

Pinellia ternata (Thunb.) Breitenb.

功效：块茎，燥湿化痰、健脾和胃、消肿消结。

功效来源：《中国药典》（2020年版）

注：《广西植物名录》有记载。

石柑属 *Pothos* L.

石柑子 葫芦钻

Pothos chinensis (Raf.) Merr.

凭证标本：恭城县普查队 450332150330016LY（IBK、GXMG、CMMI）

功效：全草，舒筋活络、散瘀消肿、导滞去积。

功效来源：《广西壮族自治区瑶药材质量标准 第一卷》（2014年版）

犁头尖属 *Typhonium* Schott

犁头尖

Typhonium blumei Nicolson et Sivadasan

凭证标本：黄增任 49349（GXMI）

功效：块茎或全草，解毒消肿、散瘀止血。

功效来源：《中华本草》

303. 浮萍科 Lemnaceae

浮萍属 *Lemna* L.

浮萍

Lemna minor L.

功效：全草，发汗解表、透疹止痒、利水、清热解毒。

功效来源：《中华本草》

注：《广西植物名录》有记载。

紫萍属 *Spirodela* Schleid.

紫萍

Spirodela polyrrhiza (L.) Schleiden

功效：全草，宣散风热、透疹、利尿。

功效来源：《中国药典》（2020年版）

注：《广西植物名录》有记载。

306. 石蒜科 Amaryllidaceae

文殊兰属 *Crinum* L.

文殊兰

Crinum asiaticum var. *sinicum* (Roxb. ex Herb.) Baker

功效：叶和鳞茎，行血散瘀、消肿止痛。

功效来源：《全国中草药汇编》

注：民间常见栽培物种。

水鬼蕉属 *Hymenocallis* Salisb.

水鬼蕉

Hymenocallis littoralis (Jacq.) Salisb.

功效：叶，舒筋活血、消肿止痛。

功效来源：《中华本草》

注：民间常见栽培物种。

石蒜属 *Lycoris* Herb.

忽地笑 黄花石蒜

Lycoris aurea (L'Hér.) Herb.

凭证标本：恭城县普查队 450332141117054LY（IBK）

功效：鳞茎，润肺止咳、解毒消肿。

功效来源：《中华本草》

石蒜

Lycoris radiata (L'Hér.) Herb.

功效：鳞茎，祛痰催吐、解毒散结。

功效来源：《中华本草》

注：恭城端午药市。

葱莲属 *Zephyranthes* Herb.

韭莲 赛番红花

Zephyranthes grandiflora Lindl.

凭证标本：恭城县普查队 450332141114042LY（IBK、GXMG、CMMI）

功效：全草，活血凉血、解毒消肿。

功效来源：《中华本草》

307. 鸢尾科 Iridaceae

射干属 *Belamcanda* Adans.

射干
Belamcanda chinensis (L.) DC.
凭证标本：恭城调查队 383（IBK）
功效：根状茎，清热解毒、消痰利咽。
功效来源：《中国药典》（2020年版）

雄黄兰属 *Crocosmia* Planch.

雄黄兰
Crocosmia crocosmiflora (Nichols.) N. E. Br.
功效：球茎，消肿止痛。
功效来源：《中华本草》
注：民间常见栽培物种。

红葱属 *Eleutherine* Herb.

红葱 小红蒜根
Eleutherine plicata Herb.
功效：鳞茎，养血补虚、活血止血。
功效来源：《中华本草》
注：民间常见栽培物种。

鸢尾属 *Iris* L.

单苞鸢尾 仇人不见面
Iris anguifuga Y. T. Zhao ex X. J. Xue
功效：根状茎，清热解毒、散瘀消肿。
功效来源：《中华本草》
注：恭城端午药市。

小花鸢尾
Iris speculatrix Hance
凭证标本：恭城县普查队 450332150401008LY（IBK）
功效：根，活血镇痛、祛风除湿。
功效来源：《中华本草》

鸢尾 川射干
Iris tectorum Maxim.
凭证标本：恭城县普查队 450332150410021LY（IBK、CMMI）
功效：根状茎，清热解毒、祛痰、利咽。
功效来源：《中国药典》（2020年版）

310. 百部科 Stemonaceae

百部属 *Stemona* Lour.

大百部 百部
Stemona tuberosa Lour.
凭证标本：恭城县普查队 450332150402027LY（IBK、CMMI）
功效：块根，润肺下气止咳、杀虫灭虱。
功效来源：《中国药典》（2020年版）

311. 薯蓣科 Dioscoreaceae

薯蓣属 *Dioscorea* L.

参薯
Dioscorea alata L.
功效：块茎，健脾止泻、益肺滋肾、解毒敛疮。
功效来源：《中华本草》
注：《广西植物名录》有记载。

黄独
Dioscorea bulbifera L.
凭证标本：恭城调查组 211（IBK）
功效：块茎，化痰消积、止咳、止血。
功效来源：《广西壮族自治区壮药质量标准　第三卷》（2018年版）

薯莨
Dioscorea cirrhosa Lour.
凭证标本：恭城县普查队 450332160514009LY（IBK）
功效：块茎，活血补血、收敛固涩。
功效来源：《中华本草》

山薯
Dioscorea fordii Prain et Burkill
凭证标本：恭城县普查队 450332141117033LY（IBK）
功效：块茎，补脾养胃、生津益肺、补肾涩精。
功效来源：《药用植物辞典》

日本薯蓣 山药
Dioscorea japonica Thunb.
凭证标本：恭城县普查队 450332150617054LY（IBK、GXMG、CMMI）
功效：根状茎，生津益肺、补肾涩精、补脾养胃。
功效来源：《中国药典》（2020年版）

褐苞薯蓣 广山药
Dioscorea persimilis Prain et Burkill var. *persimilis*
凭证标本：恭城县普查队 450332141114009LY（IBK）
功效：块茎，补脾养胃、生津益肺、补肾涩精。
功效来源：《广西壮族自治区壮药质量标准　第一卷》（2008年版）

毛褐苞薯蓣
Dioscorea persimilis Prain et Burkill var. *pubescens* C. T. Ting et M. C. Chang
凭证标本：恭城县普查队 450332141116074LY（IBK、GXMG、CMMI）
功效：块茎，补脾肺、涩精气。
功效来源：《药用植物辞典》

薯蓣 山药
Dioscorea polystachya Turcz.
功效：根状茎，补脾养胃、生津益肺、补肾涩精。
功效来源：《中国药典》（2020年版）
注：民间常见栽培物种。

马肠薯蓣
Dioscorea simulans Prain et Burkill
凭证标本：恭城县普查队 450332150616021LY（IBK）
功效：块茎，解毒、散血、消肿。
功效来源：《中华本草》

313. 龙舌兰科 Agavaceae
龙舌兰属 *Agave* L.
龙舌兰
Agave americana L. var. *americana*
功效：叶，解毒拔脓、杀虫、止血。
功效来源：《中华本草》
注：民间常见栽培物种。

虎尾兰属 *Sansevieria* Thunb.
虎尾兰
Sansevieria trifasciata Prain
功效：叶，清热解毒、去腐生肌。
功效来源：《全国中草药汇编》
注：民间常见栽培物种。

314. 棕榈科 Arecaceae
省藤属 *Calamus* L.
滇南省藤
Calamus henryanus Becc.
凭证标本：李荫昆 402774（IBK）
功效：幼苗，用于跌打损伤。
功效来源：《药用植物辞典》

杖藤
Calamus rhabdocladus Burret
凭证标本：恭城县普查队 450332141115069LY（IBK、GXMG、CMMI）
功效：幼苗，用于跌打损伤。
功效来源：《药用植物辞典》

鱼尾葵属 *Caryota* L.
鱼尾葵
Caryota ochlandra Hance
功效：叶鞘纤维、根，收敛止血、强筋骨。
功效来源：《全国中草药汇编》
注：民间常见栽培物种。

散尾葵属 *Chrysalidocarpus* H. Wendl.
散尾葵
Chrysalidocarpus lutescens H. Wendl.
功效：叶鞘纤维，收敛止血。
功效来源：《中华本草》
注：民间常见栽培物种。

蒲葵属 *Livistona* R. Br.
蒲葵 蒲葵子
Livistona chinensis (Jacq.) R. Br.
功效：成熟果实，抗癌。
功效来源：《广西中药材标准 第二册》
注：民间常见栽培物种。

棕榈属 *Trachycarpus* H. Wendl.
棕榈
Trachycarpus fortunei (Hook.) H. Wendl.
功效：叶柄，收敛止血。
功效来源：《中国药典》（2020年版）
注：民间常见栽培物种。

315. 露兜树科 Pandanaceae
露兜树属 *Pandanus* Parkinson
露兜草
Pandanus austrosinensis T. L. Wu
凭证标本：恭城县普查队 450332150619038LY（IBK）
功效：根，清热除湿。
功效来源：《药用植物辞典》

318. 仙茅科 Hypoxidaceae
仙茅属 *Curculigo* Gaertn.
大叶仙茅 大地棕根
Curculigo capitulata (Lour.) Kuntze
功效：根状茎，补肾壮阳、祛风除湿、活血调经。
功效来源：《中华本草》
注：恭城端午药市。

仙茅
Curculigo orchioides Gaertn.
功效：根状茎，补肾阳、强筋骨、祛寒湿。
功效来源：《中国药典》（2020年版）
注：恭城端午药市。

小金梅草属 *Hypoxis* L.
小金梅草 野鸡草
Hypoxis aurea Lour.
凭证标本：恭城县普查队 450332150402020LY（IBK、GXMG、CMMI）
功效：全株，温肾壮阳、理气止痛。
功效来源：《中华本草》

321. 蒟蒻薯科 Taccaceae
裂果薯属 *Schizocapsa* Hance
裂果薯 水田七
Schizocapsa plantaginea Hance
凭证标本：恭城县普查队 450332150821007LY（IBK、GXMG、CMMI）
功效：块根，清热解毒、止咳祛痰、理气止痛、散瘀止血。
功效来源：《广西壮族自治区壮药质量标准 第二卷》（2011年版）

326. 兰科 Orchidaceae
开唇兰属 *Anoectochilus* Blume
艳丽齿唇兰
Anoectochilus moulmeinensis (Parish et Rchb. f.) Seidenf.
功效：全草，清热解毒、凉血、消肿。
功效来源：《药用植物辞典》
注：恭城端午药市。

花叶开唇兰 金线莲
Anoectochilus roxburghii (Wall.) Lindl.
功效：全草，清热解毒、祛风除湿、凉血平肝、固肾。
功效来源：《广西壮族自治区壮药质量标准 第三卷》（2018年版）
注：恭城端午药市。

白及属 *Bletilla* Rchb. f.
白及
Bletilla striata (Thunb. ex A. Murray) Rchb. f.
功效：块茎，收敛止血、消肿生肌。
功效来源：《中国药典》（2020年版）
注：恭城端午药市。

石豆兰属 *Bulbophyllum* Thouars
梳帽卷瓣兰 一匹草
Bulbophyllum andersonii (Hook. f.) J. J. Sm.
凭证标本：恭城县普查队 450332141118031LY（IBK）
功效：全草，润肺止咳、益肾补虚、消食、祛风活血。
功效来源：《中华本草》

广东石豆兰
Bulbophyllum kwangtungense Schltr.
凭证标本：赵文明 6090123（IBK）
功效：假鳞茎和全草，清热、滋阴、消肿。
功效来源：《中华本草》

隔距兰属 *Cleisostoma* Blume
大序隔距兰
Cleisostoma paniculatum (Ker Gawl.) Garay

凭证标本：恭城县普查队 450332150616035LY（IBK）
功效：全草，养阴、润肺、止咳、清热解毒、接骨。
功效来源：《药用植物辞典》

贝母兰属 *Coelogyne* Lindl.
流苏贝母兰
Coelogyne fimbriata Lindl.
凭证标本：恭城县普查队 450332141116025LY（IBK、GXMG、CMMI）
功效：假鳞茎，用于感冒、咳嗽、风湿骨痛。
功效来源：《药用植物辞典》

兰属 *Cymbidium* Sw.
多花兰
Cymbidium floribundum Lindl.
凭证标本：恭城县普查队 450332141116027LY（IBK、GXMG、CMMI）
功效：全草，清热化痰、补肾健脑。
功效来源：《中华本草》

兔耳兰
Cymbidium lancifolium Hook.
功效：全草，补肝肺、祛风除湿、清热解毒、消肿。
功效来源：《药用植物辞典》
注：《广西植物名录》有记载。

石斛属 *Dendrobium* Sw.
钩状石斛
Dendrobium aduncum Wall. ex Lindl.
功效：茎、全草，滋阴、清热、益胃、生津、止渴。
功效来源：《药用植物辞典》
注：恭城端午药市。

密花石斛 粗黄草
Dendrobium densiflorum Lindl.
功效：茎，滋阴益肾、生津止渴。
功效来源：《全国中草药汇编》
注：恭城端午药市。

重唇石斛
Dendrobium hercoglossum Rchb. f.
功效：茎，生津益胃、清热养阴。
功效来源：《中药大辞典》
注：恭城端午药市。

聚石斛 上树虾
Dendrobium lindleyi Steud.
功效：全草，润肺止咳、滋阴养胃。
功效来源：《广西壮族自治区壮药质量标准 第三卷》（2018年版）
注：恭城端午药市。

美花石斛

Dendrobium loddigesii Rolfe

功效：茎，生津益胃、滋阴清热、润肺益肾、明目强腰。

功效来源：《中华本草》

注：恭城端午药市。

罗河石斛

Dendrobium lohohense T. Tang et F. T. Wang

功效：茎，生津益胃、滋阴清热、润肺益肾、明目强腰。

功效来源：《中华本草》

注：恭城端午药市。

细茎石斛

Dendrobium moniliforme (L.) Sw.

功效：茎，益胃生津、滋阴清热。

功效来源：《药用植物辞典》

注：恭城端午药市。

石斛

Dendrobium nobile Lindl.

功效：新鲜茎，益胃生津、滋阴清热。

功效来源：《广西壮族自治区壮药质量标准 第二卷》（2011年版）

注：恭城端午药市。

铁皮石斛

Dendrobium officinale Kimura et Migo

凭证标本：罗永佩 605009（IBK）

功效：茎，生津益胃、滋阴清热、润肺益肾、明目强腰。

功效来源：《中国药典》（2020年版）

毛兰属 *Eria* Lindl.

菱唇毛兰

Eria rhomboidalis T. Tang et F. T. Wang

功效：假鳞茎，清热解毒、止咳、小儿哮喘。

功效来源：民间用药

注：恭城端午药市。

美冠兰属 *Eulophia* R. Br. ex Lindl.

无叶美冠兰

Eulophia zollingeri (Rchb. f.) J. J. Smith

功效：鳞茎，用于跌打损伤、血瘀疼痛、蛇虫咬伤。

功效来源：民间用药

注：恭城端午药市。

天麻属 *Gastrodia*

天麻

Gastrodia elata Blume

功效：块茎，息风止痉、平抑肝阳、祛风通络。

功效来源：《中国药典》（2020年版）

注：民间常见栽培物种。

斑叶兰属 *Goodyera* R. Br.

高斑叶兰

Goodyera procera (Ker Gawl.) Hook.

凭证标本：李荫昆 402964（IBK）

功效：全草，祛风除湿、行气活血、止咳平喘。

功效来源：《中华本草》

斑叶兰

Goodyera schlechtendaliana Rchb. f.

凭证标本：恭城县调查队 6-5048（GXMI）

功效：全草，润肺止咳、补肾益气、行气活血、消肿解毒。

功效来源：《中华本草》

玉凤花属 *Habenaria* Willd.

毛葶玉凤花

Habenaria ciliolaris Kraenzl.

功效：块茎，壮腰补肾、清热利水、解毒。

功效来源：《中华本草》

注：恭城端午药市。

鹅毛玉凤花

Habenaria dentata (Sw.) Schltr.

凭证标本：高成芝等 49409（GXMI）

功效：茎叶、块茎，清热利湿。

功效来源：《中华本草》

橙黄玉凤花

Habenaria rhodocheila Hance

凭证标本：恭城县普查队 450332150619018LY（IBK、GXMG、CMMI）

功效：块茎，清热解毒、活血止痛。

功效来源：《中华本草》

羊耳蒜属 *Liparis* Rich.

丛生羊耳蒜

Liparis cespitosa (Thouars) Lindl.

凭证标本：恭城县普查队 450332150820063LY（IBK）

功效：全草，清热解毒、凉血止血。

功效来源：《药用植物辞典》

大花羊耳蒜

Liparis distans C. B. Clarke

功效：全草，清热止咳。

功效来源：《中华本草》

注：恭城端午药市。

长苞羊耳蒜
Liparis inaperta Finet
凭证标本：覃营 181012（IBK）
功效：全草，化痰、止咳、润肺。
功效来源：《药用植物辞典》

见血青
Liparis nervosa (Thunb. ex A. Murray) Lindl.
功效：全草，凉血止血、清热解毒。
功效来源：《中华本草》
注：恭城端午药市。

钗子股属 *Luisia* Gaudich.
纤叶钗子股
Luisia hancockii Rolfe
凭证标本：恭城县普查队 450332150615028LY（IBK）
功效：全草，散风祛痰、解毒消肿。
功效来源：《药用植物辞典》

芋兰属 *Nervilia* Comm. ex Gaudich.
毛唇芋兰 青天葵
Nervilia fordii (Hance) Schltr.
功效：块茎和全草，润肺止咳、清热解毒、散瘀止痛。
功效来源：《广西壮族自治区壮药质量标准　第二卷》（2011年版）
注：恭城端午药市。

阔蕊兰属 *Peristylus* Blume
狭穗阔蕊兰
Peristylus densus (Lindl.) Santapau et Kapadia
凭证标本：恭城县普查队 450332150820064LY（IBK）
功效：块茎，补虚、健胃、益脾。
功效来源：《药用植物辞典》

鹤顶兰属 *Phaius* Lour.
黄花鹤顶兰
Phaius flavus (Blume) Lindl.
功效：假鳞茎，解毒、收敛、生肌、消瘰疬。
功效来源：《药用植物辞典》
注：恭城端午药市。

鹤顶兰
Phaius tankervilliae (Banks ex L'Hér.) Blume
凭证标本：李荫昆 403007（IBK）
功效：假鳞茎，祛痰止咳、活血止血。
功效来源：《药用植物辞典》

石仙桃属 *Pholidota* Lindl. ex Hook.
细叶石仙桃 小石仙桃
Pholidota cantonensis Rolfe
凭证标本：恭城县普查队 450332141116023LY（IBK、GXMG、CMMI）
功效：全草、假鳞茎，清热凉血、滋阴润肺、解毒。
功效来源：《中华本草》

石仙桃
Pholidota chinensis Lindl.
凭证标本：恭城县普查队 450332150410010LY（IBK、GXMG、CMMI）
功效：全草，养阴润肺、清热解毒、利湿、消瘀。
功效来源：《中华本草》

绶草属 *Spiranthes* Rich.
香港绶草
Spiranthes hongkongensis S. Y. Hu et Barretto
凭证标本：恭城县普查队 450332160517003LY（IBK）
功效：全草，滋阴益气、凉血解毒。
功效来源：民间用药

绶草 盘龙参
Spiranthes sinensis (Pers.) Ames
凭证标本：恭城县普查队 450332150402032LY（IBK）
功效：根、全草，滋阴益气、清热解毒。
功效来源：《广西壮族自治区壮药质量标准　第一卷》（2008年版）

327. 灯心草科 Juncaceae
灯心草属 *Juncus* L.
灯心草
Juncus effusus L.
凭证标本：恭城县普查队 450332150411045LY（IBK、GXMG、CMMI）
功效：茎髓，清心火、利小便。
功效来源：《中国药典》（2020年版）

野灯心草 石龙刍
Juncus setchuensis Buchen.
凭证标本：恭城组 6090071（IBK）
功效：全草，利水通淋、泄热、安神、凉血止血。
功效来源：《中华本草》

331. 莎草科 Cyperaceae
薹草属 *Carex* L.
浆果薹草 山稗子
Carex baccans Nees
凭证标本：李荫昆 402801（IBK）
功效：种子，透疹止咳、补中利水。
功效来源：《中华本草》

褐果薹草
Carex brunnea Thunb.
凭证标本：李荫昆 402961（IBK）
功效：全草，收敛、止痒。
功效来源：《药用植物辞典》

十字薹草
Carex cruciata Wahlenb.
凭证标本：盆胜杏 6090157（IBK）
功效：全草，清热凉血、止血、解表透疹、理气健脾。
功效来源：《药用植物辞典》

蕨状薹草
Carex filicina Nees
凭证标本：恭城县普查队 450332150821038LY（IBK）
功效：根、叶，理气、固脱。
功效来源：《药用植物辞典》

条穗薹草
Carex nemostachys Steud.
凭证标本：恭城县普查队 450332150415017LY（IBK）
功效：全草，利水。
功效来源：《药用植物辞典》

莎草属 *Cyperus* L.
风车草
Cyperus alternifolius L. subsp. *flabelliformis* (Rottb.) Kük.
凭证标本：恭城县普查队 450332141114072LY（IBK、GXMG、CMMI）
功效：茎叶，行气活血、退黄解毒。
功效来源：《药用植物辞典》

碎米莎草
Cyperus iria L.
功效：全草，祛风除湿、调经利尿。
功效来源：《全国中草药汇编》
注：《广西植物名录》有记载。

香附子
Cyperus rotundus L.
凭证标本：恭城县普查队 450332150614050LY（IBK、GXMG、CMMI）
功效：根状茎，疏肝解郁、理气宽中、调经止痛。
功效来源：《中国药典》（2020年版）

荸荠属 *Eleocharis* R. Br.
荸荠
Eleocharis dulcis (Burm. f.) Trin. ex Hensch.
功效：球茎，清热生津、化痰消积。

功效来源：《中华本草》
注：民间常见栽培物种。

羊胡子草属 *Eriophorum* L.
丛毛羊胡子草
Eriophorum comosum Nees
凭证标本：恭城县普查队 450332151015005LY（IBK）
功效：全草，祛风除湿、通经活络。
功效来源：《中华本草》

飘拂草属 *Fimbristylis* Vahl
水虱草
Fimbristylis miliacea (L.) Vahl
凭证标本：恭城县普查队 450332141117017LY（IBK、GXMG、CMMI）
功效：全草，清热利尿、活血解毒。
功效来源：《中华本草》

芙兰草属 *Fuirena* Rottb.
芙兰草
Fuirena umbellata Rottb.
功效：全草，散风热、止疟。
功效来源：《药用植物辞典》
注：《广西植物名录》有记载。

黑莎草属 *Gahnia* J. R. (Forst.) et G. Forst.
黑莎草
Gahnia tristis Nees
凭证标本：恭城县普查队 450332141115101LY（IBK、GXMG、CMMI）
功效：全草，用于子宫脱垂。
功效来源：《广西药用植物名录》

水蜈蚣属 *Kyllinga* Rottb.
短叶水蜈蚣 水蜈蚣
Kyllinga brevifolia Rottb. var. *brevifolia*
凭证标本：恭城县普查队 450332150412003LY（IBK、GXMG、CMMI）
功效：全草，祛风利湿、止咳化痰。
功效来源：《广西壮族自治区壮药质量标准 第一卷》（2008年版）

无刺鳞水蜈蚣
Kyllinga brevifolia Rottb. var. *leiolepis* (Franch. et Sav.) Hara
凭证标本：恭城县普查队 450332141117015LY（IBK）
功效：全草，清热解毒、祛痰止咳、祛风利湿、截疟。
功效来源：《药用植物辞典》

水葱属 *Schoenoplectus* (Rchb.) Palla
萤蔺
Schoenoplectus juncoides (Roxb.) Palla
功效：全草，清热解毒、凉血利水、清心火、止吐血。
功效来源：《药用植物辞典》
注：《广西植物名录》有记载。

珍珠茅属 *Scleria* P. J. Bergius
毛果珍珠茅
Scleria levis Retz.
凭证标本：何冀鲗等 5005（IBK）
功效：根，解毒消肿、消食和胃。
功效来源：《中华本草》

针蔺属 *Trichophorum* Pers.
玉山针蔺
Trichophorum subcapitatum (Thwaites et Hook.) D. A. Simpson
凭证标本：恭城县普查队 450332160517006LY（IBK）
功效：全草，利尿通淋、清热安神。
功效来源：《广西药用植物名录》

332. 禾本科 Poaceae
水蔗草属 *Apluda* L.
水蔗草
Apluda mutica L.
凭证标本：恭城县普查队 450332141114002LY（IBK、GXMG、CMMI）
功效：根、茎叶，祛腐解毒、壮阳。
功效来源：《中华本草》

燕麦属 *Avena* L.
野燕麦 燕麦草
Avena fatua L.
凭证标本：恭城县普查队 450332150411033LY（IBK、GXMG、CMMI）
功效：全草，收敛止血、固表止汗。
功效来源：《全国中草药汇编》

簕竹属 *Bambusa* Schreb.
粉单竹 竹心
Bambusa chungii McClure
功效：卷而未放的叶芽，清心除烦、解暑止渴。竹沥，清热、除痰。
功效来源：《广西中药材标准 第一册》
注：《恭城县志》有记载。

撑篙竹 竹心
Bambusa pervariabilis McClure
功效：卷而未放的叶芽，清心除烦、解暑止渴。

功效来源：《广西中药材标准 第一册》
注：《恭城县志》有记载。

车筒竹 刺竹茹
Bambusa sinospinosa McClure
功效：茎秆除去外皮后刮下的中间层，清热、和胃、降逆。
功效来源：《中华本草》
注：《恭城县志》有记载。

佛肚竹
Bambusa ventricosa McClure
功效：嫩叶，清热除烦。
功效来源：《药用植物辞典》
注：民间常见栽培物种。

酸模芒属 *Centotheca* Desv.
假淡竹叶
Centotheca lappacea (L.) Desv.
凭证标本：恭城县普查队 450332141116063LY（IBK）
功效：全草，清热除烦、利尿。
功效来源：《药用植物辞典》

薏苡属 *Coix* L.
薏苡
Coix lacryma-jobi L.
凭证标本：恭城县普查队 450332141118004LY（IBK、GXMG、CMMI）
功效：根，健脾和中、清热祛湿、利尿、杀虫。种仁，健脾补肺、清热、渗湿、止泻。
功效来源：《药用植物辞典》

香茅属 *Cymbopogon* Spreng.
香茅
Cymbopogon citratus (DC.) Stapf
凭证标本：恭城县普查队 450332150911003LY（IBK）
功效：全草，祛风通络、温中止痛、止泻。
功效来源：《广西壮族自治区壮药质量标准 第二卷》（2011年版）

狗牙根属 *Cynodon* Rich.
狗牙根
Cynodon dactylon (L.) Pers.
功效：全草，祛风活络、凉血止血、解毒。
功效来源：《中华本草》
注：《广西植物名录》有记载。

牡竹属 *Dendrocalamus* Nees
麻竹
Dendrocalamus latiflorus Munro
功效：花，止咳化痰。竹笋，解毒。

功效来源：《药用植物辞典》

注：《恭城县志》有记载。

吊丝竹

Dendrocalamus minor (McClure) L. C. Chia et H. L. Fung

功效：竹茹（秆除去外皮后刮下的中间层），清热、止咳、祛风湿。

功效来源：《药用植物辞典》

注：《恭城县志》有记载。

稗属 *Echinochloa* P. Beauv.

稗 稗根苗

Echinochloa crusgalli (L.) P. Beauv.

功效：根、苗叶，凉血止血。

功效来源：《中华本草》

注：《广西植物名录》有记载。

䅟属 *Eleusine* Gaertn.

䅟 䅟子

Eleusine coracana (L.) Gaertn.

凭证标本：恭城县普查队 450332151016017LY（IBK、CMMI）

功效：种仁，补中益气。

功效来源：《中华本草》

牛筋草

Eleusine indica (L.) Gaertn.

凭证标本：恭城县普查队 450332150908005LY（IBK）

功效：全草，清热解毒、祛风利湿、散瘀止血。

功效来源：《全国中草药汇编》

画眉草属 *Eragrostis* Wolf

乱草 香榧草

Eragrostis japonica (Thunb.) Trin.

凭证标本：恭城县普查队 450332141116081LY（IBK、GXMG、CMMI）

功效：全草，凉血止血。

功效来源：《中华本草》

画眉草

Eragrostis pilosa (L.) P. Beauv.

功效：全草，利尿通淋、清热活血。

功效来源：《中华本草》

注：《广西植物名录》有记载。

拟金茅属 *Eulaliopsis* Honda

拟金茅

Eulaliopsis binata (Retz.) C. E. Hubb.

功效：全草，清热消炎、平肝明目、止血。

功效来源：《全国中草药汇编》

注：《恭城县志》有记载。

黄茅属 *Heteropogon* Pers.

黄茅

Heteropogon contortus (L.) P. Beauv. ex Roemer

功效：全草，祛风除湿、散寒、止咳。

功效来源：《全国中草药汇编》

注：《恭城县志》有记载。

白茅属 *Imperata* Cirillo

大白茅 白茅根

Imperata cylindrica (L.) Raeuschel var. *major* (Nees) C. E. Hubb.

凭证标本：恭城县普查队 450332141117010LY（IBK、GXMG、CMMI）

功效：根状茎，凉血止血、清热利尿。

功效来源：《中国药典》（2020年版）

箬竹属 *Indocalamus* Nakai

箬叶竹

Indocalamus longiauritus Hand.-Mazz.

功效：枝、叶，清热止血、解毒消肿。

功效来源：民间用药。

注：恭城端午药市。

假稻属 *Leersia* Sw.

李氏禾

Leersia hexandra Sw.

凭证标本：恭城县普查队 450332141117016LY（IBK）

功效：全草，疏风解表、利湿、通络止痛。

功效来源：《中华本草》

淡竹叶属 *Lophatherum* Brongn.

淡竹叶

Lophatherum gracile Brongn.

功效：茎叶，清热泻火、除烦止渴、利尿通淋。

功效来源：《中国药典》（2020年版）

注：恭城端午药市。

芒属 *Miscanthus* Andersson

五节芒

Miscanthus floridulus (Labill.) Warburg ex K. Schumann

功效：虫瘿，发表、理气、调经。

功效来源：《全国中草药汇编》

注：《恭城县志》有记载。

类芦属 *Neyraudia* Hook. f.

类芦 篱笆竹

Neyraudia reynaudiana (Kunth) Keng ex Hitchc.

凭证标本：恭城县普查队 450332141116084LY（IBK、GXMG、CMMI）

功效：嫩苗，清热利湿、消肿解毒。

功效来源：《全国中草药汇编》

求米草属 *Oplismenus* P. Beauv.

竹叶草

Oplismenus compositus (L.) P. Beauv.

凭证标本：恭城县普查队 450332141115047LY（IBK、GXMG、CMMI）

功效：全草，清肺热、行血、消肿毒。

功效来源：民间用药

稻属 *Oryza* L.

稻

Oryza sativa L.

功效：发芽的果实，消食和中、健脾开胃。

功效来源：《中国药典》（2020年版）

注：民间常见栽培物种。

狼尾草属 *Pennisetum* Rich. ex Pers.

象草

Pennisetum purpureum Schum.

凭证标本：恭城县普查队 450332150411030LY（IBK）

功效：全草，用于肝病。

功效来源：《药用植物辞典》

芦苇属 *Phragmites* Adans.

芦苇 芦根

Phragmites australis (Cav.) Trin. ex Steud.

功效：根状茎，清热、生津、止呕。

功效来源：《中国药典》（2020年版）

注：《广西植物名录》有记载。

卡开芦 大芦

Phragmites karka (Retz.) Trin ex Steud.

功效：根状茎，清热、利尿。

功效来源：《广西壮族自治区壮药质量标准 第三卷》（2018年版）

注：恭城端午药市。

刚竹属 *Phyllostachys* Sieb. et Zucc.

毛竹 毛笋

Phyllostachys edulis (Carrière) J. Houz.

功效：根状茎，化痰、消胀、透疹。

功效来源：《中华本草》

注：民间常见栽培物种。

水竹

Phyllostachys heteroclada Oliv.

功效：叶、根，清热、凉血、化痰。竹沥，清热豁痰。

功效来源：《药用植物辞典》

注：《恭城县志》有记载。

紫竹

Phyllostachys nigra (Lodd. ex Lindl.) Munro

功效：根状茎，清热解毒、祛风除湿、活血散瘀。

功效来源：《药用植物辞典》

注：《恭城县志》有记载。

桂竹 刚竹

Phyllostachys reticulata (Rupr.) K. Koch

功效：根状茎，祛风热、通经络、止血。

功效来源：《全国中草药汇编》

注：《恭城县志》有记载。

苦竹属 *Pleioblastus* Nakai

苦竹

Pleioblastus amarus (Keng) Keng f.

功效：根状茎，清热、除烦、清痰。嫩叶，清心、利尿明目、解毒。

功效来源：《中华本草》

注：《恭城县志》有记载。

金发草属 *Pogonatherum* P. Beauv.

金丝草

Pogonatherum crinitum (Thunb.) Kunth

凭证标本：恭城县普查队 450332150615007LY（IBK、GXMG、CMMI）

功效：全草，清热凉血、利尿通淋。

功效来源：《广西药用植物名录》

矢竹属 *Pseudosasa* Makino ex Nakai

簕竹

Pseudosasa hindsii (Munro) C. D. Chu et C. S. Chao

功效：叶，用于热病烦渴、小便不利。

功效来源：《广西中药资源名录》

注：恭城县志记载。

甘蔗属 *Saccharum* L.

斑茅

Saccharum arundinaceum Retz.

凭证标本：李荫昆 402744（IBK）

功效：根，活血通经、通窍利水。

功效来源：《中华本草》

囊颖草属 *Sacciolepis* Nash

囊颖草

Sacciolepis indica (L.) Chase

凭证标本：李荫昆 403066（IBSC）

功效：全草，生肌埋口、止血。

功效来源：《药用植物辞典》

狗尾草属 *Setaria* P. Beauv.

皱叶狗尾草

Setaria plicata (Lam.) T. Cooke

功效：全草，解毒杀虫、驱风。

功效来源：《全国中草药汇编》

注：恭城县志记载。

高粱属 *Sorghum* Moench

高粱

Sorghum bicolor (L.) Moench

功效：种仁，温中、涩肠胃、止泻、止霍乱、利气、利尿、碎石。根，平喘、利尿、止血。

功效来源：《药用植物辞典》

注：民间常见栽培物种。

菅草属 *Themeda* Forssk.

菅 菅茅根

Themeda villosa (Poir.) A. Camus

凭证标本：李荫昆 402756（IBK）

功效：根状茎，祛风散寒、除湿通络、利尿消肿。

功效来源：《中华本草》

棕叶芦属 *Thysanolaena* Nees

棕叶芦

Thysanolaena latifolia (Roxb. ex Hornem.) Honda

功效：根或笋，清热截疟、止咳平喘。

功效来源：《中华本草》

注：恭城端午药市。

玉蜀黍属 *Zea* L.

玉蜀黍 玉米

Zea mays L.

功效：种子，调中开胃、益肺宁心。

功效来源：《中药大辞典》

注：民间常见栽培物种。

菰属 *Zizania* L.

菰 菰米

Zizania latifolia (Griseb.) Stapf

功效：果实，除烦止渴、和胃理肠。

功效来源：《中华本草》

注：民间常见栽培物种。

恭城县药用动物名录

环节动物门 Annelida
寡毛纲 Oligochaeta
后孔寡毛目 Opisthopora
背暗异唇蚓
Allolobophora caliginosa trapezoides
功效来源：《中国药典》（2020年版）

蛭纲 Hiludinea
无吻蛭目 Arhynchobdellida
日本医蛭
Hirudo nipponica
功效来源：《中国动物药资源》

光润金线蛭
Whitmania laevis
功效来源：《中国动物药资源》

宽体金线蛭
Whitmania pigra
功效来源：《广西中药资源名录》

软体动物门 Mollusca
腹足纲 Gastropoda
中腹足目 Mesogastropoda
方形环稜螺
Bellamya quadrata
功效来源：《广西中药资源名录》

梨形环稜螺
Bellamya purificata
功效来源：《中国动物药资源》

中国圆田螺
Cipangopaludina chinensis
功效来源：《中国动物药资源》

长螺旋圆田螺
Cipangopaludina longispira
功效来源：《广西中药资源名录》

胀肚圆田螺
Cipangopaludina ventricosa
功效来源：《广西中药资源名录》

柄眼目 Stylommatophora
江西巴蜗牛

Bradybaena kiangsiensis
功效来源：《中国动物药资源》

灰巴蜗牛
Bradybaena ravida ravdia
功效来源：《中国动物药资源》

同型巴蜗牛
Bradybaena similaris
功效来源：《中国动物药资源》

皱疤坚螺
Camaena cicatricosa
功效来源：《广西中药资源名录》

褐云玛瑙螺
Achatina fulica
功效来源：《中国动物药资源》

野蛞蝓
Agriolimax agrestis
功效来源：《广西中药资源名录》

黄蛞蝓
Limax flavus
功效来源：《中国动物药资源》

双线嗜粘液蛞蝓
Philomycus bilineatus
功效来源：《广西中药资源名录》

双壳纲 Bivalvia
真瓣鳃目 Eulamellibranchia
圆蚌
Anodonta pacifica
功效来源：《广西中药资源名录》

背角无齿蚌
Anodonta woodiana
功效来源：《广西中药资源名录》

褶纹冠蚌
Cristaria plicata
功效来源：《广西中药资源名录》

背瘤丽蚌
Lamprotula leai
功效来源：《广西中药资源名录》

佛耳丽蚌
Lamprotula mansuyi
功效来源：《广西中药资源名录》

失衡丽蚌
Lamprotula tortuosa
功效来源：《广西中药资源名录》

河蚬
Corbicula fluminea
功效来源：《中国动物药资源》

节肢动物门 Arthropoda
甲壳纲 Crustacea
十足目 Decapoda
平甲虫
Armadillidium vulgare
功效来源：《广西中药资源名录》

日本沼虾
Macrobrachium nipponense
功效来源：《广西中药资源名录》

罗氏沼虾
Macrobrachium rosenbergii
功效来源：《广西中药资源名录》

秀丽白虾
Palaemon modestus
功效来源：《广西中药资源名录》

中华绒螯蟹
Eriocheir sinensis
功效来源：《中国动物药资源》

蛛形纲 Arachnida
蜘蛛目 Araneae
巴氏垃土蛛
Latouchia pavlovi
功效来源：《广西中药资源名录》

华南壁钱
Uroctea compactilis
功效来源：《中国动物药资源》

大腹园蛛
Araneus ventricosus
功效来源：《中国动物药资源》

花背跳蛛
Menemerus confusus

功效来源：《广西中药资源名录》

迷路漏斗网蛛
Agelena labyrinthica
功效来源：《中国动物药资源》

倍足纲 Diplopoda
蟠形目 Oniscomorpha
宽跗陇马陆
Kronopolites svenhedini
功效来源：《广西中药资源名录》

燕山蛩
Spirobolus bungii
功效来源：《广西中药资源名录》

唇足纲 Chilognatha
蜈蚣目 Scolopendromorpha
少棘蜈蚣
Scolopendra mutilans
功效来源：《中国动物药资源》

内颚纲 Entognatha
衣鱼目 Zygentoma
毛衣鱼
Ctenolepisma villosa
功效来源：《广西中药资源名录》

衣鱼
Lepisma saccharina
功效来源：《中国动物药资源》

昆虫纲 Insecta
蜻蜓目 Odonata
碧伟蜓
Anax parthenope
功效来源：《广西中药资源名录》

红蜻
Crocothemis servilia
功效来源：《广西中药资源名录》

蜚蠊目 Blattaria
东方蜚蠊
Blatta orientalis
功效来源：《广西中药资源名录》

澳洲蜚蠊
Periplaneta australasiae
功效来源：《广西中药资源名录》

等翅目 Isoptera

台湾乳白蚁

Coptotermes formosanus

功效来源：《广西中药资源名录》

螳螂目 Mantodea

拒斧螳螂

Hierodula saussurei

功效来源：《广西中药资源名录》

薄翅螳螂

Mantis religiosa

功效来源：《广西中药资源名录》

大刀螂

Paratenodera sinensis

功效来源：《广西中药资源名录》

直翅目 Orthoptera

中华蚱蜢

Acrida cinerea

功效来源：《广西中药资源名录》

飞蝗

Locusta migratoria

功效来源：《广西中药资源名录》

二齿稻蝗

Oxya bidentata

功效来源：《广西中药资源名录》

中华稻蝗

Oxya chinensis

功效来源：《中国动物药资源》

小稻蝗

Oxya intricata

功效来源：《广西中药资源名录》

长翅稻蝗

Oxya velox

功效来源：《广西中药资源名录》

优雅蝈螽

Gampsocleis gratiosa

功效来源：《广西中药资源名录》

纺织娘

Mecopoda elongata

功效来源：《广西中药资源名录》

花生大蟋

Tarbinskiellu portentosus

功效来源：《广西中药资源名录》

油葫芦

Gryllus mitratus

功效来源：《广西中药资源名录》

多伊棺头蟋

Loxoblemmus doenitzi

功效来源：《广西中药资源名录》

迷卡斗蟋

Scapsipedus aspersus

功效来源：《广西中药资源名录》

非洲蝼蛄

Gryllotalpa africana

功效来源：《中国动物药资源》

台湾蝼蛄

Gryllotalpa formosana

功效来源：《中国动物药资源》

半翅目 Hemipotera

黑蚱蝉

Cryptotympana atrata

功效来源：《中国动物药资源》

黄蚱蝉

Cryptotympana mandarina

功效来源：《广西中药资源名录》

蚱蝉

Cryptotympana pastulata

功效来源：《中国动物药资源》

褐翅红娘子

Huechys philamata

功效来源：《广西中药资源名录》

黑翅红娘子

Huechys sanguine

功效来源：《广西中药资源名录》

九香虫

Coridius chinensis

功效来源：《中国动物药资源》

水黾

Rhagadotarsus kraepelini

功效来源：《广西中药资源名录》

臭虫
Cimex lectularius
功效来源：《广西中药资源名录》

脉翅目 Neuoptera
黄足蚁蛉
Hagenomyia micans
功效来源：《广西中药资源名录》

蚁狮
Myrmeleon formicarius
功效来源：《广西中药资源名录》

鳞翅目 Lepedoptera
黄刺蛾
Cnidocampa flavescens
功效来源：《广西中药资源名录》

高粱条螟
Proceras venosatus
功效来源：《广西中药资源名录》

玉米螟
Pyrausta nubilalis
功效来源：《广西中药资源名录》

家蚕
Bombyx mori
功效来源：《广西中药资源名录》

柞蚕
Antheraea pernyi
功效来源：《广西中药资源名录》

蓖麻蚕
Rhilosamia cynthia ricini
功效来源：《广西中药资源名录》

灯蛾
Acrtia caja phaeosoma
功效来源：《广西中药资源名录》

白粉蝶
Pieris rapae
功效来源：《广西中药资源名录》

黄凤蝶
Papilio machaon
功效来源：《广西中药资源名录》

柑橘凤蝶
Papilio xuthus

功效来源：《广西中药资源名录》

双翅目 Diptera
江苏虻
Tabanus kiangsuensis
功效来源：《广西中药资源名录》

华虻
Tabanus mandarinus
功效来源：《广西中药资源名录》

黧虻
Tabanus trigeminus
功效来源：《广西中药资源名录》

长尾管蚜蝇
Eristalis tenax
功效来源：《广西中药资源名录》

大头金蝇
Chrysomyia megacephala
功效来源：《广西中药资源名录》

鞘翅目 Coleoptera
黄边大龙虱
Cybister japonicus
功效来源：《广西中药资源名录》

东方潜龙虱
Cybister tripunctatus orientalis
功效来源：《广西中药资源名录》

豉虫
Gyrinus curtus
功效来源：《广西中药资源名录》

虎斑步甲
Pheropsophus jessoensis
功效来源：《中国动物药资源》

萤火
Luciola vitticollis
功效来源：《广西中药资源名录》

沟金叩甲
Pleonomus canaliculatus
功效来源：《广西中药资源名录》

中华豆芫菁
Epicauta chinensis
功效来源：《广西中药资源名录》

豆芫菁
Epicauta gorhami
功效来源：《广西中药资源名录》

毛角豆芫菁
Epicauta hirticornis
功效来源：《广西中药资源名录》

毛胫豆芫菁
Epicauta tibialis
功效来源：《广西中药资源名录》

绿芫菁
Lytta caragane
功效来源：《广西中药资源名录》

眼斑芫菁
Mylabris cichorii
功效来源：《广西中药资源名录》

大斑芫菁
Mylabris phalerata
功效来源：《广西中药资源名录》

竹蠹虫
Lyctus brunneus
功效来源：《广西中药资源名录》

桑天牛
Apriona germari
功效来源：《广西中药资源名录》

云斑天牛
Batocera horsfieldi
功效来源：《中国动物药资源》

桔褐天牛
Nadezhdiella cantori
功效来源：《广西中药资源名录》

星天牛
Anoplophora chinensis
功效来源：《广西中药资源名录》

蜣螂虫
Catharsius molossus
功效来源：《广西中药资源名录》

突背蔗犀金龟
Alissonotum impreassicolle
功效来源：《广西中药资源名录》

双叉犀金龟
Allomyrina dichotoma
功效来源：《广西中药资源名录》

竹象鼻虫
Cyrtotrachelus longimanus
功效来源：《广西中药资源名录》

日本吉丁虫
Chalcophora japonica
功效来源：《广西中药资源名录》

膜翅目 Hymenoptera

中华马蜂
Polistes chinensis
功效来源：《广西中药资源名录》

亚非马蜂
Polistes hebraeus
功效来源：《广西中药资源名录》

胡蜂
Polistes jadwigae
功效来源：《广西中药资源名录》

大胡蜂
Vespa magnifica nobiris
功效来源：《广西中药资源名录》

斑胡蜂
Vespa mandarinia
功效来源：《广西中药资源名录》

蜾蠃
Allorhynchium chinense
功效来源：《中国动物药资源》

中华蜜蜂
Apis cerana
功效来源：《中国动物药资源》

意大利蜂
Apis mellifera
功效来源：《中国动物药资源》

黄胸木蜂
Xylocopa appendiculata
功效来源：《广西中药资源名录》

竹蜂
Xylocopa dissimilis
功效来源：《广西中药资源名录》

灰胸木蜂
Xylocopa phalothorax
功效来源：《广西中药资源名录》

中华木蜂
Xylocopa sinensis
功效来源：《广西中药资源名录》

黑蚂蚁
Formica fusca
功效来源：《广西中药资源名录》

脊索动物门 Chordata
硬骨鱼纲 Osteichthyes
鲤形目 Cypriniformes
泥鳅
Misgurnus anguillicaudatus
功效来源：《广西中药资源名录》

鳙鱼
Aristichthys nobilis
功效来源：《广西中药资源名录》

鲫鱼
Carassius auratus
功效来源：《广西中药资源名录》

金鱼
Carassius auratus
功效来源：《广西中药资源名录》

鲮
Cirrhinus molitorella
功效来源：《广西中药资源名录》

草鱼
Ctenopharyngodon idellus
功效来源：《广西中药资源名录》

鲤鱼
Cyprinus carpio
功效来源：《广西中药资源名录》

鲦
Hemiculter leucisculus
功效来源：《广西中药资源名录》

鲢鱼
Hypophthalmichthys molitrix
功效来源：《广西中药资源名录》

青鱼
Mylopharyngodon piceus
功效来源：《广西中药资源名录》

鲇形目 Siluriformes
鲇
Silurus asotus
功效来源：《广西中药资源名录》

海鲇
Arius thalassinus
功效来源：《广西中药资源名录》

小胡子鲇
Clarias abbreviatus
功效来源：《广西中药资源名录》

胡子鲇
Clarias fuscus
功效来源：《广西中药资源名录》

合鳃鱼目 Synbgranchiformes
黄鳝
Monopterus albus
功效来源：《广西中药资源名录》

鲈形目 Perciformes
鳜鱼
Siniperca chuatsi
功效来源：《广西中药资源名录》

圆尾斗鱼
Macropodus chinensis
功效来源：《广西中药资源名录》

叉尾斗鱼
Macropodus opercularis
功效来源：《广西中药资源名录》

月鳢
Channa asiatica
功效来源：《广西中药资源名录》

斑鳢
Channa maculata
功效来源：《广西中药资源名录》

两栖纲 Amphibia
有尾目 Urodela
大鲵
Andrias davidianus

功效来源：《中国动物药资源》

无尾目 Anura

华西大蟾蜍
Bufo bufo andrewsi
功效来源：《广西中药资源名录》

黑眶蟾蜍
Bufo melanostictus
功效来源：《中国动物药资源》

沼水蛙
Rana guentheri
功效来源：《广西中药资源名录》

泽陆蛙
Fejervarya multistriata
功效来源：《广西中药资源名录》

虎纹蛙
Hoplobatrachus chinensis
功效来源：《中国动物药资源》

斑腿泛树蛙
Polypedates megacephalus
功效来源：《广西中药资源名录》

花姬蛙
Microhyla pulchra
功效来源：《广西中药资源名录》

爬行纲 Reptilia

龟鳖目 Testudoformes

中华鳖
Pelodisus sinensis
功效来源：《中国动物药资源》

山瑞鳖
Palea steindachneri
功效来源：《中国动物药资源》

平胸龟
Platysternon megacephalum
功效来源：《广西中药资源名录》

乌龟
Mauremys reevesii
功效来源：《广西中药资源名录》

眼斑龟
Sacalia bealei

功效来源：《广西中药资源名录》

黄喉拟水龟
Mauremys mutica
功效来源：《广西中药资源名录》

三线闭壳龟
Cuora trifasciata
功效来源：《广西中药资源名录》

中华花龟
Mauremys sinensis
功效来源：《广西中药资源名录》

有鳞目 Squamata

中国壁虎
Gekko chinensis
功效来源：《广西中药资源名录》

蹼趾壁虎
Gekko subpalmatus
功效来源：《广西中药资源名录》

中国石龙子
Eumeces chinensis
功效来源：《广西中药资源名录》

尖吻蝮
Deinagkistrodon acutus
功效来源：《中国动物药资源》

白唇竹叶青
Trimeresurus albolabris
功效来源：《广西中药资源名录》

福建竹叶青
Trimeresurus stejnegeri
功效来源：《广西中药资源名录》

王锦蛇
Elaphe carinata
功效来源：《中国动物药资源》

百花锦蛇
Elaphe moellendorffi
功效来源：《中国动物药资源》

三索锦蛇
Elaphe radiata
功效来源：《中国动物药资源》

黑眉锦蛇
Elaphe taeniura
功效来源：《中国动物药资源》

中国水蛇
Enhydris chinensis
功效来源：《广西中药资源名录》

铅色水蛇
Enhydris plumbea
功效来源：《中国动物药资源》

锈链腹链蛇
Amphiesma craspedogaster
功效来源：《广西中药资源名录》

乌华游蛇
Sinonatrix percarinata
功效来源：《广西中药资源名录》

渔游蛇
Xenochrophis piscator
功效来源：《中国动物药资源》

草腹链蛇
Amphiesma stolatum
功效来源：《广西中药资源名录》

虎斑颈槽蛇
Rhabdophis tigrinus
功效来源：《广西中药资源名录》

灰鼠蛇
Ptyas korros
功效来源：《广西中药资源名录》

滑鼠蛇
Ptyas mucosus
功效来源：《广西中药资源名录》

乌梢蛇
Zaocys dhumnades
功效来源：《广西中药资源名录》

金环蛇
Bungarus fasciatus
功效来源：《广西中药资源名录》

银环蛇
Bungarus multicinctus
功效来源：《爬行类动物药概述》

舟山眼镜蛇
Naja naja
功效来源：《广西中药资源名录》

鸟纲 Aves
鹈形目 Pelecaniformes
普通鸬鹚
Phalacrocorax carbo
功效来源：《广西中药资源名录》

雁形目 Anseriformes
绿头鸭
Anas platyrhynchos
功效来源：《广西中药资源名录》

家鸭
Anas platyrhynchos domestica
功效来源：《中国动物药资源》

家鹅
Anser cygnoides domestica
功效来源：《中国动物药资源》

番鸭
Cairina moschata
功效来源：《广西中药资源名录》

隼形目 Falconiformes
草原鹞
Circus macrourus
功效来源：《广西中药资源名录》

鸡形目 Galliformes
灰胸竹鸡指名亚种
Bambusicola thoracica thoracica
功效来源：《广西中药资源名录》

红腹锦鸡
Chrysolophus pictus
功效来源：《中国动物药资源》

鹌鹑
Coturnix japonica
功效来源：《中国动物药资源》

中华鹧鸪
Francolinus pintadeanus
功效来源：《广西中药资源名录》

家鸡
Gallus gallus domesticus

功效来源：《中国动物药资源》

乌骨鸡
Gallus gallus domesticus
功效来源：《中国动物药资源》

白鹇指名亚种
Lophura nycthemera nycthemera
功效来源：《广西中药资源名录》

白颈长尾雉
Syrmaticus ellioti
功效来源：《广西中药资源名录》

鹤形目 Gruiformes
棕三趾鹑华南亚种
Turnix suscitator blakistoni
功效来源：《广西中药资源名录》

蓝胸秧鸡（灰胸秧鸡）
gallirallus striatus
功效来源：《广西中药资源名录》

鸽形目 Columbiformes
家鸽
Columba livia domestica
功效来源：《中国动物药资源》

山斑鸠
Streptopelia orientalis
功效来源：《广西中药资源名录》

佛法僧目 Coraciiformes
普通翠鸟
Alcedo atthis
功效来源：《中国动物药资源》

鴷形目 Piciformes
蚁鴷普通亚种
Jynx torquilla chinensis
功效来源：《广西中药资源名录》

雀形目 Passeriformes
家燕普通亚种
Hirundo rustica gutturalis
功效来源：《广西中药资源名录》

八哥指名亚种
Acridotheres cristatellus cristatellus
功效来源：《广西中药资源名录》

白颈乌鸦
Corvus torquatus
功效来源：《广西中药资源名录》

喜鹊普通亚种
Pica pica sericea
功效来源：《广西中药资源名录》

麻雀
Passer montanus
功效来源：《广西中药资源名录》

山麻雀
Passer rutilans rutilans
功效来源：《广西中药资源名录》

黑尾蜡嘴雀指名亚种
Eophona migratoria migratoria
功效来源：《广西中药资源名录》

黄胸鹀指名亚种
Emberiza aureola aureola
功效来源：《广西中药资源名录》

灰头鹀东方亚种
Emberiza spodocephala sordida
功效来源：《广西中药资源名录》

哺乳纲 Mammalia
灵长目 Primates
猕猴
Macaca mulatta
功效来源：《广西中药资源名录》

短尾猴指名亚种
Macaca arctiodes
功效来源：《广西中药资源名录》

啮齿目 Rodentia
赤腹松鼠
Callosciurus erythraeus
功效来源：《中国动物药资源》

中华竹鼠
Rhizomys sinensis
功效来源：《广西中药资源名录》

褐家鼠
Rattus norvegicus
功效来源：《广西中药资源名录》

沼泽田鼠
Microtus fortis
功效来源：《广西中药资源名录》

豪猪华南亚种
Hystrix hodgsoni subcristata
功效来源：《广西中药资源名录》

兔形目 Lagomorpha
灰尾兔
Lepus oiostolus
功效来源：《广西中药资源名录》

华南兔
Lepus sinensis
功效来源：《广西中药资源名录》

家兔
Oryctolagus cuniculus domesticus
功效来源：《广西中药资源名录》

食虫目 Insectivora
华南缺齿鼹
Mogera insularis
功效来源：《广西中药资源名录》

鳞甲目 Pholidota
中国穿山甲
Manis pentadactyla
功效来源：《广西中药资源名录》

食肉目 Carnivora
豹猫
prionailurus bengalensis
功效来源：《中国动物药资源》

家猫
felis catus
功效来源：《中国动物药资源》

金猫
catopuma temminckii
功效来源：《广西中药资源名录》

云豹
neofelis nebulosa
功效来源：《广西中药资源名录》

大灵猫
Viverra zibetha
功效来源：《广西中药资源名录》

小灵猫
Viverricula indica
功效来源：《广西中药资源名录》

犬
Canis lupusfamiliaris
功效来源：《广西中药资源名录》

豺
Cuon alpinus
功效来源：《广西中药资源名录》

猪獾
Arctonyx collaris
功效来源：《广西中药资源名录》

鼬獾
Melogale moschata
功效来源：《广西中药资源名录》

黄鼬
Mustela sibrica
功效来源：《中国动物药资源》

偶蹄目 Artiodactyla
野猪
Sus scrofa
功效来源：《广西中药资源名录》

家猪
sus scrofa domesticus
功效来源：《中国动物药资源》

水鹿
rusa unicolor
功效来源：《中国动物药资源》

獐
Hydropotes inermis
功效来源：《广西中药资源名录》

赤麂
Muntiacus muntjak
功效来源：《广西中药资源名录》

小麂
Muntiacus reevesi
功效来源：《广西中药资源名录》

黄牛
bos taurus
功效来源：《中国动物药资源》

水牛
Bubalus bubalis
功效来源：《中国动物药资源》

山羊
capra aegagrus hircus
功效来源：《中国动物药资源》

鬣羚
Capricornis sumatraensis
功效来源：《广西中药资源名录》

奇蹄目 Perissodactyla
驴
Equus asinus
功效来源：《中国动物药资源》

马
Equus caballus
功效来源：《中国动物药资源》

恭城县药用矿物名录

伏龙肝

久经草或木柴熏烧的灶心土。在修拆柴火灶或柴火烧的窑时，将烧结成的土块取下，用刀削去焦黑部分及杂质即得。

功效：温中、止呕、止血。

功效来源：《广西中药资源名录》

黄土

含三氧化二铝和二氧化硅的黄土层地带地下黄土。

功效：用于野蕈中毒。

功效来源：《广西中药资源名录》

钟乳石

碳酸盐类矿物方解石族方解石，主含碳酸钙。采挖后，除去杂石，洗净，砸成小块，干燥。

功效：温肺、助阳、平喘、制酸、通乳。

功效来源：《中国药典》（2020年版）

钟乳鹅管石

含碳酸钙的碳酸盐类矿物钟乳石顶端细长而中空如管状部分。

功效：功用与钟乳石相同，常作为钟乳石入药。

功效来源：《广西中药资源名录》

石灰

含碳酸钙的石灰岩，经加热煅烧而成的白色块状生石灰，水解后形成的白色粉末状熟石灰。

功效：用于烧烫伤、外伤出血。有毒、忌内服。

功效来源：《广西中药资源名录》

云母石

为单斜晶系白云母的矿石，主含含水硅铝酸钾，采挖后，除去杂质。

功效：下气、补中、敛疮、止血。

功效来源：《中国药典》（1977）

白石英

含二氧化硅的氧化物类矿物白石英的矿石。

功效：用于心悸健忘。

功效来源：《广西中药资源名录》

寒水石

含碳酸钙的碳酸盐类矿物方解石的矿石。

功效：用于发热、烧烫伤。

功效来源：《广西中药资源名录》

无名异

含二氧化锰的氧化物类矿物结核状软锰的矿石。

功效：用于跌打损伤、外伤肿痛。

功效来源：《广西中药资源名录》

参考文献

［1］戴斌. 中国现代瑶药［M］. 南宁：广西科学技术出版社，2009.

［2］恭城瑶族自治县人民政府门户网站. 恭城瑶族自治县2020年政府工作报告［R/OL］. 2020-02-25.

［3］恭城瑶族自治县志编纂委员会. 恭城瑶族自治县志［M］. 南宁：广西人民出版社，1992.

［4］广西植物研究所. 广西植物志（第1~6卷）［M］. 南宁：广西科学技术出版社，1991-2017.

［5］广西中药资源普查办公室. 广西中药资源名录［M］. 南宁：广西民族出版社，1993.

［6］广西壮族自治区发展和改革委员会，广西壮族自治区卫生和计划生育委员会，广西壮族自治区中医药管理局. 广西中医药壮瑶医药发展"十三五"规划［R］. 2016.

［7］广西壮族自治区人民政府. 广西壮族自治区发展中医药壮医药条例［Z］. 2009.

［8］广西壮族自治区人民政府. 广西壮族自治区药用野生植物资源保护办法. 2015.

［9］广西壮族自治区食品药品监督管理局. 广西壮族自治区瑶药材质量标准 第一卷（2014年版）［M］. 2016.

［10］广西壮族自治区食品药品监督管理局. 广西壮族自治区壮药质量标准（第一卷、第二卷、第三卷）［M］. 2008，2011，2018.

［11］广西壮族自治区统计局. 广西统计年鉴［M］. 北京：中国统计出版社，2020.

［12］广西壮族自治区卫生厅. 广西中药材标准（第一册、第二册）［M］. 南宁：广西科学技术出版社，1990，1996.

［13］国家药典委员会. 中华人民共和国药典（2020年版）. 北京：中国医药科技出版社，2020.

［14］国家中医药管理局. 中华本草［M］. 上海：上海科学技术出版社，1999.

［15］国务院办公厅. "健康中国2030"规划纲要［Z］. 2016.

［16］国务院办公厅. 中药材保护和发展规划（2015—2020年）［Z］. 2015.

［17］国务院办公厅. 中医药发展战略规划纲要（2016—2030年）［Z］. 2016.

［18］国务院办公厅. 野生药材资源保护管理条例. 1987.

［19］黄璐琦，王永炎. 全国中药资源普查技术规范［M］. 上海：上海科学技术出版社，2015：3-41.

［20］Huang YS，Pen YD，Lin CR，et al. Aristolochia gongchengensis (Aristolochiaceae)，a new species from the limestone areas in Guangxi，China［J］. Annales Botanici Fennici，2015，52：396-400.

［21］IUCN. IUCN Red List Categories and criteria (version 3.1)［M］. IUCN Pulications service Unit，Gland Switzerland and Cambridge，2001.

［22］贾敏如，李星伟. 中国民族药志要［M］. 北京：中国医药科技出版社，2005.

［23］江纪武，靳朝东. 药用植物辞典［M］. 天津：天津科学技术出版社，2005.

［24］林春蕊，许为斌，刘演，等. 广西恭城瑶族端午药市药用植物资源［M］. 南宁：广西科学技术出版社，2016.

［25］缪剑华. 广西药用植物资源的保护与开发利用［J］. 广西科学院学报，2007，23（2）：113-116.

［26］南京中医药大学. 中药大辞典［M］. 上海：上海科学技术出版社，2006.

［27］覃海宁，刘演. 广西植物名录［M］. 北京：科学出版社，2010.

［28］覃迅云，罗金裕，高志刚. 中国瑶药学［M］. 北京：民族出版社，2002.

［29］《全国中草药汇编》编写组. 全国中草药汇编［M］. 北京：人民卫生出版社，1996.

［30］汪松，解焱. 中国物种红色名录（第一卷）［M］. 北京：高等教育出版社，2004.

［31］Wu ZY，Raven PH. (eds)，Flora of China. Vol. 1~24. Science Press，Miss. Bot. Gard. Press.

［32］肖培根，王永炎. 中药资源与科学发展观［J］. 中国中药杂志，2004，29（5）：385-386.

［33］中国药材公司. 中国中药资源志要［M］. 北京：科学出版社，1994.

［34］中国科学院中国植物志编辑委员会. 中国植物志（第2~80卷）［M］. 北京：科学出版社，1959-2004.